utb 2862

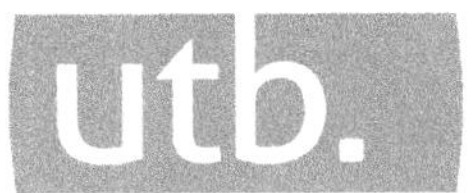

Eine Arbeitsgemeinschaft der Verlage

Brill | Schöningh – Fink · Paderborn
Brill | Vandenhoeck & Ruprecht · Göttingen – Böhlau · Wien · Köln
Verlag Barbara Budrich · Opladen · Toronto
facultas · Wien
Haupt Verlag · Bern
Verlag Julius Klinkhardt · Bad Heilbrunn
Mohr Siebeck · Tübingen
Narr Francke Attempto Verlag – expert verlag · Tübingen
Psychiatrie Verlag · Köln
Ernst Reinhardt Verlag · München
transcript Verlag · Bielefeld
Verlag Eugen Ulmer · Stuttgart
UVK Verlag · München
Waxmann · Münster · New York
wbv Publikation · Bielefeld
Wochenschau Verlag · Frankfurt am Main

PsychoMed compact – Band 1

Die Reihe wurde begründet von Prof. Dr. Hans Peter Rosemeier (†) und Prof. Dr. Nicole von Steinbüchel; sie wird herausgegeben von Prof. Dr. Nicole von Steinbüchel und Prof. em. Dr. Elmar Brähler.

Erich Kasten · Anett Müller-Alcazar

Einführung Neuropsychologie

2., überarbeitete und erweiterte Auflage

Mit 92 Übungsfragen, 56 Abbildungen und 5 Tabellen

Ernst Reinhardt Verlag München

Erich Kasten ist Professor für Neurowissenschaften an der Medical School Hamburg (MSH).

Anett Müller-Alcazar ist Professorin für Biologische Psychologie an der Medical School Hamburg (MSH).

Bibliografische Information der Deutschen Nationalbibliothek

Bibliografische Information der Deutschen Nationalbibliothek

Die Deutsche Nationalbibliothek verzeichnet diese Publikation in der Deutschen Nationalbibliografie; detaillierte bibliografische Daten sind im Internet über <http://dnb.d-nb.de> abrufbar.

UTB-Band-Nr.: 2862
ISBN 978-3-8252-5860-3 (Print)
ISBN 978-3-8385-5860-8 (PDF-E-Book)
ISBN 978-3-8463-5860-3 (EPUB)
2., überarbeitete und erweiterte Auflage

Printed in EU
Einbandgestaltung: Atelier Reichert, Stuttgart
Covermotiv: © Giovanni Cancemi/stock.adobe.com
Satz: Bernd Burkart; www.form-und-produktion.de

Ernst Reinhardt Verlag, Kemnatenstr. 46, D-80639 München
Net: www.reinhardt-verlag.de E-Mail: info@reinhardt-verlag.de

Inhalt

Hinweise zur Benutzung dieses Lehrbuches

Zur schnelleren Orientierung werden in den Randspalten Piktogramme benutzt, die folgende Bedeutung haben:

Literaturempfehlung

Begriffserklärung, Definition

Merksatz

Kritik, Achtung!

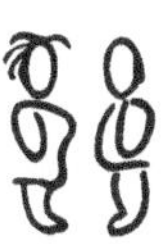

Beispiel

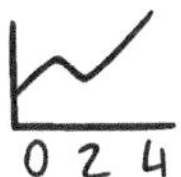

Forschungen, Studien

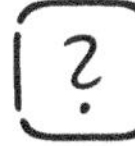

Fragen zur Wiederholung am Ende des Kapitels

Vorwort zur 2. Auflage

„Ich, das ist die Person, die mein Gehirn sich ausgedacht hat."
(Prof. Querulix)

Da gerade die Neurowissenschaft eine extrem lebendige Wissenschaft ist, hat sich seit Erscheinen der ersten Auflage dieses Buches viel getan. Der wichtigste Fortschritt ist sicherlich, dass man das Gehirn zunehmend nicht nur in einzelne Areale einteilt, sondern in komplexe, weit verschaltete Systeme, die den Schaden eines einzelnen Teils oft vergleichsweise gut ausgleichen können. Eine Erkenntnis, die erklärt, warum Patienten mit sehr großen Hirnschäden mitunter relativ geringe Symptome zeigen.

Die sicherlich positivste Neuerung dieses Buches ist, dass mit Professorin Anett Müller-Alcazar nun eine dynamische und junge Co-Autorin in die Erstellung dieses Bandes eingestiegen ist, die sich gerade mit solchen aktuellen Entwicklungen hervorragend auskennt.

Neuropsychologie bleibt weiterhin ein unterversorgtes Bedarfsgebiet, und jeder, der sich frühzeitig schon im Studium dafür qualifiziert und z. B. eine Abschlussarbeit in diesem Bereich verfasst, potenziert damit seine Chancen, nach dem Studium rasch einen Job zu finden. Die European Federation of Psychological Associations mit Sitz in Brüssel bemüht sich aktuell darum, eine Vereinheitlichung der Ausbildung in Klinischer Neuropsychologie zu erlangen, sodass eine Weiterbildung in diesem Bereich auch international anerkannt wird.

Trotz aller Kenntnisse über die Funktionsweisen von Nervenzellen und das komplexe Zusammenspiel von Hirnarealen, Transmittern und Neuropeptiden, bleibt das Gehirn ein Wunderwerk von Ehrfurcht gebietender und geradezu mystischer Größe und damit die komplexeste lebendige Struktur im Universum. Endgültig verstehen werden wir wohl nie, wie unser Gehirn es schafft, sich unser eigenes Ich auszudenken.*

Hamburg & Travemünde — Anett Müller-Alcazar & Erich Kasten

*Genderhinweis: Personenbezogene Bezeichnungen sind genderneutral zu verstehen.

1 Grundlagen

In diesem ersten Kapitel werden wir uns, nach einer kurzen Einführung in die Geschichte der Hirnforschung, mit den Grundlagen beschäftigen: Wie funktioniert eine Nervenzelle? Wie ist das Gehirn aufgebaut? Wie denken wir?

1.1 Historisches

Frühzeit

Die Trepanation wird schon seit 10.000 Jahren praktiziert; bei dieser ältesten Kopfoperation wurde die Bohrung noch mit Flintsteinen oder Muschelschalen vorgenommen. Viele „Patienten" überlebten den Eingriff, denn an manchen Schädeln sind mehrere Öffnungen in unterschiedlichen Heilstadien vorhanden.

Vor rund 5.000 Jahren hielt ein ägyptischer Chirurg, der hirnverletzte Soldaten versorgte, auf einer Papyrusrolle fest, dass Schäden des Gehirns Symptome an weit entfernten Körperteilen verursachen können. Insbesondere die Kreuzung der Bewegungssteuerung wurde hier erstmals beschrieben. Hippokrates (460–360 v. Chr.) erkannte, dass nicht nur Gefühle im Gehirn entstehen, sondern dass wir damit auch Weisheit erlangen können.

Mittelalter

Im Mittelalter stagnierte die medizinische Forschung aufgrund des Ediktes von Papst Bonifacius. Trotz geringer anatomischer Kenntnisse wurden durchaus Hirnoperationen durchgeführt. Berengario da Carpi (1460–1530) berichtete von seinem Neffen, bei dem im Kampf eine Hellebarde bis in die Ventrikel vorgedrungen war. Berengario entfernte die Knochensplitter; mit einer Kanüle trocknete er die Wunde aus. Obwohl einige Behinderungen zurückblieben, überlebte der Neffe.

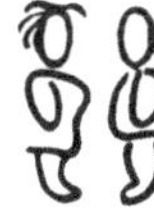

Andreas Vesalius, Professor in Padua, publizierte Mitte des 16. Jahrhunderts sein revolutionäres Buch „De humani corporis fabrica" mit Beschreibungen und Illustrationen der Anatomie des Gehirns. Im Jahr 1562 wurde Vesalius eines Tages dringend zum spanischen König gerufen. Don Carlos, der Sohn von Philipp II., hatte sich bei einem Sturz im Alter von 17 Jahren eine schwere Kopfverletzung zugezogen. Er lag im Koma und Vesalius musste den Schädel via Trepanation öffnen, um eine Blutung ablaufen zu lassen und somit den Druck auf das Gehirn zu vermindern. Der Prinz verlor daraufhin zwar kurzfristig den Sehsinn, wurde aber wieder gesund; die Heilung wurde dennoch dem Sarkophag eines heiligen Mönches zugerechnet, den man neben das Bett gestellt hatte, um ein Wunder zu bewirken.

Phrenologie Die Einteilung des Gehirns in funktionelle Areale stammt aus dem Buch „*Cerebri anatome*" von *Thomas Willis* (1621–1675). Im 18. Jahrhundert dominierte die Phrenologie des Wieners *Franz Joseph Gall* (1757–1828). Er glaubte, dass die Form des Schädelknochens durch die Größe des darunterliegenden Hirnareals verursacht wird, was auf spezifische Talente hinweist. *Johann Spurzheim* (1776–1832) fand z. B. bei 30 Kindesmörderinnen eine Eindellung des infero-posterioren Schädelknochens, was angeblich auf mangelnden Mutterinstinkt hindeutete.

Hirnelektrizität Der Anatomie-Professor *Luigi Galvani* (1737–1798) bemerkte durch Zufall, dass ein frisch sezierter Froschkörper unter elektrischer Spannung zuckte. Er folgerte, dass Nerven Elektrizität transportieren; das Gehirn hielt er für einen Spannungsgenerator. *Giovanni Aldini* (1762–1834) reizte Köpfe geschlachteter Ochsen, was Zuckungen an Augen oder Lippen verursachte. Später führte er diese Untersuchungen an den Gehirnen enthaupteter Verbrecher durch.

Paul Broca *Paul Broca* (1824–1880), einer der Begründer der Lokalisationslehre, stellte 1861 einen Patienten vor, der nach einer Hirnschädigung unter Sprachverlust litt. Der Patient starb wenig später, und Broca hatte Gelegenheit, die Ausfälle mit der exakten Hirnläsion in Übereinstimmung zu bringen. In der Küche eines Krankenhauses der kleinen Stadt Abbiategrasso bei Mailand entwickelte der spätere Nobelpreisträger Camillo Golgi (1843–1926) bei Kerzenlicht abends nach der Arbeit die Einfärbung von Nervenzellen mit Silbernitrat. Durch diese Technik, weiterentwickelt von *Santiago Ramón y Cajal* (1852–1934), einem weiteren Nobelpreisträger, wurde es erstmals möglich, einzelne Nervenzellen unter dem Mikroskop zu sehen.

Lokalisationslehre Die Lokalisation von Funktionen konnte daraufhin mit der Zellarchitektur in Verbindung gebracht werden. Bis heute gültig ist die Karte (s. Abb. 1.1) von *Korbinian Brodmann* (1868–1918).

Neuropsychologie nach 1900 *Walther Poppelreuther* (1886–1939) wurde durch Untersuchungen an hirnverletzten Soldaten zum Urgroßvater der Neuropsychologie. Auch der Band „Die Wiederherstellung der Gehirntätigkeit nach Verwundungen" des Russen *Alexander Lurija* (1902–1977) vermittelte neue Hoffnung für die Behandlung. *Oliver Sacks* (1933–2015) begann seit den 1970ern eine Fülle populärwissenschaftlicher Bücher herauszugeben, deren Einfluss bis zu Kinofilmen wie z. B. „Awakenings – Zeit des Erwachens" führte.

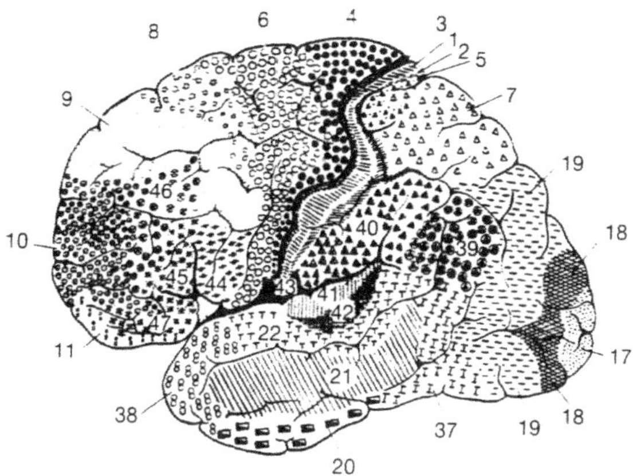

Abb. 1.1: Brodmann (1909) trennte unterschiedliche Typen von Nervenzellen und zeichnete daraus eine Landkarte des Gehirns, deren Areale er durchnummerierte.

Hirnstimulation

Seit Anfang des 20. Jahrhunderts überleben Patienten auch schwere Gehirnoperationen. Da das Gehirn selbst schmerzfrei ist, reicht es nach Entfernung des Schädelknochens, wenn man nur lokal betäubt. Der Patient ist dann bei geöffnetem Schädel ansprechbar. *Wilder Penfield* (1891–1976) reizte nun einzelne Hirngebiete mit schwachen elektrischen Strömen. Die Operierten berichteten von unterschiedlichen Empfindungen wie etwa Hautkribbeln, Stimmenhören oder Lichtblitzen, was zur exakten Lokalisation von Funktionen beitrug.

bildgebende Verfahren

Seit dem 20. Jahrhundert erlauben bildgebende Verfahren wie CT, MRT, PET, SPECT, fMRT oder DTI einen direkten, nicht-invasiven Einblick in das Gehirn des lebenden Menschen. In den letzten Jahrzehnten hat die Bildgebung eine regelrechte Revolution erlebt. Zum ersten Mal können wir die physischen Folgen unserer Gedanken sehen. Allerdings werden diese Methoden auch kontrovers diskutiert (z. B. Kotchoubey 2004). Neuerdings wurden hier sogar Areale für „Gottesfurcht" gefunden, was der Neurobiologie-Professor *Gerald Wolf* in seinem Roman „Der Hirngott" (2005) zu Recht kritisch-sarkastisch verarbeitete.

Ein detaillierter Überblick über die Geschichte der Neurowissenschaften lässt sich dem empfehlenswerten Buch von Stanley Finger (1994) entnehmen; eine etwas kürzere Darstellung findet sich z. B. bei Oeser (2002).

1.2 Nervenzelle

Waren Sie schon einmal total verliebt? Kennen Sie dieses brennende Verlangen, wenn man an den potentiellen Partner denkt? Das Gefühl verliebt zu sein, aber auch die Lösung eines Problems zu finden oder eine psychiatrische Störung wie die Schizophrenie – all das beruht letztendlich auf der Funktion von Nervenzellen. Unsere Gedanken, Gefühle und Verhaltensweisen werden von ihnen gesteuert. Wie aber funktionieren diese winzigen Rechenmaschinen im Gehirn?

Afferenzen und Efferenzen

Neurone können Außenreize (Licht, Schall, Wärme usw.) in einen elektrischen Impuls umwandeln. *Afferenzen* leiten die Informationen von den Sinneszellen zum Gehirn. *Efferenzen* senden Impulse vom Zentralen Nervensystem (ZNS) in Richtung Muskeln oder Drüsen.

Eine Nervenzelle besteht aus einem Zellkörper (Soma), der den Zellkern umschließt. Aus dem Soma sprießen feine Verästelungen (*Dendriten*); sie machen das Neuron zur hochspezialisierten Empfangsstation z. B. für Druck, Hitze, Kälte, Licht, Verletzung oder Impulse von anderen Nervenzellen.

Abhängig vom Widerstand auf der Zellmembran und der Zahl der gleichzeitig eintreffenden Informationen wird von einem Neuron „entschieden“, ob ein Impuls weitergeleitet wird oder nicht. So gibt es z. B. im Sehsystem Zellen, die nur aktiv werden, wenn mehrere untergeordnete Neuronen ihnen mitteilen, dass zwei Linien in einem rechten Winkel zueinanderstehen.

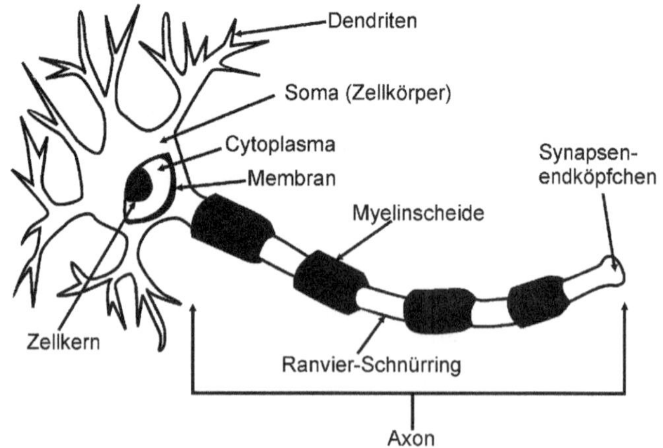

Abb. 1.2: Eine Nervenzelle (Neuron) besteht aus einem Zellkörper mit Dendriten (feinen Verästelungen) als Empfangsstationen. Über das Axon wird die elektrische Erregung dann weitergeleitet (Grafik: U. Herbert).

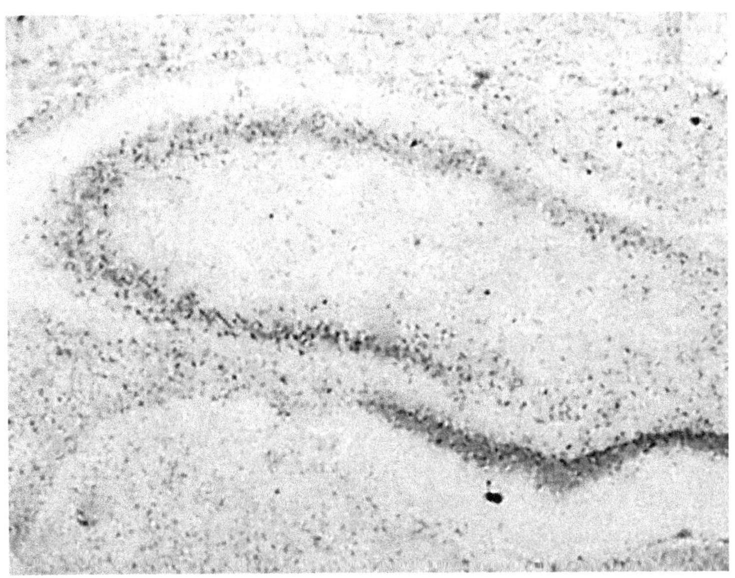

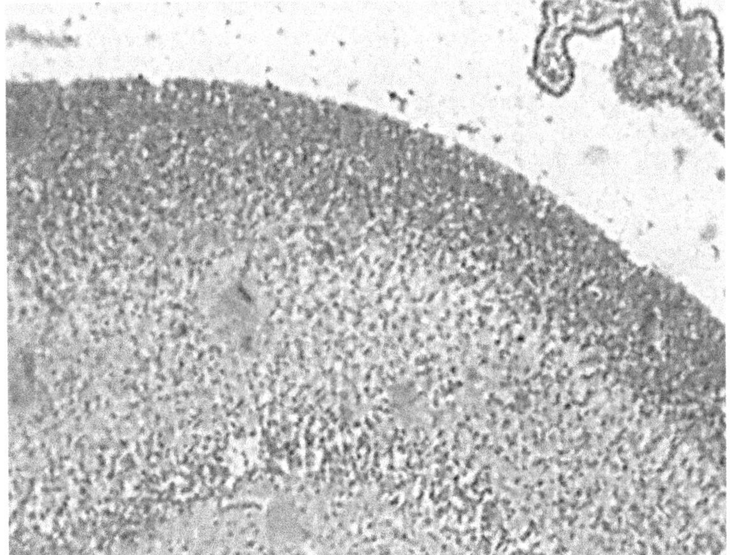

Abb. 1.3a, b: Mikroskopische Gehirnschnitte. Man erkennt die punktförmigen Zellkörper (Somata) von Neuronen, die in Schichten zusammenliegen. Dort, wo nur wenige Punkte zu erkennen sind, verlaufen die Axone. Das Gehirn faltet sich, um die Oberfläche zu vergrößern, an der die Zellkörper liegen.

Aufbau des Neurons

Die meisten Nervenzellen haben viele Dendriten, jedoch nur einen langen Fortsatz (*Axon*). Dieses leitet Impulse an andere Orte, die meist direkt benachbart sind, aber auch weit entfernt sein können (transkortikale Bahnen). Das Axon endet in einem Endköpfchen, welches in der Regel an den Dendrit einer anderen Nervenzelle angrenzt, sodass der Impuls übertragen werden kann. Im Körper endet das Axon oft auf einer Muskelfaser und bewirkt, dass diese sich kontrahiert.

Negative Ladung

In populärwissenschaftlichen Psychologiebüchern ist manchmal die Rede von „positiver Energie", die jeder in sich trägt. Die unangenehme Wahrheit ist leider, dass wir im Normalzustand eindeutig negativ geladen sind. Im Ruhezustand befinden sich viele Kalium-Ionen innerhalb der Nervenzelle und Mengen an Natrium-Ionen außerhalb, im sogenannten extrazellulären Raum. Die dünne Außenhaut (Membran) der Nervenzelle ist im Ruhezustand nur für die kleineren Kalium-Ionen durchlässig. Die Natrium-Kalium-Pumpe befördert drei Natrium-Ionen aus der Zelle heraus und zwei Kalium-Ionen in die Zelle hinein. In diesem Zustand ist die Nervenzelle leicht negativ geladen (je nach Zelltyp zwischen –50 und –100 Millivolt). Erst bei einer Aktivierung (*Depolarisation*) öffnen sich schlagartig „Tore" (Ionenkanäle) in der Membran, durch die Natrium-Ionen ein- und Kalium-Ionen ausströmen können. Das elektrische Potential wird für rund 1 Millisekunde positiv (ca. +20 mV). Danach kommt es sofort zum Ausströmen der Natrium-Ionen (*Repolarisation*).

Neuronale Aktivation

Diese Erregung der Nervenzelle ist mit einer schnell verpufften Explosion vergleichbar. Das elektrische Potential läuft dabei mit hoher Geschwindigkeit das Axon hinunter. Die Gefahr, dass dieser elektrische Impuls auf andere Nerven überspringt, die nicht aktiviert werden sollen, wird durch Ummantelung mit isolierenden Zellen umgangen (Schwann-Zellen). Der Bereich zwischen Nervenzellen ist mit isolierenden *Glia-Zellen* aufgefüllt (z. B. Oligodendrozyten, Astrozyten). Durch die Schwann-Zellen gleitet der elektrische Impuls sogar noch schneller. Eine Depolarisation kann nämlich nur dort ablaufen, wo das Axon nicht von Schwann-Zellen umhüllt wird, sondern von extrazellulärer Flüssigkeit (*Ranviersche Schnürringe*). Die Erregung springt quasi von einem Schnürring zum nächsten (*saltatorische Erregungsleitung*).

Synaptischer Spalt

Zwei Nervenzellen wachsen normalerweise nicht zusammen, sondern zwischen dem Axon der einen und dem Dendriten der nächsten ist ein kleiner Spalt. Die Nervenfaser endet in einem winzigen Endköpfchen, das Bläschen (*Vesikel*) beinhaltet, die mit einem Überträgerstoff (*Transmitter*) gefüllt sind.

Synaptische Übertragung

Sobald ein elektrischer Impuls ankommt, öffnen sich einige Bläschen und es wird ein Botenstoff freigesetzt. Der Dendrit auf der anderen Seite der *Synapse* besitzt Empfangsstationen (*Rezeptoren*), die in der Lage sind, wieder einen elektrischen Impuls auszubilden, sobald der Transmitter sich dort einlagert. Überschüssige Überträgerstoffe werden abgebaut, die Gruppe der *Monoamine* z. B. durch die *Monoaminooxydase (MAO)*, *Acetylcholin* durch die *Acetylcholinesterase*. Außerdem werden Transmitter von dem Endköpfchen (befinden sich in der Membran der Präsynapse) wieder aufgenommen (*Reuptake*). Präsynaptische Autorezeptoren informieren das Sender-Neuron in einer Feedbackschleife darüber, wie viele Botenstoffe sich im Spalt befinden; hierdurch soll eine Über- oder Untersteuerung verhindert werden.

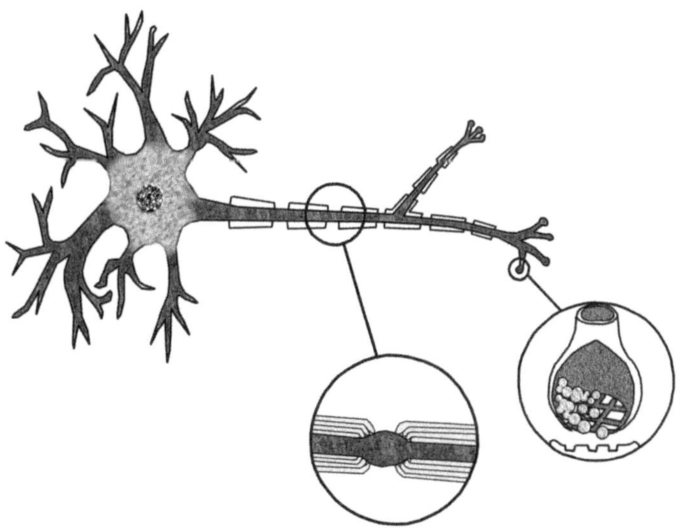

Abb. 1.4: Nervenzelle mit Ranvierschen Schnürringen und synaptischem Endköpfchen (Grafik: U. Herbert).

Rezeptorarten

Es gibt auf der postsynaptischen Seite (Empfänger) zwei unterschiedliche Abläufe aufgrund zwei unterschiedlicher Klassen von Rezeptoren:

1. Bei den *Ionenkanal-gekoppelten Rezeptoren* (ionotroper Rezeptor) bewirkt der Botenstoff direkt die Öffnung der *Ionenkanäle zwecks Depolarisierung* (z. B. durch Gamma-Amino-Buttersäure (GABA), Glutamat, Glycin). Dies dauert Bruchteile einer Sekunde.

2. Bei den *second-messenger-Rezeptoren* (metabotroper Rezeptor) verändert der Botenstoff zunächst nur den G-Komplex der Empfangszelle, der dann second messenger bildet, die sich über weitere Stufen verwandeln. Erst ihr Endprodukt bewirkt eine Öffnung des Ionenkanals (z.B. Dopamin, Noradrenalin, Serotonin), was deutlich länger dauert.

Viele Axone teilen sich in diverse Äste, sog. **Kollaterale**, auf, sodass etliche benachbarte Zellen gleichzeitig aktiviert werden können. Diese Kollaterale sind wichtig, wenn Neurone zu Arbeitsgruppen (*Assemblies*) zusammengeschlossen werden. Durch die gegenseitige Verschaltung verfügen sie über denselben aktuellen Informationsstand.

Synapsen sind wichtig für die Psychopharmakologie. Die Reizweiterleitung im Axon lässt sich medikamentös kaum beeinflussen, wohl aber die biochemische Übertragung am synaptischen Spalt.

Andere Kontakte

Dies ist nicht die einzige Art der Verschaltung. Mitunter springt ein elektrischer Impuls von einem Dendriten direkt zum anderen über oder vom Soma der einen zum Soma der anderen Zelle. Mitunter ist es sogar möglich, dass ein Impuls in umgekehrter Richtung verläuft.

Haben Sie das alles verstanden? Werden Sie es morgen noch rekapitulieren können? Eine der größten Errungenschaften unseres Gehirns ist seine Lernfähigkeit und Plastizität. Wie aber kann es sein, dass wir im Leben immer mehr dazu lernen? Müsste sich dabei unser Gehirn nicht ausdehnen wie ein Luftballon? Oder ist die Festplatte zwischen unseren Ohren irgendwann voll?

Was ist Lernen?

Tatsächlich weiß man heute, dass wir auch nach der Geburt weitere Nervenzellen bilden können, der Raum ist dennoch durch den Schädelknochen eng begrenzt. Unser Zentrales Nervensystem (ZNS) muss dafür also platzsparende Wege gehen. Wie auf einer Kreidetafel werden ständig neue Informationen hineingeschrieben und unbenötigte gelöscht. Lernen bedeutet, dass sich neue Synapsen bilden. Hierzu können Dendriten bis zu einem bestimmten Ausmaß aussprossen und neue Verbindungen bilden.

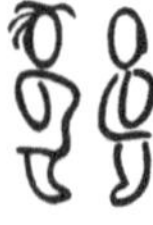

Lernen Sie einmal dies Gedicht von Wilhelm Busch auswendig:

„Wenn einer, der mit Mühe kaum geklettert ist auf einen Baum, schon meint, dass er ein Vogel wär', so irrt sich der."

Was Sie nun bemerkt haben, ist, dass Lernen anstrengend ist und Zeit und Energie benötigt, da Sie dabei neue Verknüpfungen im Gehirn schaffen.

Diese Verbindungen zwischen Nervenzellen sind zunächst dünn wie ein kaum sichtbarer Waldpfad, aber durch häufige Benutzung werden sie zur sechsspurigen Autobahn. Durch Einlagerung bestimmter Stoffe (z. B. Proteinkinasen) wird eine solche Verknüpfung dominant. Lernen umfasst nicht nur Gedichte, es kann auch ein neues Verhalten sein, etwa das Erlernen eines Musikinstruments, aber auch eine bestimmte Art zu denken.

Langzeitpotenzierung

Wenn die synaptische Verbindung kräftig ist, wird das nachfolgende Neuron stark erregt, wenn sie schwach ist, geschieht nur wenig. Je häufiger eine Synapse aktiviert wird, umso dominanter wird sie: Dies bezeichnet man als *long-term-potentiation (LTP)* oder *Langzeitpotenzierung*. Nach der *Hebb'schen Regel* verbessern Nervenzellen ihre Verknüpfung, je häufiger sie gleichzeitig aktiv sind. Ihre Kopplungsstärke hat zugenommen, und damit steigt die Wahrscheinlichkeit, dass sie später eher aktiv werden als andere Nervenzellen. Lernen und Verlernen sind neurobiologisch eine Veränderung der Stärke synaptischer Verbindungen – ein Prozess, der auch als synaptische Plastizität bezeichnet wird.

Aktivierung

Nervenzellen können eintreffende Impulse verstärken; ein Lichtquantum kann in der Retina einen Impuls auslösen, der um das Tausendfache stärker ist. Dadurch, dass eine Nervenzelle mehrere weitere erregen kann, die wiederum eine noch höhere Anzahl aktivieren, könnte eine Erregung sich lawinenartig ausbreiten. Es gibt aber nicht nur ein Gaspedal im Gehirn, sondern es muss auch eine Bremse existieren.

Hemmung

Manch einer kennt die dezent beruhigende Wirkung, die ein Glas Rotwein nach einem fürchterlichen Arbeitstag mit sich bringt. Wie wirkt Alkohol? Neben den aktivierenden gibt es auch *inhibitorische* (hemmende) Synapsen, diese reduzieren die Ausbreitung. Ob eine Nervenzelle einen Impuls weitergibt, hängt von einem Summationsprinzip ab, bei dem die Anzahl erregender Eingänge mit den hemmenden verrechnet wird.

Der wichtigste hemmende Transmitter im Gehirn ist Gamma-Amino-Buttersäure (GABA), der wichtigste erregende Glutamat. Ob ein Botenstoff aktivierend oder inhibitorisch wirkt, hängt von der jeweiligen Verschaltung ab; es ist im Grunde genommen so, dass einige Übertragungssubstanzen bevorzugt für hemmende bzw. erregende Schaltstellen benutzt werden.

Nach aktuellen Schätzungen besteht das menschliche Gehirn aus ca. 86 Milliarden Nervenzellen (Herculano-Houzel 2009). Jede einzelne davon kann mit bis zu 100.000 anderen verknüpft sein, im Mittelwert sind es ungefähr 1.000 Synapsen pro Neuron. Unsere individuelle Persönlichkeit beruht auf der unvorstellbar großen Anzahl möglicher Verschaltungen. Aber wie entstehen sie eigentlich?

Nervenwachstumsfaktor

Die Augen liegen beim Menschen vorne, das Sehzentrum ist aber im Hinterhaupt. Wie konnten die Axone der Retina während der fötalen Entwicklung wissen, wohin sie wachsen mussten? Die Zielneurone geben einen spezifischen *Nervenwachstumsfaktor* ab, und die Axone der Ursprungsneurone wachsen gezielt darauf zu.

Diskonnektion

Neugeborene haben rund ein Drittel mehr Neurone als Erwachsene. Dem Säugling fehlen aber noch weitgehend die Verknüpfungen, die sich durch Erfahrung erst im Laufe des Lebens herausbilden. Viele Schaltstellen sind zwar genetisch möglich, ob sie wirklich zum Tragen kommen (*Genexpression*), hängt davon ab, ob die Umwelt dieses Verhalten fördert. Während der ersten Lebensjahre gehen alle Nervenzellen zugrunde, die keine sinnvolle Funktion erlangen. Häufig benutzte Zellen bilden stärkere bzw. größere Dendritenbäume aus als vernachlässigte. Solche, die gar nicht benutzt werden, atrophieren, d. h. sie bilden sich zurück und können sogar völlig verschwinden. Eine aktive Funktion auszuüben ist also für ein Neuron überlebenswichtig. Bei blindgeborenen Kindern z. B. übernimmt das Sehzentrum Aufgaben aus benachbarten Hirnbereichen wie Hören oder Fühlen. Nach einer *Diskonnektion*, der Durchtrennung einer Nervenfaser, bemühen sich die nun isolierten Nervenzellen darum, Impulse von ihren Nachbarn zu verarbeiten, um nicht funktionslos zu werden. Kommt auch auf diesem Wege nichts mehr herein, dann bleibt diesen Neuronen nur noch die Erhöhung ihrer Spontanaktivität, was z. B. bei den *Charles-Bonnet-Halluzinationen* von Späterblindeten (siehe auch Kap. 3.6) eine Rolle spielt.

Komplexe Neuronen

Neben Neuronen, die einfache Leistungen vollbringen, wie etwa die Hell-Dunkel-Unterscheidung im Sehsystem, werden *komplexe Neuronen* nur bei Linien bestimmter Richtungen aktiv. *Hyperkomplexe Zellen* werden erregt, wenn solche Linien eine bestimmte Figur bilden. Durch diese hierarchische Spezialisierung ist es dem Gehirn möglich, Wahrnehmungen zu analysieren.

Neuronale Ordner

Wie geht dieser Satz weiter: „*DAS IST SCH* ...“? Bestimmte Eigenschaften einer Information aktivieren spezifische Teile spezieller *Assemblies* (neuronale Arbeitsgruppen), wobei verwandte Erkennungssysteme verknüpft sind. Eine inkomplette Information wird zunächst mehrere neuronale Ordner ansprechen (SCHÖN, SCHIEF, SCHADE, SCHULZ, SCHMIDT, SCHLECHT ...). Diese treten dann in Wettkampf; abhängig von den weiteren Merkmalen („DAS IST SCHLEIM“) wird ein System dominant.

Warum unterbrechen Sie das zielgerichtete Lesen dieses Buches ständig durch andere Aktivitäten? Die meisten Handlungen werden durch äußere Faktoren oder Mangelzustände des Körpers veranlasst. Manche Verhaltensweisen erscheinen aber zufallsgesteuert; sie hängen vermutlich von der Spontanaktivität von Nervenzellen ab. Normalerweise geht diese sofort wieder unter; nur wenn sich unser Bewusstsein darauf fokussiert (z. B. in einer vagen Situation oder weil dieser Impuls in ein Konzept passt), dann kommt es zur Weiterentwicklung.

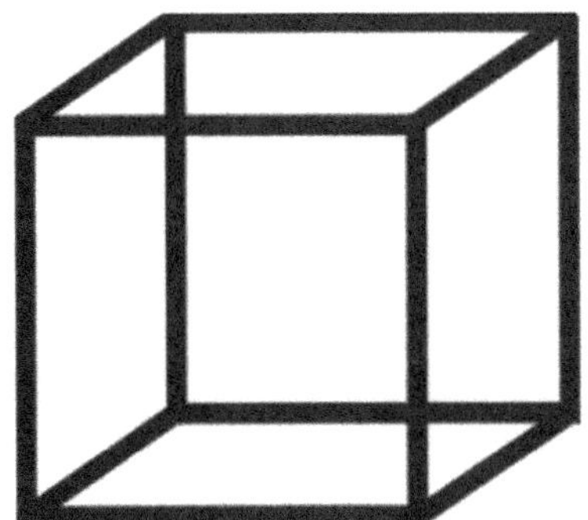

Abb. 1.5: Einfache visuelle Neurone sehen hier den Kontrast zwischen hellen und dunklen Flächen. Komplexe Neurone erkennen die Linien, hyperkomplexe sehen den Würfel darin. Bei einem solchen Kippbild wie dem Necker-Würfel kann man immer nur eine Seite vorne sehen, niemals beide. Hier treten zwei neuronale Systeme der Objekterkennung in Wettstreit; der Gewinner versklavt den Unterlegenen.

Kreativität

Das bringt uns zu der Frage, wie das Gehirn etwas völlig Neues erfinden kann? Interessanterweise fallen uns *kreative Ideen* regelmäßig nicht ein, wenn wir angestrengt danach suchen. Jeder kennt das Phänomen, dass uns die Lösung eines Problems ausgerechnet dann in den Sinn kommt, wenn wir gelangweilt den Rasen mähen. Mit der folgenden Erklärung können Sie Ihren Arbeitgeber überzeugen, künftig mehr zu Hause zu arbeiten: Angestrengtes Nachdenken über ein Problem erzeugt schnell dominante Gedankengänge, die wir in Windeseile immer wieder durchjagen, wenn wir keine Lösung finden. Seitenwege, d.h. nicht direkt zugehörige Assoziationen, werden dabei gehemmt. Genau das verhindert aber, dass wir eine originelle Lösung finden. Erst in solch einer entspannten Situation ist diese Hemmung aufgehoben, die Erregung aus einem vorher inhibierten Bereich kann nun in das Bewusstsein durchbrechen und es macht ganz laut „Aha!". Unsere Aufmerksamkeit ist in diesen Momenten i. d. R. nicht auf äußere Ereignisse gerichtet und im Gehirn wird das sogenannte *Default Mode Netzwerk (DMN)* aktiviert. Das DMN oder Ruhezustandsnetzwerk beschreibt diejenigen Gehirnstrukturen, die im Ruhezustand („default mode") normalerweise aktiv und während einer kognitiven oder einer Verhaltensaufgabe weniger aktiv sind (Raichle 2010).

Wer sich für die physiologischen Funktionen näher interessiert, dem seien die Lehrbücher von Kandel et al. (1995) oder von Nauta/Feirtag (1990) ans Herz gelegt.

1.3 Nervensysteme

Woher weiß das Gehirn nun aber, was in den Organen vor sich geht? Über das Nervensystem tauschen unsere Körperteile Informationen aus, um sinnvolle Abläufe zu gewährleisten. Die Verschaltungen sind so komplex, dass sich ein solches Nervensystem in jedem Individuum nur einmal entwickelt. Nach einer Hirnschädigung (z. B. Schädel-Hirn-Traumata) müssen die übrig gebliebenen Teile mit zusätzlichen Aufgaben belastet werden, um die verloren gegangene Funktion zu kompensieren. Aktuell befasst man sich damit, wie sich verletzte Hirnregionen mittels neuester Erkenntnisse zur *Neurogenese* (Geburt neuer Nervenzellen) „reparieren" lassen.

Unterteilung

Säugetiere besitzen mehrere Nervensysteme. Neben dem zentralen Nervensystem (ZNS, Gehirn und Rückenmark) gibt es das periphere Nervensystem im restlichen Körper. Dieses unterteilt sich in das somatische, bewusst steuerbare und in das autonome (vegetative) Nervensystem. Die beiden wichtigsten Nerven des Letzteren sind *Sympathikus* und *Parasympathikus*. Sie haben u. a. Einfluss auf Schweißsekretion, Blasenentleerung, Verdauung, sexuelle Reaktionen und auf das Herz-Kreislauf-System. Das vegetative Nervensystem wird zwar vom ZNS beeinflusst, im Wesentlichen arbeitet es jedoch selbständig (autonom). Es verläuft zunächst parallel zum Rückenmark, bevor es in Organe verzweigt, und bildet an einigen Stellen knotenartige Verdickungen (sogenannte Ganglien), etwa im Solar plexus (Sonnengeflecht). Selbst bei Durchtrennung des Rückenmarks (Querschnittslähmung) kann es

Funktionen wie etwa Atmung, Herzschlag, Verdauung und einige sexuelle Reaktionen weiterhin steuern.

Zentrales Nervensystem

Das *zentrale Nervensystem* lenkt den Körper dagegen durch ein Faserbündel von Nerven, die in der Mitte des Rückgrats verlaufen und daher als *Rückenmark* bezeichnet werden. Dieser historische Name ist eigentlich falsch, da es sich nicht um innere Knochensubstanz, sondern um Axonbündel handelt. Von dort aus laufen Nervenfasern in alle Körperteile (*peripheres Nervensystem*). Wenn man an Nerven denkt, hat man meist filigrane Gebilde vor Augen, dünner als ein Haar. Die aus dem Rückenmark austretenden Nervenbahnen können aber durchaus fingerdick sein. Hexenschuss oder Ischiasschmerz entstehen dadurch, dass verrutschte Bandscheiben bzw. verspannte Muskelgruppen auf diese Bündel drücken. Bei einer starken Längendehnung kann das Rückenmark abreißen. Diese Schädigung ist bisher nicht heilbar, da durchtrennte Axone des ZNS nicht nachwachsen können. Das Gehirn erhält keine Informationen mehr aus dem Bereich unterhalb der Schadensstelle und kann keine Befehle mehr dorthin senden. Der Betroffene kann z.B. seine Beine nicht mehr bewegen und hat dort auch kein Gefühl mehr. Lediglich einige Reflexe können noch funktionstüchtig sein. Oft sind nicht alle Axone durchtrennt, dann bestehen noch Restfunktionen.

Querschnittslähmung

Seit Jahrzehnten suchen Wissenschaftler fieberhaft nach Medikamenten, die ein Zusammenwachsen der durchtrennten Axone erlauben. In der frühen Kindheit lenkt der Nervenwachstumsfaktor die Axone. Der Erwachsene produziert diesen Faktor jedoch kaum noch. Periphere Nerven können trotzdem wachsen. Bei operativer Re-Implantierung, z.B. einer abgetrennten Hand, werden neurochirurgisch auch durchtrennte Nervenbündel wieder miteinander verbunden, darüber hinaus sprossen Neuronen in das Gewebe hinein, sodass später Empfindungs- und Bewegungsfähigkeit gegeben sind.

In Ihrem Gehirn bildet sich nun gerade die Idee, dass es doch möglich sein müsste, auch Querschnittsgelähmten zu helfen. Leider sind bereits zwei Generationen von Wissenschaftlern an der Umsetzung gescheitert. Dieses Wachsen von Nerven funktioniert nicht im Gehirn und Rückenmark. Beim Erwachsenen werden Substanzen vom Stützgewebe abgegeben, die ein wildes Nervenwachstum (*abortive axonal sprouting*) verhindern. Nach einer Durchtrennung ziehen sich ZNS-Axone zurück und degenerieren. Die leeren Bereiche werden von Stützgewebe aufgefüllt, sodass sie schon nach kurzer Zeit nicht mehr passierbar sind. Selbst wenn man diese Probleme lösen könnte, wäre es schwierig, die richtigen der mehreren Millionen Axone des Rückenmarks wieder korrekt miteinander zu verbinden.

Kleinhirn
Großhirn

Während das Rückenmark (abgesehen von Reflexen) im Wesentlichen die Funktion der Reizweiterleitung hat, erfüllen die subkortikalen Hirnstrukturen lebenswichtige Aufgaben. Das *Kleinhirn* dient vor allem der Bewegungssteuerung. Über diese Hirnteile stülpen sich die beiden *Großhirnhemisphären*, die sich in Frontallappen (Stirn), Parietallappen (Scheitel), Temporallappen (Schläfen) und Okzipitallappen (Hinterhaupt) trennen lassen. Der Balken (*Corpus callosum*) verbindet die rechte und linke Hirnhälfte (s. Hirnatlas, Abb. 6.3).

Lateralisierung des Gehirns

Die beiden Hemisphären haben zwar teilweise dieselben Aufgaben (z. B. Motorik oder Sensibilität), aber auch unterschiedliche Funktionen (*cerebrale Lateralisation*). Die Sprache sowie logische und analytische Prozesse sind vorwiegend linksseitig beheimatet; man spricht daher gerne von einer *Dominanz* der linken Hirnhälfte. Musikalisches Verständnis und künstlerische Fähigkeiten, aber auch räumliches Vorstellungsvermögen liegen eher rechtsseitig. Bei Linkshändern kann dies spiegelverkehrt sein. Es werden vielfach auch Unterschiede zwischen Männern und Frauen berichtet. Angeblich findet die Sprachverarbeitung bei Frauen bilateral (d. h. in beiden Hemisphären), bei Männern allerdings überwiegend unilateral (linksseitig) statt. Diese Unterschiede konnten allerdings bisher kaum eindeutig nachgewiesen werden (siehe u. a. Sommer 2004). Auch soll bei Frauen das Corpus callosum mehr Fasern enthalten und Männer sollen größere Hirnteile für räumliches Orientierungsvermögen besitzen. An dieser Stelle soll nochmals betont werden, dass *Dimorphismen* des Gehirns generell sehr schwer nachzuweisen sind, gerade eben weil sich männliche und weibliche Gehirne doch sehr ähnlich sind.

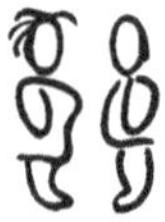

Zur Verhinderung der Ausbreitung epileptischer Anfälle wurde in den 1940er Jahren bei einigen Patienten das Corpus callosum zwischen den Hemisphären durchtrennt (*split brain*). Die Patienten wirkten zunächst erstaunlich ungestört, erst mit differenziertem Versuchsaufbau zeigten sich einige Probleme. Einen nur mit der linken Hand gefühlten Gegenstand kann der *Split-brain-Patient* nicht benennen. Ein Betroffener versuchte, mit der einen Hand den Reißverschluss seiner Hose zu öffnen, während die andere sich bemühte, ihn zuzuziehen. Ein anderer versuchte, mit der einen Hand seine Frau zu schlagen, während die andere Hand ihn daran hinderte. Wieder ein anderer Patient versuchte, mit der rechten Hand ein Puzzlebild zusammenzusetzen, wobei die linke ihn immer wieder störte, bis er sich auf die linke Hand setzen musste, um sie daran zu hindern. Eine hemisphärengetrennte Patientin, deren rechter Gehirnhälfte man ein obszönes Bild zeigte, errötete; auf die Frage, warum sie rot wurde, antwortete sie: „Ich weiß es nicht."

Weitere Informationen über diese Lateralität können in dem Buch von Ocklenburg/Güntürkün (2018) nachgelesen werden.

Areale

Hirnabschnitte werden nach ihren Aufgaben unterteilt. *Primäre* Bereiche verarbeiten eingehende Sinnesreize. Im Hörsystem z.B. werden Töne unterschiedlicher Frequenzen analysiert. *Sekundäre Areale* versuchen die Bedeutung des Reizes zu „verstehen". Ein eingehendes Wort wird dabei nach Ähnlichkeit sortiert, bis der entsprechende Vergleichsreiz gefunden wurde. Das Überlegen einer Antwort wäre schließlich eine Aufgabe der *tertiären* Areale.

Die winzigen Nervenzellen haben einen riesigen Appetit. Das vergleichsweise kleine Gehirn verbraucht bei angestrengtem Nachdenken bis zu 50% des Sauerstoffhaushalts. Nervenzellen reagieren leider auch empfindlich auf jeden Mangel, bereits nach 3–5 Minuten ohne frische Blutversorgung fangen Nervenzellen an abzusterben. Manche Zellen halten zwar bis zu 20 Minuten durch, allerdings sind sie dann oft so schwer geschädigt, dass sie sich nicht vollständig erholen. Darüber hinaus nützt die isolierte Funktion eines einzelnen Neurons nichts, wenn die vor- und nachgeschalteten Zellen abgestorben sind. Eine ungenügende Blutversorgung des Gehirns ist die wesentlichste Ursache für Hirnschädigungen.

Blutversorgung des Gehirns

Jede der zwei Hemisphären hat eine eigene **Blutversorgung** (s. Abb. 6.3). Die rechte Halsschlagader (*Arteria carotis*) versorgt fast zwei Drittel der rechten Hirnhälfte, links vice versa. Die Vorderseite des Gehirns wird durch die *Arteria cerebri anterior* versorgt, der mittlere Bereich durch die *Arteria cerebri media*. Beide teilen sich *dann in eine Vielzahl von kleineren Ästen auf. Direkt an der Wirbelsäule verlaufen die beiden Arteriae vertebrales*. Beim Eintritt in den Schädel vereinigen sie sich zur *Arteria basiliaris*, die sich im Gehirn in die rechte und linke *Arteria cerebri posterior* teilt. Die *Arteria communicans* verbindet den vorderen und den hinteren Bereich.

Die *Blutversorgung* des Gehirns umfasst viele kollaterale Gefäße. Bei Verschluss einer Ader kann ein Hirnbereich daher oft noch durch benachbarte Teile minimal versorgt werden. Hierdurch überleben Nervenzellen bei einer Schädigung manchmal noch knapp. Sie erholen sich zwar wieder, dieser Prozess dauert aber Monate.

Für einen intensiveren Einstieg in die Hirnanatomie sind empfehlenswert: der Hirnatlas von Leonhardt et al. (1987), der fotografische Atlas von Rohen et al. (2010) oder die anatomischen Zeichnungen von Netter (2020).

1.4 Transmitter und Neuromodulatoren

Zur Überbrückung des synaptischen Spalts werden – wie gesagt – biochemische Botenstoffe benutzt. Zum Ärger der Studierenden, die das ganze auswendig lernen müssen, fanden die Wissenschaftler immer mehr davon – und es wäre auch nicht überraschend, wenn es noch mehr würden! Die wichtigsten sind:

Arten von Transmittern

Acetylcholin (ACh) hat im ZNS Wirkung auf Aktivität, Bewusstsein und Wachheitsgrad; ACh-Mangel steht mit Demenz in Verbindung. Es wirkt auf die Skelettmuskeln und ermöglicht willkürliche Bewegung. Die periphere Wirkung umfasst außerdem die Akkommodation des Auges, Frequenzabnahme des Herzens, Gefäßerweiterung, Kontraktion der Bronchialmuskulatur, Sekretion der Bronchialdrüsen, Zunahme der Magen-Darm-Mobilität und Kontraktion der Harnblase. Man unterscheidet Rezeptoren vom Nikotin- und vom Muskarin-Typ (benannt nach ihren Agonisten).

Mit *Aminosäuren* arbeiten rund zwei Drittel der Synapsen im Gehirn. Zu den erregend wirkenden gehören *Aspartat*, *Glutamat* und *Glutamin*. Glutamat ist der bedeutendste exzitatorische (erregende) Transmitter. Hemmend wirken *GABA* (Gamma-Amino-Buttersäure) und *Glycin*. GABA vermindert die Impulsfrequenz der verschalteten Neurone.

Arten von Transmittern

Monoamine (Gruppe von Neurotransmittern und Neuromodulatoren) sind relativ selten, aber für die Psychologie wichtig, da mit ihnen viele kognitive und emotionale Zustände gesteuert werden. Die Monoamine teilen sich in *Katecholamine* und *Indolamine* auf. Zu den *Katecholaminen* gehört das Dopamin, das gleichzeitig Vorstufe von *Noradrenalin* und Adrenalin ist. Adrenalin wird im Nebennierenmark auch als Hormon gebildet. Alle drei sind nicht sehr rezeptorspezifisch, d. h. sie wirken auch untereinander. Zu den Indolaminen gehören *Serotonin* und *Melatonin*. Serotonin spielt eine Rolle z. B. bei Stimmungen und Migräne. Viele psychedelische Drogen greifen an den Serotoninrezeptoren. Schokolade hat eine leicht euphorische Wirkung, da sie die Serotoninsynthese stimuliert.

Nikotin

Rauchen Sie? Oder gehören Sie zu den militanten Nichtrauchern? Das *Nikotin* aus Zigaretten wirkt auf nikotinerge ACh-Rezeptoren. Raucher zünden sich einen Glimmstengel an, wenn sie todmüde sind und behaupten, das würde sie wach machen. Dieselbe Person qualmt aber auch direkt vor der Prüfung, obwohl sie hochgradig aufgeregt ist, und behauptet nun gegensätzlich, das Inhalieren würde sie beruhigen. Kann das stimmen?

Die simple Einteilung in exzitatorische oder inhibitorische Botenstoffe ist leider, darauf wurde schon hingewiesen, nicht immer haltbar. Die Wirkung eines Transmitters hängt nicht nur vom Ort ab, an dem er wirkt, sondern außerdem von der Menge. Zigaretten-Nikotin hat in geringer Dosis eine erregende Wirkung, in hoher Konzentration dagegen blockiert es Schaltstellen.

Dopamin-Vorstufe L-Dopa

In dem Buch „Awakenings – Zeit des Erwachens" (Sacks 1997) wurde dargestellt, wie Patienten nach einer Virus-Enzephalitis an einer Extremform des Parkinsonismus erkrankten, bei der sie über Jahrzehnte hinweg in völliger Bewegungslosigkeit verharrten. Durch die Verabreichung von *L-Dopa*, einer Vorstufe von Dopamin, konnte ihre Bewegungsfähigkeit wiederhergestellt werden. Relativ rasch kam es aber zur Toleranzentwicklung, d.h. man musste ihnen immer höhere Mengen des *L-Dopas* geben. Plötzlich wurden die Betroffenen psychotisch; sie litten unter Zwangshandlungen und Wahnvorstellungen; manche wurden aggressiv. Was war schiefgelaufen? Ein zu hoher Dopaminspiegel hängt mit Psychosen wie z.B. der Schizophrenie zusammen.

Transmittersysteme

Nerven, die denselben Botenstoff benutzen, sind nicht zufällig im Gehirn verteilt, sondern sie bilden Systeme (dafür steht die Endung -erg), die oft durch verschiedene Hirnbereiche laufen und miteinander verschaltet sind:

- Das *noradrenerge System* hat seinen Ursprung im Locus coeruleus der lateralen retikulären Formation und projiziert in das limbische System und den assoziativen Kortex. Es ist insbesondere für unspezifische Aufmerksamkeit zuständig und spielt auch bei Stress, Angst und Panik eine Rolle.
- Das *serotonerge System* hat u.a. einen dämpfenden, beruhigenden Effekt; es spielt eine Rolle z.B. beim Schlaf und der Stimmung oder bei der Hemmung der Schmerzbahnen. Es geht von diversen Teilen des Hirnstammes aus, insbesondere von den Raphe-Kernen, und projiziert gleichfalls Richtung des limbischen Systems und des Kortex. Weitere Bahnen verlaufen Richtung Rückenmark und Mittelhirn. Serotonin spielt aber auch im Verdauungssystem eine Rolle.

- Das *dopaminerge System* hat mehrere Unterkomponenten. Ein motorisches System beginnt in der Substantia nigra im Mesencephalon und projiziert Richtung Striatum (mesostriale Bahnen). Ein anderes System hat einen zentralen Kern im Nucleus accumbens und sendet Fasern in Richtung des limbischen Systems (mesolimbische Bahnen) und des präfrontalen und orbitalen Kortex (mesokortikale Bahnen). Es wirkt motivierend und hängt eng mit dem Belohnungssystem des Gehirns zusammen.
- Das *cholinerge System* ist weitaus diffuser angelegt. Es ist u. a. im Nucleus basalis Meynert des basalen Vorderhirns beheimatet und projiziert zum Hippocampus, zur Amygdala und in den assoziativen Kortex. Es ist für fokussierte Aufmerksamkeit verantwortlich und hat Einflüsse auf das Gedächtnis.

Wechselseitige Beeinflussung

Die Situation wird noch komplexer, da sich die Systeme gegenseitig beeinflussen. Neben *Autorezeptoren* für den eigenen Botenstoff gibt es *Heterorezeptoren*, mit denen sich das jeweilige System darüber informiert, was die Kollegen gerade so treiben. Jede Veränderung eines Neurotransmittersystems hat Veränderungen der anderen Neurotransmitter zur Folge. Es gibt diverse solcher Wechselwirkungen, z. B.: Das cholinerge System muss im Gleichgewicht zum Dopamin stehen. Bei Dopaminmangel trägt auch ein ACh-Übergewicht zum Morbus Parkinson bei. Dem Parkinson-Patienten lässt sich also helfen, indem man den Dopaminspiegel anhebt oder ACh blockiert.

Monoamine und psychische Störungen

Am wichtigsten für psychische Störungen sind die Monoamine. Dopamin steht in enger Verbindung zur *Schizophrenie*. Noradrenalin spielt je nach Richtung des Transmitterspiegels bei der Entstehung von *Depressionen* und *Angsterkrankungen* eine Rolle. Serotonin steht in Verbindung mit emotionaler *Stabilität* bzw. Labilität; es wird mit Depression in Verbindung gebracht, aber z. B. auch mit impulsivem Verhalten, Selbstverletzung, Zwangsstörungen, Magersucht und Bulimia nervosa. Monoamine können nicht oral (zum Schlucken) verabreicht werden, da zum einen ein hoher *first-pass-Effekt* vorliegt, d. h. die Leber baut den größten Teil der Substanzen sofort ab, und zum anderen die Blut-Hirn-Schranke „im Weg“ ist. Medikamentös ist man daher auf Injektion (z. B. Adrenalin), die Gabe von Vorstufen (L-Dopa) oder auf eine indirekte Anhebung angewiesen (z. B. Hemmung des Abbaus).

Rezeptortypen

In den letzten Jahrzehnten wurden diverse Untertypen der einzelnen Rezeptoren gefunden. Beim Dopamin gibt es mindestens fünf unterschiedliche, die sowohl gemeinsame wie auch spezielle Funktionen haben. Dopamin bindet bevorzugt an den D1- und den D2-Rezeptor (alle metabotrop, d. h. diese befinden sich in der postsynaptischen Membran und können intrazelluläre Stoffwechselprozesse beeinflussen). Haloperidol, ein Medikament, das gegen Psychosen hilft, blockiert vorwiegend den D2-Rezeptor. Deshalb gehen einige Wissenschaftler davon aus, dass bei Schizophrenie das D2-Rezeptor-System gestört ist. Aber auch Noradrenalin bindet schwach an die D1- und D2-Rezeptoren. Ein anderer Rezeptortyp des monoaminergen Systems ist der Alpha-Rezeptor. Man kennt bislang den Alpha1- und den Alpha2-Typ (beide metabotrop). Adrenalin bindet hier am stärksten, Noradrenalin schwächer und Dopamin am schwächsten. Außerdem gibt es die Beta-Rezeptoren, bei denen man den ß1- und den ß2-Typus voneinander unterscheidet. Die Bindung ist hier ebenso wie beim Alpha-Rezeptor. Beim Serotonin differenziert man momentan sieben große Subtypen (5-HT1 bis 5-HT7), die aber zum Teil noch weitere Unterformen haben, sodass man derzeit auf 15 verschiedene Rezeptorsubtypen kommt, die bis auf einen Subtypen (5-HT3), alle metabotroper Art sind. Das GABA-System hat zwei Arten von Rezeptoren, die man mit A (ionotrop) und B (metabotrop) bezeichnet hat. Auch beim Glutamat gibt es verschiedene Subtypen; am bekanntesten ist der NMDA-Rezeptor (ionotrop), der so heißt, weil er auch durch eine chemische Substanz mit der Bezeichnung N-Methyl-D-Aspartat erregt werden kann.

Periphere Wirkungen

Monoamine haben auch eine *periphere Wirkung* im restlichen Körper. Katecholamine verursachen z. B. Herzrhythmusstörungen (Tachykardie, Bradykardie), Weit- bzw. Engstellung der Gefäße, Entspannung der Bronchialmuskulatur, Dilatation oder Kontraktion des Uterus, Hemmung der Darmmotilität, Kontraktion der Harnblase bzw. der Pupille, Hemmung der Freisetzung von Histamin (ein Botenstoff des Immunsystems), Aggregation der Thrombozyten (Blutplättchenverklumpung). Diese peripheren Folgen machen jede pharmakologische Beeinflussung schwierig, da neben der Wirkung auf die Psyche zwangsläufig immer unerwünschte Begleiterscheinungen auftreten. Hierdurch ist die Dosishöhe eng limitiert; man spricht vom therapeutischen Fenster, in dem die erwünschte Wirkung möglichst hoch, die unerwünschten Begleitfolgen aber noch niedrig sind.

Histamin

Auch Stoffe, die vom Körper für völlig andere Zwecke sezerniert werden, können zentral wirksam sein. *Histamin* wird eigentlich bei allergischen Reaktionen freigesetzt und löst z. B. Gewebeschwellung und Juckreiz aus; es taucht aber auch als Botenstoff im Gehirn auf, vor allem im Bereich des limbischen Systems. Antihistaminika, die Histamin blockieren, rufen leichte Somnolenz (Schläfrigkeit) hervor und werden daher auch zur Beruhigung gegeben.

Neuropeptide Neben den schnell (im Millisekundenbereich) wirkenden klassischen Transmittern gibt es die Neuromodulatoren, die eine Signalausbreitung nur indirekt beeinflussen und langsamer wirken. Hierzu gehören die *Neuropeptide*; aber auch viele der klassischen Transmitter können neben der direkten eine *neuromodulatorische Wirkung* haben. Häufig reagieren zentrale Neurone auf einen klassischen Transmitter und einen oder mehrere Neuropeptide, bzw. sie schütten einen klassischen Transmitter und ein Neuropeptid aus. Die Anzahl voneinander unterscheidbarer Neuropeptide ist sehr hoch; inzwischen wurden weit über einhundert davon identifiziert. Hierzu gehören z.B. *Enkephaline*, das Glückshormon *β-Endorphin* oder die mit der Schmerzwahrnehmung in Zusammenhang stehende *Substanz P.* Enkephaline docken am Opiatrezeptor an und gelten daher als endogene (d.h. vom Körper selbst produzierte) Glücksstoffe. Opiate unterbinden die Freisetzung von Substanz P und wirken dadurch schmerzlindernd.

Cannabis Da Drogen wie *Haschisch* eine recht langdauernde Wirkung auf das Gehirn ausüben, muss es auch ein körpereigenes Analogon geben. Welches ist das vom Gehirn selbst hergestellte *Tetrahydrocannabinol* (THC)? Peptidtransmitter gehören zu den sogenannten hochmolekularen Botenstoffen, von denen es noch weitere gibt, z. B. *Anandamid*, ein endogenes Cannabinoid, an dessen Rezeptoren Haschisch und Marihuana binden. Auch *Adenosin* gehört zu der Gruppe dieser hochmolekularen Transmitter. Alle *Neuromodulatoren* sind in irgendeiner Form mit dem limbischen System verbunden, das u. a. für Emotionen zuständig ist. Entsprechend hängen sie mehr oder minder mit Gefühlen zusammen, rufen diese hervor oder werden davon beeinflusst.

1.5 Gehirn

Aufgaben von Rückenmark, Hirnstamm Jedes Teil des Gehirns hat spezifische Aufgaben (Tab. 1.1). Das Rückenmark (*Medulla spinalis*) liegt in einem Kanal (*Spinalkanal*) in der Wirbelsäule. Im Wesentlichen dient es wie ein Telefonkabel der Weiterleitung von Information. Innerhalb des Rückenmarks existieren Reflexbögen, die eine sofortige Reaktion erlauben. In Richtung zum Schädel geht es in das verlängerte Mark bzw. Myelencephalon (oder Medulla oblongata) über. Hier kreuzen viele Bahnen von der rechten auf die linke Seite, wodurch die rechte Hirnhälfte für die linke Körperhälfte zuständig ist und umgekehrt. In der Rautengrube dieses Areals liegen wichtige Zentren für Atmung, Kreislauf (Blutdruckregulation) und Kohlenhydratstoffwechsel. Darüber hinaus werden

Tab. 1.1: Hirnteile und ihre Funktion

BEREICH	TEIL	FUNKTION
Myencephalon	Medulla oblongata (verlängertes Mark)	Kreuzung der Pyramidenbahnen, Atem- und Kreislaufzentrum
"	Formatio reticularis	Allgemeine Aktivation, Bewusstseinshelligkeit
Metencephalon (Hinterhirn)	Pons (Brücke)	verbindet Großhirn mit Kleinhirn
"	Cerebellum (Kleinhirn)	Muskelkoordination, Muskelkraft und Gleichgewicht
Mesencephalon (Mittelhirn)	Tectum (Dach)	Seh- und Hörreflexe im Colliculus (Vierhügelplatte)
"	Tegmentum (Haube)	Muskelbeweglichkeits-Beeinflussung in der Substantia nigra
"	Crura cerebri (Fuß)	Durchlauf der Pyramidenbahn
Diencephalon (Zwischenhirn)	Thalamus	Erregung von Teilen der Großhirnrinde
"	Hypothalamus	Lenkung des autonomen Nervensystems, Wasserhaushalt (Durst), Körperwärme, Hunger, Wach-Schlaf-Rhythmus, Sexualität
"	Hypophyse	Hormonausschüttung z. B.: FSH, Prolaktin, Thyreotropin, ACTH, Oxytoxin, Adiuretin, Vasopressin
Telencephalon (Endhirn, Großhirn)	Corpus callosum (Balken)	u. a. Verbindung von rechter u. linker Hemisphäre
"	limbisches System	Instinkte u. Gefühle, Sexualität, Aggressivität, Angst
"	Insula	Geschmack, Einflüsse auf die Verdauung
"	Rhinencephalon (Riechhirn)	Riechen
"	Lobus frontalis (Frontal- oder Stirnlappen)	Kontrolle der Bewegungen, Koordination Sehen u. Bewegen, Persönlichkeit, Sprache
"	Lobus parietalis (Parietal- oder Scheitellappen)	Sensorik (Fühlen), Erkennen von Objekten, Lesen, Schreiben, Rechnen, rechts-links-Unterscheidung
"	Lobus temporalis (Temporal- oder Schläfenlappen)	Hören, Sprach-, Geräusch- u. Musikverständnis, Gedächtnis, Sprachproduktion
"	Lobus occipitalis (Okzipital- oder Hinterhauptlappen)	Sehen

von hier aus sämtliche Kopfreflexe gesteuert (u.a. Niesen, Husten, Lidschluss, Schlucken, Saugreflex, Brechreflex).

Formatio reticularis

Die *Formatio reticularis* ist eine komplexe Struktur innerhalb des Hirnstammes, die von der posterioren Grenze des Myelencephalons bis zur anterioren Grenze des *Mesencephalons* reicht. Die Hauptaufgabe besteht in der Steuerung des Wachheitsgrades. Hierbei werden auch Atem- und Kreislaufzentrum beeinflusst.

Limbisches System

Erinnerung
In meiner Erinnerung erblühen
Die Bilder, die längst verwittert –
Was ist in deiner Stimme
Das mich so tief erschüttert?
Sag nicht, dass du mich liebst!
Ich weiß, das Schönste auf Erden,
Der Frühling und die Liebe,
Es muss zu Schanden werden.
Sag nicht, dass du mich liebst!
Und küsse nur und schweige,
Und lächle, wenn ich dir morgen
Die welken Rosen zeige.

Ein romantisches Gedicht von Heinrich Heine (1797–1856). Seit Jahrtausenden versuchen Menschen Erklärungen für all die peinlichen und teilweise recht absurden Verhaltensweisen zu finden, die wir im verliebten Zustand zeigen. Woher kommen solche Gefühle, die uns oft in Richtungen drängen, die wir, logisch gedacht, manchmal eigentlich gar nicht gehen wollten? Es gibt einen Gehirnbereich, der für leid- wie auch lustvolle Gefühle verantwortlich zeichnet: das *limbische System*.

Entwicklungsgeschichtlich ist das **limbische System** die Verbindung zwischen dem Stammhirn mit niederen Funktionen und dem Großhirn, das höhere intellektuelle Aufgaben hat. Vielleicht war Angst das erste Gefühl, das ursprünglich die Existenz dieses Systems begründet hat. Furcht schützt schon seit Urzeiten Tiere davor, denselben Fehler zweimal zu machen. Hierdurch entstand bereits vor Jahrmillionen eine direkte Verschaltung zwischen Emotionen und Gedächtnis.

Außerdem hat es sich im Verlauf der Evolution zwecks Erhaltung der Art als sinnvoll herausgestellt, dass Tiere beim Geschlechtsakt Lust empfinden. Dies dürfte die Geburtsstunde des filigranen Gefühls gewesen sein, das wir heute als „Liebe“ bezeichnen.

Das limbische System kommuniziert besonders intensiv mit dem Hypothalamus, dem oberen Hirnstamm und dem Stirnhirn. Es ist allerdings keine einheitliche Struktur, sondern besteht aus einer Vielzahl von medial gelegenen Strukturen, über deren konkrete Zusammensetzung stetig diskutiert wird, und welche (siehe oben) auch mit Strukturen außerhalb dieses „Systems“ kommunizieren.

- *Amygdala* (Mandelkern): Gefühlsverhalten, Beeinflussung vegetativer und sexueller Funktionen
- *Hippocampus* (Seepferdchen): Gedächtnis, Orientierung, Bewusstsein
- *Gyrus cinguli (zingulärer Kortex)*: Antrieb, Beeinflussung vegetativer Vorgänge im Nervensystem
- *Corpus mamillaria* (Mamillarkörper): Gedächtnis, Affektverhalten, Beeinflussung der Sexualfunktionen
- *Fornix*: Lernen, Gedächtnis, verbindet Hippocampus, Septalregion und Mamillarkörperchen mit dem Hypothalamus
- *Parahippocampus*: Gedächtnis, Zuleitung von Sinnesinformationen zum Hippocampus

Durch die enge Verschaltung mit dem Bulbus olfactorius (*Rhinencephalon*, Riechhirn) glaubte man zunächst, dass das limbische System der Geruchsanalyse diene. Wenngleich dies inzwischen modifiziert wurde, haben Gerüche tatsächlich besonders starke Auswirkungen auf unsere Gefühle. Nichts kann so viel Ekel auslösen wie ein Gestank; ganze Industriezweige leben davon, in kleinen teuren Fläschchen angenehme Gerüche zu verkaufen. Auch der Geschmack ist intensiv mit dem limbischen System verbunden. Verdorbene Speisen lösen Übelkeit aus, Vanille macht euphorisch. Beides hat seine Ursachen in der Urgeschichte: hierdurch konnten Tiere giftige Speisen und Gase vermeiden. Bei Aufnahme kalorienreicher Nahrung belohnt unser Gehirn uns mit angenehmen Gefühlen und sichert so das Überleben. Ein biologisches Erbe, unter dem adipöse Menschen noch heute leiden: Das Verspeisen von Marzipan-Nougat-Pralinen veranlasst das limbische System zur überschwänglichen Produktion von glücksbringenden Endorphinen, die Blätter des herrlich kalorienarmen Kopfsalates dagegen lassen es völlig kalt.

Instinkte, Emotionen

Darüber hinaus dient das limbische System *artspezifischem Verhalten*. Durch elektrische Reizung lassen sich bestimmte genetisch festgelegte Handlungsabläufe bei Tieren sehr zuverlässig auslösen. Abhängig davon, wo die Mikroelektrode stimuliert, können z. B. Geschlechtsverhalten (ohne Partner) oder auch Brunftkämpfe (ohne Rivalen) ausgelöst werden.

Eifersucht ist ein schönes Beispiel dafür, wie rationales Denken vom limbischen System förmlich überrollt wird. Es ist ein Irrtum, wenn man glaubt, Menschen hätten keine Instinkte mehr. Wir bilden uns ein, einigermaßen vernünftig denken zu können, aber unser Handeln wird immer beeinflusst von Gefühlen, die im Hintergrund mitschwingen. Erstaunlich viele Lebensentscheidungen werden weniger aus logischen, sondern vielmehr aus gefühlsmäßigen Gründen getroffen. Dazu gehört nicht nur die Partnerwahl, sondern oft sogar die Auswahl eines Berufes.

Verschaltungen

Das limbische System sitzt tief innen im Gehirn, es ist stammesgeschichtlich älter als der Neokortex und hat dadurch eine urwüchsige Macht über unser Verhalten. Es kann praktisch alle anderen Systeme beeinflussen, neben dem ZNS auch das vegetative Nervensystem, und über Hypothalamus und Hypophyse sogar das gesamte Hormonsystem.

Lassen sich durch Operation des limbischen Systems psychische Störungen beeinflussen? Zwischen 1940 und 1960 wurde eine Entfernung des Gyrus cinguli (*Zingulektomie*) bei Patienten mit schwersten Aggressionen oder mit Angstzuständen durchgeführt. Es kam zwar zu einem Rückgang von Aggressivität bzw. Angst, aber auch zu beträchtlichen Nebenwirkungen wie z. B. Apathie und Gedächtnisstörungen. Bei der *Amygdalektomie* hingegen wurde die Amygdala operativ entfernt, was ebenso zu weniger Gewalttätigkeit führte, gleichzeitig aber auch zu veränderten emotionalen Reaktionen.

Gedächtnis und limbisches System

Die Verhaltenssteuerung des limbischen Systems geschieht nicht nur durch genetisch vererbte Programme, es ist auch lernfähig. Emotionale Erlebnisse werden dadurch besser behalten als Erlebnisse neutraler Art, da sie sich förmlich in das Gedächtnis „brennen". Die anatomische Nähe zwischen Hirnbereichen, die artspezifisches Verhalten steuern und den *gedächtnisbildenden Strukturen* (z. B. Hippocampus, Amygdala) ist also funktionell sinnvoll.

Intelligenz von Delphinen

Von 1966 bis 1969 lief eine Serie mit dem Delphin „Flipper" in der Hauptrolle. Die Gelehrigkeit dieses Meerestieres machte damals auch die Wissenschaftler aufmerksam. Das Gehirn eines Delphins besitzt etwas weniger Hirnmasse als das des Menschen, ist aber weitaus mehr gefaltet und hat somit eine größere Oberfläche, vor allem im Bereich des Neokortex. Der Mythos vom superintelligenten Meeresbewohner war geboren. Sofort fing man an, die Sprache der *Delphine* zu analysieren, in der Hoffnung mit ihnen kommunizieren zu können. Delphine wurden als Menschen der Meere hochstilisiert und schnell stellten findige Forscher fest, dass Wale, die noch ein viel größeres Gehirn besitzen, mehrstrophige Lieder „dichten".

Rund fünfzig Jahre später haben wir eine Fülle harter wissenschaftlicher Fakten. Sind Wale und Delphine wirklich klüger als Menschen? Das *Hirnvolumen* muss immer in Relation zur Größe des Körpers stehen, da er damit gelenkt und wahrgenommen wird, was sich insbesondere bei den riesigen Walen niederschlägt. Aber auch bei Delphinen bedeutet groß nicht immer viel. Sie können zwar motorische Aufgaben äußerst flink begreifen, haben aber massive Schwierigkeiten, abstrakte Begriffe, etwa den Unterschied zwischen Kreis und Dreieck, zu verstehen. Onur Güntürkün (1998) schilderte einmal humorvoll, wie sein amerikanischer Kollege geradezu daran verzweifelte, als der trainierte Delphin auch nach vier Monaten noch immer nahe der Ratewahrscheinlichkeit reagierte. Eine Aufgabe, die andere Versuchstiere mit viel kleinerem Gehirn deutlich schneller lernen. Allerdings spielen Dreiecke in der Tiefe des Pazifiks vielleicht keine große Rolle. Und auch obwohl die Unterwassersprache nicht sehr komplex zu sein scheint, ähnelt das Sozialverhalten von Walen und Delphinen doch sehr dem von uns Menschen. Sie leben wie wir in engen sozialen Gruppen und pflegen komplexe Beziehungen, kommunizieren miteinander und haben – wie wir – sogar regionale Dialekte. Weitere Forschungen zeigten dann, dass die Schichten der grauen Substanz beträchtlich dünner sind als bei anderen Tieren und dass die Anzahl der Neuronen in dieser Zellschicht nur etwa ein Fünftel von dem der meisten Landsäugetiere beträgt. Ein Delphin scheint damit nicht sehr viel intelligenter zu sein als eine Laborratte. Ausschlaggebend für Intelligenz ist also die Anzahl der Nervenzellen, die wir nach Abzug von Neuronen zur Steuerung von Bewegung und lebenswichtigen Funktionen noch zur freien Verfügung haben.

Vier Hirnlappen

Eine menschliche Großhirnhemisphäre lässt sich in vier Bereiche einteilen, die meist durch besonders auffällige Furchen getrennt sind (s. Abb. im Hirnatlas am Buchende):

I Lobus frontalis (Stirnlappen)
II Lobus parietalis (Scheitellappen)
III Lobus temporalis (Schläfenlappen)
IV Lobus occipitalis (Hinterhauptlappen)

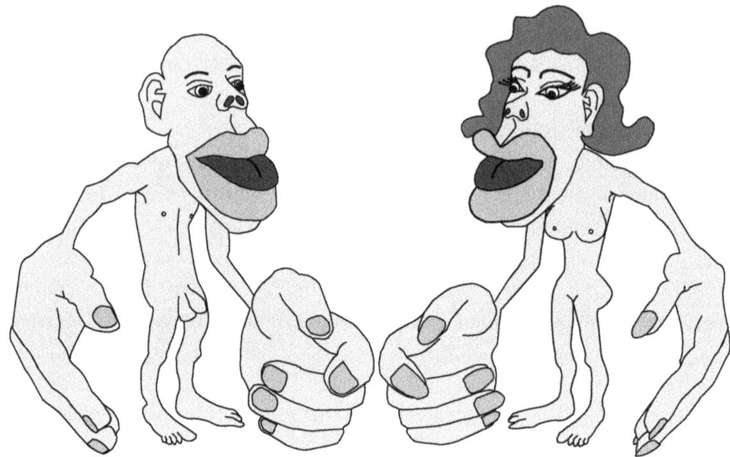

Abb. 1.6: Körperteile sind im Kortex unterschiedlich groß abgebildet. Der somatosensorische Homunculus zeigt, wie wir aussehen würden, wenn der Körper so groß wäre wie das entsprechende Areal im Gehirn (Grafik: U. Herbert).

Frontallappen

Der rechte und linke *Frontallappen* liegen an der Stirn (deshalb auch als Stirnlappen bekannt), oberhalb der Augen. Nach hinten werden sie durch die *Zentralfurche (Rolando-Fissur)* gegen die Parietallappen begrenzt, nach unten durch die laterale *Sylvius-Furche (Fissura lateralis)* gegen die Temporallappen. Jeder der beiden Frontallappen lässt sich in mehrere Untereinheiten einteilen.

Bewegungssteuerung

Der zur *Bewegungssteuerung* dienende motorische Kortex liegt vor der Zentralfurche. Dieser Teil des Gehirns hat über die Pyramidenbahnen eine direkte Verbindung mit dem Rückenmark. Eine typische Schädigung ist die *Hemiplegie* (Halbseitenlähmung). Durch die Kreuzung der Nervenstränge ist bei einer Läsion der rechten Hirnhälfte die linke Körperhälfte gelähmt und umgekehrt.

Direkt vor dem motorischen Hirnareal liegt der *prämotorische Kortex*, der die Kontrolle komplexer Bewegungsabläufe übernimmt. Bei einer Läsion fehlt dem Patienten die Bewegungsflüssigkeit, Handlungsabfolgen wirken grob und unbeholfen. Hier liegen erlernte Programme für Klavierspielen, Autofahren oder andere Bewegungsabfolgen, die wir geradezu wie im Schlaf ausführen können.

Eine der Patientinnen der Autoren dieses Buches – vor ihrer Hirnschädigung war sie Kindergärtnerin – bemerkte nach einer Hirnblutung entsetzt, dass sie die Fähigkeit, Gitarre zu spielen, vollständig verlernt hatte. Eines Tages wäre sie fast ertrunken; sie war gemeinsam mit ihrem Mann in die Schwimmhalle gegangen, beide waren begeisterte Schwimmer und stürzten sich in die Fluten. Nur leider hatte sie völlig vergessen, wie man schwimmt. Bei dem Versuch, wieder Rad zu fahren, war der Ehemann dann schon deutlich vorsichtiger und musste feststellen, dass sie auch diese Bewegungsfolge nicht mehr automatisch abspulen konnte.

Bewegungsplanung

Der *präfrontale Kortex* übernimmt die *Bewegungsplanung* und die flexible Anpassung an Umweltgegebenheiten. Durch eine Schädigung wird das Verhalten sehr eintönig. Es werden ständig dieselben Handlungen wiederholt, und es gelingt dem Patienten nicht, seine Bewegungen an veränderte Abläufe anzupassen. Ein Ei, ein Eisengewicht und ein Wattebausch werden mit gleicher Kraft angefasst. Auch der Gesichtsausdruck wird unflexibel, selbst das Nachahmen von Handlungen oder das Imitieren einer Mimik fällt dem Patienten schwer. Im präfrontalen Kortex liegt darüber hinaus ein Sehfeld, das Handlungen mit dem Sehen koordiniert.

Persönlichkeitseigenschaften

Zum Frontallappen gehört außerdem der *orbitale Kortex*, der direkt über den Augen liegt und mit *Persönlichkeitseigenschaften* in Verbindung steht. Je nach Läsion neigt ein Teil der Patienten zu ungehemmter Albernheit, ständigem Lachen ohne Grund; euphorische Gefühle herrschen vor und Angstgefühle können völlig verschwunden sein. Andere werden gleichgültig-passiv; sie leiden unter Antriebsmangel und bringen keine Initiative mehr auf, etwas zu tun. Eine weitere Gruppe verliert jede Beziehung zu Moral und Anstand; es kommt z. B. zu Exhibitionismus oder anderem anstößigen Verhalten. Am unangenehmsten sind in der Regel diejenigen Hirngeschädigten, die ungebremste Aggressionen und jähzornartige Wutausbrüche zeigen.

Das berühmteste klassische Beispiel schilderte die Leidensgeschichte des *Phineas Gage* (1823–1860), dem im Alter von 25 Jahren bei einer Explosion eine 1 m lange und 6 kg schwere Eisenstange quer durch seinen Schädel geschossen wurde (s. Abb. 1.7). Gage überlebte den Unfall, zeigte aber eine drastische Veränderung seiner Persönlichkeitseigenschaften.

Broca-Sprachzentrum

Ein weiterer Teil, der zum Frontallappen gehört, ist das nach dem französischen Neurologen *Paul Broca* (1824–1880) benannte *Broca-Sprachzentrum.*

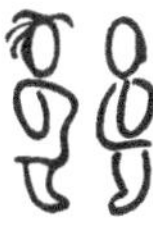

Broca stellte 1861 eine Studie über den Patienten Leborgne vor, der nach einer Hirnschädigung unter Sprachverlust litt und nur noch die Silbe ‚tan' aussprechen konnte (deshalb hatte man ihm auch den Spitznamen „Tan"

gegeben). Der Patient starb wenig später, und Broca hatte Gelegenheit, dessen Gehirn zu untersuchen. Er fand eine Schädigung in einem Bereich des Frontallappens, der sehr weit außen, in Richtung des Schläfenlappens liegt. Patienten mit einer solchen Schädigung haben erhebliche Wortfindungsschwierigkeiten; sie möchten etwas sagen, kommen aber nicht auf das richtige Wort. Um die Situation des Broca-Aphasikers nachzuvollziehen, versuchen Sie einmal, den folgenden Satz ins Englische zu übersetzen: *„Der Patient erlitt einen Schädelbasisbruch."* Sie kommen jetzt einfach nicht drauf, was „Schädelbasisbruch" auf Englisch heißt? Auch dem Broca-Aphasiker ist sein Defizit schmerzlich bewusst; er leidet darunter oder ist verärgert, weil ihm das richtige Wort nicht einfällt.

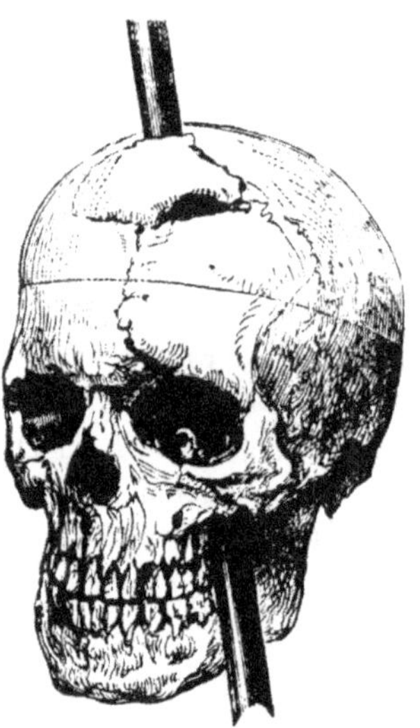

Abb. 1.7: Dem Eisenbahnarbeiter Phineas Gage schoss bei einem Unfall eine Eisenstange durch den Frontallappen. Danach hatten sich seine Persönlichkeitseigenschaften massiv verändert (Harlow 1848).

Parietallappen

Der Parietal- oder *Scheitellappen* beginnt hinter der Zentralfurche und reicht bis an den Okzipitalkortex. Im ersten Bereich hinter der Zentralfurche liegt das *somatosensorische Zentrum*, das für die Körperempfindung zuständig ist. Jedes Körperteil hat hier seine Abbildung. Tut uns z. B. eine Handverletzung weh, so schmerzt im Grunde genommen nicht die Hand selbst, sondern lediglich das entsprechende Hirnareal wird aktiviert. Bei hemiplegischen Schlaganfall-Patienten ist oft auch die Empfindungsfähigkeit für die gelähmten Glieder verschwunden.

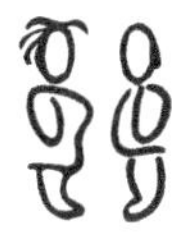

Eine Patientin der Buchautoren, eine intelligente Rentnerin, die aus dem Stegreif diverse Gedichte von Eugen Roth vortragen konnte, verbrühte sich beim Kochen einmal die gelähmte Hand. Sie wurde darauf jedoch erst zufällig aufmerksam, weil die Hand stark gerötet war und die Haut Brandblasen aufwies, weh tat ihr nichts.

Sensibilität

Neben einer solchen völligen Anästhesie kann es aber auch lediglich zu einer Verringerung der *Körperempfindlichkeit* kommen. Darüber hinaus kann auch der Stellungssinn beeinträchtigt sein. Manche Patienten wissen nicht mehr, wo sich ihre Gliedmaßen gerade befinden.

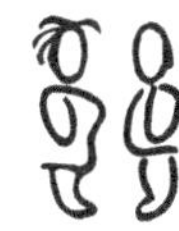

Oliver Sacks beschrieb 1987 eine Patientin, die nur durch genaue Beobachtung ihrer Beine gehen konnte, da sie selbst dort keinerlei Gefühl mehr hatte und ohne die visuelle Kontrolle nicht wusste, wie sie die Beine bewegen sollte. Sacks (1989) erlebte selbst einmal eine solche Situation. Als er bei einer Wanderung vor einem freilaufenden Stier flüchtete, verletzte er sich ein Bein, das danach lange Zeit völlig empfindungslos war.

Fühlen

Neben der direkten somatosensorischen Wahrnehmung erfüllt der Lobus parietalis auch höhere Aufgaben, etwa das Erkennen ertasteter Gegenstände. Durch Schädigung dieser Hirnareale kann es zu verschiedenen Ausfällen kommen, z. B. der *Astereognosie*: Man legt einige Alltagsgegenstände in einen Beutel und bittet den Patienten, die Gegenstände nur durch Befühlen zu identifizieren. Manche Patienten können dies nicht mehr.

Asomatognosie

Bei der *Asomatognosie* dagegen fehlt die Empfindung für eigene Körperteile. Die Stellung von Armen und Beinen ist nicht mehr bewusst, die meist gelähmten Gliedmaßen werden als fremd empfunden.

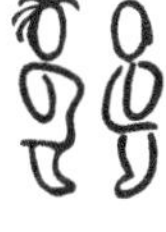

Der Neurologe Michael Kremer berichtete von einem Patienten, der linksseitig gelähmt war. Kremer sollte ihn untersuchen, weil er nachts immer wieder aus dem Bett fiel. Der Mann erzählte, dass er ständig ein totes, kaltes, behaartes Bein in seinem Bett vorfinde. Er würde versuchen, es aus dem Bett zu schieben. Es würde aber irgendwie an ihm haften, er bekäme es nicht weg. Jedes Mal, wenn er es geschafft habe, das Bein aus dem Bett zu drängen, dann würde er hinterher fallen. Seiner Ansicht nach handelte es sich um einen schlechten Scherz des Klinikpersonals (zit. nach Sacks 1987).

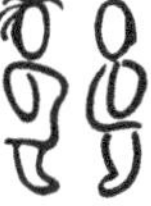

Lurija (1992) schilderte das Schicksal des Unterleutnants Lewa Sassezki, dem im Alter von 23 Jahren im 2. Weltkrieg ein Granatsplitter in den

Schädel eingedrungen war. Sassezki litt danach unter Gesichtsfeldausfall, Aphasie und Amnesie. Dennoch versuchte er seine Gedanken aufzuschreiben und stellte so im Verlauf von rund 20 Jahren 3.000 Seiten zusammen, aus denen Lurija das Buch „Der Mann, dessen Welt in Scherben ging" zusammenstellte. Unter anderem berichtete Sassezki auch über Veränderungen seiner somatosensorischen Körperempfindungen:

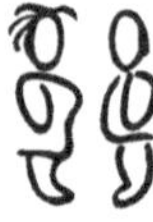

„Manchmal sitze ich da und fühle plötzlich, dass mein Kopf so groß ist wie ein Tisch, mindestens so groß. Arme und Beine und Rumpf sind aber winzig klein geworden. Es kommt mir selbst komisch und lächerlich vor, wenn ich mich auf einmal daran erinnere! Diese Erscheinungen nenne ich Eigentümlichkeiten des Körpers! Und wenn ich die Augen schließe, weiß ich nicht einmal, wo sich mein rechtes Bein befindet, und es ist mir aus irgendeinem Grunde immer so vorgekommen (und von mir auch so empfunden worden), als ob es sich irgendwo oberhalb der Schultern und sogar oberhalb des Kopfes befindet." (S. 59)

Lesen

Im *Gyrus angularis* des Parietallappens gibt es ein *Lesezentrum*, das sowohl mit dem Sehzentrum im Hinterhaupt wie auch mit den Hör- und Sprachzentren im Temporal- und Frontallappen verschaltet ist. Das Lesezentrum ist oft nur in der dominanten Hemisphäre ausgebildet. Bei einer Schädigung kann es zur Unfähigkeit kommen, Buchstaben und Worte zu erkennen (Wortblindheit) oder zum fehlerhaften Aussprechen eines Textes. In den letzten Jahren wurde viel diskutiert, ob *Legasthenie* bei Kindern möglicherweise mit einer geburtsbedingten Schädigung dieses Bereiches zusammenhängt.

Orientierungsvermögen

Der Scheitellappen dient außerdem der *räumlichen Orientierung*. Bei Schädigung verirren sich die Patienten leicht; sie verwechseln ständig rechts und links und die Zeichnungen sind plump, stark vereinfacht und oft nur bruchstückhaft. Ein Patient der Buchautoren, ein 55 Jahre alter promovierter Verwaltungsfachmann, verirrte sich nach einem Schlaganfall mehrfach auf dem Weg von zu Hause in sein Büro, obwohl er diese Strecke über 30 Jahre lang nahezu täglich zurückgelegt hatte.

Temporallappen

Der Temporal- oder *Schläfenlappen* dient in erster Linie der Verarbeitung akustischer Informationen. Oben, in der Heschl-Querwindung liegt der *primäre auditorische Kortex*, der direkt mit den Ohren verbunden ist. Hier wird die eingehende Schallinformation zunächst nach Frequenz und Tonhöhe analysiert. Direkt darunter, in der oberen Temporalwindung kommt es zum Erkennen von Geräuschen, Melodien und Stimmen, die dann in dem mittleren Teil des Temporallappens verstanden und weiterverarbeitet werden.

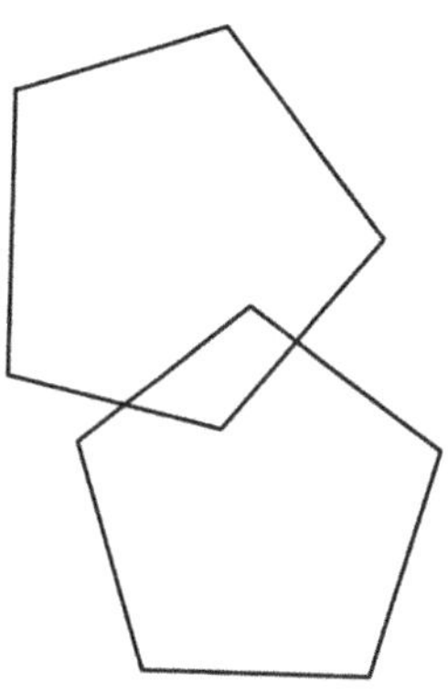

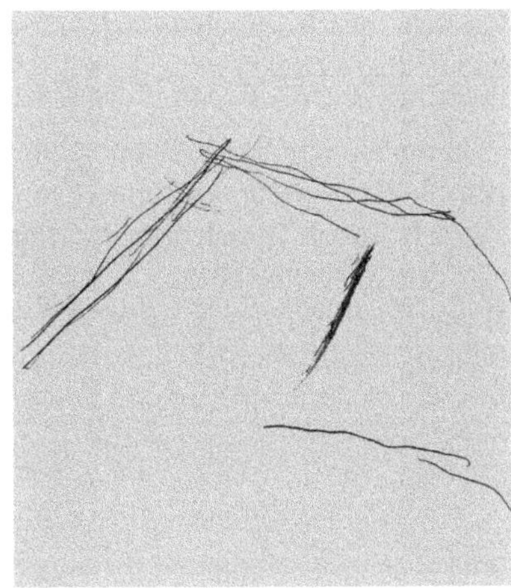

Abb. 1.8: Versuch eines Patienten mit massiver Schädigung des Parietallappens, die beiden Fünfecke im Mini-Mental-Status-Test abzuzeichnen.

Hören
akustische Halluzinationen

Wilder Penfield (Penfield/Rasmussen 1950) beschrieb, wie Patienten durch eine elektrische Stimulation des Lobus temporalis Worte, Sätze, Geräusche oder Musik wahrnahmen, die nicht real vorhanden waren. Einige hörten sogar die Erkennungsmelodie ihres Lieblings-Radiosenders. Diese *Halluzinationen* waren für die Patienten überwältigend real und führten Penfield zu der Annahme, dass unser Gehirn eine detaillierte Erinnerung an alle wichtigen Ereignisse des Lebens besitzt, die im Alltag lediglich gehemmt wird.

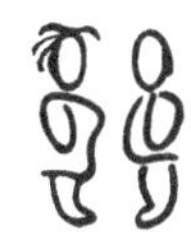

Diese Hemmung kann auch zusammenbrechen. Sacks (1987) schilderte eine Patientin, die nachts plötzlich irische Lieder aus ihrer Kindheit hörte. Erst nach einiger Zeit merkte sie, dass diese Lieder aus keinem Radio kamen, sondern nur in ihrem Kopf vorhanden waren. Die Musik war so laut, dass sie kaum ein Gespräch mit anderen Personen führen konnte. Ein EEG deutete auf eine übermäßig starke Aktivität des Temporallappens hin, und eine Computertomografie zeigte eine Thrombose in einem Zentrum des rechten Schläfenlappens, das vermutlich für die Hemmung solcher Erinnerungen verantwortlich ist.

Taubheit
auditorische Agnosien

Bei einer Schädigung des oberen Temporallappens kommt es zur cerebralen Taubheit oder zu *auditorischen Agnosien*. Abhängig davon, ob die linke (sprachbegabte) oder die rechte Hemisphäre betroffen ist, haben solche Patienten Schwierigkeiten, menschliche Sprache zu verstehen (die Muttersprache klingt wie eine unbekannte Fremdsprache) oder Geräusche richtig zu deuten. Musik, selbst ehemalige Lieblingslieder, werden nur noch als Krach empfunden.

Wernicke-Sprachzentrum

In einem zum Parietallappen hin gelegenen Teil des Temporallappens sitzt das nach dem deutschen Psychiater *Karl Wernicke* (1848–1905) benannte Sprachzentrum. Hier entsteht die inhaltliche Idee dessen, was eine Person sagen möchte. Diese Idee wird dann an das Broca-Zentrum weitergeleitet und in Worte gekleidet. Patienten mit Schädigung im *Wernicke-Zentrum* sprechen oft sehr viel, die Sätze erscheinen jedoch wirr, oft sinnlos und unzusammenhängend. So bemerkte ein Wernicke-Aphasiker zu einer IQ-Testaufgabe:

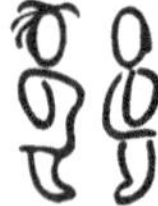

„Sowas kann ich es nicht tun, weil mein Denken macht es noch nicht so, wie ich das will, ist immer anders, kann ich nicht so steuern werden wohl, weil ich war das gestern mit dem Unfall, da hab ich das vergessen, wird wohl nicht mehr gehen, aber ich glaube, da kann das auch nichts nützen."

Hippocampus Amygdala

Amygdala und *Hippocampus* im Inneren des Temporallappens erfüllen wichtige Aufgaben für das Gedächtnis. Beidseitige Schädigung führt zum völligen Zusammenbruch der Merkfähigkeit, z. B. beim *Korsakow-Syndrom* als Folge von chronischem Alkoholismus. Die Läsion hat zur Folge, dass neue Informationen kaum behalten werden, altes Wissen bleibt unbeeinträchtigt. Amygdala und Hippocampus wird daher eine Katalysator-Funktion zugesprochen, d. h. sie regen ein bestimmtes Gehirngebiet dazu an, eine Information, die dort verarbeitet wurde, zu speichern. *Amnesie* (Gedächtnisverlust) findet sich insbesondere bei beidseitigen Läsionen. Einseitige Schäden können oft noch kompensiert werden.

Okzipitallappen

Der am Hinterkopf liegende *Okzipital-* bzw. *Hinterhauptlappen* erfüllt nur eine einzige Funktion: das Sehen; Abbildung 1.9 zeigt den Verlauf der Sehbahnen.

Reflexe beim Sehen

Im vorderen Bereich ist das Sehsystem auch mit subkortikalen Strukturen verbunden. Durch die *Colliculi superioris* kommt es zur reflexhaften Bewegungssteuerung der Augen in Richtung auf plötzlich auftauchende, bewegte Objekte. Bei einer Schädigung der visuellen Areale im Zwischenhirn kann es zu *Doppelbildern* und zum *Nystagmus* kommen, dem Augenzittern, oft verbunden mit nicht-unterdrückbaren, phasenförmigen Augenbewegungen.

Visuelle Areale

Der Okzipitallappen wird nach unterschiedlichen Zelltypen in die Area 17 (V1), Area 18 (V2) und Area 19 (V3) eingeteilt (s.Abb. 3.16). Der erstgenannte Bereich analysiert die eingehende Information nach

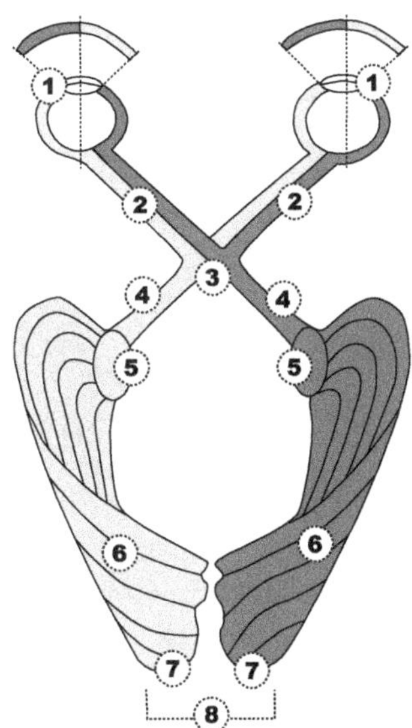

Abb. 1.9: Das visuelle System zieht sich von den Augen (1) über den Nervus opticus (2) zum Chiasma opticum (3); von dort via Tractus opticus (4) zum Corpus geniculatum laterale (5). Dann zieht die Sehstrahlung (Radiatio optica, 6) zur primären Sehrinde (Area striata, 7) im Hinterkopf (8), wo der eigentliche Seheindruck zustande kommt. Die Area striata teilt sich in drei Teile, den visuellen Bereich V1 (Area 17 nach Brodmann), V2 (Area 18) und V3 (Area 19), (Grafik: U. Herbert).

Helligkeit, Dunkelheit und Kontrast. Der Nobelpreisträger *Torsten Hubel* unterschied formerkennende *Interblobs* von farbsensiblen *Blobs*. In der Area 18 werden Linien, Winkel und einfache Formen analysiert, um eine Erkennung zu ermöglichen. In Verbindung mit den Sprachzentren gelingt dann die Objektbenennung, in Zusammenarbeit mit dem Gyrus angularis das Lesen und in Kooperation mit dem frontalen Sehfeld die an das Umfeld angepasste Bewegungssteuerung.

Bei einer Schädigung des Okzipitallappens und der angrenzenden sehverarbeitenden Zentren kommt es zu unterschiedlichen Defiziten, z. B. Doppeltsehen (*Diplopie*), Wegwandern der Augen (Nystagmus), Gesichtsfeldeinschränkungen (*Anopsien*), Probleme der Form- und Farbwahrnehmung (*Amblyopie, Achromatopsie*).

Belohnungssystem

Weshalb essen Menschen so gerne Schokolade oder schauen sich pornografische Bilder oder Filme an? Die Antwort ist simpel: Sie werden dafür belohnt. Unser Gehirn besitzt ein System, das uns angenehme Gefühle vermittelt, wenn wir bestimmte Dinge tun, die unsere Biologie uns vorschreibt. Es sendet ein Miniquantum an Glücksbotenstoffen aus, wenn wir Süßes naschen, weil Nahrungsaufnahme lebenswichtig ist. Ebenso belohnt es uns für sexuelles Interesse, damit unsere Spezies nicht ausstirbt. Oft läuft ein genetisch determiniertes Verhaltensprogramm ab; aber auch das Erreichen selbstgesetzter Ziele wird belohnt. Für das Bestehen einer Prüfung, das Verdienen von Geld, eine künstlerische Leistung oder die erfolgreiche Reparatur des kaputten Wasserhahns vermittelt das *Selbstbelohnungssystem* uns Gefühle des Stolzes. Wir tun die meisten Dinge, weil unser Gehirn uns dafür belohnt.

Drogenkonsum

Das *Belohnungssystem* kann auch durch *Drogen* aktiviert werden. Dann muss man sich nicht mehr anstrengen, um sich gut zu fühlen. Drogenabhängige, die Rauschgift einnehmen, behaupten, dass der Flash nach der Injektion von *Heroin* „tausendmal schöner als ein Orgasmus" sein soll. Wenn solche Stoffe lange Zeit im Übermaß von außen zugeführt werden, stellt das Gehirn die Produktion der körpereigenen Glücksboten völlig ein, es kann zur irreversiblen Schädigung kommen. Der User hat ständig das Gefühl, ihm würde irgendetwas fehlen. Auch bei Erfolgen, Verliebtsein oder guten Mahlzeiten verspürt er das Gefühl der Freude nicht mehr. Es kommt zum amotivationalen Syndrom, ohne Aktivität des Belohnungssystems sieht der (Ex-)Konsument keinen Sinn darin, sich für irgendetwas anzustrengen.

Anatomie des Belohnungssystems

Die wesentlichste Struktur für die Selbstbelohnung ist das *mesolimbische System*. Es umfasst Bahnen von der *ventralen tegmentalen Area* in den *Nucleus accumbens* (der seinerseits ins limbische System projiziert), den *präfrontalen Assoziationskortex* und das *Striatum (Corpus striatum)*. Affen, die für ein bestimmtes Verhalten belohnt wurden, zeigten nach einiger Zeit schon allein durch die Ausführung des erlernten Verhaltens eine Aktivität dieses Systems. Der Neurowissenschaftler Robert Sapolsky (2005) konnte sehr anschaulich nachweisen, dass Neurone in der ventralen tegmentalen Area schon beim Auftauchen von Stimuli feuern (Antizipation), die eine Belohnung erwarten lassen. Die mesolimbische Bahn fördert also jedes Verhalten, das mit einer (potentiellen) Belohnung in Verbindung steht. Dies dürfte die Grundlage für jede Leistungsmotivation bis hin zum Workaholic sein.

Das Belohnungssystem benutzt vorrangig *Dopamin* als Transmitter, was dazu führt, dass Dopamin populärwissenschaftlich gerne als Glücksbotenstoff deklariert wird. Das kann nicht stimmen, da Schizophrene dann ständig glücklich sein müssten. Dopamin wirkt nur motivierend; das eigentliche euphorische Gefühl entsteht durch körpereigene Opiate (*Endorphine*) insbesondere des limbischen Systems.

1.6 Wie funktioniert Denken?

Wie schaffen Sie es, Ihre Freundin auf einem Stadtfest in der Menschenmasse zu identifizieren? Die Aufgabe erscheint simpel, ist es aber nicht: Der Kopf sieht aus jeder Perspektive anders aus, und die Mimik verändert sich ständig. Ein Hauptproblem liegt schon alleine darin, zu unterscheiden, welche Umrisse zusammengehören und ein Objekt bilden. Im täglichen Leben sehen wir sogar oft nur Teile von Gegenständen und können sie dennoch schnell identifizieren.

Template Theorie

Nach der *template theory* besitzt das Gehirn Schablonen für alle denkbaren Gegenstände. Das Netzhautbild wird damit verglichen, und die Schablone mit der besten Übereinstimmung wird aktiviert. Da Objekte aus verschiedenen Blickwinkeln sehr unterschiedlich aussehen, müsste man eine riesige Anzahl verschiedener Schablonen im Gehirn besitzen. Das aber würde Speicherplatz kosten, und der ist im Schädelinneren nur beschränkt vorhanden.

Theorie der Mekmalsanalyse

Nach der *Theorie der Merkmalsanalyse* wird jedes Objekt in spezielle Merkmale aufgegliedert, z. B. typische Formen, Farben oder Materialien. Je mehr Merkmale zutreffen, umso höher ist die Wahrscheinlichkeit, dass es sich um ein bestimmtes Objekt handelt. 1986 entwickelten Rumelhart und McClelland das *Modell der parallel-distributiven Verarbeitung*. Es geht davon aus, dass Information im Gehirn lediglich in Form von Aktivationsmustern repräsentiert wird, die kleine Neuronenverbände (Zell-Assemblies) umfassen, welche über exhibitorische (erregende) und inhibitorische (hemmende) Verschaltungen miteinander verknüpft sind.

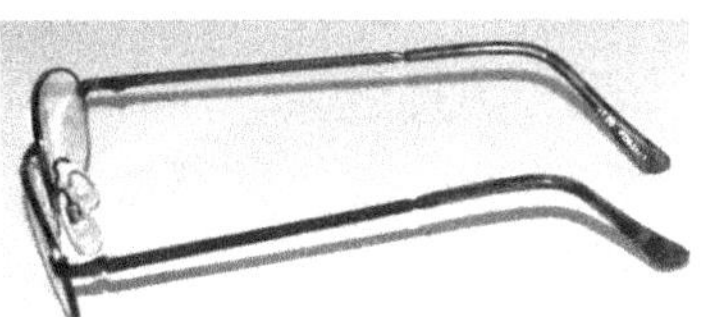

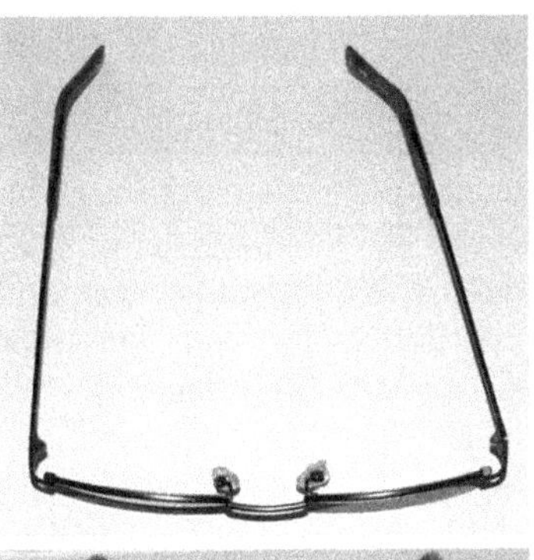

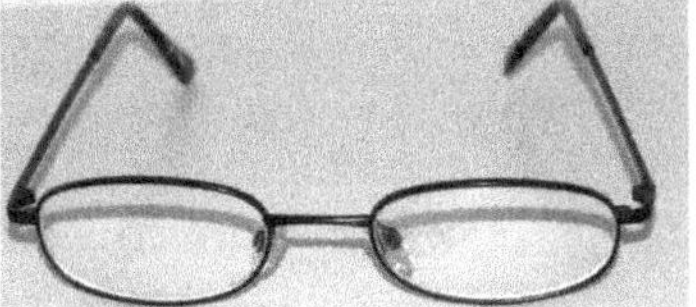

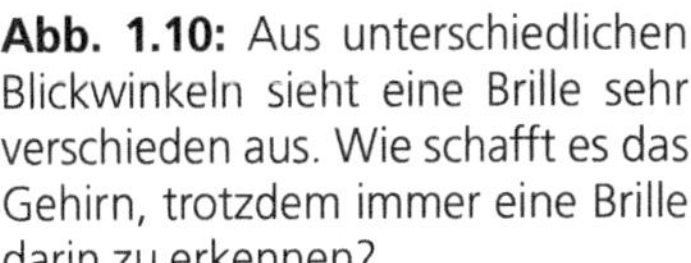

Abb. 1.10: Aus unterschiedlichen Blickwinkeln sieht eine Brille sehr verschieden aus. Wie schafft es das Gehirn, trotzdem immer eine Brille darin zu erkennen?

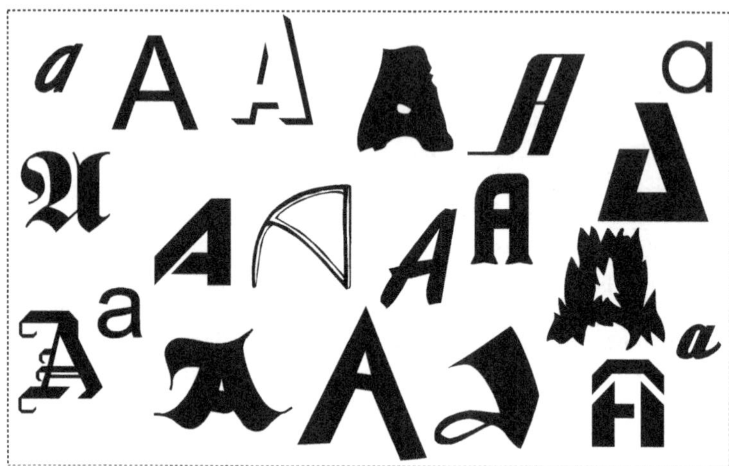

Abb. 1.11: Merkmalsanalyse: Hier berechnet das für die Buchstabenerkennung zuständige neuronale Assembly Ihres Gehirns jetzt gerade, wie hoch die Wahrscheinlichkeit ist, dass alle Zeichen ein A darstellen (Grafik: U. Herbert).

Es gibt also nicht eine einzige Nervenzelle, mit der wir das Abbild z. B. unserer Großmutter erkennen, sondern eine unscharf umrissene Gruppe von Neuronen, mit denen verschiedene Personen (Mutter, Oma, Opa, Onkel, Tante, Bruder, Schwester usw.) erkannt werden können. Je nachdem, welche Neurone dieses Assembly durch eine einlaufende Information erregt und welche gehemmt werden, ist das Gehirn in der Lage, die jeweilige Person zu identifizieren. So wird es neuronale Untereinheiten für die typische Gesichtsform, die Haarpracht, die Stimme und die Körperkontur geben. Hat Ihre Oma plötzlich knallrot gefärbte Haare, dann reagiert der Zellverband nur zögerlich. Erkennen basiert also auf Wahrscheinlichkeitsrechnungen.

Sprachverständnis und Phonemanalyse

Dieselben Prozesse wirken auch bei der *Spracherkennung*. Die erste Ebene ist die *Phonemanalyse*. Phoneme sind die kleinsten Spracheinheiten; wenn sie kombiniert werden, nehmen wir sie als Wörter wahr. Während gedruckte Buchstaben säuberlich voneinander getrennt sind, ist dies beim Sprechen nicht der Fall. Dadurch entsteht ein *Segmentierungsproblem*, d. h., der Redefluss muss in einzelne Worte untergliedert werden. Darüber hinaus existiert eine große Variationsbreite, wie ein Wort ausgesprochen wird (Dialekt). Beim Verständnis spielt der Kontext eine große Rolle. Auch, wenn einmal ein Wort fehlt, z. B. weil gerade ein Krankenwagen vorbeigefahren ist und wir es nicht verstanden haben, können wir es aus dem Zusammenhang ergänzen.

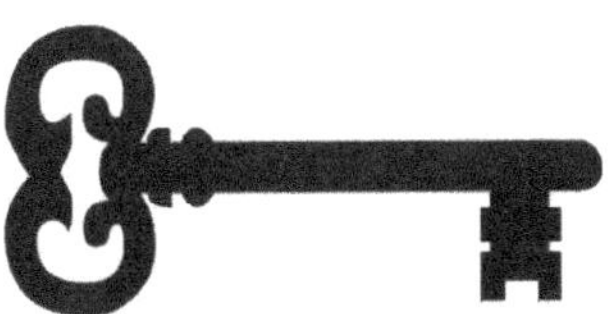

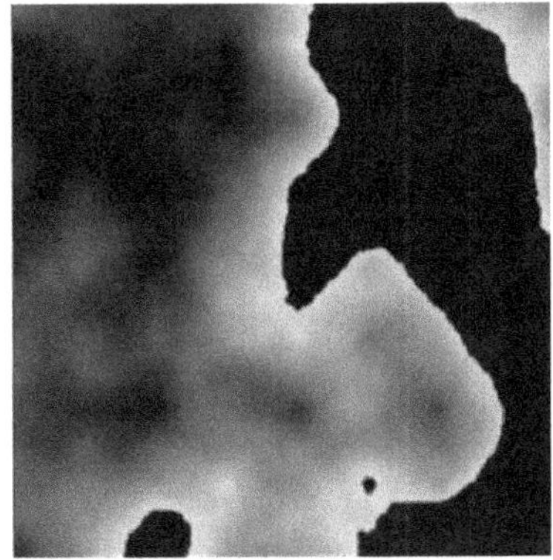

Abb. 1.12: Links sehen Sie einen Schlüssel. Bottom-up-Prozesse verlaufen von der Wahrnehmung eines Stimulus zur Erkennung im Gehirn. Aber was sehen Sie rechts? Bei Top-down-Prozessen zwängt das Gehirn seine Ideen der Wahrnehmung auf.

Bei **Bottom-up-Prozessen** regt der Stimulus aus der Umwelt unsere Wahrnehmung an. Wenn dagegen erfahrungsabhängige Erwartungen die Wahrnehmung steuern, so spricht man von **Top-down-Prozessen**.

Beide interagieren miteinander; in Alltagsgesprächen ahnen wir oft schon aufgrund der ersten Satzteile voraus, wie die Aussage endet. Der Humor vieler Witze beruht demgegenüber oft darauf, dass ein unvorhersehbarer Schluss kommt.

Was ist die Lieblingsrockband eines schlafenden Gehirns? REM!

geteilte Aufmerksamkeit

Können wir auf zwei Dinge gleichzeitig reagieren? Diese Frage betrifft die *geteilte Aufmerksamkeit.* In einem Versuch aus den 1970er Jahren sollten Probanden einen Text lesen und gleichzeitig diktierte Worte aufschreiben. Mit etwas Übung klappte das, aber die Beteiligten konnten sich später kaum noch daran erinnern, welche Worte sie aufgeschrieben hatten. Ähnliche Phänomene gibt es auch im Alltagsleben: Eine Person, die das Autofahren gerade erst lernt, muss zunächst ihre ganze Aufmerksamkeit auf den rein motorischen Vorgang richten (Gas geben, kuppeln, schalten, steuern, bremsen, blinken …). Als erfahrener Führerscheinbesitzer ertappt man sich dabei, während der Fahrt über völlig andere Dinge nachgedacht zu haben. Ein bremsender Vordermann fokussiert die Aufmerksamkeit kurzfristig auf den Straßenverkehr, anschließend denkt man wieder an Alltagsprobleme. Das Gehirn erledigt also parallel eine Menge an Routinearbeit, ohne unser Bewusstsein damit zu belästigen.

Bottleneck-Phänomen

Wahrnehmung ist ein solcher paralleler Prozess, da wir simultan Informationen aus unterschiedlichen Sinneskanälen verarbeiten. Bei der Identifikation einer Kaffeemaschine gelingt dies z. B. über das Sehen, den Geruch und das typische Gurgelgeräusch. Solche Einzelinformationen fügen sich zusammen, ohne dass wir unsere bewusste Aufmerksamkeit auf jeden Einzelaspekt richten müssen. Es gibt viele Alltagsbeispiele für *parallele Verarbeitung*. So können wir z. B. gleichzeitig spazieren gehen, dabei reden und uns die Umwelt ansehen. Obendrein kontrolliert unser Gehirn noch Atmung, Herzschlag und Verdauung. Voraussetzung für parallele Verarbeitung ist, dass verschiedene Teilsysteme angesprochen werden. Wird aber das gleiche Subsystem durch zwei unterschiedliche Aufgaben gefordert, gibt es Probleme. Sie können nur mit großen Schwierigkeiten diesen Text lesen und gleichzeitig den Nachrichten zuhören. Hier läuft die Informationsverarbeitung im Gehirn nicht mehr parallel, sondern seriell ab, d. h. eine Aufgabe muss nach der anderen bearbeitet werden. Man bezeichnet diesen Übergang als *Bottleneck-Phänomen*. Die *Filter-Theorie* geht davon aus, dass eintreffende Informationen zunächst parallel verarbeitet werden und dann einen Flaschenhals erreichen, an dem entschieden werden muss, welche Information ins Bewusstsein geleitet und welche ausgefiltert werden soll. Beim Bottom-up geschieht selbst diese Auswahl noch unbewusst. Heute weiß man, dass sich diese Vorstellung der frühen Selektion nicht ganz aufrechterhalten lässt. Nachgewiesen in diesem Zusammenhang ist das oft zitierte *Cocktailparty-Phänomen*, bei dem man seine Aufmerksamkeit den Worten seines Gegenübers schenkt und trotzdem Gesprächsfetzen aus der Umgebung herausfiltert, die für einen selbst von Relevanz sein könnten. Man reagiert z. B. mit einem sofortigen Aufmerksamkeitswechsel, wenn man irgendwo den eigenen Namen hört.

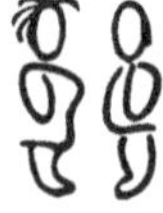

Die folgende Art von Textaufgaben haben Sie wahrscheinlich schon in Ihrer Schulzeit gehasst:

Drei Arbeiter stechen pro Tag 225 Torfballen. Nun geht eine Bestellung über 2.625 Torballen ein, die aber nach 5 Arbeitstagen schon ausgeliefert werden muss. Wie viele zusätzliche Arbeiter müssen eingestellt werden?

Wie haben Sie diese Aufgabe gelöst? Das bewusste Denken arbeitet ein komplexes Problem sequentiell, Schritt für Schritt, ab. Dabei muss sich das Gehirn Aufgabe, Zwischenschritte und den bewältigten Arbeitsschritt merken. Wie werden solche Informationen gespeichert?

Speichermodell

Atkinson und Shiffrin haben 1968 ein Gedächtnismodell vorgeschlagen, das von drei Untersystemen ausgeht: Der *sensorische Speicher (Ultrakurzzeitgedächtnis)* behält einen Reizeindruck nur für Zeiten im Millisekundenbereich. Das *Langzeitgedächtnis* speichert Wissen über Zeiträume von Tagen bis Jahrzehnten. Zwischen beiden befindet sich das *Kurzzeitgedächtnis*. Informationen können hier für eine Zeitspanne von rund einer Minute festgehalten werden. Apropos: Wissen Sie das Gedicht noch, das Sie am Buchanfang lernen sollten: „Wenn einer, der mit Mühe kaum" – Wie ging es weiter?

Schon vergessen? Die Kapazität des *Kurzzeitspeichers* ist gering, sie liegt bei nur 7 ±2 Chunks (Gruppierungen), z.B. sieben Ziffern oder Worten. Um einen Inhalt längere Zeit im Kurzzeitspeicher zu halten, muss man ihn memorieren, beispielsweise stetig wiederholen. Eine Information, die längere Zeit in diesem Speicher gehalten wird, hat aber die Chance, in das Langzeitgedächtnis überzugehen. Baddeley (1994) führte den Begriff des *Arbeitsgedächtnisses* ein, in dem wir Informationen halten, bis sie abgearbeitet wurden.

Eine Information, die schließlich den *Langzeitspeicher* erreicht, erzeugt eine permanente Veränderung neuronaler Verschaltungen in dem Hirnbereich, in dem sie verarbeitet wurde. Die eigentliche Gedächtnisbildung beruht auf einer Langzeitpotenzierung (LTP, für engl. long term potentiation) mit Verfestigung synaptischer Verbindungen zwischen Nervenzellen. Häufigkeit der Wiederholungen und Zeitraum seit der letzten Abfrage spielen eine Rolle dabei, wie gut der Inhalt später noch abgerufen werden kann.

Wissensrepräsentationen

Natürlich werden auch Vorstellungen und Phantasien im Gedächtnis gespeichert. Bei geistiger Vorstellung (z.B. einem romantischen Sommerabend am Strand) werden dieselben Hirnareale aktiviert wie bei einer realen Wahrnehmung. Dies lässt sich auch nutzen: Sportler und Musiker können über solche Imagination dieselben Hirnareale trainieren, als wenn sie wirklich üben würden. Nach Ansicht der kognitiven Verhaltenstherapie beruhen depressive oder Angststörungen auf Phantasien über peinliche Situationen bzw. Misserfolge. Dies festigt ebenso neuronale Strukturen wie reale Frustrationen.

Die Enge des Gehirns erzwingt Ordnung: Die Klassifizierung von Informationen erleichtert Speichern und Wiedererinnern. Schemata repräsentieren Klassen von Objekten, Ereignissen oder Personen anhand ihrer wesentlichen Merkmale. Durch das Bilden von Oberbegriffen kann die aufgenommene Information komprimiert werden. Ereignisschemata fassen eine stereotype Ereignissequenz zusammen, dadurch wird die Kommunikation erleichtert. Statt:

„Wir sind zu einem Haus mit einer großen Halle gegangen, in der Schienen waren; dort kam mit 20 Minuten Verspätung ein Zug, der mit weiteren 10 Minuten Verspätung abfuhr und wir haben uns mit ungefähr 50 anderen Leuten durch eine schmale Tür mit viel zu hohen Stufen gequetscht, sind in einen Waggon mit Rädern gestiegen und haben unsere Sitzplätze gesucht, wo schon andere Leute saßen und dann kam ein Mann mit Uniform, der unsere Fahrkarten sehen wollte …"

kann man einfach sagen:

„Wir sind mit der Bahn gefahren."

Aus Kenntnis des Skripts kann sich der Gesprächspartner den größten Teil dieses Ablaufs richtig vorstellen, ohne dass Details berichtet werden müssen, die für diese Sequenz obligatorisch sind.

Kategorisierung

Kategorisierung erleichtert das Behalten. Eine solche Möglichkeit ist die nach ereignisbestimmten Relationen: Was geschieht wann, wo, wie, zu welchem Zweck, womit und durch wen? Durch Bildung von Oberbegriffen lassen sich beispielsweise lange Wortlisten besser lernen. Jeder Oberbegriff (z. B. Metall) ist dann ein Schlüsselreiz, um sich an die untergeordneten Begriffe (wie z. B. Eisen, Kupfer, Zink, Messing, Bronze usw.) zu erinnern. Mit dieser Technik konnten Probanden in nur vier Lerndurchgängen bis zu 112 Worte behalten.

Dass das Gedächtnis solche Kategorisierungen tatsächlich durchführt, verrät das Phänomen, dass ein Begriff selten mit einem klangähnlichen Wort vertauscht wird (z. B. *Rappe* mit *Pappe*), sondern eher mit Worten, die eine ähnliche Bedeutung haben (*Rappe* mit *Pferd, Hengst oder Gaul*). Und wenn sich Probanden weder an *Rappe* noch an die übergeordnete Klasse *Pferd* erinnern können, dann sagen sie oft „*da war noch irgendein Tier*".

Duale Kodierung

Die *Theorie der dualen Kodierung* geht davon aus, dass sich die Erinnerungsleistung bessert, wenn ein Sachverhalt sowohl verbal als auch bildhaft gespeichert wird. Eine noch bessere Behaltensleistung kann durch *elaborative Verarbeitung* erzielt werden, bei der man den betreffenden Lerninhalt selbst erarbeitet (Paivio 1971, 1986).

Inzidentelles Lernen

Die Frage, ob ein Elefant größer als eine Maus ist, kann man spontan beantworten. Aber wie viele Fenster hat das Haus, in dem Sie wohnen? Hier muss man sich das Haus bildhaft vorstellen. Aber niemand von uns hat ernsthaft versucht, das Aussehen seines Hauses auswendig zu lernen. Viele Dinge behält man nebenbei.

Für dieses inzidentelle Behalten sind mehrere Bedingungen wichtig. Es ist eine Alltagsbeobachtung, dass man den Inhalt des letzten spannenden Kinofilms detailgetreu erzählen kann, bei einer Vorlesung aber nur das behält, was man mitgeschrieben hat. Je mehr Sinneskanäle eine neue Information anspricht, je mehr Emotionen dadurch ausgelöst werden, je komplexer die Verbindung zwischen neuer Information und Vorwissen ist, umso besser ist die Behaltensleistung.

Vergessen

Dass einmal gelerntes Wissen auch wieder vergessen werden kann, stellt eine leidige Alltagserfahrung dar – oder wissen Sie noch, wann die Bartholomäusnacht in Paris war, wie man das Konvergenzintervall einer Potenzreihe berechnet oder wie das Atomgewicht von Helium ist? Das alles haben Sie irgendwann einmal in der Schule gelernt! Wie bereits Ebbinghaus (1880) festgestellt hat, folgt das *Vergessen* einer Logarithmusfunktion. Beim Lernen hat man anfänglich mit jeder Wiederholung zunächst großen Lernzuwachs, später aber nur noch einen geringfügigen Zugewinn. Ebenso zeigt das Erinnern nach anfänglich starken Verlusten schließlich ein recht stabiles Restwissen.

Interferenz

Zeit ist aber nicht der einzige Störfaktor. Jemand, der sich einmal angewöhnt hat, ein Wort falsch zu schreiben (z. B. *paralell statt parallel*), hat später oft dauerhafte Schwierigkeiten, sich die richtige Schreibweise anzueignen, da es zu *Interferenzeffekten* kommt. Informationen, die man abends vor dem Schlafen gelernt hat, behält man besser als zu anderen Tageszeiten. Dies liegt daran, dass es hier nicht mehr zur Interferenz durch andere Informationen (wie beispielsweise bei der *pro-* und *retroaktiven Hemmung)* kommt und das Wissen in Ruhe konsolidieren kann. Auch der Aktivierungsgrad beim Lernen spielt eine Rolle. Überaktiviertheit auf der einen und Schläfrigkeit auf der anderen Seite bieten nach dem *Yerkes-Dodson-Gesetz* keine guten Lernvoraussetzungen.

Gestörter Zugriff

Wenn man nach Jahren einen alten Schulfreund trifft, kommt es zu dem Phänomen „Es liegt mir auf der Zunge, aber ich komme nicht auf den Namen“. Angestrengtes Nachdenken hilft hier gar nicht; aber mitunter fällt einem die gesuchte Information plötzlich abends beim Einschlafen ein, obwohl man gar nicht darüber nachgedacht hat. Offenbar arbeitet das Gehirn auch ohne bewusstes Nachdenken weiter an dem Problem; insbesondere eine entspannte Situation erleichtert dann die Erinnerung.

Es gibt offensichtlich zwei Ursachen, warum wir uns nicht an eine Information erinnern können: 1. Sie wurde schlichtweg vergessen, oder 2. die Erinnerung ist noch vorhanden, aber der *Zugriff ist gestört*. Vermutlich ist die zweite Möglichkeit die weitaus häufigere.

Inkubationseffekt Wer schon einmal ein Computerprogramm geschrieben hat, kennt folgendes Phänomen: Ein Programmteil müsste funktionieren, läuft aber nicht; völlig entnervt geht man nachts um 2:00 Uhr zu Bett. Am nächsten Morgen findet man die Lösung auf Anhieb. Dieses Phänomen wird als *Inkubationseffekt* bezeichnet. Schuld an dem anfänglichen Versagen ist das sture Verhaften an Operatoren, die bei diesem Problem nicht zur Lösung führen. Dadurch, dass man krampfhaft versucht, diese Operatoren wieder und wieder anzuwenden (weil sie früher zum Erfolg geführt haben), stärkt man die neuronale Aktivation des (falschen) Lösungsweges, wodurch alternative Ideen gehemmt werden. Erst nach einer Ruhepause, wenn sich die Aktivation dieses Schaltkreises beruhigt hat, ist es dann möglich, auch andere Ideen hervorzubringen.

Das Bewusstsein „Cogito ergo sum" (Ich denke, also bin ich) schrieb René Descartes schon vor rund 500 Jahren. Trotz einer Fülle von Theorien weiß man bis heute nicht genau, wo im Gehirn der kleine *Homunculus* sitzt, den Sigmund Freud als „Ich" bezeichnet hat. Mit *Theory-of-Mind*-Paradigmen wird heute versucht herauszufinden, welche Bezirke im Gehirn aktiv sind, wenn wir von unserem Ich aus agieren, und ob dies andere sind, wenn wir uns gedanklich in die Fremdperspektive hineinversetzen. Für Ich-Geschichten wird ein neuronales Netzwerk aktiviert, bei dem der Gyrus cinguli anterior eine zentrale Rolle spielt (s. Kap. 6.2 Hirnatlas).

Spiegelneurone *Spiegelneurone* erhärten die Annahme, dass es auch für die Fremdperspektive spezielle Hirnbezirke gibt. Sie werden aktiviert, wenn wir die zielgerichteten Handlungen anderer oder unsere eigenen Bewegungen im Spiegel (daher die Bezeichnung) beobachten, und spielen eine wesentliche Rolle für das Modelllernen. Spiegelneurone sind essentiell, um das Verhalten anderer vorherzusagen. Insbesondere der laterale inferiore präfrontale Kortex und der rostrale inferiore Parietallappen werden damit in Verbindung gebracht.

freier Wille Der *freie Wille* scheint eine Illusion zu sein, möglicherweise sind wir alle lediglich abhängig von Hormonen und genetisch angelegten Verhaltensprogrammen. Oberflächlich gesehen erscheint es uns so, dass wir über ein Problem nachdenken und dann eine rationale Entscheidung fällen. In Wirklichkeit aber beeinflussen angeborene neuronale Schaltkreise, Gefühle und Hormonspiegel unser Denken. Unbewusste Ebenen unseres Gehirns haben eine Entscheidung oft schon gefällt, bevor diese ins Bewusstsein gelangt und dann erst nachträglich rational begründet wird („Wieso habe ich mir jetzt ein zweites Stück Torte genommen? Ich wollte doch abnehmen!!! Naja, eigentlich bin ich ja schlank genug ...").

Unbewusste Vorentscheidungen

1965 wurde bei EEG-Untersuchungen ein *Bereitschaftspotential* gefunden, das rund eine Sekunde vor einer willkürlichen Bewegung einsetzt. Ein bestimmtes Hirnteil weiß also schon vorher, dass wir uns gleich bewegen wollen, anscheinend bevor das Bewusstsein sich dafür entschieden hat.

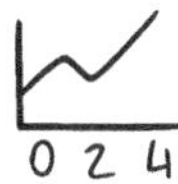

Benjamin Libet (1999) forderte seine Versuchspersonen auf, Bewegungen zu machen, wenn sie Lust dazu spürten, und prüfte das EEG. Das Bewusstsein dafür, eine Bewegung durchführen zu wollen, setzte bei den Studenten rund eine halbe Sekunde nach dem Bereitschaftspotential ein.

Am Anfang einer Handlung steht also nicht die bewusste Entscheidung, sondern unbewusste Prozesse. Zu dem Gefühl der Gleichzeitigkeit kommt es nach Libets Ansicht nur, weil unser Gehirn den bewussten Entschluss quasi in die Vergangenheit projiziert.

Hatte Freud Recht?

Das Gefühl, einen willentlichen Entschluss zu fällen, ist also nicht Ursache, sondern sekundäre Begleiterscheinung einer Handlung, nachdem das Gehirn grundlegende Entscheidungsprozesse längst begonnen hat. Einfluss haben Mangelzustände (Hunger, Durst, Schwitzen, Frieren, Langeweile, sexuelle Triebe ...), hierbei vor allem Gefühle und angeborene Verhaltensmuster, die im Sinne von *Konrad Lorenz* auch beim Menschen instinktiv durch Schlüsselreize ausgelöst werden. Anatomisch ist vor allem das limbische System verantwortlich, das diesbezüglich recht autonom agiert. Der willentlichen Entscheidung des Neokortexes geht also ein unbewusster Prozess voraus, der eine Fülle von archaischen Erfahrungen berücksichtigt und blitzschnell abwägt, welche Handlungsalternative triebbefriedigend ist. Wir haben uns den Paprika-Chip schon in den Mund geschoben, bevor das Bewusstsein überhaupt bemerkt hat, was passiert ist.

Somatische Marker

Antonio Damasio (1994) entwickelte die *Somatic-Marker-Theorie*: Wir stützen unsere Entscheidungen nicht nur auf logische Konsequenzen, sondern hauptsächlich auf die Bewertung ihrer emotionalen Attribute (*somatic marker*). Eine Entscheidung treffen wir letztlich erst, weil wir sie als „gut“ empfinden. Rationales Verhalten erfordert also Emotionen. Diese Erleuchtungen führen zu der Erkenntnis, dass Sigmund Freud mit seiner Annahme eines *Unbewussten*, das unsere Entscheidungen bestimmt, möglicherweise durchaus Recht gehabt haben könnte. Immerhin hat das Bewusstsein ein Vetorecht. Wenn ein Gehirnteil eine Handlung vorbereitet, können wir diese (manchmal) noch abbrechen oder steuern.

Wer sich näher für die Entstehung unseres Bewusstseins interessiert, wie auch für psychische Störungen, bei denen das Ich-Gefühl verschwindet, dem sei das lebendig geschriebene Buch von Keenan (2005) ans Herz gelegt.

1.7 Oszillation im Gehirn

1989 stellte Michael Paul Stryker die Frage „Ist Großmutter eine Oszillation"? Was versuchte er seiner Großmutter hier unterzuschieben?

phasenhafte Wellen

EEG-Untersuchungen sind nur deshalb möglich, weil große Neuronenverbände gleichzeitig feuern. Das Gehirn verarbeitet Informationen nicht chaotisch, sondern in phasenhaften Schwingungen. Während man die Erregung eines einzelnen Neurons nur erfassen kann, indem man es mit einer haardünnen Mikropipette berührt, lassen sich *Oszillationen* großer Neuronenverbände durch die Schädeldecke hindurch noch messen. Warum gibt das Gehirn sich die Mühe, die Verarbeitungsprozesse von mehreren Millionen Nervenzellen zu synchronisieren? Offenbar sind komplexe, integrative Denkprozesse nur durch eine gleichzeitige Aktivierung möglich. Alle Neuronen, die zum selben Zeitpunkt von einer solchen Schwingung erfasst werden, bilden temporär etwas Gemeinsames, so wie eine Welle vom umliegenden Wasser unterschieden werden kann. Denken entsteht nach diesem Modell durch *gemeinsam schwingende Netzwerke* von Neuronenverbänden. Die neuronale Repräsentation Ihrer Großmutter besteht nicht nur in dem Bild ihres Gesichts, sondern in vielfältigen Erinnerungen, die an unterschiedlichen Stellen gespeichert sind. Das Gehirn muss die Möglichkeit haben, sie gleichzeitig zu aktivieren, um ein integratives Bild zu erschaffen. Nach Ansicht von Basar-Eroglu et al. (2005) ist nur so die Kommunikation über große Distanzen möglich. Die synchrone Aktivität von Neuronenverbänden, die in völlig unterschiedlichen Hirnteilen liegen, kennzeichnet sie als zusammenhängend.

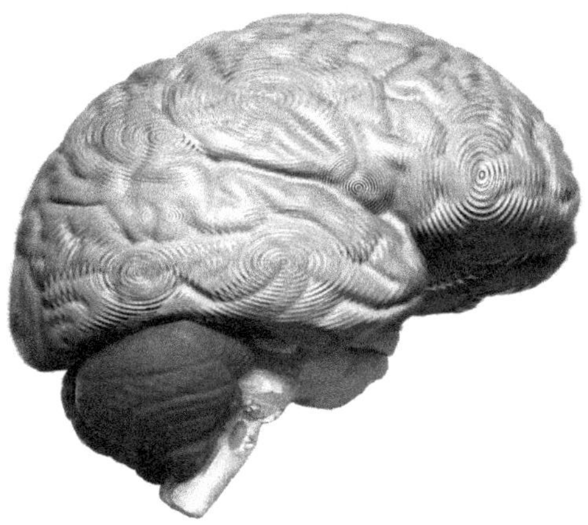

Abb. 1.13: Gehirnteile, die gleichzeitig aktiv sind, bilden ein Zusammengehörigkeitsgefühl heraus und fügen ihre Einzelinformationen zu einem Gesamtbild zusammen (Grafik: U. Herbert).

Dreisekundentakt

Es gibt Systemzustände, innerhalb derer alles als gleichzeitig empfunden wird. Nach Ansicht von Ernst Pöppel (1989) scheint der Grundtakt etwa 30-tausendstel Sekunden lang zu sein. Dieser *oszillatorische Prozess* stellt ein Gerüst bereit, mit dessen Hilfe Ereignisse zeitlich aufeinander bezogen werden können. Phoneme z. B. sind meist einen Systemzustand lang. Eine Vorher-Nachher-Beziehung ist erst für Eindrücke möglich, die mehr als 30 Millisekunden auseinanderliegen. Die Integration zeitlich aufeinanderfolgender Ereignisse geschieht in längeren Einheiten von rund 3 Sekunden Dauer. Pöppel bezeichnet dies als *Gegenwartsspeicher.* Im Dreisekundentakt laufen viele Aktionen ab, z. B. Händeschütteln, Verszeilen, Musiksegmente oder Wechsel der Kameraeinstellung bei Kinofilmen. Die einzelnen Takte werden vom Gehirn verknüpft, dadurch entsteht die Illusion kontinuierlich ablaufender Zeit. Hirnschäden können diese zeitliche Integration verändern (Steinbüchel/Wittmann 1997).

1.8 Kompensation, Reorganisation, Plastizität

Axonbündel ziehen kreuz und quer durch das Gehirn und erwecken zunächst den Eindruck von völligem Chaos. Vergleichbar mit der Verteilung von Kleidungsstücken, Schulheften und Spielzeug auf dem Fußboden im Zimmer einer pubertierenden 13-Jährigen steckt aber eine geheimnisvolle Systematik in dieser oberflächlichen Unordnung.

Im Sinne kurzer Wege liegen ähnliche Verarbeitungszentren möglichst nahe beieinander. Beispiele sind der somatosensorische Kortex, visuell-retinotope Karten oder akustisch-tonotope cortical maps.

Aus dem Biologieunterricht kennen Sie eventuell noch die On-Off-Zentren mit gegenpoligem Umfeld, die in der Retina der Kontrastverstärkung dienen. Neuronen sind mit ihren Nachbarneuronen meist so verknüpft, dass sie diese sowohl hemmen wie auch erregen können. Eines der Grundprinzipien ist, dass nahe gelegene Zellen erregt, weiter weg liegende aber gehemmt werden (*Center-surround-Prinzip*).

Wie bildet diese Ordnung sich heraus? Zunächst existieren nur flüchtige Erregungsmuster durch eingehenden Input. Im Laufe der Zeit werden durch wiederholte Benutzung dann aber festgelegte neuronale Landkarten daraus, die zwar immer noch plastisch und lernfähig sind, sich aber umso schwerer verändern lassen, je länger sie bestehen.

Veränderung kortikaler Karten

*Kortikale Landkarten (*mentale Repräsentation des Handlungsraumes bzw. eine räumliche Anordnung) lassen sich auch bei adulten Tieren und erwachsenen Menschen verändern. Häufig benutzte Zentren nehmen allmählich immer größeren Platz ein. Da im Gehirn nur beschränkter Raum vorhanden ist, geschieht diese Ausdehnung zu Lasten benachbarter Hirnareale. Beim Erlernen von Blindenschrift wird das somatosensorische Areal des rechten Zeigefingers deutlich größer. Gitarren- und Geigenspieler, die mit den Fingern der linken Hand komplexe Bewegungsabfolgen ausführen, weisen in diesem Kortexareal bedeutend größere Abschnitte auf als Durchschnittspersonen. Auch die akustische Landkarte im Temporallappen ist bei Musikern deutlich größer als bei Nicht-Musikern (Munte et al. 2002). Diese Daten zeigen eine hohe übungsabhängige Anpassungsbereitschaft (Plastizität) des Gehirns, die sich auch auf Hirngeschädigte übertragen lässt.

Veränderung kortikaler Karten

Wodurch sind Verbesserungen nach einem Hirnschaden überhaupt erklärbar? Nachdem Anfang des 20. Jahrhunderts offenkundig wurde, dass Nervenzellen nach der Geburt nicht mehr neu gebildet werden (was, wie wir nun wissen, revidiert worden ist), und dass die Myelinscheide eine Neuverknüpfung über größere Distanzen verhindert, sah man die therapeutischen Möglichkeiten aus wissenschaftlicher Perspektive eher in einem düsteren Licht. Die in den Reha-Kliniken tätigen Pragmatiker überrundeten hier aber die Theoretiker mit lässiger Eleganz. Völlig offensichtlich bessern Patienten sich nach einer Hirnschädigung ganz erheblich. Die Arbeit in einer solchen Reha-Einrichtung kann subjektiv sehr befriedigend sein, wenn man beobachtet, wie Patienten, die zunächst nur lallend im Rollstuhl sitzen, nach einigen Monaten selbständig gehend die Klinik verlassen und zum Abschied wieder vollständige Sätze bilden können. Welche Modelle gibt es heute, um dieses erstaunliche Phänomen zu erklären?

Plastizitätsmodelle

1. **Spontanremissionseffekte**: Viele Funktionen erholen sich spontan wieder bis zu einem gewissen Ausmaß, auch ohne spezielle Therapie. Ursächlich anzunehmen ist z. B. ein Rückgang des Hirnödems, Erholung von teilgeschädigten Neuronen und allmähliche Anpassung des Patienten an sein Defizit. Spontane Rückbildung ist in den ersten Monaten am stärksten, rund ein Jahr nach der Schädigung wird sie kaum noch beobachtet.
2. **Modell der neuronalen Regeneration:** Geschädigte Nervenzellaxone können über kurze Distanzen auswachsen (*sprouting*), ggf. ein Zielgebiet erreichen und so doch wieder synaptischen Kontakt ermöglichen.
3. **Modell der reaktiven Synaptogenese:** Verschaltung diskonnektierter Neurone über benachbarte Nervenzellen.
4. **Diaschisis:** Der initiale Schockzustand des Neurons durch Funktionshemmung beim Ausbleiben von Erregungen verschwindet durch plastische Anpassungsprozesse.
5. **Modell der Überempfindlichkeit denervierter Neuronen:** Nach einer Läsion reagieren Neuronen auf Stimulation überempfindlich, d. h. nicht-geschädigte Fasern lädierter Regionen haben einen größeren Einfluss auf die denervierte Region.
6. **Funktionelle Substitution:** Fällt eine neuronale Verbindung aus, übernehmen die restlichen diese Funktion teilweise.
7. **Funktionelle Kompensation:** Ein Untersystem übernimmt nach Schädigung eines anderen Subsystems allmählich dessen Funktion.
8. **Kognitive Reorganisation:** Bewusster Umgang des Patienten mit den Auswirkungen der Behinderung.
9. **Neurogenese:** Entgegen der bis vor kurzem gültigen Lehrmeinung entstehen auch im Gehirn erwachsener Menschen doch neue Neuronen. Bei einigen Tierarten, z. B. Singvögeln, war dies schon früher nachgewiesen worden. 2003 wurde eine derartige Neubildung auch beim Menschen in der Körnerschicht des Hippocampus gefunden.
10. **Spiegelneurone:** sind – wie bereits oben gesagt – für nachahmendes Verhalten verantwortlich. Schlaganfallpatienten, denen eine Bewegung, die sie ausführen sollten, erst vorgemacht wurde, zeigten deutlich bessere Leistungen, wenn sie es dann selbst taten.

Atrophie funktionsloser Nervenzellen

Funktionslose Nervenzellen degenerieren, atrophieren und verschwinden dann. Für ein Neuron ist es daher absolut lebenswichtig, eine Aufgabe zu erfüllen. Was aber geschieht, wenn ein kortikales Neuron nach einer Läsion keinen Input mehr bekommt? Merzenich und Mitarbeiter konnten 1984 in Tierversuchen nachweisen, dass die Amputation eines Fingers zu einer Verkleinerung des zugehörigen somatosensorischen Hirnareals führte. Die vernachlässigten Neurone beginnen innerhalb weniger Wochen, die Erregung aus Nachbargebieten mitzuverarbeiten (Merzenich et al. 1984). In einem anderen Tierversuch wurde ein Arm deafferenziert, d. h. das zugehörige Hirnareal erhielt keine Information mehr. Festgestellt wurde unter anderem, dass sich das im Gehirn benachbart liegende Areal (in diesem Fall das Gesicht) bis in den Bereich hinein ausdehnte, der vorher für den Arm verantwortlich war.

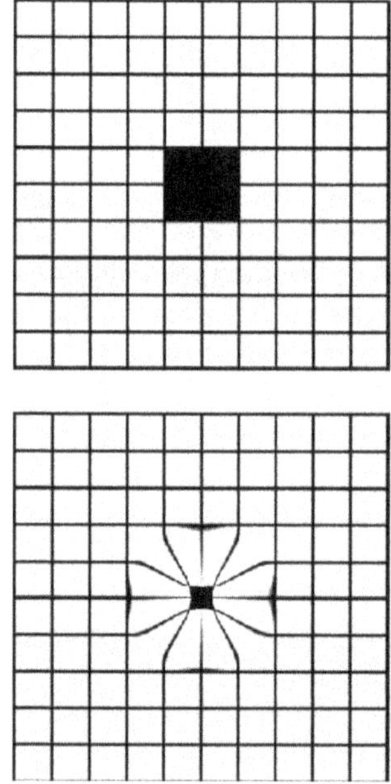

Abb. 1.14: Wenn in der Netzhaut des Auges eine kleine Schädigung entsteht, dann bildet diese sich auch in den zugehörigen rezeptiven Feldern des Sehzentrums im Hinterhaupt ab. Diese rezeptiven Felder wurden hier als Quadrate dargestellt; der kortikal blinde Bereich ist schwarz. Wenige Wochen später hat der blinde Bereich im Okzipitallappen sich erheblich verkleinert, obwohl die Schädigung in der Retina noch eben so groß ist wie vorher. Um zu überleben, holen die isolierten kortikalen Neurone sich ihre Informationen nun aus dem Randbereich.

Vorteile des alternden Gehirns

Das Gehirn älterer Menschen, darauf deuten viele Untersuchungen hin, reagiert nicht mehr so plastisch. Ist das wirklich nur ein Nachteil und Anzeichen von Abbauprozessen? Manfred Spitzer (2004) behauptete, dass darin sogar ein Vorteil liege. Er sieht in der reduzierten Plastizität einen Anpassungsprozess. Ein neuronales Netzwerk besteht zunächst einmal nur aus einem flüchtigen Aktivitätsmuster, das sich mit jeder neuen ähnlichen Erfahrung dann langsam in das Gehirn einbrennt. Der Fehler, den ein neuronales Assembly macht, ist zunächst sehr groß, und es arbeitet recht ungenau: Kleinkinder verwechseln Katzen noch mit Hunden und Schwäne mit Enten. Mit jeder Erfahrung funktioniert das Netzwerk etwas genauer. Nun wäre es dumm, wenn ein System, das sich in einem langen Leben in Tausenden von Wiederholungen als brauchbar erwiesen hat, durch eine einzige Erfahrung wieder gelöscht werden könnte. Daher sind solche eingefahrenen Systeme änderungsresistenter. Bei stabiler Umgebung waren ältere Menschen früher besser angepasst als jüngere, da sie über mehr Lebenserfahrung verfügen und daher auch bessere Voraussagen über Handlungsausgänge machen können. Leider ist unsere Umwelt heute nicht mehr stabil, und eingefahrene Systeme nützen oft nichts mehr.

1.9 Psychopharmakologie

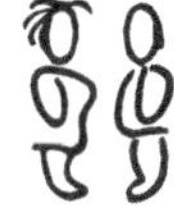

Gegen 22:00 Uhr meiner Nachtwache kam Herr P. das erste Mal zu einem der Autoren dieses Buches in das Stationszimmer gestapft. Er wog mehr als drei Zentner, vor mir stand eine Dose mit Keksen, die ich während der Nachtwache vernichten wollte. Herr P. grummelte etwas unheimlich Klingendes vor sich hin, grabschte wahllos in meine Keksdose und stopfte sich das Gebäck in den Mund. Dann stiefelte er wieder hinaus. Sein Verhalten war auffällig, aber als Pfleger in der Psychiatrie stumpft man rasch ab und hofft, dass sich die Situation wieder von alleine beruhigt. Wenig später kam er aber sichtlich erregt wieder in das Stationszimmer und brüllte mich an: „*Die Russen kommen! Die Russen kommen*!" Auf Versuche, mit ihm zu reden, reagierte er gar nicht. Den Kontakt mit der Realität hatte er zu diesem Zeitpunkt bereits verloren. Die Situation eskalierte nun rasch, innerhalb einer knappen weiteren Viertelstunde wurde der Patient immer erregter, rannte auf dem Flur herum und versuchte die verschlossene Eingangstür der Klinik mit einem Stuhl einzuschlagen. Ich rief zwei Kollegen zur Hilfe; zu dritt – keine besonders angenehme Aufgabe –, versuchten wir ihn einzufangen, festzuhalten und ihm eine Injektion mit beruhigenden Medikamenten zu verabreichen. Bei der Visite am

nächsten Morgen setzte der Arzt die neuroleptische Medikation herauf; einige Tage später war Herr P. nicht wiederzuerkennen. Müde wirkend, schlurfte er mit einer Kaffeetasse freundlich grüßend an mir vorbei.

Pharmakologische Beruhigung

Wie lässt sich das Gehirn so beeinflussen, dass psychiatrische Symptome verschwinden? Wie bereits oben beschrieben, funktionieren Synapsen auf einer biochemischen Basis. Botenstoffe werden ausgeschüttet und von speziellen Rezeptoren aufgefangen. An diese Rezeptoren können sich aber auch andere, von außen zugeführte Substanzen, anlagern. Man unterscheidet:

- *Agonisten* („Freunde"): Sie haben denselben Effekt wie der eigentliche Transmitter, wirken aber mitunter deutlich länger. Durch Rauchen zugeführtes Nikotin wirkt z. B. dauerhafter an den Rezeptoren für Acetylcholin.
- *Antagonisten* („Feinde"): Sie setzen sich im Rezeptor fest und verhindern für längere Zeit, dass der eigentliche Botenstoff dort wirkt. Allerdings versucht die postsynaptische Zelle längerfristige Blockaden zu kompensieren, indem sie stetig neue Rezeptoren bildet. Ein klassisches Medikament mit dieser Wirkung sind die Neuroleptika, die Dopaminrezeptoren besetzen.

MAO-Hemmer

Außerdem gibt es weitere Arten der *pharmakologischen Beeinflussung*. Botenstoffe werden durch spezielle andere Stoffe abgebaut, die Monoamine z. B. durch die Monoaminoxidase (MAO). Medikamente mit der Bezeichnung *MAO-Hemmer* blockieren deren Abbau und führen damit zu einer höheren Konzentration der Botenstoffe.

Reuptake

Insbesondere Antidepressiva verändern die Wiederaufnahme (*Reuptake*) durch das präsynaptische Endköpfchen. Dadurch, dass es präsynaptisch zu einer geringeren Wiederaufnahme kommt, erhöht sich die Menge im synaptischen Spalt und es kommt eher zu einer Aktivierung des postsynaptischen Neurons.

Das hört sich einfach an, aber vor allem die präsynaptischen *Autorezeptoren* funken bei diesem Ablauf gerne dazwischen. Pharmaka, die agonistisch wirken, können demzufolge, da sie auch den präsynaptischen Autorezeptor stimulieren, an dieser Stelle antagonistisch wirken, d. h. die Vesikelöffnung verhindern. Medikamente, die Rezeptoren blockieren, können damit aber auch agonistisch wirken. Durch die Blockade der Autorezeptoren hat die Senderzelle den Eindruck, es sei kein Botenstoff im synaptischen Spalt, und bemüht sich nun erst richtig. Diese Wechselwirkung führt zu komplexen Interaktionen mit teilweise paradoxen Effekten. Es ist z. B. gar nicht so selten, dass sich schizophrene Symptome nach Gabe eines Neuroleptikums kurzfristig zunächst verschlimmern und erst langfristig bessern.

Die meisten aktiven Transmitter können nicht direkt verabreicht werden, da sie die Blut-Hirn-Schranke nicht passieren und viel zu schnell zerfallen. Oft gibt man medikamentös daher Vorstufen, die erst im Neuron zum eigentlichen Botenstoff umgewandelt werden.

Tab. 1.2: Psychopharmaka

Medikamentengruppe:	Wirkung:	Beispiele:	Gefahren:
Tranquilizer	beseitigen Angstgefühle, Schlaflosigkeit, Verspannung	Adumbran, Librium, Rohypnol, Somnibel, Tranquase, Valium	Sucht, bei Absetzen Panikzustände u. Schlafstörungen
Neuroleptika	gegen Schizophrenie (bes. Wahn u. Halluzinationen)	Haldol, Haloperidol, Imap, Dapotum, Sigaperol, Neurocil	irreversible Bewegungsstörungen, Parkinsonismus
Antidepressiva	wirken bei sonst nicht behandelbarer endog. Depression	Aponal, Equilibrin, Laroxyl, Nortrilen, Sinquan, Tolvin	allergische Reaktionen, Sehstörungen, Tremor, Delir
Psychostimulanzien	bei Schlafdefizit gegen Müdigkeit, Heraufsetzung d. Leistungsfähigkeit	Eventin, Preludin, Ponderax, Ritalin, Weckamine	völlige Überlastung, Auslösung von Psychosen
Nootropika	Heraufsetzung der Hirnleistung im Alter	Cerebroforte, Circanol, Encephabol, Piracetam, Normabrain	bisher wenig Wirkungsnachweis, uneinheitl. Spektrum
Antiparkinsonmittel	beseitigen Auswirkungen des Parkinsonismus	Akineton, Artane, Cogentinol, Madopar, Nacom, Tremartit	bei Überdosis kann es zu schizophrenie-ähnlichen Symptomen kommen
Antikonvulsiva, Antiepileptika	gegen epileptische Anfälle	Citrullamon, Convulex, Epilanex, Luminal, Mylepsinum, Zentropil, Tegretal	z. T. Benommenheit, Verlangsamung, Seh- oder Sprachstörungen, Gewichtszunahme

In Hinblick auf die Benutzung von Psychopharmaka bei Patienten mit Hirnschäden ist besonders zu beachten, dass einige Substanzen kognitive Leistungen verschlechtern. Hierzu gehören z. B. Benzodiazepine, niederpotente Neuroleptika, Antiepileptika (Antikonvulsiva), Antihistaminergika und sedierende Antidepressiva (Amitryptilin-Typ). Tabelle 1.2 gibt einen Überblick.

1.10 Zusammenfassung

Kleinste Einheiten unseres Nervensystems sind Nervenzellen, die aus Soma, Dendriten und Axon bestehen. Die Übertragung von einem Neuron zum nächsten geschieht auf biochemischem Weg mit Hilfe von Neurotransmittern durch die Synapsen. Man unterscheidet erregende und hemmende Synapsen. Insbesondere die Monoamine werden mit psychischen Störungen in Verbindung gebracht. Eine pharmakologische Beeinflussung gelingt über Blockade von Rezeptoren oder Verabreichung von Botenstoffen bzw. deren Vorläufern. Das Gehirn teilt sich in mehrere Abschnitte (Myelencephalon, Metencephalon, Mesencephalon, Diencephalon und Telencephalon). Für Wahrnehmung, Bewusstsein und Denken am wichtigsten ist der Neokortex. Die beiden Hirnhälften lassen sich anatomisch in vier Teile trennen: Frontallappen (Bewegung, Persönlichkeit, Assoziation, Sprache), Parietallappen (Körperempfindung, räumliche Orientierung, Erkennen, Lesen, Schreiben, Rechnen), Temporallappen (Sprach- und Geräuscherkennung, Sprachproduktion, Gedächtnis) und Okzipitallappen (Sehen). Die Wahrnehmung von Objekten wird über das Zusammenwirken neuronaler Assemblies erklärt, die zu einer Wahrscheinlichkeitsrechnung fähig sind; hierbei interagieren Bottom-up- und Top-down-Effekte. Phasenhafte oszillatorische Schwingungen neuronaler Verbände führen zu einem Gesamteindruck.

1.11 Fragen zum ersten Kapitel

Überprüfen Sie Ihr Wissen!

1. Beschreiben Sie die Bestandteile einer Nervenzelle.

2. Was geschieht an einer Synapse?

3. Nennen Sie einige Transmittersubstanzen.

4. Zählen Sie die wichtigsten Hirnteile auf.

5. Was ist ein Split-brain-Patient?

6. Welche Arterien versorgen das Gehirn?

7. Was ist der wesentliche Unterschied zwischen Neurotransmittern und Neuromodulatoren?

8. Welche Aufgabe hat die Formatio reticularis?

9. Welches Hirnareal wird mit Gefühlen und Instinkten in Verbindung gebracht?

10. Nennen Sie Funktionen des Frontallappens.

11. Welche Hirnzentren kennen Sie, die für Sprache wichtig sind?

12. Wie erkennt ein neuronales Assembly ein Objekt?

13. Was ist der Unterschied zwischen Bottom-up- und Top-down-Prozessen?

14. Was ist ein Bottleneck-Phänomen?

15. Wodurch lässt sich die Plastizität des Gehirns nach einer Läsion erklären?

16. Auf welchen unterschiedlichen Wegen wirken Psychopharmaka?

17. Nennen Sie einige Gruppen von Psychopharmaka.

18. Wie ging das Gedicht von Wilhelm Busch weiter: „Wenn einer …"

2 Neuropsychologische Diagnostik und Therapie

In diesem Kapitel beschäftigen wir uns zunächst mit den unterschiedlichen Ursachen für Hirnschädigungen. Es folgen grundsätzliche Informationen über neuropsychologische Diagnostik, die bei den einzelnen Störungsbildern später aber noch vertieft werden. Die eigentliche Therapie beginnt mit der Früh-Rehabilitation und endet oft bei beruflicher Wiedereingliederung noch lange nicht.

2.1 Ursachen einer Hirnschädigung

Die Anzahl der Krankheiten, die eine Schädigung des Gehirns bewirken, ist erschreckend groß (Übersicht s. z. B. Berlit 2020; Hufschmidt et al. 2020; Mattle/Fischer 2021; Pinto 2019). Man unterscheidet

- Genetisch bedingte Formen geistiger Retardierung
- Infektiöse Ursachen für Hirnschäden
- Traumatische Hirnschäden durch Gewalteinwirkung, Störungen der Blutversorgung oder Vergiftung
- Hirnkrankheiten
- Hirnveränderungen durch endokrine Funktionsstörungen

Genetisch bedingte Formen geistiger Retardierung

X-/Y-Chromosmen

Down-Syndrom (Trisomie 21): Das Chromosom Nr. 21 ist bei diesen Personen dreifach statt doppelt vorhanden. Viele sind geistig behindert.

Klinefelter: Hier ist in jeder Zelle ein weibliches X-Chromosom zu viel (XXY). Es handelt sich um Männer mit weiblich wirkenden Körperproportionen. Etwa 25 % sind geistig behindert.

Stoffwechsel

Phenylketonurie: Ein angeborener Mangel an einem Leber-Enzym (Phenylalaninhydroxylase) bewirkt, dass ein Stoffwechselprodukt (Phenylalanin) nicht abgebaut werden kann und langsam das Nervensystem vergiftet. Die betroffenen Kinder müssen eine bestimmte Diät einhalten, dann entstehen keine Schäden.

Tay-Sachs- und Niemann-Pick-Krankheit: Zwei relativ seltene Störungen des Lipid-Stoffwechsels (Fettspeicherung). Die Krankheit ist schon im ersten Lebensjahr erkennbar, es kommt zu Spastiken, Krampfanfällen und gestörter geistiger Entwicklung.

Ahorn-Sirup-Krankheit: Der Urin dieser Personen riecht wie Ahornsirup. Es handelt sich um eine vererbte Krankheit mit Fehlen einer Aminosäure, die normalerweise ein giftiges Stoffwechselprodukt abbaut.

Hurler-Syndrom: Speicherung von Sacchariden (Zucker) im ZNS durch einen genetischen Fehler. Neben häufiger geistiger Behinderung kommt es oft zur körperlichen Deformation mit vorstehender Stirn, dicken Lippen und tatzenartigen Händen.

Infektiöse Ursachen für Hirnschäden

Erreger als Ursache

Eine Fülle von Erregern kann auch das Gehirn besiedeln. Hierzu gehören unter anderem Bakterien (z. B. Streptokokken, Borrelien), Viren (z. B. SARS-Cov2/Corona), Pilze (z. B. Candida), Parasiten (z. B. Larven des Schweinebandwurms).

Meningitis: Entzündung der Hirnhäute. Typische Symptome sind Kopfschmerzen mit Erbrechen, Fieber, Schüttelfrost, hochgradige Bewusstseinsstörungen, Nackenstarre und Augenmuskelstörungen. Ursache sind Entzündungen z. B. durch Meningokokken, Pneumokokken, Staphylokokken, Salmonellen, Viren oder Pilze. Meningitis ist eine gefürchtete Komplikation bei Entzündungen der Nasennebenhöhlen, des Innenohres und eitrigen Lungenentzündungen.

Enzephalitis: Wenn die Entzündung nicht nur die Hirnhäute, sondern das gesamte Gehirn erfasst, spricht man von Enzephalitis. Die Erreger sind dieselben wie die bei Meningitis, mitunter auch als Komplikation nach offenen Hirnverletzungen oder durch Kinderlähmung (*Poliomyelitis*). Auch Zecken und (seltener) Stechmücken übertragen die Erreger.

Röteln: Mütter, die während der ersten drei Schwangerschaftsmonate an Röteln erkranken, bringen manchmal körperlich missgebildete Kinder zur Welt. Daneben können Blindheit, Taubheit und geistige Defekte bestehen.

Syphilis/Neurolues: Jahrzehnte nach der Primärinfektion mit dem Bakterium *Treponeda pallidum* breiten sich Herde im Gehirn aus (*Progressive Paralyse*), es kommt zur Demenz mit Kritiklosigkeit, verwaschener Sprache, epileptischen Anfällen und schließlich zum Tod. Außerdem können intrauterin (im Mutterleib) auch ungeborene Kinder infiziert werden, die dann oft mit geistigen Defekten auf die Welt kommen.

Traumatische Hirnschäden durch Gewalteinwirkung, Störungen der Blutversorgung oder Vergiftung

Sie sind die häufigsten Ursachen für Hirnschäden überhaupt. Nach statistischen Angaben gibt es alleine in Deutschland rund 200.000 Schädel-Hirn-Traumen (SHT) pro Jahr und bis zu 300.000 Patienten, die eine durchblutungsbedingte Hirnschädigung erleiden.

Weißer Schlaganfall

Durchblutungsstörungen des Gehirns (weißer Schlaganfall): Durch ein kleines Blutgerinnsel (*Embulus*), das sich irgendwo im Blutkreislauf aus einer Ablagerung (*Thrombus*) gelöst hat, können Blutgefäße verstopft werden. Das von dieser Arterie versorgte Gebiet erhält dann kaum oder gar keinen Sauerstoff mehr (*Ischämie*). Beim Myokardinfarkt ist das Blutgerinnsel in den Herz-Koronar-Arterien steckengeblieben; versperrt es eine Arterie im Gehirn, so wird dies als Hirninfarkt (*Schlaganfall, Apoplex, Hirninsult*) bezeichnet. Risikofaktoren sind Alter, Übergewicht, Bewegungsmangel, Alkohol- und Nikotinmissbrauch, Depression, Stress und Schlafmangel. Prophylaktisch werden Blutverdünner gegeben, z.B. Acetylsalicylsäure (Aspirin), das bei Dauergebrauch aber den Magen schädigen kann. Mit einer Lyse lässt sich bei einem Schlaganfall das Blutgerinnsel oft auflösen, diese muss aber ein einem engen Zeitfenster von maximal 4–5 Stunden stattfinden. Durch kollaterale Blutgefäße ist z.T. noch eine „Notversorgung" des betroffenen Gehirngebietes möglich; ansonsten sterben Nervenzellen schon wenige Minuten völlig ohne Sauerstoff.

Schlaganfall wird als typische Alterserkrankung angesehen; Werth (1998) berichtet aber auch von Schlaganfällen bei kleinen Kindern, und die Autoren haben schon etliche junge Frauen mit der Risiko-potenzierenden Konstellation Rauchen und Einnahme von Östrogenen (Pille) behandelt.

Ischämie: Neben dem plötzlich auftretenden Schlaganfall gibt es auch Schäden durch eine allgemeine Minderdurchblutung des Gehirns (*Ischämie*). Insbesondere im Schlaf sinkt der Blutdruck erheblich ab. Bei Patienten mit Herzschwäche und niedrigem Blutdruck kann dieser dann so gering werden, dass Nervenzellen unterversorgt und über lange Zeiträume geschädigt werden. Häufig sind Hirngefäße bei alten Menschen durch Ablagerungen ohnehin verengt und minimieren die Blutversorgung, was der Körper oft durch Blutdrucksteigerung (*Hypertonie*) zu kompensieren versucht. Typischerweise wachen diese Patienten dann morgens mit starken Kopfschmerzen und mit leichten Sprach-, Seh- oder Bewegungsstörungen auf, die sich im Tagesverlauf zwar wieder etwas bessern, auf Dauer kommt es aber doch zu einer allgemeinen Hirnschädigung. Eine Sonderform ist die *transitorische ischämische Attacke (TIA)*, eine vorübergehende Mangel durchblutung.

Auch als sekundäre Folge eines Herzinfarkts kann es zu Durchblutungsstörungen des Gehirns kommen. Dasselbe gilt für große Operationen, wenn während des Eingriffs der Blutdruck stark abfällt.

Roter Schlaganfall

Hirnblutungen (roter Schlaganfall): Arterien im Gehirn zeigen mitunter Ausstülpungen (*Aneurysmen*), die zum Teil angeboren, zum Teil durch Ermüdung der Gefäßwände entstanden sind. Bei massiv erhöhtem Blutdruck können solche Missbildungen platzen. Das Herz pumpt dann in das Hirngewebe immer mehr Blut, das durch das venöse System nicht abfließen kann. Bei arteriellen Blutungen kommt es zu einer raschen Steigerung des Innendrucks, bei venösen Blutungen kann dies allerdings auch Stunden, Tage bis Wochen dauern, bis Symptome auftreten. Da der Schädelknochen nicht nachgeben kann, wird das empfindliche Hirngewebe immer mehr zusammengequetscht, und es kommt zur lebensbedrohlichen Krise. Zur Entlastung muss hier sofort operativ der Schädel geöffnet (z. T. nur als Krönlein-Bohrung = Entlastungsbohrung) und das geplatzte Gefäß gefunden und verschlossen (geclippt) werden.

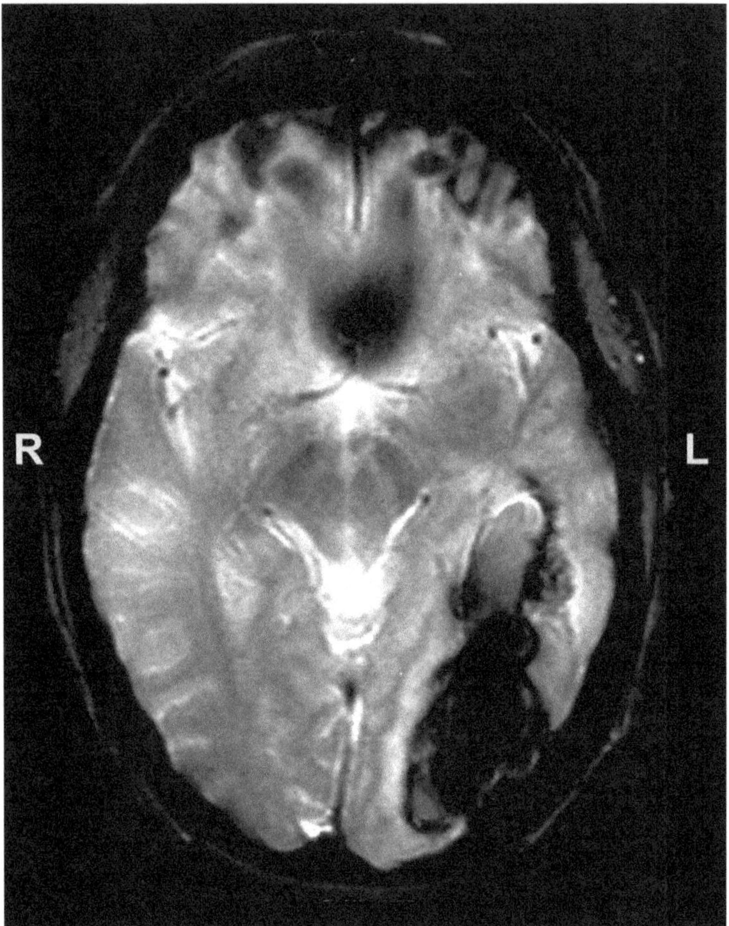

Abb. 2.1: MRT einer Patientin, mit einem erheblichen Substanzdefekt im linken hinteren Hirnteil als Folge einer massiven Hirnblutung im parieto-okzipitalen Bereich. Bei MRT-Aufnahmen wird rechts und links oft seitenverkehrt dargestellt (Aufnahme: Radiologie UKSH, Lübeck, mit freundl. Gen. Prof. Dr. D. Petersen).

Schädel-Hirn-Traumen (SHT): Durch Unfälle mit flacher Gewalteinwirkung kommt es häufig zur Hirnquetschung (*Contusio cerebri*). Das Hirngewebe ist eine relativ weiche, schwammige Masse, die von cerebrospinaler Flüssigkeit umgeben ist und sozusagen im Schädel schwimmt. Beim SHT prallt es zunächst in Stoßrichtung und erleidet hierdurch Schaden. Auf der gegenüberliegenden Seite entsteht nun ein

Sog, der das Gehirn wieder zurückreißt und dadurch auch hier eine Zerstörung hervorruft (*Contre-coup-Effekt*).

Das Gehirn hängt am Hirnstamm, der den Schädelhohlraum durch ein enges Loch verlässt. Bei einem starken Aufprall kann es hier zu einer Überdehnung kommen, die oft tödlich ist, da der Hirnstamm lebenswichtige Funktionen hat. Verankert ist das Gehirn außerdem an den Augen. Bei einem SHT kann es zu einer Überdehnung des Nervus opticus mit der Folge von Sehstörungen kommen.

Hämatome

Eine gefürchtete Komplikation der Schädel-Hirn-Traumen sind Hämatome, Blutergüsse im Gehirn oder in den Hirnhäuten (z. B. *epi- oder subdurales Hämatom*), die dann ebenfalls beträchtlichen Druck auf das Hirngewebe ausüben. Zu spät erkannt werden oft Hirnblutungen aus den abführenden venösen Blutgefäßen, da sich diese mitunter nur langsam ausbreiten und oft erst Tage (manchmal Wochen!) nach einem SHT zur Hirnschädigung führen.

Schädel-Basis-Bruch

Beim Aufprall auf kantige Objekte kann es zum Schädelbruch kommen, sodass in das Hirngewebe eindringende Objekte oder Knochensplitter zusätzliche Verletzungen verursachen. Gleichzeitige Blutungen aus Ohren und Nase bei Bewusstlosigkeit gelten als typische Symptome des Schädelbasisbruchs.

Schussverletzungen des Gehirns sind in Deutschland selten geworden. Mitunter sind sie noch im Rahmen von Suizidversuchen zu finden. In Unkenntnis der anatomischen Gegebenheiten wird die Waffe oft in Richtung von Hirnteilen abgefeuert, die nicht lebenswichtig sind. Hierbei findet man eine vergleichsweise kleine Läsion an der Schussseite und eine sehr große Zerstörung in der gegenüberliegenden Hemisphäre. Die Probleme nach einem solchermaßen überlebten Suizidversuch sind hinterher für den Patienten meist erheblich größer als der ursächliche Anlass.

Intoxikation

Vergiftungen (Intoxikationen): Eine ganze Reihe von Stoffen schädigt das ZNS. Neben allgemein giftigen Stoffen wie z. B. toxischen Pflanzen oder Tieren und chemischen Substanzen gehören hierzu auch Alkohol und andere Drogen sowie Schnüffelstoffe. Man unterscheidet akute Intoxikation von chronischer, z. B. bei Handwerkern, die viel mit Blei arbeiten (*Blei-Enzephalopathie*), auch bei Elektrikern, die viel löten oder bei Landwirten durch den Umgang mit Pestiziden.

Weitere Ursachen

Andere Krankheiten: Diabetes, Nierenversagen oder Erkrankungen der Leber können gleichfalls Vergiftungszustände des Gehirns hervorrufen. Berufsgruppen, die mit leicht löslichen chemischen Substanzen (z. B. Benzin, Desinfektionsmitteln) zu tun haben, zeigen ein erhöhtes Risiko.

Unterernährung: In Entwicklungsländern ist noch heute Unterernährung eine bedeutende Ursache für Hirnfunktionsstörungen, denn das Gehirn braucht zum normalen Wachstum sehr viel eiweißreiche Ernährung (Proteine).

Sauerstoffmangel (Hypoxie, Anoxie): häufige Geburtskomplikation, z. B. wenn sich die Nabelschnur um den Hals des Kindes geschlungen hat, später meist Bade- oder Tauchunfälle. Im Körper ist meist noch einige Zeit Rest-Sauerstoff vorhanden, aber bereits nach 10–20 Sekunden völlig ohne Sauerstoff tritt Bewusstlosigkeit auf, nach 2–6 Minuten werden Nervenzellen irreparabel geschädigt (*hypoxischer Hirnschaden*) und schon nach ca. 10–20 Minuten kommt es zum Tod. Starke Kälte verlängert diese Zeiten.

Hirnkrankheiten

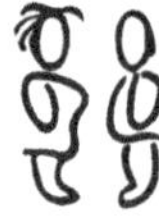

Als die 19-jährige Abiturientin F. mit der Überweisung vom Neurologen zum ersten Untersuchungstermin kam, wirkte sie wie ein blasser, magerer Engel mit angstvollen Augen. Bei ihr war ein Hirntumor festgestellt worden, den man wenig später neurochirurgisch entfernen wollte. Es sollte eine neuropsychologische Prä- und nach der Operation eine Post-Diagnostik gemacht werden, um mögliche Funktionsverluste erfassen und behandeln zu können. In solchen Situationen ist es auch Aufgabe des Neuropsychologen Hoffnung zu vermitteln.

Malignität

Tumoren: Sie lassen sich nach ihrer Bösartigkeit (*Malignität*) einteilen: Stufe I. und II. gelten als *benigne* (gutartig) und die Stufen III. und IV. als bösartig (*maligne*, Krebs). Eine gute Prognose haben benigne Geschwülste, die abgrenzbar sind und sehr langsam wachsen. Auch ein gutartiger Hirntumor kann einen Menschen töten, wenn er an einer inoperablen Stelle sitzt und auf lebenswichtige Funktionsareale drückt. Eine generell schlechte Prognose hat jeder schnell und infiltrativ ins Gewebe wachsende Tumor, allerdings lassen sich schnellwachsende Tumoren besser mit Zytostatika behandeln, die in die Zellteilung eingreifen. Eine solche Neubildung ist operativ schwer zu entfernen; häufig muss viel umliegendes gesundes Hirngewebe herausgenommen werden. Mit Tumormarkern und Eingriffen unter dem Operationsmikroskop gelingt dies zunehmend besser. Strahlentherapie (*Radiatio*) des ZNS ist schwierig, da oft zu starke Schäden angerichtet werden und das Gehirn nach der Bestrahlung leicht anschwellen kann. „*Gamma-Knife*" und Linearbeschleuniger-gestützte Systeme produzieren ein Strahlenbündel mit winzigem Durchmesser und bestrahlen aus unterschiedlichen Positionen eines Halbkreises so, dass die Strahlen sich im Tumorbereich kreuzen und nur dort Zellen vernichten. Wegen der Blut-Hirn-Schranke ist es leider problematisch eine Chemotherapie durchzuführen, da viele der sonst üblichen Zytostatika durch die Blut-Hirn-Schranke den Zielort oft gar nicht erreichen. *Methotrexat* (MTX) wird daher z. B. über Lumbalpunktion im Rückenmark direkt in den Liquor injiziert, es hemmt den intrazellulären Stoffwechsel bei der Bildung der DNA von Tumorzellen. Neuere Medikamente wie z. B. *Temozolomid* sind inzwischen in der Lage, die Blut-Hirn-Schranke zu passieren.

Tumorarten

Krebs beruht auf einem unkontrollierten Wachstum körpereigener Zellen. Die Benennung des Hirntumors folgt dem entarteten Zelltyp. Das Stützgewebe bildet z. B. *Astrozytome* oder *Oligodendrogliome*, Nervenzellen z. B. *Gangliozytome*, aus Nervenscheiden entstehen *Neurinome* und Hirnhäute können zu *Meningeomen* entarten (Tonn 2016). Da das Gehirn sehr plastisch ist, werden langsam wachsende Tumoren oft erst symptomatisch, wenn sie eine Größe zwischen 5–8 cm erreicht haben und neurologische Ausfälle, insbesondere oft epileptische Anfälle, verursachen, bis dahin haben die meisten Betroffenen nicht das Geringste davon geahnt.

Am schwierigsten ist die psychotherapeutische Begleitung von Patienten mit inoperablen Tumoren (z. B. im Hirnstamm) oder mit Tumorresten, die man nicht entfernen konnte, da sie in lebenswichtigen Bereichen sitzen. Bei derartigen Erkrankungen besteht eine ärztliche Aufklärungspflicht über den Ernst der Lage.

Multiple Sklerose

Multiple Sklerose (MS, Encephalomyelitis disseminata): MS ist eine chronisch-entzündliche Krankheit, die vor allem die isolierende Myelinscheide der Neuronen angreift. Die Krankheit verläuft in Schüben, mit Besserung dazwischen; etwa 10 % leiden unter einer aggressiven Form ohne symptomfreie Zeiten. Am Anfang treten oft Sehstörungen, Leistungsabfall und rasche Ermüdbarkeit auf, später dann z. B. spastische Lähmungserscheinungen, Empfindungsstörungen der Haut, Zittern, stockende Sprache, Blasenentleerungs- und sexuelle Funktionsstörungen (Henze 2020). MS gilt als Autoimmunkrankheit, d. h., das eigene Immunsystem greift das Myelin an, das vergleichbar ist mit der Plastikisolierung um ein Stromkabel. Die Erkrankung ist bislang nicht heilbar, die Symptome lassen sich durch immunsuppressive Medikamente aber erheblich lindern. Als Ursache wird eine Multikausalität von genetischer Veranlagung, Infektionen, Rauchen und Vitamin-D-Mangel diskutiert.

Demenzen

Degenerative Krankheiten: Hierunter werden die meisten Altersdemenzen subsumiert, z. B. die Alzheimersche und die Picksche Erkrankung. Demenzen können in allen Hirnbereichen beginnen und breiten sich dann weiter durch das Gehirn aus. Bei der *posterioren kortikalen Atrophie* beginnt die Läsion im Sehzentrum und verursacht hier nicht die typische Vergesslichkeit, sondern Sehstörungen. Die *fronto-temporale Demenz* beginnt mit Wortfindungsstörung und Enthemmung. Gemeinsam ist ihnen die *Atrophie* (Schrumpfung) bestimmter Hirnteile (Wallesch/Förstl 2017). Einige dieser Demenzen haben eine genetische Ursache, z. B. die *Chorea Huntington*. Bei anderen vermutet man Autoimmunkrankheiten. Z. B. liegt bei der *Creutzfeld-Jakobschen-Demenz* eine Infektion durch sogenannte *Prionen* vor, dies sind virusähnliche Eiweißkörper. Beim „Rinderwahn" (*BSE = Bovine Spongiforme Encephalopathie*) wurde zwischen 1988 und 1999 mit tierischen Prionen verseuchtes Fleisch auf den Menschen übertragen und löste hier die Creutzfeld-Jakob-Erkrankung aus, wobei die Inkubationszeit aber oft mehrere Jahre beträgt, bis es zur Ausbildung einer Demenz kommt.

Hirnveränderungen durch endokrine Funktionsstörungen

Hormonstörungen

Hormonstörungen können eine Veränderung von Hirnfunktionen verursachen (Kleine/Rossmanith 2020). Bei Funktionsdefekten der Nebennierenrinde kann es zu Apathie, Depressivität und Halluzinationen kommen. *Phäochromozytom*, ein hormonaktiver Tumor des Nebennierenmarks, führt zu Unruhe, Nervosität und Angst. Eine Schilddrüsen-Überfunktion (*Hyperthyreose*) bewirkt eine übersteigerte Gefühlslabilität. Die *Hypothyreose* (Unterfunktion) bewirkt Antriebsarmut, Persönlichkeitsverflachung und eine Verlangsamung des Denkens. Eine Schwäche der Hirnanhangsdrüse (*Hypophyseninsuffizienz*) kann Gedächtnisprobleme, Apathie oder Erregung, Delirium und Halluzinationen zur Folge haben. *Morbus Cushing*, eine Störung der Hypophyse, führt zu Antriebsmangel, emotionaler Labilität und Verstimmungszuständen. *Progesteron* führt zu innerer Ruhe und Ausgeglichenheit, ein Mangel an Gelbkörperhormon entsprechend zu emotionaler Labilität. Ein Mangel des „Kuschelhormons“ *Oxytocin* kann zu grundlosem Misstrauen dem Partner gegenüber führen. Ein Mangel an *Testosteron* führt nicht nur zur Abnahme der Libido und dem Abbau von Muskeln, sondern auch zu Antriebslosigkeit, Depressivität, Konzentrationsstörungen und Schlaflosigkeit. Östrogenpräparate („Pille“), insbesondere bei Raucherinnen, erhöhen das Risiko für einen Schlaganfall.

Bewusstseinsstörung

Abhängig von der Art der Läsion kann es zu verschiedenen Arten von Bewusstseinsstörungen kommen (Hansen et al. 2019):

Delir: kurzfristige Verwirrtheit mit angsthafter oder aggressiver Unruhe, zeitlicher und örtlicher Desorientierung, Wahrnehmungsstörungen, Halluzinationen. Typisch ist das fortwährende Nesteln an Kleidung und Bettzeug, das zu Klumpen oder Würsten gerollt wird, ständiges Aus- und Anziehen bzw. Aufstehen und wieder hinsetzen. Das Bewusstsein ist stark eingeengt, Fragen werden nicht oder nur unsinnig beantwortet.

Amentielles Syndrom: Die Patienten verhalten sich eher ruhig (stille Verwirrtheit), sie fühlen eine massive Ratlosigkeit; ein Gefühl des Unheimlichen bemächtigt sich ihrer. Auffassungsgabe und Denken sind schwer gestört.

Dämmerzustand: Der Betroffene macht nach außen hin einen relativ ruhigen, geordneten Eindruck. Er kann Routinehandlungen durchführen, ohne auffällig zu werden. Das Bewusstsein ist aber eingeengt, es kann mitunter zu wahnhaften Vorstellungen oder plötzlichen Fehlhandlungen kommen.

Durchgangssyndrom: Zum *hirnorganischen Psychosyndrom (HOPS)* kommt es nach schweren Beeinträchtigungen des ZNS. Derartige Zustände finden sich gehäuft auf Intensivstationen und in Frühreha-Kliniken. Vorrangig zeigen sich Konzentrations- und Gedächtnisschwierigkeiten, z. T. auch Halluzinationen oder Wahnvorstellungen. Nach Besserung der körperlichen Ursache ist dieses Syndrom meist völlig reversibel, d. h., es bleiben keine Auffälligkeiten zurück.

2.2 Diagnostik von Hirnschäden

Psychodiagnostik ist wegweisend

Psychodiagnostik ist das Lieblingskind vieler Neuropsychologen, sorgsam wird eine Fülle von Testverfahren gehütet, die detaillierte Auskunft über Defizite geben können. In manchen Kliniken wird allerdings gehässig auch von „Testknechten" geredet, wenn Neuropsychologen zu viel mit Diagnostik und zu wenig mit Therapie beschäftigt werden. Eine fundierte neuropsychologische Diagnostik ist aber wegweisend für die Festlegung von Therapiezielen und daher auch wichtig für alle anderen am Reha-Prozess beteiligten Berufsgruppen. Sie sollte nicht nur Defizite, sondern auch Stärken, emotionale Faktoren, Persönlichkeitseigenschaften und das soziale Umfeld mitberücksichtigen. Auch Verhaltensbeobachtung im häuslichen Alltag, in der Schule oder im Beruf sollte soweit möglich dazu gehören. Ebenso müssen wesentliche medizinische Befunde einfließen. Insbesondere Reha-Kliniken, ambulante neuropsychologische Praxen und z. B. auch Institutionen für die berufliche (Re-)Integration dieser Patientengruppe sind verpflichtet, im Sinne des *Qualitätsmanagements* (z. B. ISO 9001) die Effizienz ihrer Therapie nachzuweisen; dies geschieht u. a. durch den exakten quantitativen Vergleich von Test-Parallelformen, die vor bzw. nach der Behandlung durchgeführt wurden und durch Befragung der Patienten hinsichtlich ihrer Zufriedenheit.

Untersuchungsbereiche

Die wesentlichen *Untersuchungsbereiche* einer neuropsychologischen Diagnostik sind: allgemeines kognitives Niveau (Breitband-IQ), Sprache (rezeptiv, expressiv), Aufmerksamkeit/Konzentration, Gedächtnis (Kurz-, Arbeits- und Langzeitgedächtnisleistungen, verbal, visuell), kognitives Tempo, visuelle, auditive und taktile Wahrnehmung, räumlich-konstruktive Leistungen, exekutive Funktionen (Planung, Umstellungsfähigkeit, Verhalten), Verhaltensstörungen, reaktive Störungen, Persönlichkeitsveränderungen, psychosoziale Probleme, frühere Arbeits-, Ausbildungs-, Studien- oder Schulleistungen. Problematisch, aber am wichtigsten für die Beurteilung der Arbeitsfähigkeit sind Ganztages-Testungen mit Verlaufskurven, bei denen der Patient z. B. zur Erstellung der Verlaufskurve der Konzentrationsfähigkeit zu jeder vollen Stunde mit einem Konzentrationstest geprüft wird und dazwischen einfache Büro-Aufgaben durchführen muss.

Eine der Grundregeln für neuropsychologische Diagnostik besagt, dass abgrenzbare Schädigungen selten ebenso abgrenzbare neuropsychologische Defizite nach sich ziehen. Aufwändig wird die Diagnostik bei großflächigen Schädel-Hirn-Traumen oder diffusen Hirnschäden (z. B. Enzephalitis, Sauerstoffmangel).

Blickdiagnose

Es ist schwierig, einen Rat zu geben, wo man mit den Testungen anfangen soll. Erste Anhaltspunkte gibt die *Blickdiagnose*, ärztliche Befundberichte und insbesondere Röntgen-, CT- oder MRT-Bilder, die man als Neuropsychologe immer anfordern sollte. Aus der Lage der Läsion lassen sich Annahmen erstellen, welche Probleme möglicherweise vorliegen. Abhängig von den Defiziten kann das IQ-Profil im Sinne eines ersten Screenings einen Gesamtüberblick geben.

Intelligenzprofil

Intelligenz ist bis heute ein unscharf definierter Begriff, dennoch lässt das IQ-Profil in der Regel erste Aussagen zu, ob und welche Teilbereiche möglicherweise gestört sind. Gebräuchliche Tests sind z. B.: HAWIE (Hamburg-Wechsler-Intelligenztest für Erwachsene), WAIS-IV (Wechsler Adult Intelligence Scale), Kaufmanns Intelligenztest K-TIM, I-S-T2000 R (Intelligenz-Struktur-Test nach Amthauer et al. 2007), LPS-2 (Leistungsprüfsystem) bzw. LPS 50+ für Ältere, PSB (Prüfsystem für Schul- und Bildungsberatung, Lukesch/Kormann 2002), NAI (Nürnberger-Alters-Inventar von Oswald/Fleischmann 1997). Die Aufgaben von Intelligenztests sind oft sehr abstrakt, Abhilfe versuchen hier Testverfahren zur praktischen Alltagsintelligenz wie der PAI-30 (Test zur Praktischen Alltagsintelligenz) zu schaffen. Bei speziellen Störungen helfen z. B. weitgehend sprachfreie Intelligenztests wie der SON-R 6-40 (Nonverbaler Intelligenztest) oder die Standard Progressiven Matrices (SPM).

Spezifische Tests

An die Breitbanddiagnostik schließen dann spezifische Tests in den Bereichen an, in denen man ein konkretes Defizit vermutet. Überproportional häufig zeigen die Patienten Probleme in den Bereichen Konzentrationsfähigkeit und Gedächtnis.

Dilemma der Diagnostik

Werden beim IQ-Breitbandverfahren abgrenzbare Mängel bemerkt, so ist auf eine Interpretation des Gesamt-IQs zu verzichten. Dort, wo im Testprofil Defizite vorhanden sind, sollte man intensiver mit speziellen Verfahren untersuchen. Auch spezifische Tests prüfen nie nur eine einzelne Funktion. Eine Minderleistung im Benton-Test (Nachzeichnen einfacher Figuren aus der Erinnerung) kann z. B. auf Schwierigkeiten des Gedächtnisses, der visuellen Verarbeitung, der verbalen Kodierung oder der Konzentration zurückführbar sein. Eine Lösung dieses Dilemmas gibt es nicht; man muss aus den Ergebnissen immer genauere Hypothesen ableiten und diese weiter prüfen, bis man die Ursache einer Leistungsminderung umzingelt hat. Exakt dieses Symptom wird nun gezielt behandelt (es hat keinen Sinn unspezifisches Aufmerksamkeitstraining in Reha-Gruppen zu machen, wenn der Patient ein spezifisches Problem der *Alertness* hat). Dann folgt eine weitere Phase testdiagnostischer Untersuchungen, in denen der Behandlungserfolg überprüft und neue *Störungs-Hypothesen* gebildet werden, die anschließend zu weiteren Behandlungsprioritäten führen.

Prä-/postmorbider Vergleich

Das isolierte Ergebnis eines neuropsychologischen Tests sagt wenig aus. Ein Infarkt-Patient erreicht einen IQ von 95, d. h., er liegt im Erwartungsbereich (85–115), ist also aus kognitiver Sicht „gesund". Erst wenn man weiß, dass der Mann vorher Universitätsprofessor für kybernetische Physik war, könnte man erahnen, dass hier im intraindividuellen Vergleich doch ein gravierender Mangel vorliegt. Das Ausmaß eines Funktionsdefizits kann also nur die individuelle Differenz zwischen aktuellem und prämorbidem (vor der Erkrankung) Leistungsniveau abbilden. Testergebnisse aus der gesunden Zeit liegen meist nicht vor und müssen geschätzt werden. Als Indikatoren werden schulisches und berufliches Qualifikationsniveau verwendet; mitunter kann auch der aktuelle Leistungswert der kristallinen Intelligenz (s. u.) zum Vergleich herangezogen werden. Beide Maße sind unscharf; Schul- und Berufsausbildung liegen gerade bei älteren Menschen oft beträchtlich unter ihrem IQ, da es früher normal war, als Kind auf die Volksschule zu gehen. In den 1950er Jahren besuchten nur 5 % ein Gymnasium; einen handwerklichen Beruf zu ergreifen war damals üblich und lässt heute keinen direkten Rückschluss auf den IQ vor Krankheitsausbruch zu.

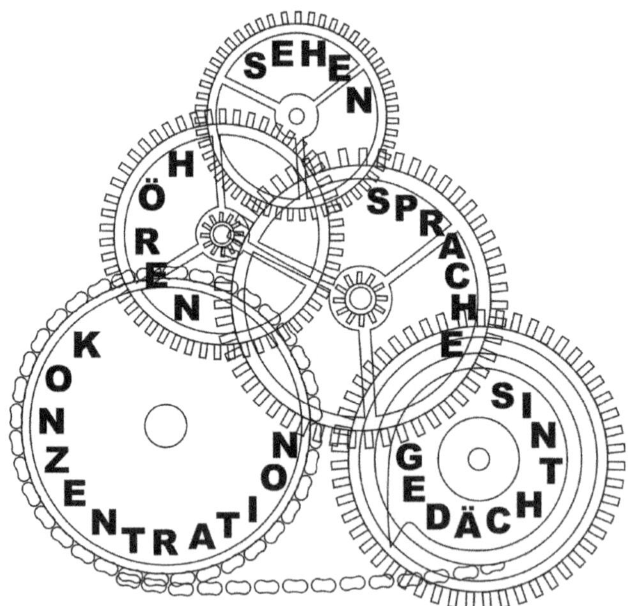

Abb. 2.2: Beim Zustandekommen eines Testergebnisses spielen immer mehrere Funktionen eine Rolle. Es gibt kein Verfahren, das in der Lage ist, isoliert eine einzige kognitive Funktion zu prüfen.

Probleme

Der kristalline (verfestigtes Wissen) IQ ist durch eine Hirnläsion nur selten beeinträchtigt. Altgedächtnis (bzw. das Langzeitgedächtnis) und auch berufliches Fachwissen können meist problemlos rekapituliert werden. Bei IQ-Aufgaben mit Zeitlimit ziehen aber Konzentrationsmängel das Ergebnis nach unten. Bei Paper-Pencil-Tests können motorische Probleme das Ergebnis negativ beeinflussen. Probleme des Arbeitsgedächtnisses führen dazu, dass Patienten während einer Testreihe vergessen, was sie tun sollten. Neglekt-Patienten nehmen nur eine Hälfte der Aufgabenreihe wahr. Aphasiker sind damit überfordert, Fragen zu lesen bzw. ihre Antwort sprachlich zu formulieren. Durch diese Wechselwirkungen ist eine exakte Erfassung auch der kristallinen Intelligenz oft fehlerbehaftet.

Alltags-repräsentativität

Ein ernstzunehmender Kritikpunkt an vorhandenen Leistungstests ist ihre mangelnde *externe Validität*. Die überwiegende Anzahl neuropsychologischer Verfahren ist wenig alltagsrepräsentativ. Testpsychologische Prämisse ist die exakte Erfassung einer möglichst von anderen Einflüssen befreiten Funktion. Dies geht zwangsläufig nur in einer künstlichen Situation mit abstraktem Aufgabenmaterial, schränkt aber die Generalisierbarkeit der Resultate naturbedingt massiv ein. Es ist daher ein waghalsiger Spreizschritt, von dem rund vier Minuten dauernden d2-Konzentrationstest (Brickenkamp 2002) mit einer simplen Durchstreichaufgabe darauf zu schließen, wie gut der Patient sich im achtstündigen Berufsalltag auf vielfältige komplexe Anforderungen konzentrieren kann. Insbesondere das Setting der ambulanten Therapie lässt aber aus Abrechnungsgründen mit der KV (Kassenärztlichen Vereinigung) eine mehrstündige Belastungserprobung nicht wirklich zu.

Diese Unschärfe überträgt sich auch auf die Bewertung des Therapieerfolges. Wenn ein Teilnehmer durch massives Training eine beträchtliche Steigerung des Testergebnisses zeigt, lässt sich daraus nicht direkt ableiten, ob er auch im Alltag besser geworden ist. Umgekehrt schildern Patienten, die testdiagnostisch kaum Veränderungen aufweisen, dass sie durch die Behandlung mit ihren Schwierigkeiten besser zurechtkommen. In vielen Fällen weckt die Diagnostik und Therapie überhaupt erst ein *Störungsbewusstsein*. Wenn Betroffener und Umfeld künftig vermehrt auf die Ausfälle achten und lernen, damit umzugehen, kann dies eine erhebliche Erleichterung bedeuten, auch wenn der prä-/post-Testbefund wie festgenagelt erscheint.

Die Prüfung kognitiver Alltagsfähigkeiten reicht von der Verhaltensbeobachtung (z. B. unstandardisierte Therapeutenurteile; FIM-Skala von Schlaegel et al. 1993) über Fragenbogen (z. B. Skalen zur Beurteilung instrumenteller Aktivitäten im Nürnberger Altersinventar von Oswald/ Fleischmann 1997; Fragebogen erlebter Defizite der Aufmerksamkeit von Zimmermann/Fimm 1989) bis hin zu Alltagssimulationstests (z. B. Rivermead Bevavioral Memory Test von Wilson et al. 1992; Verhaltenstest für Insultpatienten von Lübbers et al. 1993; Script-Monitoring-Test von Grube-Unglaub/Funke 1995; Planung einer Reise von Bochmann/ Wachsmann 2000). Da es kein wirkliches Konstrukt „Alltagsrelevanz" gibt, ist die externe Validität aller Verfahren eingeschränkt. Überwiegend werden nur komplexe kognitive Strategien geprüft.

Eine fundierte Beurteilung ist daher oft nur durch den Abgleich der Testergebnisse mit dem Meinungsbild der Familienangehörigen und anderen Beteiligten möglich.

Bodeneffekte

Gängige Testverfahren wurden nur an Hirngesunden normiert. Bei Hirngeschädigten ergibt sich meist ein *Bodeneffekt.* Nicht selten sitzt ein Patient im Zahlenverbindungstest 15 Minuten vor einer einzigen Seite, bis er die Zahlen verbunden hat (Prozentrang Null). Nach der Therapie schafft er es in 5 Minuten; er hat seine *Arbeitsgeschwindigkeit* also verdreifacht. Leider liegt der Altersnormwert noch immer bei Null. Der Test differenziert in diesem Leistungsbereich also nicht ausreichend, um die Veränderung zu erfassen. Für die Veränderungsmessung ist dieses Problem durch die sonst verpönte Verwendung von untransformierten Rohwerten umgehbar.

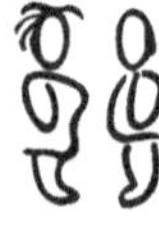

Auch beim Vergleich von Rohwerten sollte man sich nicht zu sehr auf Testwerte verlassen. Eine unserer Patientinnen – sie war Lehrerin – erkrankte an Brustkrebs und ihr musste eine Brust amputiert werden. Zwei Jahre später erlitt sie eine Hirnschädigung infolge einer Aneurysma-Blutung. Die dadurch verursachte Gedächtnisstörung war so massiv, dass sie jeden Morgen aufs Neue völlig entsetzt war, wenn sie feststellte, dass ihr eine Brust fehlte. Ihr Gedächtnis war völlig zusammengebrochen und sie lebte praktisch nur noch im Hier und Jetzt. Testpsychologisch versagte sie völlig. Zum Beispiel konnte sie im Auditiv-Verbalen Lerntest (AVLT, Heubrock 1992), der das Behalten von 15 Worten in maximal fünf Lerndurchgängen fordert, im letzten Lerndurchgang nur sieben Begriffe richtig aufsagen. Nach einer kurzen Störaufgabe erinnerte sie sich etwas später nur noch an ein einziges Wort dieser Liste. Derartig schwere Gedächtnisstörungen gelten als weitgehend therapieresistent. Wir führten dennoch ein Hirnleistungstraining durch, in dessen Verlauf die Patientin neben kompensatorischen Ansätzen mit einer Vielzahl von störungsspezifischen Gedächtnis- und Konzentrationsübungen versorgt wurde, mit denen sie täglich mindestens eine Stunde zu Hause übte. Eine Testwiederholung zwei Jahre später zeigte zum völligen Frust aller Beteiligten exakt dasselbe Ergebnis im AVLT. Dennoch waren sowohl die Patientin wie auch ihr Ehemann äußerst zufrieden, denn die Erinnerungsfähigkeit im Alltag hatte sich gravierend verbessert. Sie konnte u. a. Erinnerungsfetzen von Reisen oder den Besuchen ihrer Kinder berichten und hatte auch wieder begriffen, dass ihr eine Brust fehlte. Diese Verbesserungen nahmen stetig zu, später konnte sie mit einer etwas schwammigen Genauigkeit angeben, was sie in den letzten 14 Tagen erlebt hatte. Erst nach vier Jahren Behandlung zeigte sich dann endlich auch ein leichter Anstieg im AVLT; sie konnte nun 10 Worte im 5. Lerndurchgang korrekt wiedergeben und wusste davon nach der Störaufgabe immerhin noch vier. Zu diesem Zeitpunkt konnte sie bereits kleinere Einkäufe selbständig verrichten und den Haushalt weitgehend eigenständig führen.

Kriterienorientierung

Ziel neuropsychologischer Behandlung sind Verbesserungen in Beruf bzw. Alltag. Statt den Umweg über Paper-Pencil-Tests zu nehmen, kann man auch gleich die Fähigkeit, sich selbst Strümpfe anzuziehen oder Kaffee zu kochen, als Meilenstein nehmen. Bei der *kriterienorientierten Messung* setzt man ein (meist alltagsorientiertes) Kriterium fest, das geschafft werden soll, und prüft den Fortschritt daran. Allerdings fehlen Standardisierung und Normierung.

Suche nach Stärken

Die meisten Neuropsychologen denken während der Testdiagnostik defizitorientiert und suchen mit akribischer Gründlichkeit das versteckteste Defizit. Das hat zwei Nachteile. Zum einen wird der Patient nur mit seinen Mängeln konfrontiert, was zur Frustration führt. Zum anderen wird die Frage vernachlässigt, wo *Leistungsstärken* liegen. Was kann er noch? Was macht ihm Spaß? Es ist ein Fehler, Bereiche, in denen der Patient gute Ergebnisse erzielt hat, als nicht-therapierelevant zu klassifizieren. Insbesondere, wenn keine weitere Besserung mehr zu erwarten ist, sollte man die Gedanken des Patienten auch auf das fokussieren, was er noch gut kann und damit Alternativen begründen.

Apparative Tests

Papier-Bleistift-Tests sind ökonomisch gesehen reine Zeitverschwendung, da der Psychologe oft nur seine Stoppuhr bewacht. Ebenso gut lassen sich die Testfragen direkt auf dem PC-Monitor präsentieren. Zur Eingabe der Antworten gibt es spezielle, große Tastaturen, mit denen auch Hirngeschädigte zurechtkommen. Zeitmessung, Auswerten, Anzeige der Ergebnisse und Ausdrucken des Profils erledigt der Computer sofort. PC-Tests haben höhere Objektivität; nachteilig ist allerdings die mangelnde Verhaltensbeobachtung von Lösungsstrategien des Betroffenen, die wichtige Informationen liefern kann.

Nicht alle *apparativen Verfahren* setzen einen Computer voraus. Einige benötigen spezielle Geräte. Die bekanntesten Verfahren sollen (ohne Anspruch auf Vollständigkeit) hier kurz erwähnt werden:

Tests am PC

CORA umfasste rund 70 Verfahren zur Selbst- und Fremdbeurteilung im klinisch-psychologischen Bereich. LEILA beinhaltete rund 40 Testverfahren zur Leistungsdiagnostik am Computer. 1993 wurden CORA und LEILA nach dem Baukastenprinzip zum Hogrefe-Testsystem zusammengefasst (Hänsgen 2001). Es enthält z. B. den d2-Aufmerksamkeits-Belastungs-Test, Untertests des Leistungsprüfsystems (LPS), Reiz-Reaktionstests, Freiburger Persönlichkeitsinventar (FPI), Minnesota Multiphasic Personality Inventory (MMPI), Gießen-Test (GT-II), Intelligenz-Struktur-Test (IST-70) und andere.

Das *Wiener Testsystem* T-M (Hersteller: Schuhfried, Wien) umfasst mehr als 100 psychodiagnostische Verfahren, z. B.: Freiburger Persönlichkeitsinventar, 16-Persönlichkeits-Faktoren-Test (16-PF), Gießen-Test, IST-70, Standard Progressive Matrices, MMPI, Wiener Determinationstest (früher einzeln als Wiener Determinationsgerät). Der *Flimmerfrequenzanalysator* (z. B. enthalten im Wiener Testsystem T-E von Schuhfried) liefert ein Maß für das Aktivierungsniveau. *Motorische Leistungsserie* und *Pursuit Rotor* sind Geräte zur Erfassung von Arm-Hand-Koordination, Bewegungsgeschwindigkeit, Bewegungssteuerung und Zielgenauigkeit von Handbewegungen.

Fahreignungsdiagnostik

Besonders schwierig ist immer die Beantwortung der Frage, ob ein hirngeschädigter Patient wieder *Auto fahren* darf. Testpsychologische Befunde haben hier nur eingeschränkten Wert; in der Regel sollte eine *Fahrprobe* erfolgen, wobei neben dem Fahrlehrer/Fahrprüfer auch ein Arzt oder Neuropsychologe anwesend sein sollte. Das Ergebnis ist in einem Gutachten schriftlich festzuhalten. Rechtlich liegen dem folgende Paragrafen zugrunde:

Fahrerlaubnis-Verordnung (FeV)

„§ I.2 Eingeschränkte Zulassung: Wer sich infolge körperlicher oder geistiger Mängel nicht sicher im Verkehr bewegen kann, darf am Verkehr nur teilnehmen, wenn Vorsorge getroffen ist, dass er andere nicht gefährdet. Die Pflicht zur Vorsorge […] obliegt dem Verkehrsteilnehmer selbst oder einem für ihn Verantwortlichen. […]

§ II.2 Voraussetzungen für die Erteilung einer Fahrerlaubnis, § 11 Eignung: 1. Bewerber um eine Fahrerlaubnis müssen die hierfür notwen-

digen körperlichen und geistigen Anforderungen erfüllen. Die Anforderungen sind insbesondere nicht erfüllt, wenn eine Erkrankung oder ein Mangel nach Anlage 4 oder 5 vorliegt, wodurch die Eignung oder die bedingte Eignung zum Führen von Kraftfahrzeugen ausgeschlossen wird. [...]
Anlage 4: Grundlage der im Rahmen der §§ 11, 13 oder 14 vorzunehmenden Beurteilung, ob im Einzelfall Eignung oder bedingte Eignung vorliegt, ist in der Regel ein ärztliches Gutachten (§ 11 Abs. 2 Satz 2), in besonderen Fällen ein medizinisch-psychologisches Gutachten (§ 11 Abs. 3)." (Straßenverkehrsrecht 2006)

Vorschriften für die Fahreignung

Anlage 4 der FeV listet eine Fülle von Erkrankungen auf, darunter z. B. Sehstörungen, Diabetes, Epilepsie oder Herzinfarkt. Für Kopfverletzungen (z. B. SHT) ohne Substanzschäden des Gehirns wird hier die prinzipielle Möglichkeit der Fahreignung bejaht, in der Regel aber frühestens drei Monate nach der Läsion. Bei Vorliegen von hirnorganischen Substanzschäden muss die Prüfung der Fahreignung unter Berücksichtigung von Störungen der Motorik, chronisch-hirnorganischem Psychosyndrom und hirnorganischer Wesensänderung erfolgen. Prinzipiell dürfen die Betroffenen also nur ein Kfz bewegen, wenn aus Sachverständigen-Gutachten hervorgeht, dass sie hierzu in der Lage sind. Wichtig ist, sich gegebenenfalls vom Patienten mit Unterschrift bescheinigen zu lassen, dass er darauf hingewiesen wurde, ohne Begutachtung kein Fahrzeug bewegen zu dürfen. Die Anzahl von Patienten, die in Unkenntnis der rechtlichen Vorschriften in Deutschland einen PKW bewegen, ist erschreckend. Wird ein Unfall verursacht, kann es zu erheblichen versicherungstechnischen Problemen wie auch zu straf- und zivilrechtlichen Folgen kommen, da der Betreffende (oder gegebenenfalls sein Betreuer) seiner Sorgfaltspflicht nicht nachgekommen ist.

Simulation

Ein anderes Problem der Psychodiagnostik sind *Aggravation* (Übertreiben von Symptomen) bis hin zur *Simulation* (Vortäuschung von Symptomen), insbesondere bei Rentenbegehren oder wenn der Patient den Hirnschaden z. B. im Verlauf eines Unfalls durch Fremdverschulden erlitten hat. Am anderen Ende des Kontinuums steht die *Dissimulation* (Untertreiben von Defiziten, z. B. um wieder Auto fahren zu können). Während man Letztere im Test schnell feststellt, sind Aggravationstendenzen immer schwierig abzugrenzen. Heubrock und Petermann (2000) entwickelten eine Testbatterie zur *Forensischen Neuropsychologie* (TBFN), die bei Simulationsverdacht herangezogen werden kann. Insbesondere bei theatralisch vorgetragenem Leidensdruck und gleichzeitigem Anspruch auf Versicherungsleistungen muss hier an „*Malingering*" (Mogeln) gedacht werden. Wichtig, um solchen Patienten auf die Schliche zu kommen, ist z. B. der stringente Abgleich zwischen Ursache der Läsion und Art der Symptomatik. Offenkundig falsche Lösungen bei einfachsten Aufgaben, frühzeitiges Aufgeben und bewusst langsames Arbeiten bei gleichzeitigem Wehklagen sprechen für Mogeln. Spezielle Malingering-Tests geben z. B. vor, angeblich ansteigenden Schwierigkeitsgrad zu haben, werden aber am Ende wieder leichter (z. B. TOMM = Test of Memory Malingering oder Recovery Test VISMEM).

Weitere Hinweise zu Testverfahren erfolgen in den Kapiteln zu den Funktionsbereichen. Den derzeit breitesten Überblick über neuropsychologische Tests gibt das Buch von Schellig et al. (2009).

Neuropsychologen müssen eng mit Neurologen zusammenarbeiten und deren Fachsprache verstehen. So hieß es z. B. in einem Textauszug über die oben beschriebene Patientin:

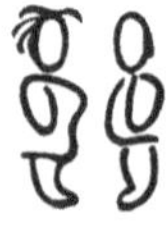

„Am 30.03. kam es bei Frau U. zu progredienter Bewusstseinseintrübung. Während der Notfallversorgung wurde ein cerebraler Grand Mal registriert. Im craniellen Computertomogramm fanden sich Zeichen einer ausgedehnten Subarachnoidalblutung, Hirnödem rechts-betont, beginnender Liquorstau. Die Patientin war somnolent, es bestand ein enggradiger Nystagmus. Nach Implantation einer lumbalen Liquordrainage verbesserte sich die Bewusstseinslage deutlich. Am 31.3. erfolgte die Craniotomie links mit mikrochirurgischer Clippung des Communicans-anterior-Aneurysmas. Seit 18.5. haben sich Vigilanz und Antrieb deutlich verbessert, die diskrete armbetonte Hemiparese ist nicht mehr reproduzierbar [...]".

Verständigungsprobleme

Wenn Sie das nun alles verstanden haben, können Sie den Rest dieses Kapitels getrost überschlagen.

Das Verständigungsproblem zwischen Ärzten und Psychologen beginnt bereits bei den Richtungsangaben. Statt *vorne, hinten, oben, unten* benutzen Mediziner hier lateinische Ausdrücke, die Sie im Glossar am Buchende nachschlagen können.

Einzelne neurologische Untersuchungen wie Prüfung von Reflexen, Bewegung oder Wahrnehmungen werden bei den entsprechenden Störungsbildern behandelt. Hier sollen zunächst einige übergreifende Verfahren dargestellt werden. Unterscheiden kann man Untersuchungsmethoden, mit denen die bloße *Struktur des Gehirns* dargestellt werden kann (z. B. Röntgen, CT, MRT, DTI), von Techniken, welche die *Funktion des Gehirns* erfassen (z. B. EEG, PET, fMRT).

Elektroenzephalogramm EEG

Die elektrische Aktivität synchron-arbeitender Zellverbände kann man mit der *Elektroenzephalografie* (EEG) noch auf der Kopfhaut nachweisen. An standardisierten Ableitungspunkten werden Elektroden auf die Kopfhaut gesetzt. Es entstehen typische Kurvenformen: *Alpha-Wellen* (Frequenz 8–13 Hz) treten bei entspannten, wachen Personen mit geschlossenen Augen auf, z. B. vor dem Einschlafen oder bei der Meditation (synchronisiertes EEG). *Beta-Wellen* haben eine höhere Frequenz (14–30 Hz) und kleinere Amplituden; sie sind Zeichen der Wachheit mit gerichteter Aufmerksamkeit (desynchronisiertes EEG). *Gamma-Wellen* (30–100 Hz) treten bei starker geistiger Anstrengung mit hoher Konzentration auf, z. B. beim Lernen. *Theta-Wellen* haben eine Frequenz von 4–7 Hz und eine größere Amplitude als die ersten beiden Rhythmen. *Delta-Wellen* weisen eine noch niedrigere Frequenz von 0,5–3 Hz auf. Theta- und Delta-Wellen kommen beim Erwachsenen nur im Schlaf vor. Bei der krankhaften EEG-Veränderung kann man drei Gruppen unterscheiden:

1. Eine Verlangsamung der Grundaktivität (d. h. der gesamten EEG-Kurve) wird als Allgemeinveränderung bezeichnet. Je schwerer die Hirnschädigung, desto niedriger ist die Frequenz.
2. Bei einem Herdbefund zeigt das EEG eine umschriebene Verlangsamung der EEG-Kurve für bestimmte Bereiche. Herdförmige Veränderungen treten vorwiegend bei raumfordernden Prozessen (z. B. Hirntumoren) auf.
3. Epileptische Krampfpotentiale können generalisiert oder fokal (begrenzt) auftreten. Typisch sind *Spike-Wave-Komplexe* (steile Spitze und langsame Welle). Zum Provokationstest benutzt man z. B. Hyperventilation (gesteigerte Atmung) und Fotostimulation (Flackerlicht). Außerhalb des Anfalls ist das EEG meist weitgehend normal, man benutzt daher das Langzeit-EEG mit tragbarem Rekorder. Neben der Epilepsie-Diagnostik ist das Schlaf-EEG eine weitere Sonderform.

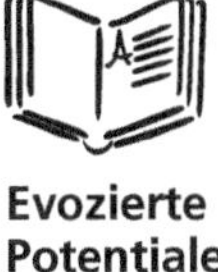

Ein Überblick findet sich z. B. bei Wellach (2020).

Evozierte Potentiale

Während das normale EEG in Ruhe abgeleitet wird, gibt man bei ereigniskorrelierten, *evozierten Potentialen* bestimmte visuelle, akustische oder taktile Stimuli, deren Wirkung dann zwecks Funktionsprüfung über den zugehörigen Verarbeitungszentren abgeleitet werden kann (Buchner 2014).

EEG hat in den letzten Jahrzehnten durch Erhöhung der Anzahl von Messfühlern, PC-Verrechnung und grafische Darstellung große Fortschritte gemacht; dennoch leidet dieses Verfahren unter dem prinzipiellen Problem, dass die Zuordnung der auf der Oberfläche erfassten Potentiale zu ihrem Ursprungsort schwierig ist. Einer der wesentlichsten Vorteile ist das hohe zeitliche Auflösungsvermögen. Single-Trial-Methoden, die ohne Mittelung der Werte arbeiten, sollen das Signal-Rausch-Verhältnis des üblichen EEGs verbessern. Im Gegensatz zu den üblicherweise verwendeten galvanischen Elektroden koppeln kapazitive Elektroden mittels Impedanzwandler das EEG-Signal über einen isoliert aufgebauten kapazitiven Kontakt zum Körper aus.

Ultraschall

Als *Echoenzephalografie* bezeichnet man die Untersuchung des Gehirns mit einem für das menschliche Gehör nicht mehr wahrnehmbaren Ultraschall. Normale *Ultraschalluntersuchungen* durchdringen allerdings den Schädelknochen kaum; sie eignen sich aber z. B. zur Prüfung der Halsschlagadern (*Arteria carotis*). Mit der *Dopplersonografie* kann auch die Strömungsgeschwindigkeit des Blutes ermittelt werden. Infolge von Gefäßspasmen (z. B. Migräne) kommt es zur Erhöhung der Strömungsgeschwindigkeit. Die *Akustocerebrografie* durchdringt den Schädelknochen mit Frequenzen zwischen 0,3–3 MHz und erlaubt dann auch eine Untersuchung des Gehirns. Besonders wichtig ist die Diagnostik von Gefäßverengungen (*Stenosen*) durch Ablagerungen oder Abknickung. Diese können dann operativ geweitet werden. Im Gehirn können sich auch Umgehungskreisläufe ausbilden, dadurch kehrt sich der normale Blutstrom u. U. sogar um.

Liquor- und Blutuntersuchungen

Blut- und Liquoruntersuchungen sind wichtig zur Feststellung von Entzündungen des ZNS. Liquor ist eine normalerweise farblose Flüssigkeit, die Gehirn und Rückenmark umspült. Man trennt den inneren (Hirnventrikel) und den äußeren Liquorraum, d. h. den Bereich zwischen Arachnoida (Spinngewebshaut) und innerer Hirn- bzw. Rückenmarkshaut; beide stehen miteinander in Verbindung. Zur Liquoruntersuchung wird eine *Lumbalpunktion* durchgeführt; dabei wird eine Punktionsnadel im Bereich der Lendenwirbelsäule eingeführt. Erhöhte Werte des Liquordrucks deuten auf einen raumfordernden Prozess oder eine Entzündung hin. Bei Blutbeigemengung kann eine Hirnblutung vorliegen, eitriger Liquor sieht flockig aus. Ist die Zuckerkonzentration stark erniedrigt, die des Blutes aber normal, so kann das für eine Meningitis sprechen. Die Zahl der Antikörper des Immunsystems ist bei Entzündungen erhöht.

Transmitterbestimmung

Eine Bestimmung der Konzentration von Transmittern im lebenden Menschen ist bislang schwierig, da diese Botenstoffe viel zu schnell abgebaut werden. Es gibt aber indirekte Methoden, denn Abbauprodukte von Transmittern werden in die Cerebrospinalflüssigkeit abgegeben. Über eine Lumbalpunktion lässt sich feststellen, ob diese in besonders hoher oder niedriger Menge vorkommen. Mittels neuer kernspintomografischer Verfahren wird es möglich, die Konzentration einzelner Stoffe im Gehirn zu analysieren; PET und SPECT arbeiten mit leicht radioaktiven Substanzen, die z. B. an die Dopaminrezeptoren andocken, hiermit lässt sich die Verteilung der Rezeptoren im Gehirn erkennen, nicht aber das Niveau dieses Botenstoffes.

Röntgen

Mit klassischen *Röntgenbildern* lassen sich Schädelfrakturen sowie Verminderungen oder Verdichtungen der Knochenstruktur und Verkalkungen sichtbar machen. Röntgenstrahlen werden von Knochen absorbiert; sie durchdringen aber weiches Gewebe und belichten dann eine Fotoplatte.

Angiografie

Mit dem klassischen Röntgenverfahren lässt sich aber auch das Gefäßsystem des Gehirns darstellen (*Angiografie*). Über einen Katheter wird ein Kontrastmittel injiziert und eine Serie an Röntgenbildern aufgenommen. Bei der digitalen Subtraktionsangiografie (DSA) wurde vorher ein Röntgenbild im PC gespeichert und später von den Kontrastmittelaufnahmen digital abgezogen. Es entsteht ein Bild, auf dem nur die Gefäße, ohne störende Knochen und Weichteile dargestellt sind.

Durch Angiografie werden Gefäßverengungen und -verschlüsse, Gefäßneubildungen (*Angiome*) und Gefäßwandausbuchtungen (*Aneurysmen*) sichtbar. Bei Hirntumoren ist oft eine charakteristische Gefäßversorgung vorhanden, da der Tumor seine eigenen Blutbahnen bildet. Bei der Myelografie wird Kontrastmittel in den Raum zwischen den Rückenmarkshäuten injiziert. Auf diese Weise lassen sich auch hier Raumforderungen und Kompressionen darstellen. Die Kontrastmittelgabe ist nicht nebenwirkungsfrei.

Computertomografie

Mit der *Computertomografie* (CT) werden Querschnittsbilder des Körpers erstellt. Eine Röntgenröhre bewegt sich bogenförmig um den Patienten. Die Strahlung wird, abhängig von der Dichte des jeweiligen Gewebes, teilweise absorbiert und von Detektoren aufgefangen. Ein PC berechnet dann für jeden Punkt den Absorptionswert. Auf dem CT-Bild erscheinen die Knochen weiß, Hirn sowie Rückenmark grau und der Liquor schwarz. Durch Kontrastmittel können Veränderungen noch deutlicher dargestellt werden. Erkennbar sind z. B. Tumoren, Blutungen und Hirnatrophien (Demenz).

Magnetresonanztomografie

Bei der *Kernspin- bzw. Magnetresonanztomografie* (MRT) werden elektromagnetische Wellen verwendet, die Wasserstoffatome in Schwingungen versetzen; dies kann gemessen werden. Die Schwingungen sind abhängig von der Dichte des Körperteils; es lassen sich also unterschiedliche Gewebe differenzieren. Vorteil ist die Möglichkeit, Abbildungen in speziellen Schnittebenen anzufertigen. Außerdem stellt sich das Hirngewebe im MRT deutlich schärfer dar als im CT (Forsting/Jansen 2014). Aufgrund des starken Magnetfeldes darf der Patient absolut kein Metall am oder im Körper tragen (z. B. Herzschrittmacher, metallische Implantate oder Piercingschmuck). Ein weiteres Problem ist, dass der Untersuchte in einer engen Röhre liegen muss, was mitunter Platzangst auslösen kann. Hinzu kommt, dass ältere Geräte über 100 dB(A) produzieren (etwa so laut wie ein Bohrhammer). Seit 2013 gibt es leise Geräte („silent scan"), die aber für jede einzelne Messung mehr Zeit benötigen, da durch die Schnittebenen oft mehrere Hundert Einzelscans durchgeführt werden, verlängert dies die Untersuchungszeiten. Durch „compressed sensing" arbeitet man daran, die übliche Untersuchungszeit von rund einer halben Stunde auf weniger als ein Drittel zu reduzieren.

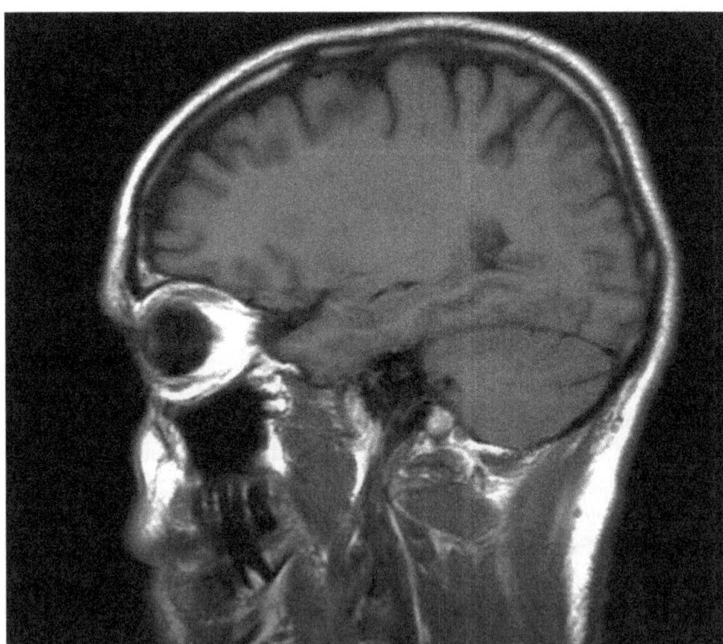

Abb. 2.3: Computertomografische Aufnahme mit medialem Längsschnitt des Schädels (Foto: stock.xchng, Max Brown, Sydney, Australien).

Diese bildgebenden Techniken erlauben den klinisch wichtigen Einblick in die anatomische Struktur, ohne den Körper öffnen zu müssen. Die Grundlagenforscher sind aber viel mehr daran interessiert, Denkprozesse direkt beobachten zu können. Gedanken zu lesen war ja schon immer ein Menschheitstraum. Obwohl wir von Telepathie weit entfernt sind, gelingt der Einblick in funktionale Abläufe des lebenden Gehirns immer besser.

Positronenemissionstomografie

Die *Positronenemissionstomografie* (PET) nutzt den Umstand, dass das Gehirn rund 90 % seiner Energie aus der Oxydation von Glukose (Zucker) bezieht (Brust 2020). Dem Probanden wird radioaktiv angereicherte Glukose mit einer extrem kurzen Halbwertszeit in eine der Arterien injiziert, die das Gehirn versorgen. Auf den Bildern ist entsprechend immer nur der Hirnteil zu sehen, der von diesem Blutgefäß versorgt wird. Der Proband muss dann spezifische Aufgaben lösen. Sehr aktive Bereiche verbrauchen mehr Zucker als wenig aktive Hirnteile. Durch Kernzerfall werden Elementarteilchen (meist Positronen) freigesetzt, die mit einem Elektron zusammenstoßen. Daraus entstehen als Vernichtungsstrahlung zwei Gamma-Quanten, die annähernd 180 Grad entgegengesetzt auseinanderfliegen und von speziellen Detektoren registriert werden. Aus der zeitlichen Versetzung dieser beiden Partikel wird der Ursprungsort berechnet.

SPECT-Technik

Die *SPECT-Technik* (single photon emissions computer tomography) funktioniert ähnlich; sie benutzt Szintillationsdetektoren mit einer Drehachse von 360 Grad. In Schritten von z. B. 3 Grad werden dann einzelne Aufnahmen mit genau gleich langer Aufnahmezeit erstellt und später miteinander verrechnet. Die minimale räumliche Auflösung liegt bei einigen Millimetern, die zeitliche etwa bei einer Minute. Neben Glukose können auch andere Substanzen, die in irgendeiner Form in den Gehirnstoffwechsel eingreifen, benutzt werden. Für SPECT-Untersuchungen wurden u. a. Transmitter bzw. deren Vorstufen (z. B. Dopamin, Serotonin) oder psychopharmakologisch wirksame Medikamente (z. B. Benzodiazepine) verabreicht.

Funktionelles Kernspin

Verständlicherweise haben die meisten Menschen einen beträchtlichen Widerwillen, sich radioaktive Substanzen ins Gehirn injizieren zu lassen. Erheblich nebenwirkungsärmer - und überdies auch genauer - misst die *funktionelle Magnetresonanztomografie* (fMRT) das aktive Gehirn. Räumliches und zeitliches Auflösungsvermögen sind beträchtlich besser als bei der SPECT- oder PET-Methode (Ulmer/Jansen 2020).

Das mit funktioneller Magnetresonanztomografie gemessene Signal basiert auf der *BOLD-Antwort* des Gehirns (blood-oxygen-level-dependent), d. h. der Sauerstoffverteilung im Blut. Je aktiver ein Hirnteil ist, umso mehr Sauerstoff wird verbraucht. Allerdings nimmt die Extraktion von Sauerstoff auch bei angestrengtem Nachdenken kaum zu; ein Mangel wird durch Umverteilung des Blutvolumens in den Kapillaren und durch Erhöhung des Blutflusses in die aktiven Hirnregionen kompensiert. Diese Kompensation ist so stark, dass man kurzfristig sogar eine Erhöhung des oxygenierten Hämoglobins in den abführenden Venen findet. Erst danach kommt es zu einer Abnahme der Desoxyhämoglobulin-Konzentration. Sauerstoffreiches Blut führt zu einem gut messbaren Magnetfeld. Das BOLD-Signal erreicht bei *event-related-designs* (Ereignis-ausgelöst) etwa 4–6 Sekunden nach einer Stimulierung sein Maximum und benötigt rund 20 Sekunden, bis es wieder auf sein Ausgangsniveau zurückgekehrt ist, d.h., es ist relativ träge und spiegelt die Signalverarbeitung von Nervenzellen, die ja im Millisekundenbereich liegt, nicht direkt wider. Rund 500 Sekunden nach der Stimulation ist die Konzentration von paramagnetischem desoxygeniertem Blut sehr hoch, was zu einem schlechten Signal führt.

BOLD-Antwort

BOLD nutzt die magnetischen Unterschiede zwischen Oxy- und Desoxyhämoglobulin-Konzentration, die aber durch anpassungsbedingte Veränderungen laufend schwankt. Diese typischen Kurvenverläufe müssen herausgerechnet werden, bevor man den wahren Effekt durch eine Stimulation oder Denkaufgabe erkennen kann. Ein weiteres Problem ist, dass Signale aus großen Gefäßen die Veränderungen kleiner Venen überlagern. Nachteilig ist außerdem, dass das Verfahren keine absoluten Daten zur Verfügung stellen kann, sondern nur Vergleichsinformationen zwischen verschiedenen Bedingungen mit unterschiedlichen kognitiven Anforderungen, die gegeneinander verrechnet werden müssen. In der Regel subtrahiert man Ruhebedingungen von Aktivierungsbedingungen. Bezeichnet man die Messpunkte als T1 und T2, so spricht man hier von einer T2-gewichteten Untersuchung.

Die Signalveränderung während einer Aktivierung ist gering; sie liegt nur 2–8 % über dem Ruhewert und wird durch Atmung, Herzrhythmus oder andere Einflüsse verfälscht. Eine weitere Verfälschung der Daten entsteht durch Kopfbewegungen. Schon eine minimale Verschiebung des Kopfes kann eine Veränderung des Blutflusses vortäuschen. Man versucht dieses Problem über Gebissabdrücke, die starr verschraubt sind, zu umgehen. Wenn der Patient darauf beißt, sind Kopfbewegungen kaum noch möglich. Seit einiger Zeit gibt es auch Korrekturalgorithmen, welche die aktuelle Hirnposition nach typischen Referenzpunkten berechnen.

Ex- und intrinsische Untersuchung

Bei Forschungsdesigns mit bildgebenden oder elektrophysiologischen Verfahren unterscheidet man die extrinsische und die intrinsische Methode. Erstere löst Hirnaktivitäten durch äußere Stimulation aus, etwa Schachbrettmuster bei *visuell evozierten Potentialen* (VEP). Dazu gehören außerdem die transkranielle Magnetstimulation (TMS) oder die *transkranielle Elektrostimulation* (TES). Bei der intrinsischen Methode soll der Proband dagegen gedanklich eine bestimmte Aufgabe lösen. Insbesondere die intrinsische Methode ist stark von der Kooperation der Versuchsperson abhängig.

Bisher konnte man mit PET-, SPECT- und fMRT-Untersuchungen nur Aktivierung in der Hirnrinde nachweisen; erregungsabhängige Durchblutungsveränderungen der weißen Substanz waren bisher zu gering. Inzwischen gibt es Weiterentwicklungen, die auch über diese Verbindungsbahnen Auskunft geben.

FET-PET (FET = F18-Fluorethyltyrosin; PET = Positronenemissionstomografie) ist eine Untersuchungsmethode zur Feststellung von Hirntumoren. Da Krebs aus körpereigenen Zellen besteht, lassen sich Tumoren im Gehirn oft nur durch Verschiebung der Mittellinie oder Kompression der Ventrikel indirekt bestimmen. FET-PET macht Zellverbände sichtbar, die hohe Stoffwechselaktivität zeigen, was bei Tumoren oft der Fall ist. Die Aufnahmen werden zur genauen Bestimmung der Lage des Tumors dann mit MRT-Bildern überlagert.

2.3 Neuropsychologische Behandlung

Neuropsychologische Therapie geschieht stets mehrgleisig. Einerseits geht es um die Behandlung defizitärer Funktionen, parallel aber auch um die emotionale und soziale Situation. Die Arbeit geschieht im Überlappungsbereich zwischen klassischer Psychotherapie, kognitivem Training und Maßnahmen zur beruflichen Wiedereingliederung. Übergeordnetes Ziel ist die Verbesserung der Lebensqualität, wobei Neuropsychologie nur Teil eines interdisziplinären Ansatzes ist, daneben erhalten die Patienten medizinische, physiotherapeutische, logopädische, ergotherapeutische und andere Leistungen. Ein guter Überblick über die Grundsätze neuropsychologischer Rehabilitation findet sich in dem bereits 1988 erschienenen und inzwischen klassischen Lehrbuch von Cramon und Zihl, sowie z. B. bei Prosiegel/Böttger (2006), Rüsseler et al. (2009).

Behandlungsansätze

Prinzipiell lassen sich zwei therapeutische Wege trennen: Dem *reduktionistischen Ansatz* geht es um die direkte Reduzierung der Behinderung (gezieltes Training spezifischer Defizite). Der *ganzheitliche Ansatz* fokussiert sich mehr auf den sozioökologischen Kontext (psychosoziale Integration). In der Praxis ist die Integration beider Ansätze sinnvoll. Neuropsychologische Therapie umfasst vier parallele Ziele:

1. Förderung des Störungsbewusstseins,
2. Behandlung von generellen Verhaltensmängeln,
3. Behandlung spezifischer neuropsychologischer Defizite und
4. Förderung der Re-Integration des Patienten in seine Umwelt.

Vier Therapiestufen

Im Langzeitverlauf der Therapie sollte der Patient hierbei folgende Stufen absolvieren:

- Allgemeine Aktivierung und Motivierung,
- Durchführung von Leistungs- und sozialen Verhaltenstrainings,
- Abstimmung der Trainingseinheiten auf persönliche Anforderungsbereiche,
- Transfer des Trainingsfortschritts auf den Alltag.

Grundlage jeder therapeutischen Intervention muss eine fundierte neuropsychologische Diagnostik sein, auf deren Basis dann entschieden wird, welche Bereiche behandelt werden können. Der Wunsch nach einer vollständigen Rückkehr zur Normalität ist aber oft nicht erreichbar. Zusammen mit dem Patienten müssen in einem *Therapievertrag* realisierbare Ziele vereinbart werden, wobei auch der Patient Verantwortung übernimmt und diese nicht nur auf die Fachleute abschiebt.

Funktionstraining

Bei umgrenzten *Funktionsdefiziten* kann ein Funktionstraining durchgeführt werden (*attacking the weakness*). Dies hat zur Folge, dass der Patient das Gefühl bekommt, aktiv selbst etwas gegen seine Schwierigkeiten tun zu können. Gleichzeitig sollte man das Denken des Patienten auf die ihm *verbliebenen Stärke*n lenken (*enhancing the strengths*). Beide Ansätze müssen an die individuellen Bedingungen angepasst werden.

Drill and practice

Stures *drill and practice* mit Paper-Pencil-Übungen oder Trainingsprogrammen am PC hilft bei einigen Defiziten, etwa Aufmerksamkeits-, Rechen-, Sprach- oder Lesestörungen. Insbesondere zu schwierige Übungen und mangelnde Fortschritte können die Motivation des Betroffenen aber empfindlich stören. Wichtig ist es, Übungsprogramme herauszusuchen, die auch Spaß machen und bei denen der Patient seine Fortschritte direkt erfassen kann. Aufgabenmaterial und Übungsprogramme sollten – soweit möglich – an die realen Alltagsanforderungen des Patienten angepasst werden.

Unerlässlich ist dabei eine Zusammenarbeit der verschiedenen therapeutischen Berufsgruppen unter Einbezug der Angehörigen und gegebenenfalls der Vorgesetzten, Kollegen oder Lehrer. Oft können Angehörige als Co-Therapeuten einbezogen werden (Steinbach/Donis

2019). Wenn der Patient spezifische Übungen nur im eng begrenzten Stundenkontingent von Reha-Klinik oder Praxis durchführt, dann wird dies einen beträchtlich geringeren Effekt haben, als wenn er dieses Training zu Hause mehrmals täglich durchführen kann. Grundsätzlich lassen sich zwei therapeutische Vorgehensweisen unterscheiden:

Handlungsalternativen

1. Mit *Kompensationsstrategien* (*Substitution*) werden dem Patienten Handlungsalternativen beigebracht, um die Folgen der Hirnschädigung auszugleichen. Beispiele sind Benutzung des Rollstuhls oder Gehwagens bei Halbseitenlähmung, Terminkalender und Tagebuch bei Gedächtnisstörungen oder vermehrte Blickbewegungen in den blinden Raumbereich bei Gesichtsfeldeinschränkungen.

Wiederherstellung

2. Die *Restitution* dagegen bemüht sich um eine tatsächliche Verbesserung oder Wiederherstellung der Defizite, meist im Rahmen eines reinen *drill and practice*. So lassen sich Bewegungsfähigkeit bei Halbseitenlähmungen, Sprachvermögen bei Aphasien und auch Konzentrationsfähigkeit bei Aufmerksamkeitsstörungen durch beharrliches Üben meist erheblich bessern.

Wirkfaktoren

Was ist falsch gelaufen, wenn Patienten die Behandlung abbrechen? Ob eine Therapie erfolgreich ist, hängt von diversen Faktoren ab, hierzu gehören z. B. Persönlichkeitseigenschaften des Patienten wie Selbstbewusstsein, Motivation oder Frustrationstoleranz. Ebenso wichtig sind familiäres Umfeld, Schule oder Beruf. Schutz- und Risikofaktoren wirken in einem Geflecht psychosozialer Einflüsse, die man bei der Therapieplanung berücksichtigen muss. Im Verlauf der Behandlung sollte es auch zu einer veränderten Bewertung der Behinderung kommen. Nach Ansicht von Bochmann (2002) verringert sich die Depressivität über den zeitlichen Prozess des Reha-Aufenthalts nur, wenn Erfolge und gesundheitliche Verbesserungen spürbar sind.

Prognostische Faktoren

Zur *prognostischen Abschätzung* trennt man die personen-, schädigungs- und therapiebezogene Komponente. Erste Anhaltspunkte gibt die *Ätiologie*; z. B. hängen Schlaganfälle von Risikofaktoren ab, ein Tumor kann rezidivieren (wieder auftreten), Multiple Sklerose verläuft schubweise oder chronisch, ein Schädel-Hirn-Trauma ist ein einmaliges Geschehen. Ein zweiter prognostischer Faktor ist die *Schwere der Hirnschädigung* (Ort, Art und Ausmaß der Läsion). Bildgebende Verfahren erlauben erste Vermutungen über mögliche Funktionsdefizite. Die Prognose ist bei abgrenzbaren Läsionen (z. B. Schlaganfall) oft etwas günstiger als bei diffusen Schädigungen (z. B. Hypoxie oder Entzündung). Die Dauer der Bewusstlosigkeit stellt einen zusätzlichen

Indikator dar. Leider verfälscht das künstliche (d. h. medikamentös induzierte) Koma hier die natürliche Erholung.

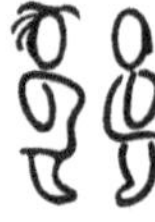

Am Uni-Klinikum in Lübeck nahm einer der Autoren dieses Buches einmal an der Untersuchung eines Patienten teil, dem ein apfelgroßer Tumor aus dem Frontalhirn entfernt worden war. Wir erwarteten einen schwergeschädigten Mann, er aber zeigte, abgesehen von einer gewissen Verlangsamung, kaum Auffälligkeiten. Warum war dieser Patient so wenig geschädigt? Sein Hirntumor war ein langsam wachsender, gutartiger, der Jahrzehnte gebraucht hatte, bis er so eine beträchtliche Größe erreicht hatte. Das Hirngewebe wurde zwar allmählich verdrängt, hatte aber Zeit, sich anzupassen.

Weitere Punkte für die Prognose sind:

- Langsam wachsende Tumoren haben eine positivere Prognose als plötzliche Schäden.
- Jüngere Gehirne besitzen mehr plastische Kapazität als ältere (*Kennard-Prinzip*).
- Bei Frauen und z. T. auch bei Linkshändern wird aufgrund der geringeren Lateralisierung des Gehirns eine bessere Kompensation durch die unverletzte Hemisphäre angenommen.
- Patienten mit prämorbid höheren Fähigkeiten erreichen bessere Fortschritte.
- Optimistische Patienten zeigen besseren Fortschritte als pessimistische oder depressive.
- Je besser die zwischenmenschliche Unterstützung durch das soziale Umfeld (*social support*), umso günstiger ist die Prognose.

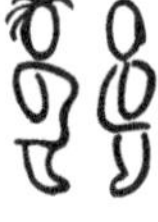

Die Patientin einer der Autoren dieses Buches, eine sympathische, sportliche Beamtin, erlitt eine lebensbedrohliche Hirnblutung. Erst mehrere Stunden später fand ihr Lebenspartner sie im Bad. Nach Intensivpflege und peripherer Station wurde sie schließlich in die Reha-Klinik verlegt. Trotz massiver Bewegungs-, Konzentrations- und Gedächtnisdefizite verlangte sie dort mit aggressivem Unterton am dritten Tag ihren Autoschlüssel; sie wollte nach Hause fahren, da es ihr in der Klinik nicht gefiel. Auch bei Beginn der ambulanten Therapie hatte sie kaum Krankheitseinsicht und wollte rasch in ihren Job zurückkehren. Beruflich war sie Lehrerin für Auszubildende in einem Amt. Dass sie dieser Aufgabe nicht mehr gewachsen war, erkannte sie erst ein halbes Jahr später.

Anosognosie
Anosodiaphorie

Patienten mit einer *Anosognosie* fehlt das Störungsbewusstsein, sie halten sich trotz massiver Probleme für völlig intakt und verweigern oft die Mitarbeit in der Therapie. *Anosodiaphorie* ist die aktive Verleugnung der Erkrankung; offenkundige Symptome werden wegdiskutiert. Die Prognose hängt auch von der Therapiemotivation ab; hierzu sind Krankheitseinsicht und -akzeptanz zu fördern.

Je früher nach der Läsion die Behandlung einsetzt, desto besser die Prognose. Allerdings sind oft unterschiedliche Defizite vorhanden, die man nicht gleichzeitig behandeln kann. Zu überlegen ist hier, welche Verbesserung zur Meisterung von Alltagsproblemen am besten helfen würde; oft stehen *Physio- und Sprachheiltherapie* dann an erster Stelle. Oberstes Zielkriterium sollte immer sein, dass der Patient sein Leben wieder möglichst selbständig meistern kann. Man muss daher auch in alltagsnahen Situationen trainieren. Ergotherapeuten üben z. B. Kochen, Saubermachen, Gartenarbeit, Einkaufen oder Benutzung öffentlicher Verkehrsmittel.

Zielvereinbarungen

Daraus geht auch hervor, dass man nicht einfach symptomzentriert mit einem breitbandigen „Hirnleistungstraining" drauflos therapieren kann. Im Sinne eines gegenseitigen *Therapievertrages* ist mit dem Patienten und seinen Angehörigen zunächst detailliert auszuhandeln, was der Zweck der Behandlung sein soll. Sind Ziele zu weitreichend oder zu global, so sollten beide Parteien sich zunächst auf erreichbare Zwischenetappen einigen und später weitere Zielsetzungen vornehmen.

WHO-Klassifikation

Neben direkten Problemen (z. B. Gehen bei Hemiplegie) gibt es sekundäre, psychosoziale Probleme (z. B. Ehe-Scheidung wegen der Lähmung). Behinderung hat also Auswirkungen auf mehreren Ebenen. Das World Health Organization Model (WHO 1980) unterscheidet in der „International Classification of Functioning and Diseases diesbezüglich: *pathology* (organische Verletzung), *impairment* (defizitäre Funktion), *disabilities* (Handlungs- und Verhaltenseinschränkungen), *handicaps* (psychosoziale Behinderung).

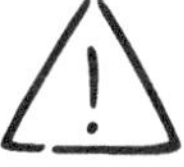

Theoretisch sollte die Rehabilitation auf die *disabilities* mit dem Ziel der Reduzierung von *handicaps* ausgerichtet sein. Nach Ansicht von Bochmann (2002) stehen bislang die *impairments* im Vordergrund, mit eher unbewiesener Hoffnung einer generalisierenden Wirkung auf *disabilities* und *handicaps*. Letztlich müssen alle Ebenen miteinbezogen werden, allerdings sind *disabilities* und *handicaps* komplexer und schwerer messbar als die funktionellen Ausfälle selbst.

Sekundäre Neurotisierung Patienten mit einer Rest-Aphasie vermeiden das Telefonieren oft geradezu phobisch; Betroffene mit Orientierungs- und Gedächtnisstörungen haben Angst, sich zu verirren; Menschen mit unfallbedingten Amputationen oder Gesichtsentstellungen fühlen sich in der Öffentlichkeit angestarrt. Alle ziehen sich immer mehr aus dem sozialen Leben zurück. Selbst Patienten mit nur leichten Hirnschäden sind schnell überlastet. Äußerlich sieht man ihnen nichts an, aber wenn die Tochter mit Ehemann und zwei lärmenden Enkelkindern über Weihnachten zu Besuch kommen, entstehen Aggressivität, Kopfschmerzen oder ein Burn-out-Gefühl und Geselligkeiten werden vermieden. Hierdurch kommt es zur *sekundären Neurotisierung:* Auf die primären Defizite pfropfen sich Depressionen oder Angststörungen auf. Aufgabe des Neuropsychologen ist es, solche Entwicklungen frühzeitig zu erkennen. Der Betroffene muss zum Fachmann für seinen eigenen Zustand werden und ein sensibles Gefühl für seine Grenzen entwickeln. Soziale Aktivitäten dürfen keinesfalls vermieden werden, aber der Patient muss lernen, sehr genau zu spüren, wann seine Belastbarkeit ausgeschöpft ist. Sobald dies der Fall ist, muss er eine Ruhephase einlegen können, sich z. B. eine Zeitlang ins Schlafzimmer zurückziehen bzw. im Auto, in der Kaufhaus-Toilette oder im Stadtpark Autogenes Training machen.

PC-Training *Funktionstraining am Computer* erfreut sich steigender Beliebtheit. Vorteil ist, dass die Übungen durch geringen Personalaufwand kostengünstig sind und von den Betroffenen – ihrem individuellen Tempo angepasst – oft auch selbständig zu Hause durchgeführt werden können. Computerübungen konnte in diversen Studien eine Wirksamkeit nachgewiesen werden, z. B. bei Defiziten in den Bereichen Aufmerksamkeit, Konzentration, Vigilanz, Belastbarkeit, Neglekt, visuelle Wahrnehmung, Sprache, Lesen, Schreiben und Rechnen. In anderen Bereichen wie etwa dem Gedächtnistraining ist die Effektivität umstritten. Unserer Erfahrung nach machen aber viele Betroffene bei einfachen Programmen die Entdeckung, dass doch etwas behalten werden kann. Dies stärkt das Selbstvertrauen, vermittelt Hoffnung und gibt dem Patienten das Gefühl, aktiv etwas gegen sein Leistungsdefizit tun zu können.

Dauerbelastbarkeit Riepe (2002) wies darauf hin, dass die Leistungsbewertung einer *Dauerbelastung* mit PC-Übungen auch für Gespräche zur Krankheitsverarbeitung dienen kann. Da PC-Programme sofortige Rückmeldung über die Richtigkeit geben, kommt es zu einer realitätsangemessenen Selbsteinschätzung der eigenen Leistungsfähigkeit. Unsachgemäße Papier-Bleistift-Übungen können andererseits negative Auswirkungen haben, wenn es zu Überforderung oder Langeweile kommt. Gute PC-

Software vermeidet dies, da das Programm sich durch Berechnung eines Algorithmus automatisch auf das Leistungsniveau des Übenden einstellen sollte. Der Schwierigkeitsgrad wird automatisch so lange erhöht, bis zu viele Fehler gemacht werden und dann wieder leicht abgesenkt. Hierdurch ist ein Training exakt an der individuellen oberen Leistungsgrenze möglich.

Häufigkeit des PC-Trainings

Wie lange brauchen Sie, um eine Fremdsprache zu lernen, wenn Sie eine Stunde pro Woche Unterricht haben, den Rest der Zeit aber gar nichts tun? Wie werden Ihre Fortschritte sein, wenn Sie zweimal täglich je eine Stunde Vokabeln mit einem PC-Programm üben? Durch PC-Programme lässt sich eine beträchtliche Erhöhung der Anzahl von Übungsstunden durch häusliches Training erreichen, was bei hoher Frequenz auch der Vorbereitung auf die mehrstündige Dauerbelastung im Berufsalltag dient.

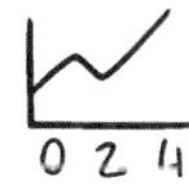

Poser et al. (1992) stellten in ihren Untersuchungen fest, dass – bis auf ganz wenige Ausnahmen – das PC-gestützte Training als äußerst wichtig und erfolgreich angesehen wurde; 75 % der Patienten schätzten ihre Leistungsfähigkeit im Vergleich zur Zeit vor der Computertherapie als weit gebessert oder gebessert ein.

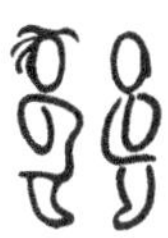

Die Reaktionen auf den Mikroprozessor-gesteuerten Co-Therapeuten sind recht unterschiedlich. In einer kleinen Studie, die einer der Autoren dieses Buches Mitte der 1980er in einem Altenheim in Lübeck machte, flüchtete eine der Kandidatinnen entsetzt. Die ehemalige Oberstudienrätin rief nur noch, sie sei gerade geröntgt worden und wolle nicht vor das „komische Gerät". Einige Teilnehmer hatten zwar großen Spaß an den Übungen, weigerten sich aber beharrlich, die Tastatur selbst zu bedienen. Auf der anderen Seite hatte eine blinde Heimbewohnerin enthusiastische Freude an einem Programm zum Nachspielen von Tönen.

Voraussetzungen

Geprüft werden sollte vor dem PC-Training, ob Bewegungsfähigkeit, Motivation und basale Leistungsfähigkeit des Patienten ausreichen. Auch wenn Einschränkungen vorliegen, kann oft mit spezieller Hard- oder Software geübt werden. So gibt es behindertengerechte Tastaturen und auch Lernprogramme zum Umgang mit Maus und Tastatur.

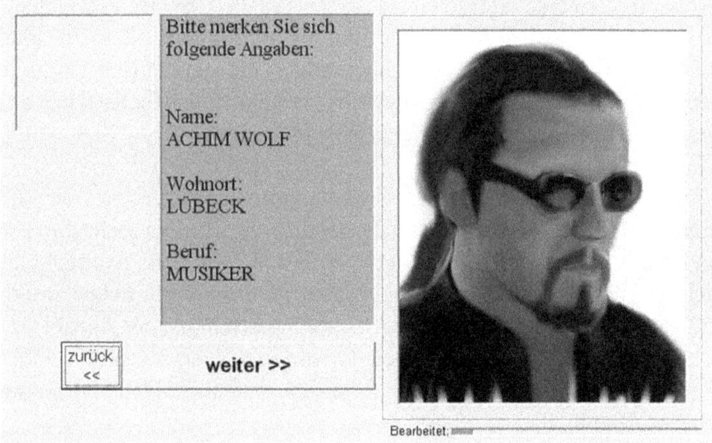

Abb. 2.4: PC-Übungsprogramm zum Merken von Namen und Gesichtern, die später in Multiple-Choice-Form abgefragt werden (LernReha-Software).

Rahmenbedingungen Für ein PC-Training gibt es etliche Rahmenbedingungen, hierzu gehören:

- Ein gezieltes Training abgrenzbarer Defizite ist erfolgversprechender als unspezifische Übungen.
- Langweilige Übungen sollten mit einem spielerischen Programm kombiniert werden.
- In der Regel trainiert man von den Basisleistungen zu komplexeren Funktionen.
- Dem Patienten sollten während der PC-Arbeit auch Strategien zur Lösung vermittelt werden.
- Alltagsnahe Übungen (z. B. Einkaufslisten merken und dann im PC-Laden „einkaufen“ gehen) sind für den Patienten einsichtiger als abstrakte Aufgaben (z. B. Wortlisten merken).
- Allgemein wird empfohlen, mindestens eine halbe bis eine Stunde am Tag zu üben; das muss nicht notwendigerweise am Stück sein.

Bücher zum Hirnleistungstraining, Computerprogramme und anderes Übungsmaterial werden von den Betroffenen oft eigenständig erworben und unkritisch eingesetzt. Eine wichtige Funktion des Neuropsychologen ist daher auch Beratung der Patienten und Empfehlung geeigneter Verfahren für die Übungen zu Hause. Das Buch von Winson und Kollegen (2020) gibt hier wertvolle Anregungen für eine fundierte Rehabilitation.

2.4 Frührehabilitation

Durch Verbesserungen der Intensivmedizin konnte die Anzahl überlebender Schwerstgeschädigter kontinuierlich erhöht werden. Sobald die Betroffenen ihre oft drastischen Einschränkungen bewusst erkennen, tauchen jedoch Gefühle der Verzweiflung auf. Schon alleine, um den Patienten Hoffnung zu vermitteln, sollte daher mit einer neuropsychologischen Therapie schon am Krankenbett begonnen werden.

Komatiefe

Schwere Hirnläsionen führen zu monatelangem Koma, dessen Dauer in Relation zum Ausmaß der zu erwartenden Defizite steht. Das gebräuchlichste Messinstrument zur Einschätzung der Komatiefe ist die *Glasgow Coma Scale* (GCS) von Teasdale/Jennett (1974):

„1.Eye Opening: spontaneous (4), to speech (3), to pain (2), no response (1).
2. Best motor response: to verbal command (6); to painful stimulus: localizes pain (5), flexion-withdrawal (4), flexion-abnormal (3), extension (2), no response (1).
3. Best verbal response: oriented and converses (5), disoriented and converses (4), inappropriate words (3), incomprehensible sounds (2), no response (1).“

Der kritische Cut-off liegt bei 8 Punkten, unter 5 handelt es sich um ein schweres Koma, 9–11 betrifft moderate Einschränkungen, ab 12 Punkte liegt nur eine leichte Verletzung vor. Die Skala hat den Nachteil, dass die Halbseiten-Symptomatik nicht berücksichtigt wird. Weitere Skalen sind die *Glasgow Outcome Scale* (Jennett/Bond 1975), die *Rancho Los Amigos Levels of Cognitive Functioning Scale* (Hagen et al. 1979), *Disability Rating Scale* (Rappaport et al. 1982), *Sensory Stimulation Assessment Scale* (Rader et al. 1989), *Coma Near Coma Scale* (Rappaport et al. 1992) und die *Stimulus Response Hierarchy Scale* (Wood et al. 1993).

schwerste Hirnschädigung

Schwerstgeschädigte Patienten lassen sich einer der folgenden Gruppen zuordnen:

- *Vegetative State (apallisches Syndrom):* Zustand scheinbarer Wachheit ohne erkennbares Bewusstsein der eigenen Person und der Umwelt.
- *Minimal antwortende Patienten*, die unfähig sind, Aufforderungen zu befolgen oder zu kommunizieren, aber ein deutliches Bewusstsein von sich selbst und eine Wahrnehmung der Umgebung zeigen.

- *Akinetischer Mutismus:* Armut an Bewegung, Sprache und Emotionen. Die Aufmerksamkeit kann passiv zu jedem Außenreiz gelenkt werden.
- *Locked-in-Syndrom:* völlige Bewegungsunfähigkeit durch umfassende Lähmung bei erhaltenen kognitiven Fähigkeiten und geistiger Wachheit.

Reha-Phasen-ABC

Folgende Therapiephasen werden getrennt: In der *Phase A* (*Akutbehandlung*) von schwergeschädigten und noch somnolenten Patienten werden nur orientierende Maßnahmen durchgeführt, um dem Patienten ein Gefühl zu geben, wo und warum er hier ist. In *Phase B* setzen stimulierende Behandlung und Versuche der Kontaktaufnahme ein. In *Phase C* erfolgt eine grundlegende Förderung von Antrieb, Motivation, Orientierung und einfachen Aufmerksamkeits- und Gedächtnisleistungen (Steinbach/Donis 2019).

Ungünstig an Reha-Kliniken ist oft, dass der ohnehin verwirrte Patient sich in einer völlig fremden Umgebung wiederfindet, deren oft verwinkelte Wege er sich nicht merken kann. Hinzu kommen eine Vielzahl fremder Personen, deren Namen er nicht behält. Um hier Sicherheit zu vermitteln, sollte ihm eine feste Bezugsperson zugeordnet werden. Eine gut strukturierte Umgebung mit farblich abgegrenzten Etagen, eindeutigen Wegweisern und Türschildern, die auch Aphasiker verstehen, erleichtert die räumliche Orientierung.

Operante Konditionierung

Kann man etwas tun, um den Betroffenen aus dem Koma zurückzuholen? Durch operante Konditionierung können spontan auftretende Verhaltensweisen mit einer angenehmen Konsequenz positiv verstärkt werden, um ihre Auftretenswahrscheinlichkeit zu erhöhen. So wurden Koma-Patienten mit Musik belohnt, um Finger-, Kopf-, Augen- und Mundbewegungen häufiger durchzuführen. Bei apallischen Patienten wurde das *Backward Chaining* angewandt: Das zu erlernende Verhalten wird in Teilkomponenten aufgesplittet, die einzeln belohnt werden, bis der Patient die ganze Aufgabe ohne Unterstützung durchführen kann. Problem ist oft, den richtigen Verstärker herauszufinden. In einer Einzelfallstudie von Watson und Horn (1991) zeigte sich bei ansonsten völlig inkonsistenten Reaktionen ein breites Grinsen auf dem Gesicht des Patienten, als ihm eine Zehnpfund-Note als Belohnung angeboten wurde.

Sensorische Stimulation

Die Überwindung des komatösen Zustandes ist auch Ziel *sensorischer Stimulationsprogramme*. Hierzu werden mehrere Behandlungseinheiten von 15–45 Minuten pro Tag durchgeführt. Als Reize werden sowohl neuartige wie auch vertraute, bedeutungshaltige Materialien (z. B. bekannte Musikstücke, Gerüche, Fotos etc.) verwendet (Riehl 2013).

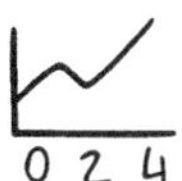

Studien zeigten, dass die Komadauer um ein Drittel verkürzt und der Klinikaufenthalt bei frühem Beginn der sensorischen Stimulation um die Hälfte kürzer war als bei der Kontrollgruppe. Bei der Entlassung war die Stimulationsgruppe der Kontrollgruppe in kognitiven Fähigkeiten signifikant überlegen, und es konnten weitaus mehr Patienten nach Hause entlassen werden. Nähere Daten lassen sich in dem Übersichtsartikel von Leifert (2002) nachlesen.

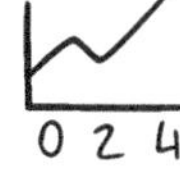

Zieger und Hildebrandt (1997) wiesen nach, dass unter sensorischer und dialogischer Intervention, wie z. B. Berührungen, Streicheln und Ansprache, eine zunehmende Synchronisation zwischen vegetativen Funktionsabläufen (Atmung, Herzfrequenz, Hautwiderstand und Muskeltonus) und Gestik, Mimik und Verständigungsversuchen des Betroffenen entstand.

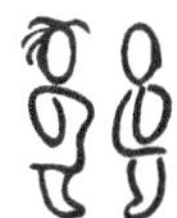

Über ihre Erinnerungen an den Aufenthalt auf der Intensivstation berichtete uns eine Patientin einmal:
„[…] und da mein allgemeiner Zustand so schlecht war, bin ich sechs Wochen künstlich beatmet worden. Mein Mann ist jeden Tag von Lübeck nach Hamburg gekommen und hat mich besucht. Ich habe zwar bemerkt, dass er da war, und er hat mir das auch bestätigt, denn er hat gesagt, als er mich auf der Intensivstation besucht hat, wären die ganzen technischen Anlagen ruhiger geworden. Das Gepiepe hätte etwas nachgelassen. Und mein Mann hat dann neben mir am Bett gesessen und hat auf mich eingeredet und mich auch gestreichelt. Ich habe das gemerkt, aber ich konnte mich nicht bemerkbar machen. Das Grausamste war, dass dann eine Stimme ertönte, die zu meinem Mann sagte: ‚Fahren Sie nach Hause, Ihre Frau bekommt das sowieso nicht mit, die liegt im Koma.' Ich konnte mich nicht verständlich machen, weil ich den Tubus drinnen hatte, und ich konnte mich nicht bewegen. Es ging nicht, auch wenn ich mich noch so sehr bemüht habe, ich hatte einfach nicht die Kraft dazu. Vor allem, was schlimm war, wenn man dalag, alle paar Stunden kam jemand, riss einem die Augenlider auf und leuchtete mit der Taschenlampe rein. Da hab ich immer gedacht: ‚Kucken die jetzt, ob Du schon tot bist?' Das kann gar keiner nachvollziehen" (Kasten 1993, 378 ff.).

Kommunikation

Es gibt immer wieder Berichte von Intensivpatienten, die kognitiv wach waren, aber durch die medikamentöse Sedierung nicht reagieren konnten. Wie lässt sich Kontakt mit einem beatmeten Schwerst-Hirnverletzten aufnehmen? Die einfachsten *Antwortsysteme* beinhalten Augenbewegungen (rechts-links für ja: nein), Lidschluss (auf-zu für ja: nein), Händedruck, Bewegung der Hände, Finger oder Füße. Patienten mit besseren Bewegungsmöglichkeiten können auch Kopfschütteln, Zeichen- oder Buchstabentafeln und Schreiben benutzen.

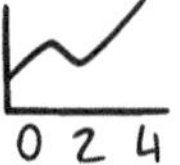

Selbst wenn das Großhirn völlig abgestorben ist, machen Patienten noch reflektorische oder spontane Bewegungen. Lässt sich erkennen, ob der Betroffene damit etwas ausdrücken will? McMilan (1997) benutzte bei einer Patientin, die nur einen einzigen Finger sporadisch bewegte, eine elektrische Klingel. Bei der Frage, ob die lebensverlängernden Maßnahmen beendet oder fortgeführt werden sollen, antwortete die Patientin deutlich über dem Zufallsniveau.

2.5 Angehörigenarbeit

Wer schon einmal die entsetzten Familienangehörigen am Bett eines Intensivpflegepatienten gesehen hat, weiß, dass eine Hirnschädigung nicht nur den Betroffenen selbst verändert. Auch wenn der Patient überlebt, bleibt nichts wie es einmal war. 23–47 % der *Angehörigen* von SHT-Verletzten leiden unter Depressionen, 32–43 % unter Ängsten und 20–60 % gaben andere emotionale Belastungen an.

Einfluss der Familie

Katastrophendenken auf der einen wie das Wegleugnen des Geschehens auf der anderen Seite beeinflussen den Behandlungserfolg ungünstig. Angehörige können aber wichtige Informationen liefern und sollten daher als Co-Therapeuten in die Behandlung integriert werden. Andererseits muss die chronische Überlastung durch die Pflege eines schwer hirnverletzten Familienmitglieds reduziert und überlegt werden, in welchem Ausmaß Angehörige durch professionelle Hilfe (z. B. ambulante Pflegedienste, Essen-auf-Rädern usw.) entlastet werden können (Steinbach/Donis 2019).

Freunde und Kollegen ziehen sich – nach anfänglicher Sorge – meist allmählich zurück. Größtes Problem sind, neben Sprachstörungen, Persönlichkeitsveränderungen des Patienten, z. B. mangelnde Impulskontrolle oder Depressivität. Wenige Monate nach Eintritt der Schädigung besteht das *soziale Netz* des Behinderten oft nur noch aus Verwandten ersten Grades. Wesentliche Funktion der Familie ist es daher auch, den Betroffenen vor fortschreitender Isolation zu bewahren.

Familien-Reaktion

Die meisten Familien hoffen auf eine vollständige Wiederherstellung des Patienten, was in vielen Fällen nicht erreicht werden kann und nur langsam durch eine realitätsangepasste Haltung ersetzt wird. Lezak (1986) beschrieb sechs Stufen:

1. Unterstützendes Verhalten, große Sorge, Bemühungen dem Erkrankten zu helfen.
2. Nachlassende Kräfte, schwindender Optimismus, Befremdung und Angst.
3. Konflikte, weil der Patient frühere Aktivitäten wieder aufnehmen will, obwohl er dazu nicht in der Lage ist.
4. Einsicht, dass sich Persönlichkeitsveränderungen und Defizite nicht sehr verbessern werden.
5. Aktives Trauern (problematisch, da man um eine lebende, äußerlich unveränderte Person trauert).
6. Emotionale Distanz vom Mitleid, Rückkehr zu einem normalen Leben (ein langwieriger Prozess, solange der Patient in derselben Hausgemeinschaft lebt).

Familienkonferenz

Angehörigen-Therapie sollte analysieren, was sich innerhalb der Familie durch die Erkrankung verändert hat. Hierzu gehören finanzielle Situation, Aufgabenverteilung, Überforderungen und Ressourcen. In einer *Familienkonferenz* sollte einzelnen Mitgliedern (gegebenenfalls ohne den Patienten) Gelegenheit gegeben werden, Ängste, Ärger, Ungewissheit, Sehnsüchte und Wünsche zu äußern. Mit Hilfe systemischer Ansätze findet man häufig pathologische Strukturen mit starren Interaktionsmustern, Überfürsorglichkeit oder Nichtwahrhabenwollen der Defizite.

Durch Teilnahme an *Angehörigen-Selbsthilfegruppen* kann man von den Erfahrungen anderer profitieren, der Austausch ähnlicher Gefühle hat einen entlastenden Effekt. Verbände sind z. B. Schädel-Hirn-Patienten in Not e. V., Forum Gehirn e. V., SHG Hirnverletzt vernetzt, Arche Nova für Menschen mit erworbenen Hirnschäden oder LIS e. V.

2.6 Berufliche Wiedereingliederung

Reha vor Rente

Hirnschädigung zeigt zwei *Häufigkeitsgipfel*: im Altersbereich 15–30 Jahre durch Unfälle und nach dem 60. Lebensjahr durch Schlaganfälle. Gerade für junge Betroffene ist die (Wieder-)Eingliederung in das Berufsleben wichtig, sonst entstehen der Gemeinschaft nicht nur durch die Erwerbsunfähigkeitsrente Kosten; in die Bilanz muss man auch hineinrechnen, dass weder Steuern noch Sozialversicherung eingezahlt werden. Der Gesamtschaden liegt bei weit über einer Million Euro pro jungem Hirngeschädigten. Von daher ist der Slogan „Rehabilitation geht vor Rente“ sinnvoll; es sollte nichts unversucht bleiben, um die Betroffenen beruflich zu (re-)integrieren.

Beruflicher Wiedereinstieg

Die Rehabilitationskette sieht nach der Akutphase im Krankenhaus eine *Anschlussheilbehandlung* (AHB) vor. Ist die Arbeitsfähigkeit noch nicht wiederhergestellt, kommen in Betracht:

- stufenweiser Wiedereinstieg (Hamburger Modell);
- weitere medizinische Maßnahmen (Phase I);
- medizinisch-berufliche Maßnahmen (Phase II);
- berufliche Förder- oder Umschulungsmaßnahmen (Phase III);
- zeitlich befristete Berentung.

Für berufliche Maßnahmen muss der Patient medizinisch stabil sein; die Belastbarkeit sollte mindestens bei über drei Stunden täglich liegen. Für eine Ausbildung oder Umschulung muss die Arbeitsfähigkeit mindestens sechs Stunden betragen. Wichtig ist, beim zuständigen Landesamt einen *Grad der Behinderung* (GdB) zu beantragen. Bei einem GdB über 50 gilt der Patient als schwerbehindert und hat z. B. Anspruch auf einen behindertengerechten Arbeitsplatz. Ab einem GdB von 30 kann man beim Arbeitsamt eine Gleichstellung mit einem Schwerbehinderten beantragen, wenn dies den Erhalt des Arbeitsplatzes unterstützt. Über BEM-Gespräche (Berufliches Eingliederungsmanagement), an denen der Patient, der Chef, sowie Vertreter des Personal- und Betriebsrates teilnehmen, versucht man dann eine geeignete Position innerhalb der bisherigen Firma zu finden.

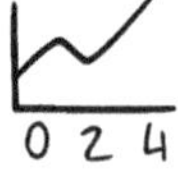

In Studien wurden Wiedereingliederungsraten zwischen 20–84 % berichtet. Gonser (1992) befragte 122 Patienten 2–4 Jahre nach einem schweren SHT. Auf die Frage nach der Rückkehr in die Berufstätigkeit antworteten 80 % mit „Ja". Aber nur 43 % konnten ihren Beruf ohne Einschränkung ausüben, der Rest musste einen beruflichen und finanziellen Statusabstieg hinnehmen.

Detaillierte Informationen zur beruflichen Wiedereingliederung lassen sich dem Artikel von Wiedmann (2002) *entnehmen. Hirngeschädigte können oft dieselben Leistungen erbringen wie gesunde Menschen, brauchen aber mehr Zeit. Diagnostisch wichtig ist hier der Vergleich von Speed- und Power-Tests. Zum Vergleich kann es lohnend sein, die allzu starre Bindung an das Testhandbuch aufzugeben und zu prüfen, ob der Patient die Aufgaben ohne das vorgeschriebene Zeitlimit überhaupt lösen kann. Ein wesentlicher Punkt ist die längerfristige Belastbarkeit. Viele Patienten können sich eine halbe Stunde lang prima konzentrieren, danach geht die Kurve im Sturzflug auf die Null-*

linie zu. Für valide Aussagen benötigt man also Konzentrationstests, die möglichst lange dauern. Besser, aber für Neuropsychologen nur selten machbar, sind Arbeitsproben, die über 8 Stunden laufen.

Belastbarkeitsprüfung

Wiedmann (2002) wies darauf hin, dass die reduzierte kognitive Belastbarkeit sich häufig auch körperlich niederschlägt; die Patienten fühlen sich Jahre nach der Schädigung noch ständig erschöpft.

Auch Persönlichkeitsveränderungen, z. B. erhöhte Reizbarkeit, die reduzierte Fähigkeit, störende Umweltbedingungen wie z. B. Telefonklingeln, Tippen der Kollegen auf der Tastatur, Türklappern usw. auszublenden, erleichtern die Arbeit in einem Großraumbüro nicht.

Für die *Reha-Prognose* sollte die prämorbide Leistungsfähigkeit (schulische u. berufliche Karriere) erfragt werden. Nach Kreutzer et al. (1991) ist es wohl eher unwahrscheinlich, dass ein Patient ohne Schulabschluss, der häufig die Arbeitsstellen gewechselt und sich in zweifelhafter Gesellschaft mit Drogen- und Alkoholkonsum bewegt hat, nach einer Hirnschädigung fähig sein wird, ein dauerhaftes Arbeitsverhältnis aufrechtzuerhalten.

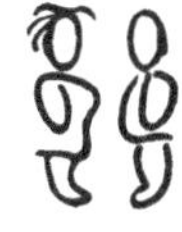

Ein 59-jähriger Dachdecker, der von einem der Autoren dieses Buches behandelt worden war, hatte in den letzten Jahren drei Unfälle mit schweren Verletzungen erlitten. Sekundär entwickelte sich eine Höhenphobie. Bei Arbeitsunfällen muss die Berufsgenossenschaft (BG) für alle Kosten aufkommen und unterstützt Maßnahmen zur Rückkehr in den Beruf. Problematisch war, dass der verunglückte Dachdecker die Erwerbsunfähigkeitsrente anstrebte und hinsichtlich der Behandlung motivationslos war.

Motivation und Simulation

Eine solche Situation fordert hohe Sensibilität; mit vorsichtigen Fragen sollte man dieses Problem rechtzeitig erkunden, um nicht an der Unlust des Patienten zu scheitern. Man kann die Motivation oft nur erhöhen, indem man dem Betroffenen das Gefühl gibt, auf seiner Seite zu stehen, und ihm klar macht, dass die Therapie primär der Verbesserung seiner Lebensqualität dient. Ob jemand wieder arbeiten gehen muss, empfehlen letztlich unabhängige Ärzte des medizinischen Dienstes der Krankenkassen (MDK), des Arbeitsamtes oder der Rentenversicherungen. Allerdings sehen diese die Arbeitsfähigkeit mitunter in einem etwas zu optimistischen Licht, sodass man sich als Neuropsychologe gegebenenfalls auch zum Anwalt der Rechte des Patienten machen muss.

Ohnehin ist nicht jeder Patient von sich aus bereit, an einer Therapie teilzunehmen. Manche sehen ihre Schwierigkeiten nicht, andere halten sich für zu alt, viele sind depressiv. Die fehlende intrinsische (innere) Motivation muss dann durch extrinsische (äußere) Belohnung ersetzt werden. Karl Lashley (1938) berichtete von einem Patienten, der auch nach 900 Wiederholungen das Alphabet nicht behalten konnte. Lashley wettete daraufhin um eine Schachtel Zigaretten mit dem Mann, dass er es auch in der nächsten Woche nicht schaffen würde. Nach nur 10 Wiederholungen konnte der Patient das Alphabet korrekt aufsagen und behielt es auch.

Arbeitsplatzanalyse

Eine umfassende *Arbeitsplatzanalyse* und der Abgleich der Anforderungen mit dem Leistungsprofil des Rehabilitanden können helfen, Enttäuschungen zu vermeiden. Hierzu gibt es mehrere standardisierte Verfahren, z. B. das System ERTOMIS (Jochheim et al. 1992), das in Verbindung mit ELBA speziell für neurologische Patienten eingesetzt werden kann (s. a. IMBA, Bundesministerium f. Arbeit und Soziales 1996; ERGOS-System von Dusik et al. 1993). Hiermit wird sowohl ein Anforderungs- wie auch ein Fähigkeitsprofil erstellt. Differenzen sollten Anlass sein, die entsprechenden Funktionen gezielt zu trainieren. Sind die Kurven völlig inkongruent, muss über eine Umschulung nachgedacht werden. Das Motion-Mining-System versucht demgegenüber versteckte Potentiale aufzudecken und den Patienten in Tätigkeitsbereichen einzusetzen, die er noch beherrscht.

Eine *Arbeitsprobe* im realen Beruf ist letztlich jeder noch so ausgeklügelten Testbatterie deutlich überlegen. Auftretende Probleme ermöglichen dann eine bessere Therapie- und Zukunftsplanung. Ein zu früher Arbeitseinsatz kann den Rehabilitanden leider auch erheblich frustrieren, wenn er der Belastung entgegen aller Hoffnungen nicht gewachsen ist, und auch beim Arbeitgeber wird eine skeptische Haltung aufgebaut.

Belastungserprobung

Einer unserer Patienten konnte aus verschiedenen Gründen keinen Arbeitsversuch an seiner normalen Arbeitsstelle machen. Noch krankgeschrieben entschied er sich daher, seine private „Arbeitsprobe" mit einem Bekannten durchzuführen, der Brunnen bohrte. Just zu diesem Zeitpunkt wurde eine Kontrolle durch das Gewerbeaufsichtsamt gemacht, bei welcher er als Schwarzarbeiter ohne Papiere regelrecht verhaftet wurde. Man lernt daraus, dass solche Versuche nur in direkter Absprache mit dem zuständigen Kostenträger durchzuführen sind.

Für Jugendliche ohne Ausbildung stehen *Berufsbildungswerke* (BBW) zur Verfügung. Patienten, die ihren erlernten Beruf nicht mehr ausüben können, machen Umschulungen in *Berufsförderungswerken* (BFW). Viele Hirngeschädigte finden nach Abschluss der Ausbildung keine Anstellung. Obwohl alle größeren Firmen, die keine Behinderten einstellen, Ausgleichsabgaben zahlen müssen, besteht von Seiten der Arbeitgeber nur geringe Bereitschaft Hirngeschädigte zu beschäftigen. Nach dem Motto: „*Erst platzieren, dann qualifizieren*" wird mit der Methode der unterstützten Beschäftigung daher verlangt, dass erst ein fester Arbeitsplatz nachgewiesen wird, bevor man die teure Qualifizierungsmaßnahme finanziert. Hierbei beißt sich die Katze in den Schwanz: Wie soll ein hirngeschädigter Patient vor der Umschulung einen Arbeitgeber finden?

Berufsförderungswerke

Heute gibt es unzählige Einrichtungen, meist von privaten Trägern, die über das Arbeitsamt, die Berufsgenossenschaft oder z. B. die Rentenversicherung bezahlt werden, die sich bemühen, den Patienten wieder in Lohn und Brot zu bringen. Meist wird dem Betroffenen hierbei ein Trainer („coach") zur Seite gestellt, der ihn in Praktika begleitet und regelmäßig überwacht. Hierzu gehören z. B. Einrichtungen wie „integra", „Novilife", „Die Brücke" u. a.

Coaching

Werkstätten für Behinderte (WfB) zielen überwiegend auf Menschen mit angeborenen geistigen oder körperlichen Behinderungen ab. Oft wird z. B. Holzspielzeug hergestellt oder es werden industrielle Gussstücke entgratet. Leider erhalten die Arbeitenden kaum eine angemessene Entlohnung; darüber hinaus gibt es massive Probleme, Aufträge zu erhalten.

Werkstatt für Behinderte

Das *Hamburger Modell* kommt bei Rückkehr in die ehemalige Arbeitsstelle in Betracht. Finanziert wird der Patient zunächst weiter von seiner Krankenkasse bzw. Berufsgenossenschaft; ab 50 % der normalen Stundenzahl wird erwartet, dass sich der Arbeitgeber beteiligt. Der individuell angepasste Plan beginnt meist mit zwei Stunden täglicher Arbeitszeit dreimal pro Woche und wird dann stufenweise gesteigert. Weitere Hilfen sind leider nicht vorgesehen; notwendig wäre professionelle Betreuung direkt am Arbeitsplatz. Vor der Läsion erworbene Fähigkeiten können die Betroffenen meist zufriedenstellend anwenden; zum Leistungsversagen kommt es, wenn sie ständig veränderte Anforderungen vorfinden.

2.7 Zusammenfassung

Es gibt vielfältige Ursachen einer Hirnschädigung, z.B. genetische Defekte, Geburtskomplikationen, ZNS-Infektionen, Unfälle mit Schädel-Hirn-Trauma, Schlaganfälle, Hirntumoren, Sauerstoffmangel oder Vergiftungen. Eine fundierte Diagnostik bildet die Grundlage für die Therapie. Berücksichtigt werden sollten Bereiche wie Intelligenz, Sprachverständnis und Sprachvermögen, Aufmerksamkeit, Gedächtnis, Arbeitstempo, visuelle und auditive Wahrnehmung, räumlich-konstruktive Leistungen, exekutive Funktionen, reaktive Störungen, Persönlichkeitsveränderungen, psychosoziale Probleme und Arbeits- oder Schulleistungen. Hierbei muss das Kriterium der Alltagsrelevanz beachtet werden, und man sollte auch nach Leistungsstärken suchen. Die Ergebnisse müssen mit neurologischen Untersuchungen und bildgebenden Verfahren (EEG, CT, MRT) verglichen werden. Neuropsychologische Therapie umfasst: Förderung des Störungsbewusstseins, Behandlung von generellen und spezifischen Defiziten und Förderung der Re-Integration. Bei der Frührehabilitation Schwerstgeschädigter verkürzt sensorische Stimulation die Komadauer. Zu Hause durchgeführtes PC-Hirnleistungstraining kann helfen, die Leistung zu verbessern. Angehörige sollten, soweit möglich, als Co-Therapeuten herangezogen werden. Für die berufliche Wiedereingliederung gibt es diverse Maßnahmen wie z.B. Berufsförderungswerke, das Hamburger Modell oder Werkstätten für Behinderte.

2.8 Fragen zum zweiten Kapitel

Überprüfen Sie Ihr Wissen!

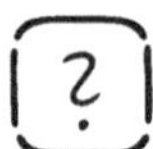

19. Nennen Sie zehn unterschiedliche Erkrankungen, die eine Schädigung des ZNS nach sich ziehen.

20. Was ist der Unterschied zwischen rotem und weißem Schlaganfall?

21. Was ist ein Contre-coup-Effekt?

22. Was ist ein subdurales Hämatom?

23. Wann kann ein gutartiger Tumor schlimm sein?

24. Warum ist bei der Diagnostik ein prae- versus postmorbider Vergleich wichtig?

25. Was besagt das Problem des Bodeneffektes bei neuropsychologischen Tests?

26. Was sind evozierte Potentiale?

27. Was ist eine Lumbalpunktion?

28. Was ist eine Angiografie?

29. Wodurch unterscheidet sich das fMRT vom MRT?

30. Worauf konzentriert sich der reduktionistische Ansatz neuropsychologischer Therapie?

31. Nennen Sie einige Punkte, die bei der Therapieprognose eine Rolle spielen.

32. Bei welchen Funktionsstörungen lässt sich drill and practice anwenden?

33. Was misst die Glasgow Coma Scale?

34. Was ist eine AHB?

35. Wie läuft das Hamburger Modell ab?

3 Funktionsbereiche und mögliche Störungen

Das dritte Kapitel befasst sich mit Störungen, Syndromen und Symptomen, die nach umgrenzten Schäden des Gehirns entstehen. Wir beginnen mit grundlegenden Funktionen wie Motorik, Sensorik, Hören, Sehen, Geruch und Geschmack; es folgen Aufmerksamkeit, Orientierung, Lernen und Gedächtnis, Sprache, Lesen, Schreiben, Rechnen, Handlungsplanung, Persönlichkeitsveränderngen, Sexualität und Schlaf.

3.1 Motorik

A Einleitung

Nach einer Hirnschädigung können lapidare Verhaltensweisen wie das Schreiben einer Notiz oder das Schmieren einer Butterstulle zum unüberwindlichen Problem werden. Rund ein Drittel unseres Gehirns ist mit der Bewegungssteuerung beschäftigt, daher gehören Defizite der Motorik zu den häufigsten Folgen einer neurologischen Erkrankung.

B Fallbeispiel

Der im Jahr 2022 verstorbene Infarkt-Patient Dr. Karl-Heinz Pantke, der später einen Verein für Locked-In-Patienten (LIS e. V.) ins Leben rief, beschrieb die gravierenden Auswirkungen der Lähmungen: „Zum Beispiel war es mir unmöglich, aufrecht zu sitzen; ich bin einfach umgekippt. Ich gebe zu, dass das für einen Gesunden eine kuriose Vorstellung ist. Gott sei Dank hat mittlerweile ein Heilungsprozess eingesetzt. Das Hauptproblem beim Gehen besteht darin, den Körper im Gleichgewicht zu halten. Auf diesen Punkt ist beim Gehen all meine Konzentration gerichtet." (Pantke 1999, Seite 53).

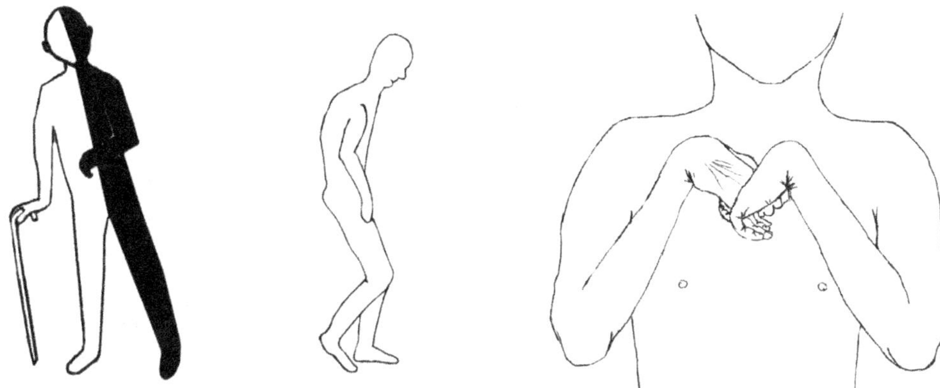

Abb. 3.1 a, b: Typische Körperhaltung eines Halbseitengelähmten (links), eines Patienten mit Parkinsonismus (Mitte) und Dekortikation (rechts) (Grafiken: U. Herbert).

C Symptome

Hemiparese Hemiplegie

Die häufigste motorische Störung stellt die Lähmung dar: *Plegie* ist die vollständige Lähmung und *Parese* eine unvollständige Bewegungseinschränkung. Man trennt:

1. *Hemiparesen* (Halbseitenlähmung) bei einseitiger Läsion;
2. *Paraparesen* (Lähmung beider Arme oder beider Beine) bei periventrikulären Schädigungen.
3. *Tetraparesen* (Lähmung aller vier Gliedmaßen) sind meist Folge diffuser Hirnfehlbildungen, schwerer Hypoxien oder Schädel-Hirn-Traumen.

Während sich die Beweglichkeit anderer Körperteile meist gut bessert, bleibt die Hand oftmals stark beeinträchtigt, da aufgrund der Feinmotorik hier sehr viel Hirngewebe zugeordnet ist. Reflexe können dennoch ausgeprägt sein. Ein spastisch verkrampfter Muskel kann ein Gelenk in eine ungewöhnliche Stellung ziehen, in der es sich versteift, wenn es nicht regelmäßig bewegt wird (Davies 2018).

Gleichgewichtsstörungen

Es können auch Störungen der Koordination auftreten. Bei manchen Patienten fällt der Kopf nach vorne und der Körper sackt in sich zusammen, sobald sie alleine sitzen sollen. Sie müssen erst wieder lernen, die richtige Muskelspannung aufrechtzuerhalten. Manche Betroffene haben kein Gefühl mehr dafür, in welcher Lage sich ihr Körper gerade befindet. Schon nach leichten Hirnverletzungen kann ein *Drehschwindel* auftreten; derartige Störungen der Gleichgewichtsorgane machen es nahezu unmöglich, selbständig zu stehen oder zu gehen (Schaaf et al. 2019).

D Neuropsychobiologie

Die Bewegungssteuerung

Eine Bewegung wird in der *präfrontalen Hirnrinde* geplant und dann vom Kleinhirn und den Basalkernen mit der Körperstellung und anderen Bewegungen abgestimmt. Der eigentliche Bewegungsablauf wird von der *motorischen Hirnrinde* gesteuert. Der Bewegungsimpuls gelangt über die Pyramidenbahn zum Hirnstamm und über Rückenmark und periphere Nerven dann an die entsprechenden Muskelgruppen.

Jedem willentlich beweglichen Körperteil ist auf der motorischen Hirnrinde ein bestimmter Abschnitt zugeordnet. Bei Lähmung bestimmter Muskelgruppen kann daher vermutet werden, welcher Hirnteil betroffen ist. Auch eine Schädigung der Basalkerne (*extrapyramidalmotorische Störung; EPMS*) führt zum Bewegungsdefizit. Bei *Kleinhirndefekten* kann das motorische System nicht mehr richtig koordiniert werden; Betroffene haben u. a. Schwierigkeiten, gezielte Bewegungen auszuführen. Im Rückenmark kann es zu Abriss oder Nervenquetschungen kommen (Querschnittslähmung).

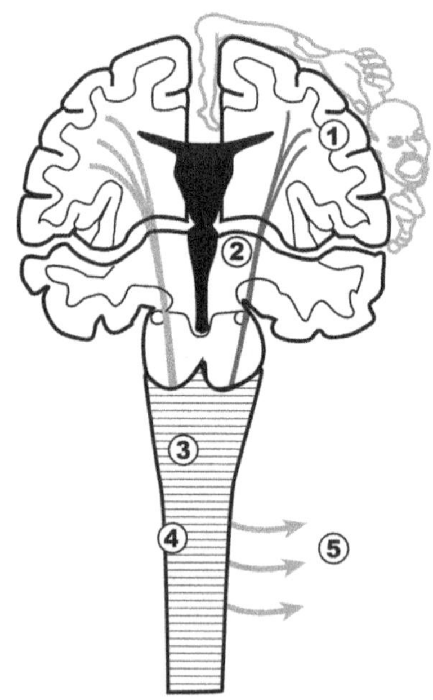

Abb. 3.2: Verschaltung der Bewegungssteuerung: Vom motorischen Kortex (1) zieht der Tractus corticospinalis (2) durch die Capsula interna. In der Höhe der Pyramide (3) kreuzen die meisten Bahnen auf die gegenüberliegende Seite; der Faserzug wird als Pyramidenbahn bezeichnet. Im Rückenmark (4) verlassen dann Bündel von Axonen den Hauptnervenstrang und ziehen zu peripheren Muskelgruppen (5) (Grafik: U. Herbert).

E Diagnostik

Reflexprüfung

Die *Reflexprüfung* peripherer Nerven mit dem kleinen Hämmerchen ist auch heute noch wichtiger Teil neurologischer Tests. Wenn ein Reflex ausbleibt, kann eine Funktionsstörung des Sensors, des afferenten Nervs, des Rückenmarks (bzw. Hirnstamms), des efferenten Nervs oder der Muskulatur vorliegen. Wichtig ist immer der rechts:links-Seitenvergleich und die Beurteilung der Stärke eines Reflexes. Neben den normalen gibt es auch pathologische (krankhafte) Reflexe. Hierzu gehören unter anderem der Babinski-, der Oppenheim- und der Gordon-Reflex; sie werden auch *Pyramidenbahnzeichen* genannt, da sie bei Schädigung dieser Bahn auftreten.

Muskelkraft/-tonus

Zur Prüfung der Bewegungsfähigkeit gehört die Bewertung von Muskelkraft, Muskeltonus (Muskelspannung) und unwillkürlichen Bewegungen (z. B. Zuckungen, Zittern). Die Muskelkraft wird auf folgender Skala eingeschätzt: 0 = totale Lähmung, 1 = schwache Muskelkontraktion (ohne echte Bewegung), 2 = Bewegung mit Unterstützung, 3 = alleinige Bewegung gegen die Schwerkraft, 4 = alleinige Bewegung gegen Widerstand und 5 = normale Muskelkraft.

Hypertonus (erhöhte Muskelspannung) kann in *Spastik* und Rigor unterteilt werden. Bei der Spastik (Pyramidenbahnschädigung) fühlt man bei der passiven Bewegung einen Widerstand, ab einem bestimmten Grad verschwindet dieser wieder (*Taschenmesserphänomen*). Rigor zeigt gleichbleibenden Widerstand, bei Bewegung kann es zu ruckartigen *Unterbrechungen* kommen (*Zahnradphänomen*). Schlaffe Lähmungen (Muskel-Hypotonus) treten bei Kleinhirn- und peripheren Nervenschäden auf, passive Bewegungen sind leicht möglich, Gelenke sind überstreckbar.

Ataxie

Bei einer *Ataxie* werden die Muskeln nicht mehr richtig aufeinander abgestimmt, z. B.: *Standataxie* (unsicheres Stehen, Fallneigung), *Rumpf-Ataxie* (pendelnder Oberkörper), *Gangataxie* (schwankender, breitbeiniger Gang). Die Prüfung geschieht u. a. mit Zielbewegungen: Beim Knie-Ferse-Versuch soll der Patient die Ferse auf das Knie des anderen Beins legen; beim Finger-Nase-Versuch soll ein Zeigefinger an die Nase geführt werden. Verfehlt der Finger sein Ziel, spricht man von *Dysmetrie*.

Tremor

Bei vielen Krankheiten kommt es zum *Tremor* (Zittern). Man unterscheidet: *Ruhetremor* (verschwindet bei Bewegung), *Intentionstremor* (tritt bei Bewegungen auf), *Haltetremor* (z. B. beim ausgestreckten Arm).

Grob- und Feinmotorik

Man trennt *Grobmotorik* (z. B. gehen, laufen, heben) und *Feinmotorik* (z. B. nähen, stricken, schreiben). Wenn schnelle gegenläufige Bewegungen erschwert (*Dysdiadochokinese*) oder aufgehoben sind (*Adiadochokinese*) werden feinmotorische Arbeiten schwierig.

extrapyramidale Störungen

Zu *extrapyramidalmotorischen Störungen* kommt es bei Schädigungen außerhalb der Pyramidenbahn, z. B.:

- *Parkinson-Syndrom* (Rigor, Ruhetremor und Akinese = Bewegungsarmut),
- *Hyperkinese* (übermäßige Bewegungsaktivität),
- *Chorea*: unwillkürliche, blitzartige, arhythmische Muskelzuckungen,
- *Ballismus*: plötzlich auftretende, heftige, schleudernde Bewegungen,
- *Athetose*: langsam schraubende, wurmförmige Bewegungen,
- *Dystonie*: wiederholt ablaufende, langsame oder anhaltende Muskelkontraktionen.

F Therapie

Ein kleiner Bruchteil der Pyramidenbahnen verläuft ungekreuzt; man vermutet, dass die gesunde Hirnhälfte lernt, die gelähmte Seite mit zu steuern. Bei inkompletter Läsion lernen überlebende Restneurone weitaus größere Muskelgruppen zu lenken als vorher, die Bewegungen sind aber gröber.

Physiotherapie

Schon auf der Intensivstation sorgen *Physiotherapeuten* dafür, dass die Gelenke nicht versteifen. Sobald der Patient ansprechbar ist, übt man das Sitzen mit ihm. Mit einem kippbaren „Stehbett" lernt der Hirngeschädigte nach Monaten in horizontaler Position seine Position im Raum einzuschätzen. Zum Wiedererlernen des Gehens werden neben Therapeutenhilfe oft *Rollatoren* (Gestelle mit Rädern) und Krücken benutzt. Beinschienen verstärken Knie- oder Fußstabilität (Brötz 2015).

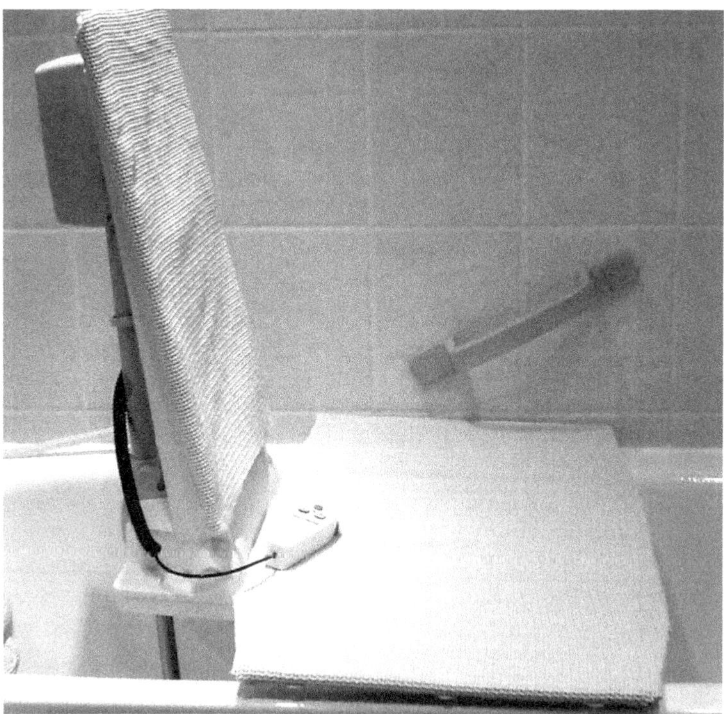

Abb. 3.3: Einstiegshilfe in die Badewanne (Foto: U. Herbert)

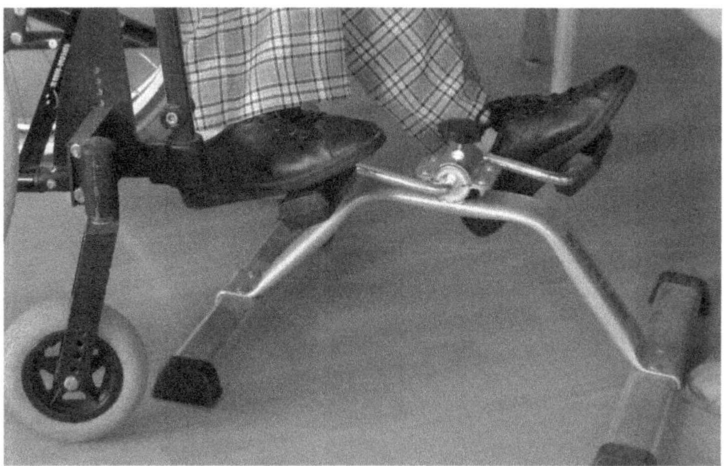

Abb. 3.4: Einfacher Heimtrainer, den man auch für ein Bewegungstraining vom Rollstuhl aus benutzen kann (Firma Kettler)

Folgender Selbsttest ist äußerst sinnvoll: Stellen Sie sich vor, Sie hätten einen gelähmten Arm. Versuchen Sie nun, sich mit nur einer Hand anzuziehen, die Zähne zu putzen und Frühstück zu essen. *Ergotherapeuten* vermitteln hemiplegischen Patienten zahlreiche Tricks zum Lösen solcher alltagspraktischer Probleme. Für den Haushalt gibt es viele Hilfen, etwa Frühstücksbretter, die beim Brotschmieren nicht wegrutschen oder Einstiegshilfen in die Badewanne.

Technische Trainingsverfahren

Für Bewegungsstörungen gibt es eine Fülle technischer Verfahren. *Elektrische Peronaeus-Stimmulation* kann den Fallfuß verhindern; Flexor-Reflex-Stimulation hilft beim Wiedererlernen des Gehens. Beim *Laufbandtraining* hängt der Patient in Gurten über dem Laufband, so dass er bei Fehlern nicht stürzen kann. Man beginnt zunächst mit passiven, über angelegte Schienen robotergesteuerten Beinbewegungen, die der Betroffene dann selbst übernehmen soll (z. B. Lokomat oder *Gangtrainer*).

Eine stetige Weiterentwicklung erfahren Neuroprothesen wie das *Cochlea-Implantat* für das Hören; inzwischen gibt es sie auch für das motorische System. Über *Elektrostimulation* von Muskelgruppen kann der gelähmte Patient wieder grobe Bewegungen ausführen. Bei älteren Modellen musste der Patient seine Bewegungen über eine Tastatur selbst steuern oder Stimulationsintervalle wurden abhängig von der Zeit berechnet. Bei neuen Geräten werden Bewegungen in Teilbewegungsphasen unterteilt; Sensoren erfassen die aktuelle Stellung von Fuß, Bein und Knie und geben dann optimierte elektrische Impulse ab.

PC-Spiele

Im Rahmen der *virtual reality technology* entwickelt man Roboter und Computerspiele, mit denen der Patient Bewegungsabläufe üben kann (z. B. *Rutgers Master oder Rutgers Ankle*). Nur über Bewegungen des gelähmten Körperteils kann hierbei ein PC-Spiel gesteuert werden; benutzt werden riesige Joysticks (z. B. *ReoTM* von Motorika). Interaktive Roboter können Bewegungsabläufe mit Patienten einüben. Bei dem *Bi-Manu-Track* bewegt der gesunde Arm den passiven mit (Hesse et al. 2003, 2005). Andere Bewegungsstörungen wie z. B. beim Parkinsonismus werden überwiegend medikamentös behandelt bzw. bei Erkrankungen wie Multipler Sklerose durch Therapie der Grunderkrankung. „ArmeoSpring“ (Hocoma) trainieren das Greifen, „NeRoBot“, „ArmAssist“ und „InMotion“ die Bewegungsfähigkeit des ganzen Armes (Fürst/Trailovic 2018).

3.2 Sensorik

A Einleitung

Eine stetige Rückmeldung durch das Körpergefühl ist unabdingbar, um Bewegungen auszuführen. Bei Hirnschäden kann auch das sensorische System betroffen sein, die Erkrankten klagen dann z. B. über Taubheitsgefühle der betroffenen Körperteile. Allerdings ist diese Gefühllosigkeit für viele Betroffene das geringste Problem, etliche leiden unter Brennen, Stechen oder Drückgefühlen in den gelähmten Körperteilen.

B Fallbeispiel

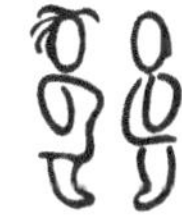

Ein eindrucksvolles Fallbeispiel schilderte Oliver Sacks (1987). Christina, die dort beschriebene Patientin, konnte sich plötzlich nur unsicher auf den Beinen halten, vollfuhrte ungelenke, rudernde Bewegungen und ließ immer wieder Gegenstände fallen. Sie konnte nur stehen, wenn sie dabei auf ihre Füße sah und nur etwas festhalten, wenn sie es im Auge behielt. Sie selbst gab an, sie spüre ihren Körper nicht mehr: „Ich fühle mich wie verhext, als wäre ich körperlos."

C Symptome

Sensibilitätsdefizite

Man unterscheidet folgende Defizite der Berührungsempfindung: Verminderung (*Hypästhesie*) bzw. völliges Fehlen jeder Sensibilität (*Anästhesie*) und *Parästhesien* (Fehlempfindungen, z. B. Kribbeln, Ameisenlaufen). Die Temperaturempfindung kann vermindert (*Thermhypästhesie*) oder aufgehoben sein (*Thermanästhesie*). Eine verminderte Vibrationsempfindung nennt man *Pallhypästhesie*, eine aufgehobene *Pallanästhesie*. Die Schmerzempfindung kann vermindert sein (*Hypalgesie*) oder völlig fehlen (*Analgesie*). Bei Neuralgien handelt sich um schmerzhafte Überempfindlichkeit im Versorgungsgebiet eines Nerven.

D Neuropsychobiologie

Oberflächen-/ Tiefensensibilität

Sensibilität lässt sich trennen in 1. Oberflächen (Berührung, Schmerz und Temperaturempfindung), 2. Tiefen (Bewegung, Lage, Kraft und Vibrationsempfindung) und 3. viszerale Sensibilität, die den Zustand innerer Organe meldet.

Mechano-, Thermo- und Nozirezeptoren (Schmerz) bestehen aus speziellen Nervenzellen, deren Erregung an das Rückenmark geleitet wird, wo Reflexe auf motorische Nerven ausgelöst werden können, lange bevor die Information bewusst geworden ist.

Der *Tractus spinothalamicus* leitet die Information weiter zum Thalamus, von dort läuft die Erregung in den *somatosensorischen Kortex* im Parietallappen. Sensible Körperbereiche nehmen hier deutlich mehr Platz ein als wenig empfindliche Teile.

E Diagnostik

Empfindlichkeitsprüfung

Nahezu alle Untersuchungen geschehen mit geschlossenen Augen. Rechte und linke Körperseite müssen getrennt untersucht und miteinander verglichen werden. Die Prüfung der *Berührungsempfindung* erfolgt mit einem Pinsel, Wattestäbchen oder Finger. Für das räumliche Unterscheidungsvermögen prüft man mit einem *Tastzirkel* den Abstand, von dem an zwei Berührungen getrennt wahrgenommen werden (*Zweipunkteschwelle*). Die Schmerzempfindung wird durch leichtes Kneifen untersucht. Durch Aufsetzen von Nadelspitze und Nadelkopf kann das Unterscheidungsvermögen zwischen spitz und stumpf geprüft werden. Zur Testung der Temperaturempfindung werden zwei Reagenzgläser mit warmem und kaltem Wasser gefüllt, die dann in unsystematischer Abfolge auf den Körper gesetzt werden. Für die passive Bewegungsempfindung werden Gliedmaßen bewegt und der Patient soll die Bewegungsrichtung angeben.

Lage-/Vibrationsempfindung

Zur Untersuchung der *Lageempfindung* bringt man eine Extremität in verschiedene Stellungen; der Patient soll diese mit der anderen Körperseite nachahmen. Für die *Kraftempfindung* wird der Patient gebeten, Gewichte im Kontinuum leichter–schwerer–gleichschwer zu schätzen. Mit einer auf Knochenvorsprüngen aufgesetzten Stimmgabel kann die *Vibrationsempfindung* geprüft werden.

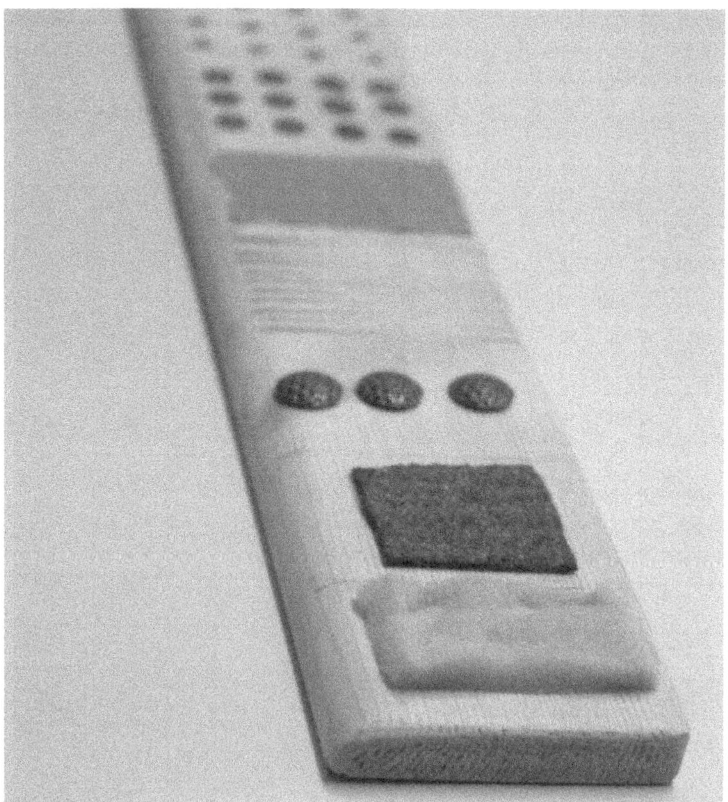

Abb. 3.5: Mit einem solchen Tastbrett kann geprüft werden, ob der Patient mit geschlossenen Augen verschiedene Untergründe unterscheiden und beschreiben kann.

F Therapie

Durch gezielte Stimulation kann auch die Sensibilität verbessert werden. Der Patient soll sich, am besten mit geschlossenen Augen im Liegen, auf Massagen konzentrieren und angeben, wo er sie spürt. Die anfangs kräftigen Berührungen werden später immer sanfter. Mit stachelig aussehenden Massagebällen oder Rollen kann sich der Betroffene an vielen Körperteilen auch selbst stimulieren. Mit *Reizelektroden* lassen sich gelähmte Körperteile elektrisch stimulieren. Der Patient sollte die Stromstärke selbst so lange erhöhen, bis er ein Kribbeln auf der Haut spürt. Eine andere Übung ist das Ertasten von Gegenständen in einem Beutel oder mit geschlossenen Augen; der Patient soll das ertastete Objekt dann benennen. Neuropsychologen sind hier selten eingebunden, die Therapie übernehmen Ergo- und Physiotherapeuten.

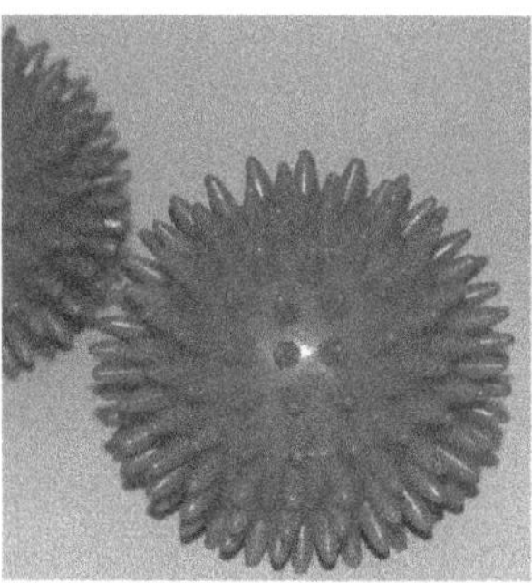
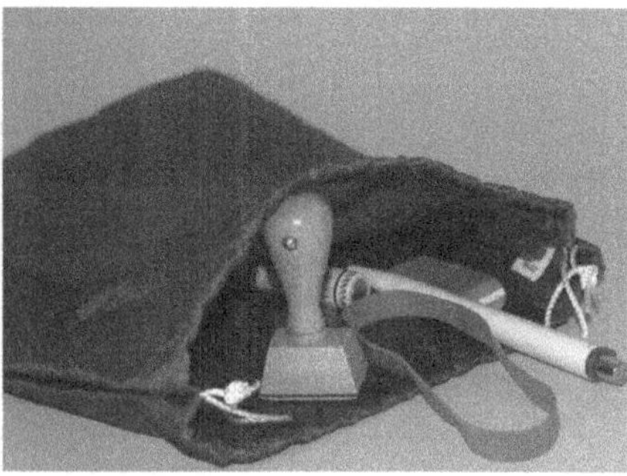

Abb. 3.6: Massagebälle zur taktilen Stimulation (links) und Übungsbeutel zur Objektidentifikation durch Tasten (rechts)

3.3 Hören

A Einleitung

Hörstörungen können aufgrund einer Schädigung des Innenohrs entstehen, aber auch durch eine Läsion des akustischen Systems. Man spricht hier von *cerebraler Taubheit* bzw. seltener von *sensorischer* oder *akustischer Aphasie*, mitunter wird auch der Begriff *Geräuschtaubheit* benutzt.

B Fallbeispiel

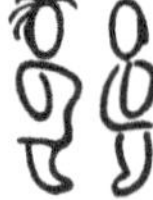

Eder (2000) berichtete von einem 62-jährigen Patienten, der in angetrunkenem Zustand mit dem Fahrrad stürzte und sich Schädelfrakturen zuzog. Zunächst war er vollständig taub, hörte aber in seinem Kopf ständig ein lautes Zischen, durch das er nicht nur Schlafschwierigkeiten hatte, sondern sich auch tagsüber ständig abgelenkt fühlte. Sechs Wochen später konnte er sehr helle Töne wieder hören; die Geräusche im Kopf reduzierten sich leicht. Ein halbes Jahr nach dem Unfall konnte er sich mit seiner Frau wieder einigermaßen verständigen, bei Gesprächen mit Fremden verstand er bestenfalls ein Viertel. Mit Musik konnte er nichts mehr anfangen; Radiomusik war für ihn nur noch unangenehmer Lärm. Ein hoher Geräuschpegel machte ihm jedes Gespräch völlig unmöglich. Eine Hörgeräteanpassung brachte gar keine Besserung. Durch eine Sprachtherapeutin erlernte er das Lippenablesen, hierdurch ergab sich eine weitere Verbesserung des Kommunikationsvermögens.

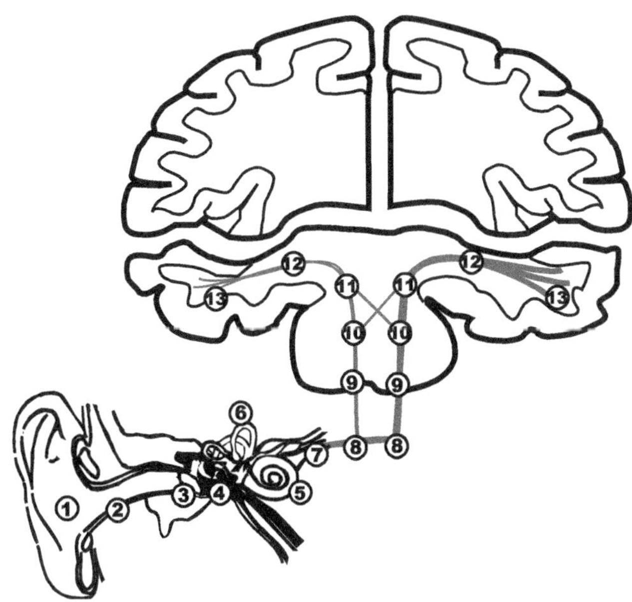

Abb. 3.7: Anatomie des auditorischen Systems. Der Schall läuft vom Ohr (1) durch den Gehörgang (2) bis an das Trommelfell (3). An das Innenohr (4) wird er mechanisch über Hammer, Amboss und Steigbügel weitergegeben. In der Cochlea (5) befinden sich feine Haarzellen, die für spezifische Schallfrequenzen sensibel sind. Daneben liegen die Bogengänge des Gleichgewichtsorgans (6). Die Information wird über den Nervus cochlearis (7) an den Nucleus cochlearis (8) weitergegeben. Der größere Teil der Nerven kreuzt hierbei auf die gegenüberliegende Hirnhälfte. Die neuronale Erregung läuft nun zur Olivia superior (9), zum Nucleus lemniscus lateralis (10), zum Colliculus inferior (11). Via Corpus geniculatum mediale (12) wird dann die Hörrinde in der oberen Windung des Temporallappens (13) erreicht (Grafik: U. Herbert).

C Symptome

Hörstörungen Angeborene gering bis mittelgradige Hörstörungen werden oft zu spät entdeckt; sie führen aber zu Problemen der akustischen Diskrimination und werden bei Kindern als Ursache für Legasthenie diskutiert. Insbesondere bei älteren Menschen kann Taubheit auch zu akustischen Halluzinationen führen. Der akute *Hörsturz* infolge von Durchblutungsstörungen steht meist mit Stress in Verbindung; Warnzeichen sind häufige Ohrgeräusche (Tinnitus, Ohrpfeifen) und ein Druckgefühl im Ohr.

Bei *cerebralen Hörstörungen* kann das Audiogramm (s. u. Diagnostik) intakt sein, aber der Betroffene interpretiert die Informationen nicht mehr richtig. Gesprochenes wird schlecht verstanden, Worte können nur unter Schwierigkeiten nachgesprochen und Geräusche nicht mehr identifiziert werden.

Nähere Informationen zu diesem Thema bietet der Überblicksartikel von Eder (2002).

Tinnitus Ein häufiges Symptom ist der *Tinnitus*. Ohne externe Quelle produziert das Gehirn hier Geräusche wie z. B. Pfeifen oder Rauschen. Der Tinnitus ist in seiner Lautstärke meist variabel; viele Betroffene hören gleichzeitig mehrere unterschiedliche Geräusche. Seltener sind akustische Halluzinationen nach einer Hirnschädigung. Ursache ist vermutlich, dass hemmende Hirnteile die entsprechenden Zentren zu wenig inhibieren und eine neuronale Spontanaktivität in den entsprechenden Arealen sich dann bis ins Bewusstsein vorkämpfen kann. Coebergh et al. (2015) berichteten von einer Fülle musikalischer Halluzinationen.

D Neuropsychobiologie

Lateralität Zu Hörstörungen kommt es sowohl infolge einer Läsion der peripheren Anteile des akustischen Systems (z. B. gerissenes Trommelfell, Innenohrentzündung) wie auch nach einer Hirnschädigung. Eingebunden in das akustische System sind vor allem die Vierhügelplatte (*Colliculus inferior*) und die beiden *Temporallappen*. Bei Schädigung eines Schläfenlappens kann der andere den Funktionsverlust teilweise kompensieren. Bei Rechtshändern liegen die sprachdominanten Hirnzentren meist in der linken Hemisphäre. Entsprechend ist bei nur linksseitiger Läsion des Schläfenlappens meist das *Sprachverständnis* und bei rechtsbetonter Verletzung sind eher *Geräusch- und Musikverständnis* defizitär.

E Diagnostik

Bei einer Hörminderung (*Hypakusis*) unterscheidet man die *Mittelohrschwerhörigkeit* (Schalleitung gestört) von der *Innenohrschwerhörigkeit* (Schallempfindung gestört). Durch verschiedenartiges Aufsetzen einer angeschlagenen Stimmgabel kann der HNO-Arzt beides differenzieren.

Audiometrie

Bei der *Audiometrie* soll der Patient angeben, ab welcher Lautstärke er einen Ton bestimmter Frequenz im Kopfhörer wahrnimmt. Auf diese Weise wird die *Hörkurve* (*Audiogramm*) bestimmt, die im Normalfall umgekehrt U-förmig ist. Selten ist der gesamte Kurvenverlauf nach unten verschoben; häufiger liegen Defizite in bestimmten Frequenzbereichen vor. Moderne Hörgeräte verstärken partiell diese Frequenzen, sodass der Schwerhörige nicht einfach alles nur lauter hört, sondern seine Hörkurve der normalen angepasst wird.

Hörtests

Für eine neuropsychologische Prüfung des Hörsystems gibt es bislang nur wenige Untersuchungsverfahren.

- *Dichotischer Sprachtest nach* Uttenweiler (1996)*:* beide Ohren erhalten gleichzeitig unterschiedliche Informationen, z. B. Zahlen. Der Test dient der Dominanzprüfung (Hättig 2004).
- Blaettner und Kollegen (1989) entwickelten den *Psychoakustischen Diskriminationstest*, in dem zufällig auftretende Abweichungen von regelmäßigen Lauten unterschieden werden müssen.
- Das *Akustikperimeter* von Schmielau (1996) prüft das räumliche Auflösungsvermögen akustischer Reize mit einer Vielzahl von Lautsprechern, die in einer Halbkugel angeordnet sind.
- Von Steinbüchel (1987) wurde ein Testverfahren entwickelt, um das *akustische Auflösungsvermögen* zu prüfen. Verständnisschwierigkeiten entstehen oft dadurch, dass Geschädigte die aufeinanderfolgenden Phoneme gesprochener Worte nicht schnell genug differenzieren können.
- Der *Seashore-Test* prüft das Nachspielen einfacher Klangfolgen und wurde eigentlich zur Untersuchung musikalischer Begabung entwickelt (*Butsch/Fischer 1996).*

Zur Differentialdiagnose zwischen peripheren und zentralen Hörstörungen sollte eine EEG-Untersuchung mit akustisch evozierten (ausgelösten) Potentialen durchgeführt werden. Weitere Tests können mit einem einfachen Xylophon erfolgen. Die Patienten haben hier z. B. Schwierigkeiten zu sagen, welcher von zwei Tönen lauter oder heller war. Die genaue Anzahl von mehreren Tönen kann oft nicht angegeben werden. Das Nachspielen einzelner Tonfolgen gelingt bei akustischer Agnosie nicht.

F Therapie

Bei einer Zerstörung des Innenohres werden neuroprothetische Cochlea-Implantate operativ eingesetzt. Sie arbeiten wie kleine Mikrophone, die direkt den Hörnerv stimulieren. Die Betroffenen müssen aber erst mühsam lernen, diese Sinneseindrücke zu verstehen.

Phonemtraining

Die Behandlung cerebraler Hörstörungen beginnt mit der Unterscheidung von Tönen, Geräuschen, Buchstaben, Worten und Sätzen zunehmender Länge.

Für den *Tinnitus* gibt es kaum etablierte Therapien. Je mehr der Betroffene sich auf das störende Geräusch fokussiert und sich darüber ärgert, umso belastender wird der Tinnitus. Da der selbstgemachte Lärm bei Stress zunimmt, werden Entspannungsverfahren empfohlen. Mit speziellen Geräten („Noiser“), die ein dem Tinnitus ähnliches Geräusch produzieren, versucht man Gewöhnung herbeizuführen, bis das Gehirn das Geräusch als unwichtig einstuft und ausblendet (Kellerhals/Zogg 2000). Daneben gibt es Musikstücke, die einen Hauptteil der Klänge im Bereich der Tinnitusfrequenz darbieten und dessen Ton damit überdecken (z. B.: „tinniwell“). Neuromodulation benutzt unterschiedliche Signale, um die Wahrnehmungsfähigkeit umzustrukturieren (z. B. parallele Elektrostimulation der Zunge mit „Lenire“).

3.4 Sehen

A Einleitung

Wo im Gehirn ist der Bildschirm, auf dem unsere Umwelt abgebildet wird? Und wer sieht sich dieses Bild an? Der griechisch-römische Arzt Galenus (130–200 n. Chr.) meinte, dass in den Hohlräumen des Gehirns ein *spiritus animalis* entstünde, welcher durch die Augen den

Körper verlässt und die Umwelt abtastet. Noch im Mittelalter glaubte man, der Seheindruck würde in den Ventrikeln entstehen, nach damaliger Ansicht dem Sitz der Seele (Hirnoperationen bis an die Ventrikel wurden vermieden, da durch die Öffnung die Seele dann ja entfleuchen könnte).

B Fallbeispiel

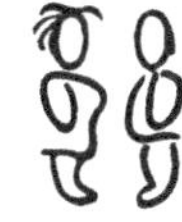

Einer der Autoren dieses Buches hatte einmal eine Zahnärztin in Behandlung, die durch eine Hirnentzündung ein Zentralskotom erlitten hatte, eine Blindheit der Fovea, dem Ort des schärfsten Sehens. Intuitiv lenken wir, wenn wir etwas näher erkennen wollen, unseren Blick darauf, sodass das Objekt in den schärfsten Teil der Retina rückt. Bei der Zahnärztin hatte das stets zur Folge, dass das Objekt wie von Zauberhand verschwand. So sah sie mit der intakten Peripherie ihres Gesichtsfeldes die Kaffeemaschine im Büro. Versuchte sie aber hinzusehen, so verschwand die ganze Kaffeemaschine, und das Umfeld füllte das Loch auf eine seltsam verzerrte Weise auf.

C Symptome

Auch der Laie kennt Kurz- und Weitsichtigkeit durch Verformung des Auges bzw. den Elastizitätsverlust der Linse im Alter. Bekannt sind außerdem *grauer* (Linsentrübung) und *grüner Star* (Glaukom durch hohen Augeninnendruck). Interessanter für Neuropsychologen sind Störungen der visuellen Weiterverarbeitung im Gehirn.

Gesichtsfeldausfall

Häufigste Folge ist die *Teilblindheit*. Bei einer Augen- oder Sehnervenschädigung kommt es zum *heteronymen monokularen (einäugigen) Gesichtsfeldausfall*. Bei einer Kompression des Chiasmas entsteht ein Ausfall der beiden temporalen (äußeren) Halbfelder (*heteronyme bitemporale Hemianopsie*). Hinter dem Chiasma opticum liegende Läsionen führen zu *homonymen (gleichsinnigen) Gesichtsfeldausfällen*. Man unterscheidet: *Hemianopsien* (halbseitige Blindheit); *Quadrantenanopsien* (Blindheit in einem Viertel des Gesichtsfeldes) und *Skotome* (eher kleine, unregelmäßig geformte Defekte).

Wie nehmen die Patienten selbst ihren blinden Gesichtsfeldbereich wahr? Bei homonymen Defekten existiert ein Teil des Sehfeldes schlichtweg nicht mehr. Die Patienten sehen dort so viel, wie Sie jetzt in Ihrer Papille (Austritt des Sehnerven, Blinder Fleck). Haben Sie – bei einäugigem Sehen – das Gefühl, dort blind zu sein? Werth (1998) schilderte den Fall eines teilblinden Patienten, der sagte: „Jetzt habe ich Sie gerade enthauptet“, weil der Kopf des Untersuchers im blinden Bereich verschwunden war.

Alltagsprobleme

Viele Patienten bemerken ihr Defizit nur durch Alltagsprobleme. Die Patienten stoßen häufig mit anderen Menschen oder Objekten im blinden Bereich zusammen. Allerdings lernen sie es oft rasch, diesen Mangel mit vermehrten Blickbewegungen zu kompensieren (Übersicht: Pauli 2020). Lesestörungen durch Hemianopsien treten nur bei *foveal splitting* auf, d. h. wenn der blinde Bereich die Fovea halbiert. Durch die doppelte Blutversorgung des Okzipitalpols ist dies extrem selten.

Betroffene dürfen prinzipiell kein Auto mehr fahren, wenngleich wir festgestellt haben, dass der Gesichtsfeldausfall mitunter so gut kompensiert wird, dass die *Fahrtauglichkeit* nicht generell ausgeschlossen werden sollte (Kasten et al. 1997a).

Andere Sehstörungen

Neben den sehr häufigen Gesichtsfeldausfällen kann, abhängig von Art und Ursache des Hirnschadens, eine Vielzahl weiterer Defekte entstehen (Übersicht: Neumann et al. 2015):

- Störungen der Hell-Dunkel-Adaptation (leichte Blendung oder alles erscheint zu dunkel);
- Nystagmus (Wegwandern der Augen beim Fixieren);
- Doppelbilder (Diplopia);
- Amblyopie (Verlust scharfer Bilder, Unfähigkeit Formen zu erkennen);
- Achromatopsie (Ausfall des Farberkennungsvermögens);
- Störungen der Stereopsis (Tiefeneindruck);
- Störungen des Bewegungssehens;
- visuelle Agnosien (Unfähigkeit, Objekte oder Personen zu erkennen);
- visuelle Illusionen oder Halluzinationen;
- Metamorphopsien (Verzerrung des optischen Bildes);
- Dysmetropsien (Objekte scheinen vergrößert, verkleinert, zu nah oder zu fern);
- Polyopie (Vielfachsehen eines Objektes).

D Neuropsychobiologie

Auflösungsvermögen

Das gesunde monokulare (einäugige) Gesichtsfeld hat bei geradeaus gerichtetem Blick eine Ausdehnung zwischen 50° (nasal) bis zu 90° (temporal nach außen). Am schärfsten sehen wir in der 2°-großen Fovea centralis in der Mitte. In der Peripherie wird das Auflösungsvermögen immer schlechter, es werden vor allem bewegte Stimuli wahrgenommen. Kleinste Informationseinheiten des Sehsystems sind *rezeptive Felder*. Es gibt sie in der Netzhaut des Auges; ihr zugehöriges Pendant sitzt im Sehzentrum des Gehirns. Sie haben unterschiedliche Größe, überlappen sich und können ihren Einzugsbereich verändern.

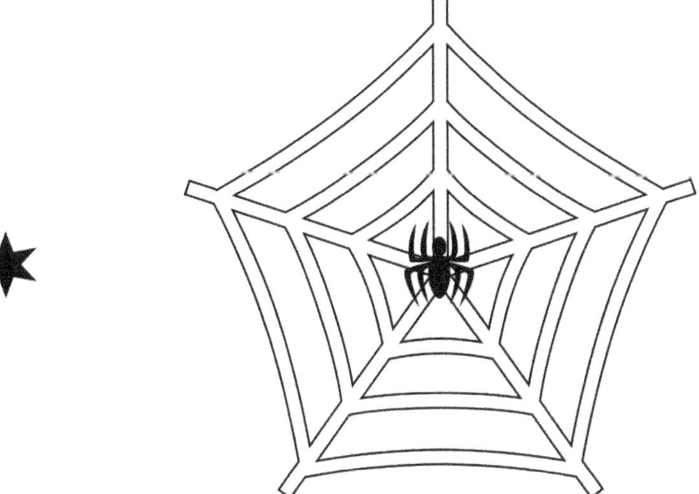

Abb. 3.8: Spinnenphobiker müssen nicht unbedingt zum Staubsauger greifen. Halten Sie sich das linke Auge zu. Blicken Sie stur auf den Stern und bewegen dann Ihren Kopf auf das Buch zu. Irgendwann verschwindet die Spinne. Interessanterweise haben wir den optischen Eindruck, das Spinnennetz würde das Loch auffüllen. Menschen mit einem Skotom merken durch diesen filling-in-Effekt von ihrem blinden Bereich oft nicht das Geringste (Grafik: CorelDraw).

Etwa 10° neben der Fovea in der Augenmitte befindet sich die Papilla nervi optici (Blinder Fleck), in der sich die Axone der Retina bündeln und das Auge als *Nervus opticus* verlassen. Dieser Sehnerv zieht zum *Chiasma opticum* (Sehnervkreuzung). Die Nervenfasern der nasenseitigen Retinahälfte wechseln zur kontralateralen (gegenüberliegenden), die der temporalen (äußeren) Retinahälfte bleiben hingegen auf der ipsilateralen (derselben) Seite. Durch diese halbe Überkreuzung wird jede Gesichtsfeldhälfte in der jeweils gegenüberliegenden Hemisphäre des Gehirns repräsentiert. Wie im motorischen System kreuzen aber nicht alle Axone in der vorgeschriebenen Weise. Hinter dem Chiasma bündeln sich die Axone zum *Tractus opticus*. Die geniculo-striatale Bahn verläuft vom (dorsalen) *Corpus geniculatum laterale* des Thalamus als Sehstrahlung (*Radiatio optica*) zum primären *visuellen Kortex* (V1) im hinteren, medialen Teil des Okzipitallappens. V1 in der *Area striata* des Okzipitallappens weist eine retinotope Organisation auf, d. h. benachbarte Punkte auf der Retina liegen hier auch nebeneinander. Die im Auge winzige Fovea wird in der primären Sehrinde auf einer viel größeren Kortex-Fläche abgebildet (*kortikaler Magnifizierungsfaktor*). Nervenzellen, die im *Sehzentrum V1* nur auf hell/nicht-hell reagieren (Kontrastwahrnehmung), leiten ihre Information an komplexe und hyperkomplexe Neuronen weiter, die z. B. die Winkelneigung einer Linie oder die Form einer Fläche erkennen können. *Area V2* dient der Gestalterkennung. *Area V3* reagiert besonders auf bewegte Konturen, *Area V4* ist farbspezifisch, *Area V5* (auch als MT für medio-temporal bezeichnet) ist für das Bewegungssehen zuständig. Einige Fasern ziehen vom Corpus geniculatum direkt in die Areale V2, V4 und V5. Alle höheren visuellen Areale haben Rückprojektionen nach V1(Überblick: Pape et al. 2019).

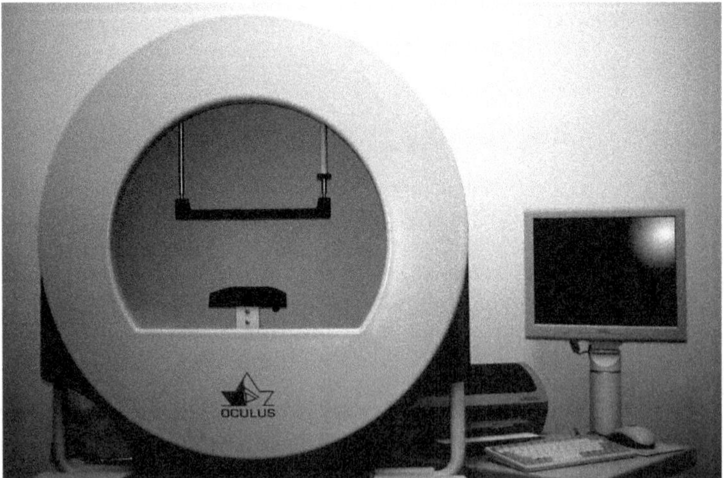

Abb. 3.9: Ein Automatik-Perimeter zur Gesichtsfeldprüfung. Der Patient schaut auf eine Fixationskontrolle in der Mitte. Dann leuchten kleine Lichtpunkte in der Hohlkugel auf, die erkannt werden müssen.

Das zweite Sehsystem

Die zweitstärkste Bahn bildet das *tectopulvinäre Sehsystem*. Es verläuft von der Retina zum *Colliculus superior*, der vor allem an der reflexiven Steuerung schneller Augen- und Körperbewegungen beteiligt ist. Frösche, die kein Sehsystem im Okzipitallappen besitzen, können damit Fliegen fangen. Beim Menschen scheint dieses System aber nur unbewussten Input zu liefern (s. Blindsight Kapitel 3.5).

Wo nun entsteht das visuelle Abbild unserer Umwelt? Ein solches Zentrum scheint es nicht wirklich zu geben. Die Informationsverarbeitung im visuellen System ist kein hierarchisch-serieller Vorgang, sondern verläuft eher parallel-global; allerdings hat V1 eine Schlüsselfunktion, da der Informationsfluss hier nicht nur durch-, sondern auch wieder zusammenläuft.

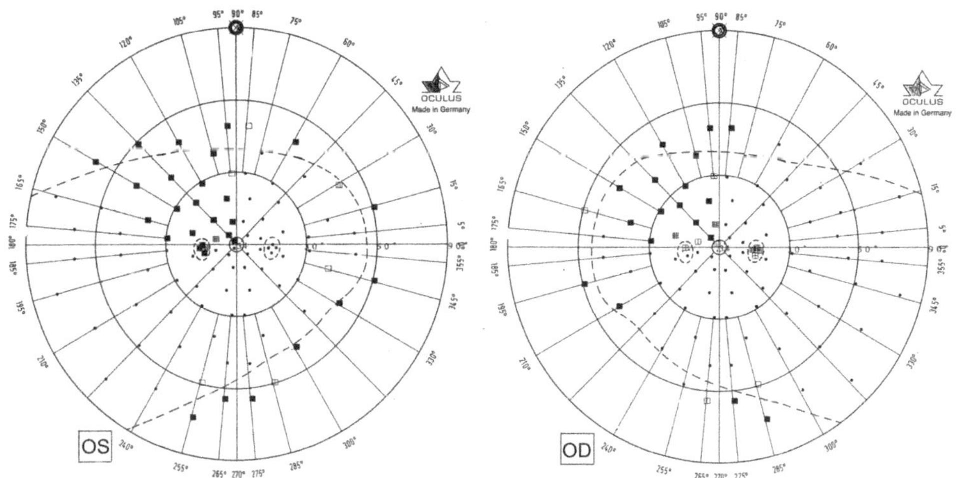

Abb. 3.10: Gesichtsfeldbefunde einer Quadrantenanopsie. Die Kreise deuten das linke (OS) und das rechte (OD) Gesichtsfeld an. Die schwarzen Quadrate zeigen nicht erkannte Stimulus-Positionen.

E Diagnostik

Mit einem *Ophthalmoskop* können Blutgefäße des Augenhintergrundes sowie die Papille (Austrittsstelle des Sehnerven) betrachtet werden. Bei krankhaften Veränderungen kann sie erhoben (Stauungspapille durch Hirndrucksteigerung) oder abgeblasst sein (Atrophie durch Degeneration).

Perimetrie Das Gesichtsfeld wird oft nur „*fingerperimetrisch*" untersucht. Der Patient schaut geradeaus auf die Nase des Untersuchers, ohne Kopf oder Augen zu bewegen. Jedes Auge wird getrennt geprüft (monokular), indem der Untersucher seine Hand aus unterschiedlichen Richtungen von außen nach innen ins Zentrum bewegt. Der Patient gibt ein Zeichen, wenn er die Hand sieht. Erscheinen die Finger wesentlich später im Gesichtsfeld des Patienten als beim Untersucher (der auch geradeaus schauen muss), so liegt eine Störung vor.

Visus ist die Sehschärfe, der Fernvisus wird bei einem Abstand von fünf Metern bestimmt, der Nahvisus bei 40 Zentimetern. Neben Buchstabentafeln sind die *Landolt-Ringe* am bekanntesten, hier soll man die Lage der Öffnung dieser Ringe angeben.

Zur Prüfung der Kontrastsensitivität werden Sinusgitter eingesetzt (Streifenmuster mit diffusem Übergang, deren Richtung erkannt werden soll), z. B. das Vision-Kontrast-Test-System (Ginsburg 1984; Darius et al. 2010).

Farb- und Formerkennung Farbblindheit wird mit dem *Ishihara-Test* geprüft (in Farbkreisen versteckte Zahlen). Für eine exaktere Untersuchung eignet sich der *Farnsworth-Munsell-100-hue-Test* (1943), in dem 100 Farbplättchen geordnet werden müssen. Ein *Perimetrieprogramm* zur Farb- und Formerkennung wurde von einem der Autoren dieses Buches entwickelt (Kasten et al. 1997b).

F Therapie

Gesichtsfeldtraining Seit 1949 wird bei Hemianopsien die ausgefallene Hälfte mit Spiegeln oder Prismen-Gläsern in den intakten Bereich hineinprojiziert. Allerdings entstehen dann Überlappungen, bei denen man nicht sofort weiß, ob die visuelle Information aus der rechten oder aus der linken Hälfte stammt; die Patienten sind dadurch oft eher verwirrt.

Viele Betroffene bemerken die Teilblindheit nur indirekt. Die kompensatorische Therapie macht den Patienten den blinden Bereich bewusst und übt ein, häufigere Blickbewegungen dorthin zu machen. Eine automatisierte Vorrichtung ist das Elektronische Lese- und Explorations-Gerät (*ELEX*, Zihl 1988). Erste Blickbewegungstrainings am PC-Monitor wurden z. B. von Dick (1994) und von einem der Autoren dieses Bandes entwickelt (Kasten 1994a, 1997).

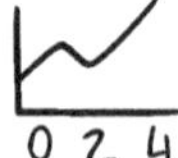

Schmielau konnte 1989 mit dem Lübecker-Reaktionszeit-Trainingsgerät (LRT) nachweisen, dass eine Verkleinerung des blinden Bereichs möglich

ist. Mehrere Studien zeigten Vergrößerungen im Bereich von etwa 5° (Kasten/Sabel 1995; Kasten et al. 1998b). Die Besserung des Sehvermögens basiert vermutlich auf einer Aktivierung von überlebenden Neuronen in teilgeschädigten Gebieten und vor allem auf einer Fokussierung der Aufmerksamkeit auf den Rest-Input in den Übergansbereichen zwischen intakten und blinden Gesichtsfeldbereichen.

Kinder können nach Entfernung einer Hirnhälfte durch ein Stimulationstraining wieder nahezu vollständige Gesichtsfelder aufbauen.

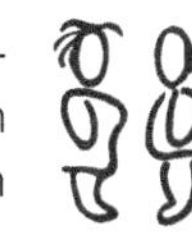

Aufgrund unbeherrschbarer epileptischer Anfälle hatte man Paul im Alter von 11 Jahren den größeren Teil der rechten Hemisphäre entfernen müssen. Trotzdem besuchte er später mit Erfolg das Gymnasium. Werth (1998) schilderte ihn als aufgeschlossenen Jungen, der Freunde hatte, Bücher las und Computerspiele spielte; lediglich linker Arm und linkes Bein waren schlechter beweglich. Direkt nach der Operation zeigte er eine komplette Hemianopsie nach links.

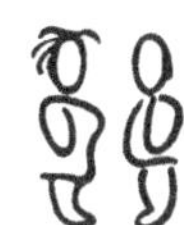

Paul kam zweimal im Jahr zu Kontrollen und behauptete plötzlich, einen Lichtpunkt im blinden Areal erkannt zu haben. Eine genaue Vermessung schloss Streulicht und Reflexionen aus. Werth begann nun, diesen Bereich systematisch zu stimulieren und nach einiger Zeit konnte Paul den 2 cm großen Lichtpunkt deutlicher identifizieren, sah ihn aber als 20 cm langen Balken. Nach weiterer Therapie lernte er, auch schwächere Lichtreize wahrzunehmen. Eine Untersuchung mit bildgebenden Verfahren zeigte, dass im rechten Okzipitalpol noch ein funktionsfähiger Rest vorhanden war. Die Aufnahme im Kernspintomografen bewies dann, dass bei Stimulation der beiden rechten Retinaseiten nicht nur der zugehörige rechte Okzipitalpol eine Steigerung der Aktivierung zeigte, sondern auch die linke Sehrinde. Nach Ansicht von Werth hatte, entgegen allen Lehrbuchauffassungen, die linke Hirnhälfte begonnen, Wahrnehmung aus der rechten Retinahälfte mitzuverarbeiten.

Visuelle Allästhesie

Die beiden Okzipitalpole sind durch eine tiefe Furche voneinander getrennt und es ist unklar, wie die Information von einem zum anderen Okzipitallappen kommen soll? Gibt es eine Verbindung über das Corpus callosum?

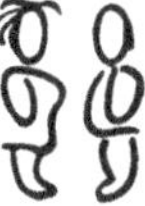

Wir konnten eine Patientin untersuchen, die eine visuelle Allästhesie hatte (Kasten/Poggel 2007), ihr Gehirn ist in Abbildung 2.1 zu sehen. Nach einer Hirnblutung hatte sie einen erheblichen rechtsseitigen Gesichtsfelddefekt

fekt. Oft, wenn sie etwas im gesunden, linken Bereich sah, hatte sie aber gleichzeitig leicht verzerrte Halluzinationen desselben Gegenstandes im blinden Bereich. Solche Nervenfasern, die quasi zur falschen Hemisphäre ziehen, spüren wir im Alltag nicht, da ihr Input gehemmt wird. Es gibt sie z. B. auch im motorischen und akustischen System. Erst nach einer Läsion werden sie wichtig.

Auch für andere visuelle Defizite gibt es Behandlungsverfahren. Diverse PC-Programme mit Übungen für Patienten, die unter Doppelbildern, Störungen der Blickmotorik, Nystagmus, Neglekt und Defiziten des Bewegungssehens leiden, wurden seit Ende der 1980er Jahre entwickelt (Kasten 1994a, 1997). Neuere Entwicklungen sind z. B. der „VisioCoach“, „Spectros“, „Cogpack“ und andere.

3.5 Blindsight

Können Blinde sehen?

Schon 1917 berichtete Riddoch von Patienten mit postchiasmatischen Läsionen, die Lichtblitze im blinden Bereich entdecken konnten. Pöppel und Kollegen (1973) präsentierten Lichtreize innerhalb eines blinden Quadranten. Die Patienten sollten nach einem akustischen Signal die Stelle fixieren, wo der Reiz war. Obwohl die Probanden erstaunt waren, etwas nicht Gesehenes anschauen zu sollen, fanden sich dennoch signifikante Korrelationen zwischen den mittels EOG-Ableitung (Elektrookulogramm) erfassten Blickbewegungen und den Präsentationsorten der Stimuli. Dieses *Blindsight-Phänomen* wurde später von Weiskrantz (1986) definiert als „Visual capacity in a field defect in the absence of acknowledged awareness“. Stoerig (1997) untersuchte, ob Hemianopiker im blinden Areal Farben richtig erraten können. Alle drei Teilnehmer ihrer Studie konnten im blinden Bereich z. B. „orange“ und „grün“ signifikant diskriminieren. Seitdem tobt ein wissenschaftlicher Disput, ob Blindsight über das tectopulvinäre System der Vierhügelplatte vermittelt wird und daher unbewusst bleibt oder ob es eine unterschwellige, aber durchaus bewusste Wahrnehmung darstellt (Phillips 2020).

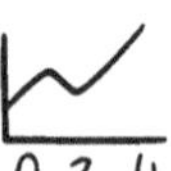

In Experimenten mit gesunden Probanden hatte Marzi festgestellt, dass Reaktionszeiten bei gleichzeitiger Darbietung zweier Reize signifikant kürzer sind als bei nur einem Reiz. Für Blindsight würde sprechen, wenn dieser Summations-Effekt auch bei Hemianopikern auftritt, wenn ein Stimulus in der intakten und einer in der defekten Gesichtsfeldhälfte präsentiert wird

(Marzi et al. 1986). Aber lediglich bei vier der 20 untersuchten Probanden konnte diese Hypothese bestätigt werden. Tomaiuolo et al. (1994) dagegen fanden bei allen untersuchten Hemianopikern kürzere Reaktionszeiten bei dem Summa-Phänomen.

Subkortikales Sehsystem

Derzeit existieren mehrere Hypothesen zur Erklärung. Neben dem klassischen Sehsystem (primäre Sehrinde und höhere Areale V2, V3 usw.) gibt es noch das subkortikale *tectopulvinäre Sehsystem*, das zum Colliculus führt. Affen, denen man den Okzipitalpol entfernt hatte, konnten dennoch Lichtreize finden und fixieren (Mohler/Wurtz 1977). Diese Fähigkeit verschwand jedoch, sobald auch der Colliculus entfernt wurde.

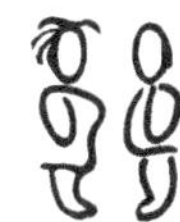

Andererseits konnte Werth (1998) bei Kindern, die gar kein Großhirn mehr hatten, keine Reaktion mehr auf visuelle Reize feststellen. Unter anderem schilderte er den 2-jährigen Michael, der im CT einen normalen Hirnstamm zeigte, vom Großhirn bestand aber nur ein dünner Rest im Frontalbereich. Michael bewegte Arme und Beine spontan, mitunter drehte er den Kopf als würde er sich Objekten zuwenden. Seine Mutter deutete Intelligenz in diese automatischen Reflexe hinein und versuchte an das Kind zu appellieren, seine Leistungen zu verbessern. Michael konnte nichts davon verstehen, da ihm die Hirnstrukturen zum Sprachverständnis völlig fehlten. Seine Augen bewegten sich auch in völliger Dunkelheit; nie richtete er seine Augen auf wirklich interessante Objekte. Auch nach Monaten eines Stimulationstrainings zeigte sich keinerlei Andeutung einer echten Wahrnehmung. Werth geht deshalb davon aus, dass beim Menschen nur die Großhirnrinde ausschlaggebend für das bewusste Sehen ist; der Colliculus reagiert nur reflektorisch.

Ein weiterer Einwand gegen diese Hypothese ist, dass die Projektion von der Retina zum Colliculus bei nahezu allen Patienten intakt war; das Blindsight-Phänomen kann aber nur bei einem Bruchteil nachgewiesen werden. Alternativ könnten Bahnen das Phänomen erklären, die (unter Umgehung von V1) direkt vom Corpus geniculatum zu den Bereichen V3, V4 und V5 ziehen. Möglicherweise kommt es zu keinem bewussten Sinneseindruck, da hierzu Rückprojektionen in den (intakten) striären Kortex (V1) nötig wären.

Inseln des Sehens

Eine andere Hypothese geht davon aus, dass noch überlebende „*islands of vision*“ im geschädigten V1 vorhanden sind, deren Erregung aber so mager ist, dass sie zu keinem bewussten Seheindruck mehr führen. Mit

Eye-Tracking-System und Image-Stabilizer stellten Fendrich und Kollegen (1992) bei einem Hemianopiker nur an einem einzigen Prüfpunkt („Seh-Insel") signifikante Blindsight-Effekte fest. In einer PET-Untersuchung wurde ein Rest an funktionstüchtigem Gewebe bestätigt. Eine weitere Studie konnte nachweisen, dass das Blindsight-Phänomen bei intaktem V1 auch nach Sehnerv-Schädigung auftritt (Wüst et al. 2005). Auch dies spricht eher dafür, dass es Restaxone sind, die einen zu dünnen Input an die primäre Sehrinde liefern, sodass die Schwelle zur Bewusstwerdung nicht überschritten wird.

3.6 Halluzinationen

Manche Patienten mit einem Gesichtsfelddefekt haben ganz andere Probleme; sie erkennen nicht nur etwas im blinden Bereich, sondern sie sehen sogar zu viel. Diese als *Charles-Bonnet-Syndrom* bezeichneten Halluzinationen treten auch bei Späterblindeten auf. Gothe (2002) befragte solche Patienten. So sah ein Betroffener in rascher Folge: „Quadratische Gittermuster in blauer Farbe; in jedem Feld eine dunkle Scheibe mit gelborgangefarbener Korona; danach löste ein Blumenmuster ab: 20 Margeriten, weiße Blütenblätter, gleichmäßig ineinander übergehend. Als drittes Muster verschiedene Formen und Farben, viertes Muster ist ein blau-weißes Rautenmuster. Fünftes Muster: schwarze und weiße Rosen, abwechselnd mit anderen Blumen. Sechstes Muster: blaugrundiges großes Quadrat mit 9 lachsfarbenen Streifen [...]"

Kölmel (1984) fand im blinden Gesichtsfeldareal eine Fülle von *Halluzinationen*; manchmal gingen sie dem Schlaganfall als Warnzeichen voran. Die Betroffenen berichten von einfachen *Fotopsien* in Form von Nebeln, Lichtblitzen oder geometrischen Mustern.

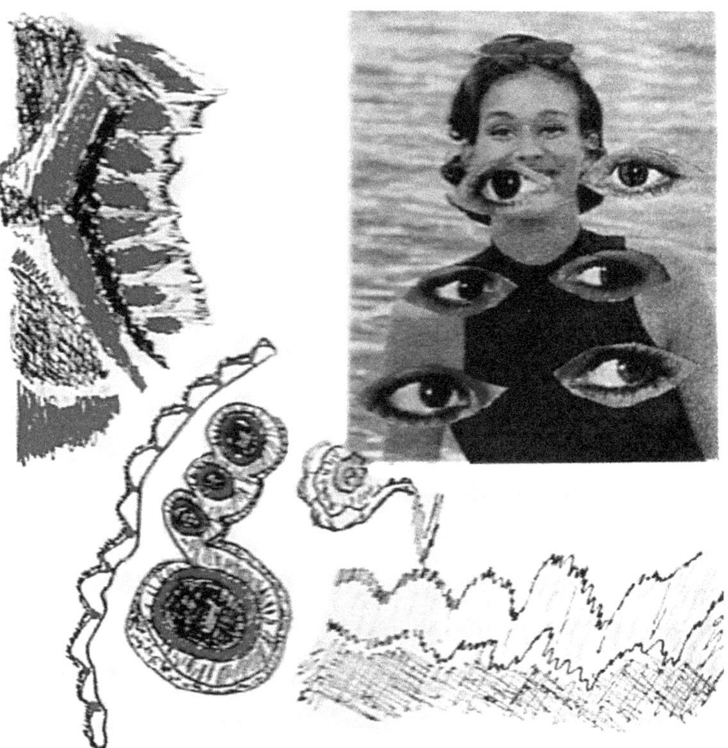

Abb. 3.11: Ein von uns untersuchter Patient litt unter einer Vielzahl optischer Phänomene wie Nachbilder und einfachen Halluzinationen im Bereich seines blinden Gesichtsfeldbereichs, die er hier als Collage nachstellte (Kasten et al. 1998, 52).

Seltener sind komplexe Halluzinationen, bei denen die Patienten Tiere, Personen oder Landschaften sehen. Im Gegensatz zu Schizophrenen wissen sie jedoch, dass ihre Eindrücke irreal sind (Kasten 2008).

Halluzinationen durch neurologische Defekte

Visuelle Halluzinationen treten bei rund 50 % der Patienten mit Gesichtsfelddefekten auf, verschwinden aber meist wieder von selbst. Eine Behandlung nennt Kölmel daher nicht. 1998 untersuchten wir einen Patienten, bei dem die Halluzinationen auch nach Jahren noch bestanden und ständig störten. Durch ein Reizerkennungstraining, das gezielt in dem Bereich der Trugbilder durchgeführt wurde, lernte der Patient, seine Aufmerksamkeit mehr auf das reale Umweltbild zu fokussieren und die irrealen Bilder zu unterdrücken (Kasten et al. 1998a).

3.7 Agnosie und Apraxie

A Einleitung

Was macht man mit einer Schere? Irgendwann haben wir den Zweck dieses Gegenstandes gelernt und können nun damit umgehen. Niemand wird ernsthaft versuchen, sich mit einer Schere die Zähne zu putzen. Aber genau das kann passieren, wenn die Hirnstruktur, in welcher der Gebrauch von Gegenständen gespeichert ist, einen Defekt erleidet. Die Patienten können entweder, obwohl ihre Sprache ungestört ist, keine Objekte mehr identifizieren (*Agnosie*) oder sie wissen nicht, wozu sie benutzt werden (*Apraxie*).

Agnosie bedeutet „Nicht-Wissen"; Sigmund Freud bezeichnete damit die Unfähigkeit, die Einzelheiten einer Wahrnehmung zu einem Gesamtbild zusammenzufügen.

B Fallbeispiel

Im Herbst 2004 erlitt eine Verwandte einen Infarkt im Bereich der Basalganglien. Durch jahrzehntelangen massiven Nikotinabusus hatte sie eine Schädigung des gesamten Gefäßsystems, das brüchig wie ausgetrocknetes Leder war, und unaufhaltsam zu immer weiteren Symptomen führte. Einmal steckte man ihr eine Weintraube in den Mund. Sie sagte, das würde gut schmecken und fragte, was das denn sei? Erstaunt, dass sie den Geschmack nicht erkannt hatte, zeigte man ihr eine andere und sagte: „Das sind doch Weintrauben". Sie nahm die Frucht in die Hand, drehte sie etwas herum und sagte dann ganz verwundert: „Ach, das ist also eine Weintraube."

C Symptome

Visuelle Agnosien

Bei einer *visuellen Agnosie* kann ein Objekt trotz intakter visueller Wahrnehmungsfähigkeit nicht erkannt werden. Eine Identifizierung durch Betasten oder aufgrund akustischer Signale ist möglich. In dem neurologischen Bestseller „Der Mann, der seine Frau mit einem Hut verwechselte", schilderte ein Betroffener eine Rose als „ein rotes gefaltetes Gebilde mit einem geraden grünen Anhängsel" (Sacks 1987).

Die linksseitige Agnosie ist durch einen mangelnden sprachlichen Zugriff gekennzeichnet; bei der rechtsseitigen Agnosie scheint ein Objekt aus unzusammenhängenden Einzelteilen zusammengewürfelt.

- *Formagnosie:* Fortlaufende Konturen werden nicht als zusammenhängendes Objekt erkannt.
- *Integrative Agnosie:* Die Patienten erkennen Details, ohne aber den Gegenstand identifizieren zu können.

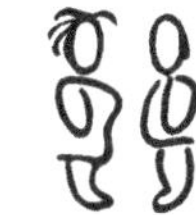

Dem hirnverletzten Soldaten Sassezki wurden Nadel und Faden gegeben: „[...] doch nun, da ich sie in den Händen halte, kann ich irgendwie nicht begreifen, wozu diese Dinge gebraucht werden. Ich bin in eine Art Stumpfsinn verfallen und bin nicht in der Lage, diese Dinge im Geist einander zuzuordnen" (Lurija 1992, 63).

- Bei der *assoziativen Agnosie* kommt es zu Fehlbenennungen durch Assoziationsbildungen. Ein Patient sollte eine Tulpe identifizieren: „Etwa fünfzehn Zentimeter lang, eine zusammengerollte gelbe Form mit einer leicht gebogenen stabförmigen Befestigung. Es könnte eine Windmühle sein" (Sacks 1987).
- *Agnosie für Zeichnungen*: „Es ist etwas Viereckiges zu sehen, mit Öffnungen." Es gelang dem Patienten nicht, die Zeichnung als sein eigenes Haus zu identifizieren (Löffler 2000, 3).
- *Prosopagnosie*: Die Betroffenen können Bekannte nicht mehr an ihrem Gesicht erkennen, aber sie identifizieren Menschen, wenn sie deren Stimmen hören. Zwar kann das Aussehen detailliert beschrieben, aber ein Personenbezug nicht hergestellt werden.
- Bei der *Farbagnosie* können Farben nicht mit typischen Objekten (Kirschen, Zitronen ...) in Verbindung gebracht werden. Farbflächen können benannt werden.
- *Visuell-räumliche Agnosie*: Patienten finden Wege nicht bzw. können Räume nicht beschreiben. Sie haben Schwierigkeiten beim Abmalen von Zeichnungen, beim Lesen werden Zeilen ausgelassen.

Auditorische Agnosien

Auditorische Agnosien: Nichtverstehen von Sprache und Geräuschen, trotz intakter auditorischer Sinnesorgane.

- *Amusie:* Unfähigkeit, Musik zu verstehen. Sie kann auftreten als 1. Tontaubheit (einzelne Töne können nicht unterschieden werden); 2. Melodie-Taubheit und 3. Störungen der Rhythmuswahrnehmung.
- Bei der *Geräuschagnosie* ist das Erkennen von Geräuschen gestört.

Somatosensorische Agnosien

Agnosien können auch den eigenen Körper betreffen:

Nachts wachte ich plötzlich auf und spürte eine Art Druck in meinem Bauch. Ja, in meinem Bauch rumorte etwas, aber urinieren musste ich nicht, doch irgendetwas wollte ich tun, nur was? [...] Ich wusste schon, dass ich eine Öffnung hatte, um den Urin aus dem Organismus zu entfernen, aber dieser Druck lag auf einer anderen Öffnung, ich hatte nur vergessen, wozu sie da ist" (Lurija 1992, 61).

Bei der *Asomatognosie* besteht ein Verlust des Erkennens des ganzen oder halbseitigen eigenen Körpers. Es gibt verschieden Formen:

- *Autotopagnosie:* Unfähigkeit ein Körperteil zu benennen.
- *Schmerzasymbolie:* Fehlende Interpretation von Schmerzreizen.
- Die *Astereognosie* subsumiert zwei Subtypen:
  - Patienten mit *taktiler Agnosie* sind unfähig, einen Gegenstand durch Tasten zu erkennen.
  - Bei der *Asymbolie* werden durch Abtasten zwar taktile Vorstellungen erzeugt, die aber nicht benannt werden können.

Bei der *Apraxie* findet man Störungen von Handlungsabläufen und die Unfähigkeit, Gegenstände sinnvoll zu verwenden.

Apraxie

- *Konstruktive Apraxie:* Der Zusammenbau von Objekten und auch freies Zeichnen gelingen nicht mehr.
- Patienten mit *motorischer Apraxie* leiden unter Störungen von Bewegungsfolgen.
- Patienten mit *ideomotorischer Apraxie* machen Fehler in der Abfolge von Teilhandlungen, besonders, wenn die Handlung vorgemacht werden soll (z. B. eine imaginäre Schraube herausdrehen). Im Alltag kommt das Defizit nicht so stark zum Ausdruck.
- *Ideatorische Apraxie*: Die Symptome sind ähnlich; sie tritt aber auch bei Alltagshandlungen auf.
- Bei der *Gesichtsapraxie* (bukkofaziale Apraxie) ist der Betroffene unfähig, eine bestimmte Mimik vorzumachen (z. B. „böse gucken").
- Bei der *Gliedmaßenapraxie* betrifft diese Unfähigkeit auch die Gestik (z. B. jemandem eine lange Nase machen).

D Neuropsychobiologie

Agnosien finden sich überwiegend nach parietalen und temporalen Läsionen; da es eine Vielzahl unterschiedlicher Agnosie-Formen gibt, differiert auch der Ort der Schädigung erheblich. Bei der Apraxie spielen zusätzlich Frontalhirnfunktionen eine Rolle. Agnosie und Apraxie findet man daher überwiegend bei großflächigen Läsionen und vor allem bei Demenz.

Für die Prosopagnosie wird diskutiert, ob sie bei der Entstehung des Autismus eine Rolle spielen könnte. Im Gegensatz zu den anderen Störungen dieses Kapitels tritt Prosopagnosie häufig zusammen mit Hochbegabung auf; auch bei normaler Begabung gibt es angeborene Formen.

E Diagnostik

Testung der Agnosien

Eine Testung auf Agnosie oder Apraxie wird in der Regel über lebenspraktische Aufgaben erfolgen. Aufgaben zur Prüfung der Gesichtsapraxie sind z. B.: Naserümpfen, Zähne-Fletschen, Zunge-Rausstrecken, Lippen-Lecken, Schmatzen, Kussmund-machen, Räuspern. Aufgaben zur Prüfung der ideomotorischen Apraxie: winken, drohen, lange Nase machen, wie ein Soldat grüßen, vormachen, wie man die Zähne putzt. Agnosie für Zeichnungen wird mit dem *Rey-Osterrieth-Complex-Figure-Test* untersucht, der eine sehr komplexe Zeichnung darbietet, die zunächst abgezeichnet und dann (ohne vorherigen Hinweis) aus der Erinnerung gemalt werden soll, eine weitere Abfrage erfolgt nach rund einer halben Stunde. Außerdem eignen sich z. B. Bilder-Ergänzen, Mosaik-Test und Formerkennen des Hamburg-Wechsler Intelligenztests für Erwachsene (Tewes 1991), Hooper's Visual Organization Test (VOT, Hooper 1983), Fragmentierter Bildertest (Kessler et al. 1993) oder Abzeichnen der Bilder im Benton- (Benton 1996) oder Göttinger Formreproduktions-Test (Schlange et al. 1977).

F Therapie

Die Therapie konzentriert sich oft stark auf eine Kompensation des Defizits durch andere Sinnesorgane. Mitunter können Gegenstände auch erkannt werden, wenn jemand die Funktion vormacht. Nach Ansicht von Heutink, Indorf und Cordes (2019) scheinen kompensatorische Strategien hier am ehesten erfolgversprechend, Versuche einer Restitution führten zu widersprüchlichen Ergebnissen.

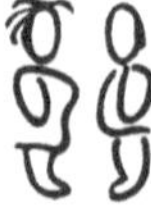

Ein sehr schönes Beispiel liefert Dierbach (1993). Eine Praktikantin sollte einer dementen Heimbewohnerin beim Essen helfen und redete ununterbrochen auf sie ein. Eine zweite Pflegerin kam hinzu, bot ihre Unterstützung an und nun redeten beide. Die Frau wurde dadurch völlig verängstigt, aß nicht, sondern versuchte den Ort zu verlassen. Erst eine dritte Pflegerin, vermochte sie zum Essen zu bewegen. Sie setzte sich alleine zu ihr, lächelte sie an, hob die Kaffeetasse hoch, deutet das Trinken an und gab der dementen Frau dann schließlich die Tasse in die Hand. Tatsächlich begann diese nun ihr Frühstück zu essen.

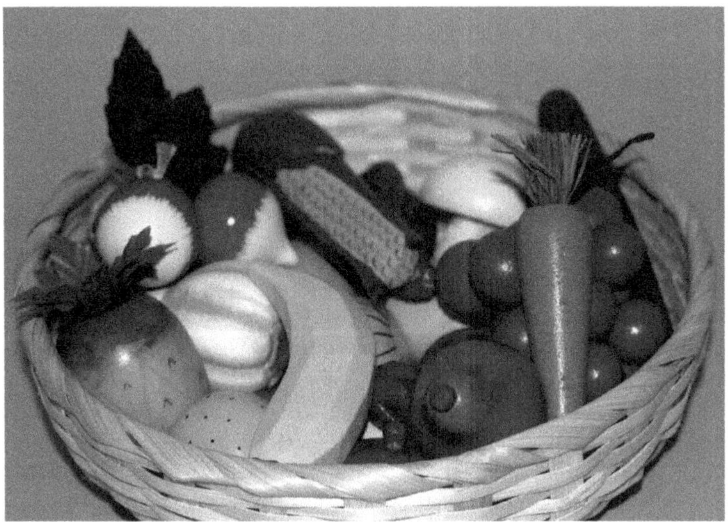

Abb. 3.12: Unverderbliches Holz-Obst zur Prüfung einer Agnosie

3.8 Geruch und Geschmack

A Einleitung

Geruchs- (olfaktorisch) und Geschmacksvermögen (gustatorisch) warnen seit Jahrmillionen vor giftigen Gasen oder verdorbenen Nahrungsmitteln. Tiere markieren ihr Revier geruchlich, ganze Industriezweige existieren davon, wohlriechende Düfte zu verkaufen. Nichts kann so viel Ekel auslösen wie der Geruch von frisch Erbrochenem; süß Schmeckendes aktiviert das Belohnungssystem.

B Fallbeispiel

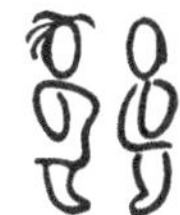

Nach dem Sommerurlaub stank plötzlich alles. Achselschweiß hatte denselben ekligen Jauche-Geruch wie frisch Gegrilltes oder vorüberziehender Parfümhauch. In Situationen ohne starke Gerüche trat die Symptomatik nicht auf. Auf einem Straßenfest war der Gestank kaum erträglich. Unweigerlich trat eine massive Gewichtsabnahme ein, da jedes Essen nach Jauche roch. Eine Untersuchung bei einem HNO-Arzt brachte kein verwertbares Ergebnis; ein CT zeigte dann aber einen Tumor im Riechzentrum des Gehirns.

C Symptome

Schmecken

Betroffene klagen, dass das Essen nach nichts mehr schmeckt; oft würzen sie übermäßig nach. Andere klagen über eine Veränderung des Geschmacks. *Ageusie* ist der Totalausfall, *Hypogeusie* eine Abschwächung bzw. ein teilweiser Ausfall und *Hypergeusie* eine Überempfindlichkeit des Geschmackssinnes. Schizophrene, die manchmal unter Geschmacks-Halluzinationen (*Pantogeusie*) leiden, denken dann, das Essen sei vergiftet. Geruchs- und Geschmacksvermögen sind aber ohnehin so individuell wie die Größe der Nase: Super-Taster haben ein intensives Geschmacksvermögen, Non-Taster schmecken einige Substanzen so gut wie gar nicht; dazwischen liegen die Medium-Taster (Herbert et al. 2014).

Ein vermindertes Riechvermögen wird als *Hyposmie*, ein vollständiger Ausfall als *Anosmie* bezeichnet. Da wir beim Essen unsere gustatorischen Empfindungen über den Geruch ergänzen, ändert sich sekundär auch das Geschmacksvermögen.

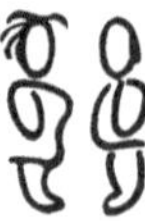

Ein Schizophrener, in der geschlossenen Psychiatrie, in der einer der Autoren dieses Buches früher tätig war, versuchte, die verschlossene Ausgangstür einzuschlagen, da er aufgrund olfaktorischer Halluzinationen sicher war, man wolle alle vergasen.

D Neuropsychobiologie

Riechen Die Riechzellen befinden sich im *Nasenepithel* und ragen mit kleinen Fortsätzen (*Stereozilien*) in den *Mukus* (Schleimschicht). Sie projizieren zur *Lamina cribrosa* des Riechkolbens (*Bulbus olfactorius*). Mitralzellen verstärken den Sinnesreiz. Vom Riechkolben aus läuft die Information nun im *Tractus olfactorius* zum *primären olfaktorischen Kortex, zum piriformen Kortex, zum Tuberculum olfactorium* und zum *Nucleus corticalis* der Amygdala. Es bestehen weiterhin Verbindungen zum Hypothalamus und zum orbitofrontalen Assoziationskortex. Die feinen Fasern der Geruchsnerven penetrieren auf dem Weg zum Bulbus olfactorius den Schädelknochen, bei schwerer Erschütterung kann es zum Abriss dieser Nerven kommen. Insbesondere beim Schädelbasisbruch wird oft der an der Unterseite des Gehirns liegende Bulbus olfactorius in Mitleidenschaft gezogen, was zu Geruchsverlust führt.

Geschmack Die Geschmacksrezeptoren sind auf den *Papillen* der Zunge angesiedelt. Der Mensch unterscheidet fünf klassische Qualitäten: süß, salzig, sauer, bitter und „*umami*“ (herzhaft, ausgelöst durch Glutaminsäure). Ende 2005 wurde außerdem ein Geschmackssensor für Fett gefunden. Daneben werden weitere Geschmacksqualitäten wie alkalisch, metallisch und wässrig diskutiert. Scharf ist nur ein Schmerzsignal. Gustatorische Sinneszellen sprechen in der Regel auf mehrere Geschmacksarten an, jedoch in unterschiedlicher Intensität. Die Signale werden im Thalamus vorverarbeitet und in Integration mit taktilen, thermischen und olfaktorischen Informationen weitergeleitet. Für die Geschmacksanalyse ist unter anderem die *Insula* verantwortlich. Die Komplexität der gustatorischen Wahrnehmung wird erst durch Kombination mehrerer Repräsentationen in unterschiedlichen Hirnteilen erreicht.

E Diagnostik

Plötzliche Wichtigkeit bekamen Geruchs- und Geschmackstestungen im Verlauf der Pandemie durch das Grippevirus ab dem Jahr 2020, da bis zu 80 % der Erkrankten ihren Geruchs- und 70 % den Geschmackssinn verloren hatten. **Verfahren**

Eine einfache Untersuchung der olfaktorischen Wahrnehmung (Olfatometrie) kann mit geruchsintensiven Stoffen durchgeführt werden, z. B. Seife, Kaffee oder Parfüm. Ein erster Test wurde 1977 von Roseburg und Fikentscher entwickelt. Weitere Verfahren sind der Züricher Geruchstest (Novimed AG, Schweiz) und der Smell-Diskettes-Olfaction-Test (Briner/Simmen 1998). Im Verlauf der Massentestungen während der Corona-Pandemie wurden z. B. Karten zum Freirubbeln entwickelt, deren Felder dann nach Schokolade, Popcorn, Traube, Rose und Orange rochen. Aber auch im Verlauf einer Demenz, bei Parkinsonismus oder durch Diabetes kann man das Geruchsvermögen verlieren.

Die Geschmacksprüfung (*Gustometrie*) erfolgt z. B. mit in Wasser gelösten Substanzen, die auf beide Zungenhälften aufgebracht werden: süß (Zucker), salzig (Kochsalz), sauer (Zitrone) und bitter (Chinin). Weniger spezifisch sind unstandardisierte Tests des Schmeckens mit unterschiedlichen Getränken wie Cola, Limonade, kalter Kaffee oder Wasser aus undurchsichtigen Flaschen.

F Therapie

In vielen Fällen bildet sich der Geruchs- und Geschmacksverlust spontan zurück. Spezielle Behandlungsformen bei Ausfall des Geruchs- oder Geschmacksvermögens basieren darauf, dass die Betroffenen manchmal noch sehr intensive Substanzen (z. B. Essig) wahrnehmen können. Hierauf baut man eine Stimulationstherapie auf, in welcher die Betroffenen sehr stark riechende oder schmeckende Substanzen wahrzunehmen versuchen sollen.

3.9 Aufmerksamkeit

A Einleitung

Jeder, der schon einmal eine echte Grippe durchgemacht hat, kennt das Phänomen, im Großen und Ganzen geht es ganz gut, man steht auf und möchte etwas Konstruktives machen, aber schon nach einer halben Stunde muss man sich Sätze dreimal durchlesen, um den Inhalt zu erfassen. Aufmerksamkeit ist ein filigranes Gebilde und extrem leicht zu stören. Typisch für Hirngeschädigte ist, dass sie sich einige Zeit prima konzentrieren können; sehr viel früher als beim Gesunden fällt die Leistungskurve dann aber ins Bodenlose.

Filterfunktion

Nur über die Fokussierung der Aufmerksamkeit auf wichtige Reize, gelingt es, sich in unserer komplexen Umwelt zurechtzufinden.

Aufmerksamkeit filtert auch unser Denken. Nennen Sie einmal fünf Worte, die mit einem -p aufhören: (1)__________(2) __________(3) __________(4) __________(5) __________

Unser Gehirn bildet ständig Assoziationen, von denen wir blitzartig die relevanten auswählen müssen. Schizophrenen gelingt dies oft nicht; sie geben unlogische Antworten. Rund 80 % der Hirngeschädigten leiden unter Aufmerksamkeitsstörungen, die sich nicht nur negativ auf das Alltagsleben auswirken, sondern die gesamte Rehabilitation behindern.

B Fallbeispiel

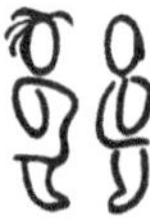

Von Cramon schildert das typische Beispiel eines Betroffenen mit massiver Störung der selektiven Aufmerksamkeit, wobei hier wohl auch noch Gedächtnisdefizite hinzukommen: Der 49-jährige Patient mähte den Rasen vor seinem Haus, als er dabei jedoch in die Nähe des Rosenbeetes kam, ließ er den Rasenmäher mit laufendem Motor stehen und begann Rosen zu schneiden. Mit dem Rosenstrauß ging er in Richtung des Hauses, vermutlich um die Blumen in eine Vase zu stellen. Bevor er das Haus betrat, sah er aber in einiger Entfernung seinen Sohn und einen Nachbarn stehen. Achtlos legte er die Rosen beiseite und ging zu den beiden hinüber. Keine der begonnenen Handlungen nahm er von sich aus wieder auf (v. Cramon/Zihl 1988).

C Symptome

Störungen der Aufmerksamkeit

Es lassen sich vier Störungsbereiche trennen. Defizite der *Aktivierung* äußern sich durch verlangsamte Reaktionen auf alle äußeren Anforderungen. Patienten mit einer Störung der *selektiven Aufmerksamkeit* werden stark durch irrelevante Informationen abgelenkt. Ein draußen vorbeifahrendes Motorrad hält sie sofort davon ab, weiterzuarbeiten. Patienten mit Defiziten der *geteilten Aufmerksamkeit* stehen bei der gleichzeitigen Bewältigung mehrerer Aspekte vor unlösbaren Problemen, etwa beim Radfahren können sie nicht gleichzeitig auf die Ampel und vorübergehende Fußgänger achten. Probleme der *Daueraufmerksamkeit* bzw. *Vigilanz* führen erst bei längerdauernden Aufgaben zu hohen Fehlerquoten.

D Neuropsychobiologie

Sturm (1997) fasste das bestehende Wissen in einem Modell aus vier Komponenten zusammen:

Komponentenmodell der Aufmerksamkeit

1. **Alertness** (allgemeine Wachheit) trennt sich in tonische Aktivierung (physiologischer Zustand, z. B. in Abhängigkeit von der Tageszeit) und *phasische Aktivierung* durch aktuelle Umweltgegebenheiten (z. B. Warnreize). Störungen der tonischen Alertness entstehen durch Läsionen der Formatio reticularis oder der rechten Hirnhälfte (besonders im inferioren Parietallappen). Die Skala der Folgen reicht vom Koma über Somnolenz bis zu einer allgemeinen Verlangsamung. Störungen der phasischen Alertness äußern sich durch verlangsamte Reaktionen bei Gefahr.
2. **Selektive Aufmerksamkeit (focused attention)** ist die Fähigkeit, sich relevanten Merkmalen zuzuwenden und gleichzeitig irrelevante Aspekte zu ignorieren. Läsionen der thalamischen Anteile der Formatio reticularis, des Nucleus reticularis thalami, fronto-thalamischer Verbindungen oder des dorsolateralen präfrontalen Kortex wirken sich hier aus.
3. **Geteilte Aufmerksamkeit (divided attention)** ist die Fähigkeit, gleichzeitig mehrere Reizquellen zu beachten (z. B. Straßenverkehr, Tacho und Nachrichten im Autoradio).
4. **Vigilanz (vigilance)** ist die längerfristige Aufmerksamkeit bei niedriger Ereignishäufigkeit. Treten die kritischen Reize häufig auf, spricht man von *Daueraufmerksamkeit (sustained attention)*. Vigi-

lanz steht in engem Zusammenhang mit der tonischen Aktivierung. Typische Läsionen sind die des Hirnstammanteils der Formatio reticularis und des inferioren parietalen Kortex der rechten Hemisphäre.

E Diagnostik

Konzentrationstests

Jede Störung der Aufmerksamkeit wirkt sich nachteilig auf die gesamte Diagnostik aus und sollte daher frühzeitig untersucht werden. Entsprechend der hohen Wichtigkeit existiert eine Vielzahl von Verfahren. Vergleichsweise weit verbreitet sind:

AKT – Alters-Konzentrations-Test (Gatterer 2008)**:** Auf einem Blatt sollen spezielle Zeichen durchgestrichen werden; gemessen wird die Bearbeitungszeit.

d2 – Aufmerksamkeits-Belastungs-Test (Brickenkamp 2002)**:** Es handelt sich um einen Durchstreichtest, der knapp fünf Minuten dauert. Tempo und Sorgfalt werden gemessen, außerdem ergibt sich eine Arbeitskurve. Zwecks Prüfung der Daueraufmerksamkeit kann man den d2 mehrfach durchführen und den Betroffenen dazwischen andere Arbeiten verrichten lassen.

Farbe-Wort-Interferenz-Test (Bäumler 1985)**:** In einer Liste von bunt geschriebenen Farbbezeichnungen (z. B. „BLAU" in roter Farbe) soll lediglich die Farbe des Wortes genannt werden.

FAIR – Frankfurter Aufmerksamkeitsinventar (Moosbrugger/Oehlschlägel 1996)**:** Ähnlich aussehende Zeichen sollen unterschieden und nicht relevante ausgeblendet werden. Erfasst werden Bearbeitungsmenge innerhalb von sechs Minuten, Fehlerzahl und Kontinuität.

FAKT – Frankfurter Adaptiver Konzentrationsleistungs-Test (Moosbrugger/Goldhammer 1997)**:** Dieser PC-Test passt sich an das Arbeitsniveau des Untersuchten an. Während der Bearbeitungsdauer von etwa 10 Minuten werden Reaktionszeiten erfasst.

INKA – Inventar komplexer Aufmerksamkeit (Heyde 2000)**:** 18 Aufgaben mit steigender Schwierigkeit. In Reihen zufällig kombinierter Buchstaben sollen Paare gefunden werden. Dauer etwa 15 Minuten.

KLT – Konzentrations-Leistungs-Test (Düker et al. 2001)**:** 20 Minuten lang wird die längerfristige Konzentration mit 250 Aufgaben geprüft. Mengenleistung und Fehlerquotient lassen sich als Kurve darstellen.

KVT – Konzentrations-Verlaufs-Test (Abels 1974)**:** In 15 Minuten soll ein Stapel Karten nach verschiedenen Kriterien sortiert werden. Gemessen werden Arbeitsleistung und Fehlerzahl.

LPS 2 – Leistungsprüfsystem 2 (Kreuzpointner et al., 2013)**:** Das LPS ist ein Intelligenztest; es hängt noch ein Arbeitsblatt aus zehn Spalten mit Ziffern an, die in je 4 Minuten zeilenweise addiert werden müssen. Wenn der Test direkt im Anschluss an die IQ-Untersuchung durchgeführt wird, erhält man ein gutes Maß für die Belastbarkeit.

NAI – Nürnberger Alters-Inventar (Oswald/Fleischmann 1997)**:** Eine Testbatterie mit diversen Tests zur Prüfung unterschiedlicher Funktionen; unter anderem wird auch die Konzentrationsleistung erfasst.

PASAT – Paced Auditory Serial Addition Task (Gronwall 1977)**:** Eine per Tonträger genannte Zahl soll zur jeweils letzten vorhergehenden addiert werden, das Zwischenergebnis muss ausgesprochen werden. Der Test prüft auch das Arbeitsgedächtnis.

Revisions-Test (Stender/Marschner 1972, 1980)**:** 15 Testzeilen mit je 44 Additions- oder Subtraktionsaufgaben, pro Zeile sind 30 Sekunden Zeit.

TAP – Testbatterie zur Aufmerksamkeitsprüfung (Zimmermann/Fimm 1994)**:** Eine umfangreiche PC-Testbatterie. Z. B. soll im Untertest „Geteilte Aufmerksamkeit" der Bildschirm nach Mustern abgesucht werden, gleichzeitig muss man auf Unregelmäßigkeiten einer Tonfolge achten. Andere Tests prüfen z. B. Vigilanz. Für Prüfungen der Daueraufmerksamkeit lässt sich die TAP bis zu 2 Stunden durchführen.

TMT – Trail-Making-Test (Reitan 1997)**:** Unter Speed-Bedingungen sollen abwechselnd eine Zahl und ein Buchstabe miteinander verbunden werden (A-1-B-2-C-3 …).

Wiener Determinationsgerät (Firma Schuhfried)**:** Ein apparatives Verfahren mit mehreren Konzentrationstests. Darunter ein Test zur Daueraufmerksamkeit.

ZVT – Zahlenverbindungstest (Oswald 2016)**:** Auf vier Arbeitsblättern müssen die Zahlen von 1 bis 90 miteinander verbunden werden. Neue Normierung seit 2016.

1 3 4 6 8 9 5 6 7 4 2 7 4 1 0 2 4 6 7 8 5 6 3 4 6 1 3 9 0 8 5
4 3 2 4 5 3 2 1 8 9 4 5 3 2 1 3 4 5 6 7 4 2 8 6 4 2 8 6 9 0 1
2 3 1 4 6 7 8 3 3 4 5 6 8 5 6 8 9 0 3 2 5 6 1 6 4 9 6 7 8 9 8
0 3 4 5 6 7 2 1 3 4 5 2 6 7 8 9 6 5 4 3 2 1 5 6 7 4 7 3 8 2 8
1 9 0 2 3 5 3 5 1 6 7 8 9 5 7 8 9 3 7 8 9 0 3 8 7 5 2 4 5 6 2
3 4 5 3 2 1 2 3 4 5 6 1 2 6 5 6 7 8 3 6 7 8 9 3 2 3 5 6 7 8 9
3 4 2 1 3 4 6 7 5 7 8 9 0 3 2 4 5 1 2 3 4 5 4 3 2 1 6 7 8 3 2
1 5 6 4 7 9 0 6 7 4 3 5 6 2 3 0 0 3 2 1 4 5 4 6 7 8 9 0 3 2 1
5 4 6 3 7 2 2 3 4 6 7 8 9 2 1 4 6 7 8 9 0 8 7 3 0 2 0 1 4 5 6
0 8 7 6 3 2 6 4 8 9 0 3 2 1 4 6 8 9 0 4 3 2 4 5 6 7 5 6 4 3 2
6 7 8 9 5 4 3 6 2 1 0 3 9 4 6 5 4 7 8 5 6 3 5 9

Abb. 3.13: Heroischer Selbsttest Ihrer Konzentrationsleistung: Bitte streichen Sie alle Zahlen durch, die kleiner als 5 sind (d. h. nur die 0, 1, 2, 3 und 4) und messen Sie Ihre Zeit. Normierung: Die Eichstichprobe umfasst bislang nur n = 2. Wenn Sie mehr als 90 Sekunden benötigt haben, waren Sie langsamer als die Tochter eines der Buchautoren, und wenn Sie weniger als 150 Sekunden gebraucht haben, dann waren Sie schneller als einer der Buchautoren.

F Therapie

Aufmerksamkeit lässt sich üben

Aufmerksamkeit kann man verhältnismäßig gut mit *drill and practice* üben, um die *Belastbarkeit* zu erhöhen. Neben Papier-Bleistift-Übungen gibt es spezielle PC-Software. Die elementaren Komponenten der Aufmerksamkeit sind nur einer spezifischen Behandlung zugänglich.

Meist lässt sich die Konzentrationsleistung durch Training verbessern, wenngleich das frühere Leistungsniveau oft nicht mehr erreicht wird. In diesem Fall muss der Patient Kompensationstechniken erlernen: Komplexe Arbeiten sind in winzige Pakete aufzuteilen und Erholungspausen einzufügen. Der Betroffene muss zum Fachmann für seine eigene Störung ausgebildet und insbesondere für Überlastung sensibilisiert werden.

Externe Therapie

Extern fokussierte Ansätze zielen auf eine Anpassung der Umwelt, d.h. Optimierung des Arbeitsplatzes und Reduzierung ablenkender Reizquellen (z.B. Radio im Hintergrund, überfüllter Schreibtisch). Hilfreich ist eine exakte *Strukturierung des Tagesablaufs* bzw. klar umrissene Arbeitsaufgaben im Beruf. Vielen Betroffenen helfen *Checklisten* zum Abhaken (auch bei Hausarbeiten).

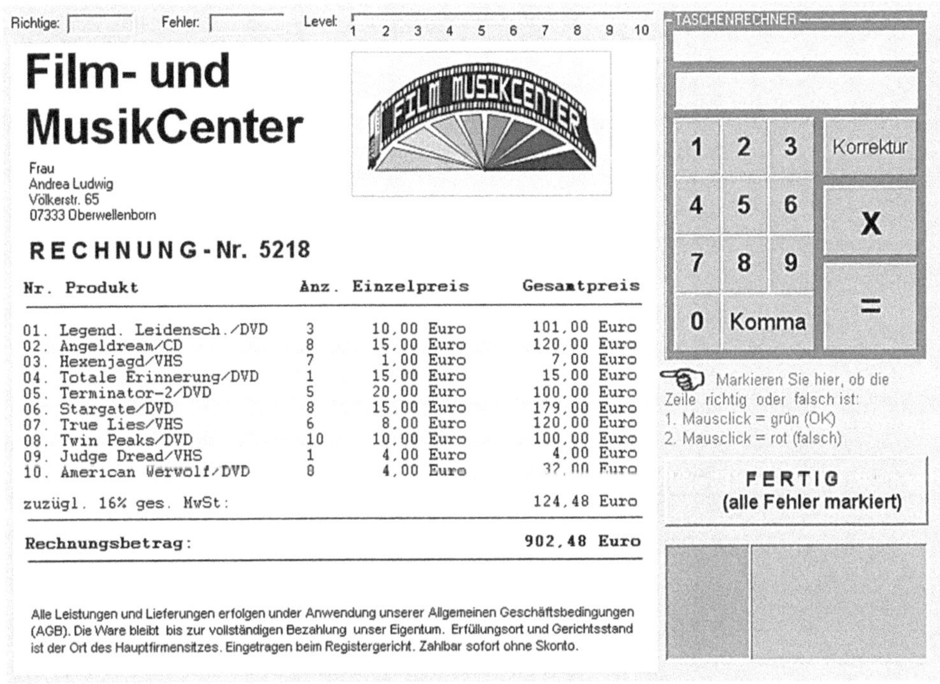

Film- und MusikCenter

Frau
Andrea Ludwig
Völkerstr. 65
07333 Oberwellenborn

RECHNUNG-Nr. 5218

Nr.	Produkt	Anz.	Einzelpreis	Gesamtpreis
01.	Legend. Leidensch./DVD	3	10,00 Euro	101,00 Euro
02.	Angeldream/CD	8	15,00 Euro	120,00 Euro
03.	Hexenjagd/VHS	7	1,00 Euro	7,00 Euro
04.	Totale Erinnerung/DVD	1	15,00 Euro	15,00 Euro
05.	Terminator-2/DVD	5	20,00 Euro	100,00 Euro
06.	Stargate/DVD	8	15,00 Euro	179,00 Euro
07.	True Lies/VHS	6	8,00 Euro	120,00 Euro
08.	Twin Peaks/DVD	10	10,00 Euro	100,00 Euro
09.	Judge Dread/VHS	1	4,00 Euro	4,00 Euro
10.	American Werwolf/DVD	8	4,00 Euro	32,00 Euro
	zuzügl. 16% ges. MwSt:			124,48 Euro
	Rechnungsbetrag:			**902,48 Euro**

Alle Leistungen und Lieferungen erfolgen under Anwendung unserer Allgemeinen Geschäftsbedingungen (AGB). Die Ware bleibt bis zur vollständigen Bezahlung unser Eigentum. Erfüllungsort und Gerichtsstand ist der Ort des Hauptfirmensitzes. Eingetragen beim Registergericht. Zahlbar sofort ohne Skonto.

Abb. 3.14: Aufgabe aus einem Konzentrations-Programm. Hier soll der Übende Fehler in einer Rechnung entdecken. Das Programm erhöht den Schwierigkeitsgrad automatisch in Abhängigkeit von der Leistung des Patienten und trainiert so an seiner oberen Grenze (LernReha-Software 2006).

Drohende Überlastung

Äußerlich wirken die Patienten meist normal und im Smalltalk fällt das Defizit oft kaum auf. Dadurch neigen Familie, Kollegen und Arbeitgeber schnell dazu, den Betroffenen zu überfordern, was zur Frustration auf beiden Seiten führt. Aufgabe des Neuropsychologen kann es sein, diese Ansprüche zu reduzieren. Es ist sinnvoll, mit Tätigkeiten zu beginnen, die zunächst noch unter dem Anspruchsniveau liegen; ihre Erfüllung führt aber zu Erfolgserlebnissen, und das Niveau kann dann gesteigert werden. Ein direkter Vergleich mit dem prämorbiden Leistungsniveau sollte vermieden werden; dies führt zwangsläufig zu Depressionen.

Interne Therapie

Bei *intern fokussierten Therapieansätzen* wird auf der Basis einer *Verhaltensanalyse* ein systematischer Plan für die Verhaltensänderung erstellt. Gefragt wird nach störendem und aufzubauendem Verhalten und den positiven Verstärkern. Impulsives, abgelenktes Verhalten muss mitunter gelöscht oder sogar bestraft werden (z.B. durch Zuwendungsentzug); zum Einsatz kommen auch *Münzverstärkungssysteme* (*token economies*). Der Patient soll diese antrainierten Verhaltensweisen dann via Selbstverstärkung und Selbstinstruktion für sich selbst übernehmen. *Selbstbeobachtung* und die regelmäßige Frage an sich selbst: „*Passe ich noch auf?*" können die Konzentrationsspanne erheblich verlängern. Poggel (2002) nennt in ihrem Übersichtsartikel eine hierarchische Vorgehensweise: Zunächst sollte ein Training zur Verbesserung der Aufmerksamkeitsleistung durchgeführt werden. Erst wenn die obere Grenze erreicht ist, empfiehlt sie die Substitution, d.h. Kompensation durch Hilfen.

Rosenbaum und Co-Autoren (2018) konnten in einer Studie zeigen, dass durch Techniken des Aufmerksamkeitstrainings Veränderungen in den Bereichen des kognitiven Kontrollnetzwerks und des dorsalen Aufmerksamkeitsnetzwerks entstehen. Es wurde in der Studie ebenso gezeigt, dass eine fehlerhafte Funktion beider Netzwerke auch mit Depressionen und Grübeln zusammenhängen.

3.10 Neglekt

A Einleitung

halbseitige Vernachlässigung

Bei *halbseitiger Vernachlässigung* (Neglekt) hat eine Hälfte der Welt zu existieren aufgehört. Ursache sind meist ausgedehnte Schädigungen; viele Patienten haben eine Kombination aus Hemiplegie (Halbseitenlähmung), Hemianopsie (Halbseitenblindheit) und Neglekt. Das Syndrom wird als Sonderform einer Aufmerksamkeitsstörung gesehen.

B Fallbeispiel

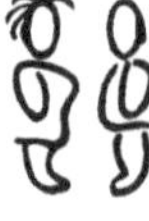

Werth (1998) beschrieb einen Patienten, der sich beim Klinikpersonal über einen fremden Arm beschwerte, den jemand ständig in sein Bett streckte und sogar ungeniert auf seinen Körper legte. Doch es war sein eigener Arm, der ihn belästigte. Da die Körperhälfte, zu der dieser Arm gehörte, im Bewusstsein des Patienten nicht mehr existierte, empfand er seinen eigenen Arm als fremd und glaubte, er gehöre einer anderen Person.

C Symptome

Alltagsprobleme

Alltagsprobleme umfassen das Anstoßen an Hindernisse, Orientierungsprobleme in Gebäuden und Straßen, verlangsamtes Finden von Gegenständen auf einem Tisch oder im Regal des Supermarktes sowie Schwierigkeiten beim Lesen. Der typische Patient mit rechtsseitiger Läsion lässt seinen Blick immer wieder nach rechts (aber nie nach links) schweifen. Rechtsseitig stehende Objekte lenken ihn ab; linksseitige findet er auch nach Aufforderung nicht.

Bei schwerer Ausprägung wäscht der Patient nur noch eine Körperhälfte oder rasiert sich nur eine Gesichtsseite. Beim freien Zeichnen oder dem Kopieren von einer Vorlage wird nur eine Hälfte des Objekts wiedergeben bzw. die kontraläsional gelegene Bildhälfte wird detailärmer dargestellt. Neglekt-Patienten beschreiben aus ihrer Erinnerung nur Häuser, Menschen und Geschehnisse, die sich in der ipsiläsionalen (zumeist rechten) Raumhälfte befanden. Typisch ist die Anosognosie, die Patienten beklagen sich nicht über ihren Funktionsausfall. Auf die Ursache ihrer Probleme angesprochen, geben sie Bagatell-Antworten. Ihre nur halb abgezeichnete Abbildung halten sie für vollständig.

D Neuropsychobiologie

Theorien

Obwohl das Phänomen oft nach kurzer Zeit spontan wieder verschwindet, ist Neglekt eine extrem gut untersuchte Störung. Unklar war lange Zeit, warum Neglekt häufiger nach rechts- als nach linkshemisphärischen Schäden zu finden ist. Hierzu gibt es mehrere Theorien. Nach der *Arousal-Hypothese* hat jede Hemisphäre ihr eigenes Aktivierungssystem; die Läsion einer Hirnhälfte stört das Gleichgewicht. Rechtsseitige Läsionen lösen einen stärkeren Verschiebungsfehler aus als linksseitige. Nach der *attentional hypothesis* können die Patienten ihre selektive Aufmerksamkeit nicht von der intakten Seite lösen. Posner et al. (1984) stellten fest, dass die Kranken insbesondere beeinträchtigte Reaktionen auf linksseitige Reize zeigten, wenn sie ihre Aufmerksamkeit vorher nach rechts gerichtet hatten. Jeannerod (1986) fand, dass die Greifbewegungen zur kranken Seite zu kurz, die zur gesunden Seite viel zu lang ausfielen. Die Autoren erstellten daraufhin die Theorie, dass dies aus einer Abweichung von der subjektiven Körpermittellinie resultiert. Nach der *representational hypothesis* von Bisiach/Vallar (1988) existiert die vernachlässigte Raumhälfte nicht mehr in der Vorstellung der Betroffenen. Es kommt zu einer Verschiebung des Koordinatensystems in den gesunden Bereich hinein.

Extinktionsphänomen Besonders bei leichtem Neglekt ist das *Extinktionsphänomen* zu beobachten. Die Patienten nehmen akustische, taktile oder visuelle Reize, die einzeln rechts oder links präsentiert werden, korrekt wahr. Werden diese jedoch gleichzeitig beidseitig dargeboten, wird der Stimulus kontralateral zur Läsion (zumeist der linke) nicht bemerkt. In fMRT-Studien stellte man fest, dass es trotz Aktivierung des entsprechenden Kortex nicht zur bewussten Reizverarbeitung kam. Lynch/McLaren (1989) fanden das Extinktionsphänomen nach Läsionen des inferioren Parietallappens bei Affen; durch eine symmetrische Schädigung in der anderen Hemisphäre konnte es jedoch wieder aufgehoben werden. Vermutlich spielt also eine Störung der interhemisphärischen Balance eine Rolle. Durch verminderte callosale Inhibition (d. h. Hemmung durch die andere Hirnhälfte via Corpus callosum) kommt es zur vorübergehenden Überaktivität der intakten Hemisphäre.

Läsionen bei Neglekt Läsionen, die einen Neglekt verursachen, lassen sich nicht eindeutig einem Gebiet zuordnen. Am häufigsten ist der rechte Parietallappen betroffen, aber auch Läsionen des Frontallappens, des Thalamus, der Basalganglien und der Capsula interna werden genannt. Dies deutet an, dass hier Bestandteile eines komplexen neuronalen Netzwerks geschädigt sind. Heilman et al. (1985) unterschieden zwei Schleifen: 1. die temporo-parieto-okzipitale Formation, welche für die Wahrnehmung verantwortlich ist (*perceptual-attentional neglect*) und 2. die Formation, die den prämotorischen Kortex, den Gyrus cinguli anterioris, die Basalganglien und Thalamuskerne umschließt; sie dient der Vorbereitung und Ausführung motorischer Reaktionen (*motor-intentional neglect*).

E Diagnostik

visuelle Suchaufgaben Es ist sehr schwierig, Neglekt-Patienten neuropsychologisch zu testen. Zum einen mangelt es ihnen an Störungsbewusstsein, zum anderen sind sie meist massiv geschädigt und leiden unter diversen Behinderungen.

In der Verhaltensbeobachtung reagieren die Patienten auf Ansprache von der vernachlässigten Seite nur verzögert und beachten in der persönlichen Hygiene eine Körperhälfte kaum. Einfach durchzuführen sind visuelle *Explorationsaufgaben*, bei denen Gegenstände auf einem Tisch gefunden werden sollen. Beim Zeichnen ist die vernachlässigte

Seite deutlich detailärmer. Neuropsychologische Tests benutzen meist das Suchen von Zahlen, Buchstaben oder Objekten; Neglekt-Patienten finden in der Regel die weit links platzierten Zeichen nicht. Im Linienhalbierungstest trennen sie längere Linien nicht mittig, sondern zur intakten Seite hin verschoben. Im Lesetest übersieht der Patient beim Zeilensprung die ersten Worte und beginnt erst in der Mitte der Zeile weiterzulesen.

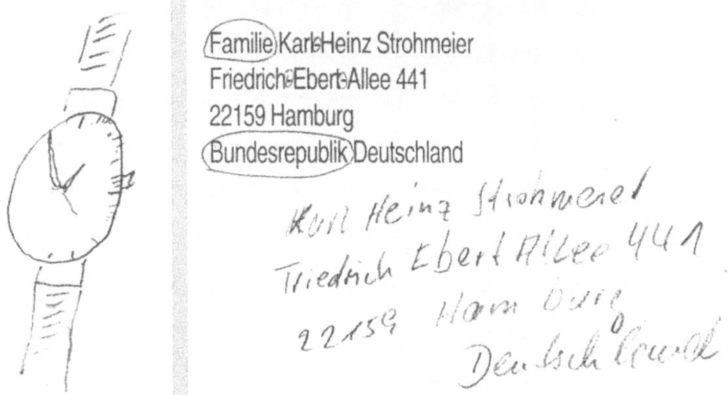

Abb. 3.15: Bei der Uhrenzeichnung dieses Neglekt-Patienten ist die linke Seite inkomplett. Beim Abschreiben der Adresse wurden einige links-außen befindliche Informationen übersehen (mit freundl. Genehmigung von Dipl.-Psych. Dr. C. Gall, Magdeburg).

Der Behavioral Inattention Test (BIT) von Wilson et al. (1987) beinhaltet Untertests zur Prüfung alltagsrelevanten Verhaltens, z. B. das Wählen von Telefonnummern oder das Lesen einer Speisekarte. Ein anderes Verfahren ist der Neglekt-Test (Fels/Geissner 1997) mit alltagsrelevanten Tätigkeiten (z. B. Lesen einer Uhr, Essen, Lesen, Schreiben).

Wenn man den Patienten bittet, bekannte Örtlichkeiten (z. B. Marktplatz) zu beschreiben, dann fehlt oft eine Raumhälfte.

Auch die oben beschriebene Doppelstimulation lässt sich als Testverfahren heranziehen: akustisch (über Kopfhörer), visuell (PC-Monitor) und taktil (Berührung z. B. von hinten an den Schulterblättern). Manche Patienten projizieren die Stimulierung in der vernachlässigten Seite auf die intakte Hälfte und geben an, diese im gesunden Bereich wahrgenommen zu haben. Dies bezeichnet man als *Allästhesie*.

Die Differentialdiagnose zwischen einer Hemianopsie (Halbseitenblindheit) und Hemineglekt ist schwierig, da rund 60 % unter beidem leiden (Müller-Oehring et al. 2003). Halbseitenblinde sind aber in der Lage, komplette Zeichnungen anzufertigen oder ihre Umwelt vollständig zu beschreiben.

F Therapie

Verbesserung der Exploration

Es tritt eine ausgeprägte Spontanheilung auf; nach sechs Wochen ist der Neglekt in 75 % der Fälle nicht mehr nachweisbar. Überwiegend werden Übungen zur Verbesserung der Exploration durchgeführt. Andere Ansätze bemühen sich um eine Korrektur des verschobenen inneren Koordinatensystems. Die Symptomatik lässt sich durch Aktivierung der phasischen Alertness (Warntöne) zumindest zeitweise reduzieren. Hommel et al. (1990) beobachteten eine Verringerung durch Musik und folgerten, dass nicht-verbale Reize die rechte Hemisphäre aktivieren. Nach der *Premotor-Aktivierungs-Theorie* von Rizzolazzi/Berti (1990) führt die Bewegung des kontraläsionalen Armes zu einer Aktivierung des Aufmerksamkeitssystems für den geschädigten Bereich. Eine Verbesserung des Lesens erfolgt durch eine rote Linie am linken Textrand, die der Patient beim Zeilenwechsel suchen muss.

Unterschiedliche weitere Methoden führen zu einer Linderung, z. B. transkutane elektroneuronale Stimulation (TENS), vestibuläre Stimulation des linken Ohrs mit kaltem und des rechten Ohrs mit warmem Wasser, optokinetische Stimulation, Vibrationsmassage der Halsmuskulatur und Anbringung sehr großer Spiegel im intakten Halbfeld (Ramachandran et al. 1999).

Brandt/Welfringer (2016) beschrieben neue Ansätze. Nach Ansicht dieser Autoren liegt die Zukunft der Neglect-Therapie aufgrund des multisensorischen Ausfalls in einem kombinierten Ansatz aus

> *„visueller Explorationstherapie, motorischer Imagination kombiniert mit intensiver motorischer Therapie der sensomotorischen Defizite, wahrscheinlich am besten verstärkt durch eine kontinuierliche Nackenmuskelvibration bzw. Aufmerksamkeitszuwendung der vernachlässigten Seite." (S. 1068)*

3.11 Orientierung

A Einleitung

Nach Angaben aus dem Übersichtsartikel von Bodenburg et al. (2000) weisen mehr als 50 % der Schlaganfall-Patienten Beeinträchtigungen der Orientierung auf. Man unterscheidet (a) *visuelle Raumwahrnehmung* (Lage-, Winkel-, Abstands- und Positionsschätzung) und (b) *räumlich-konstruktive Fähigkeiten* (praktisches Zusammensetzen von Einzelteilen).

B Fallbeispiel

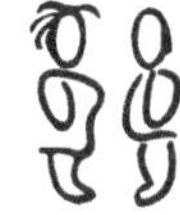

„Als ich von der Toilette kam, hatte ich vergessen, wohin ich gehen musste, wo mein Zimmer war [...]. Ich blickte mich um, konnte aber nicht begreifen, wo sich was befand und wohin ich jetzt gehen musste. [...] Da fielen mir plötzlich die Wörter rechts, links, vorwärts, oben und unten ein, aber ich konnte nicht klug aus ihnen werden, sie halfen mir nicht weiter. Zugleich fielen mir die Wörter Süden, Norden, Osten und Westen ein. Als ich anfing, sie in Beziehung zueinander zu setzen, war ich verloren. Ich wusste nicht, ob Norden und Süden nebeneinander oder entgegengesetzt lagen." (Lurija 1992, 67).

C Symptome

Probleme der visuellen Raumwahrnehmung zeigen sich z. B. in Unsicherheiten beim Greifen von Gegenständen oder beim Treppensteigen. Die Patienten haben Schwierigkeiten Analoguhren abzulesen, da sie die Zeiger verwechseln oder deren Winkel falsch deuten. Ähnliche Probleme haben sie beim Lesen von Landkarten oder Bauplänen. Probleme räumlich-konstruktiver Fähigkeiten zeigen sich u. a. in der Unfähigkeit, sich korrekt anzuziehen; Kleidungsstücke werden verdreht angezogen; Wäsche wird nicht richtig zusammengelegt; es gibt Probleme mit dem Rollstuhl. Bei Defiziten der *räumlich-topografischen Orientierung* können Betroffene weder die Lage der Zimmer in der eigenen Wohnung angeben, noch bekannte Strecken beschreiben. Im Krankenhaus finden sie Wege nicht mehr und verirren sich. Auf Landkarten können sie die Lage von Städten nicht mehr zeigen.

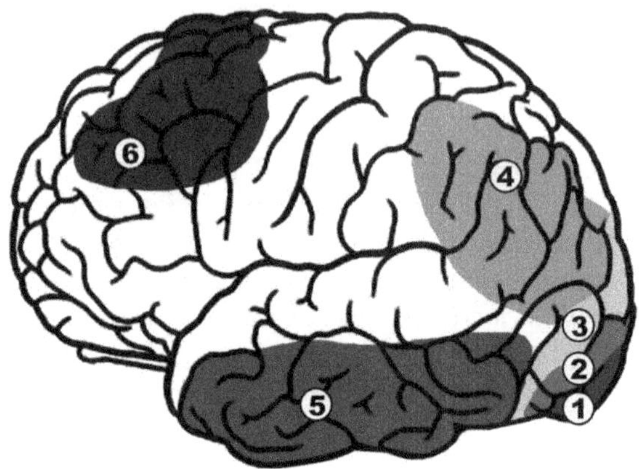

Abb. 3.16: Neben den visuellen Arealen V1 (1), V2 (2) und V3 (3), die eine grundlegende Objekterkennung durchführen, gibt es etliche höhere Areale. Das Wo-System (4) analysiert den Ort eines gesehenen Objekts in den Hauptraumachsen. Das Was-System (5) prüft, um was es sich handelt und das Wohin-System (6) lenkt die Aufmerksamkeit auf ein Objekt und übernimmt bei Handlungen die visuell-motorische Steuerung (Grafik: U. Herbert).

D Neuropsychobiologie

Wo-, Was-, Wohin-System

Für visuell-konstruktive Fähigkeiten und Orientierung sind das Wo-, das Was- und das Wohin-System verantwortlich (s. Abb. 3.16).

E Diagnostik

Testverfahren

Zwecks Prüfung der Formerkennung lässt man zunächst geometrische Objekte abzeichnen (z. B. Benton-Test oder der Rey-Osterrieth Complex Figure Test, Osterrieth 1944). Auch der Mosaik-Test aus dem Hamburg-Wechsler-Intelligenztest (HAWIE, Tewes 1991) bzw. der WAISIV (Wechsler Adult Intelligence Scale, 2012) eignet sich. Für höhere visuelle Funktionen benutzt man z. B. die Schlauchfiguren von Stumpf/Fay (1983), den Fragmentierten Bildertest (Kessler et al. 1993), die Testbatterie für die visuelle Objekt- und Raumwahrnehmung (VOSP) von Warrington/James (1992) oder den Hooper's Visual Organization Test (VOT, Hooper 1983). Eingeschränkt eignet sich zur Prüfung des Orientierungsvermögens der Untertest Stadtplan aus dem Lern- und Gedächtnistest LGT-3 (Bäumler 1974).

F Therapie

Weinberg et al. (1979) entwickelten Aufgaben zur Längenschätzung mit Plexiglaszylindern und brachten ihren Patienten bei, Zeitungsblätter mit Hilfe von Achsen zu strukturieren. Stanton et al. (1983) behandelten eine Patientin, die durch visuell-räumliche Probleme massive Schwierigkeiten mit ihrem Rollstuhl hatte. Durch systematische Versprachlichung (z. B.: „erstens Bremsen feststellen, zweitens Fußrasten wegschwenken …“) konnte sie den Umgang erlernen. Die Patienten einer Studie von Sivak et al. (1984) lernten komplexe geometrische Muster mit Hilfe von Einzelteilen nachzulegen. Gordon et al. (1985) entwickelten ein Programm mit visuellen Explorationsübungen, Größenschätzung und komplexen räumlichen Aufgaben. Willis/Schaie (1986) ließen die Winkelgröße eines Referenzobjekts schätzen. Lütgehetmann/Stäbler (1992) benutzten hierzu zwei große Holzscheiben. Die Einstellung des Zeigers auf der Referenzscheibe sollte auf der zweiten Scheibe nachgebildet werden. Zwecks Verbesserung der Positionsschätzung wurden Folien mit farbigen geometrischen Figuren benutzt, die der Patient nachbilden sollte. Münßinger/Kerkhoff (1993) entwickelten Übungen, die sich an das chinesische Spiel Tangram anlehnen. Kerkhoff/Marquart (1995a, b) entwickelten ein PC-Programm, das die Angleichung des Winkels von zwei Balken verlangt. Fridel-Francesconi/Binder (1996) benutzten ein Rehacom-Programm, in dem Vergleichsobjekte gedreht oder gekippt präsentiert werden.

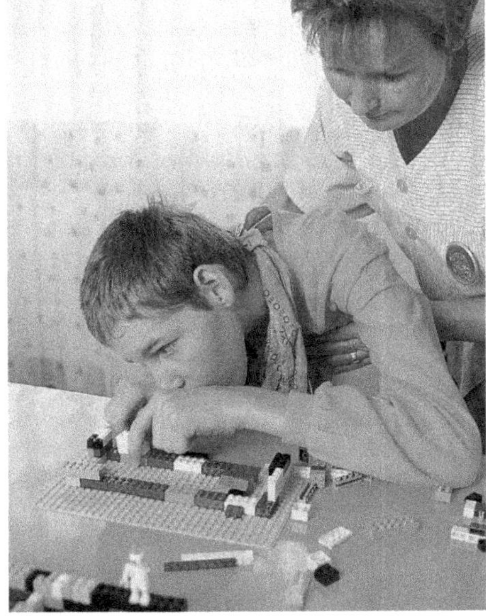

Abb. 3.17: Hirngeschädigter Junge bei Übungen zum visuell-konstruktiven Bereich (Foto mit freundl. Genehmigung der Fachklinik Hohenstücken, Brandenburg)

3.12 Lernen und Gedächtnis

A Einleitung

Kennen Sie das Gedicht von Wilhelm Busch noch, das Sie am Buchanfang gelernt haben? *Gedächtnisstörungen* stellen im Alltag ein beträchtliches Handicap dar. Nach Angabe von Rak (2002) liegt die Häufigkeit zwischen 36 % und 70 % aller Hirngeschädigter.

Speicherung

Wie speichert das Gedächtnis? Früher glaubte man, dass das Gedächtnis neu gelerntes Wissen (ähnlich der Festplatte eines PCs) in einem eigenen Block abspeichert. Dieses statische Bild lässt sich heute nicht mehr halten; das Gehirn versucht neue Inhalte in bereits vorhandene Systeme zu integrieren, was zu einer *Reorganisation* eines Teils führt. Hierbei werden neue Verknüpfungen zwischen Nervenzellen gebildet oder die Stärke von vorhandenen Verknüpfungen wird modifiziert (Squire 1987). Warum benötigt Auswendiglernen stetige Wiederholungen? Die Konsolidierung einer Information im Gedächtnis beruht auf der Synthese von Proteinen, die sich über Stunden bis Tagen erstrecken kann (Markowitsch 1992). *Retrograde Amnesie*, die Unfähigkeit sich an die Ereignisse kurz vor einem Unfall zu erinnern, entsteht dadurch, dass diese Phase noch nicht abgeschlossen war.

Mehrkomponentenmodell

Die Gedächtnisspeicher kennen Sie schon aus Kapitel 1.6. Baddeley (1994) begründete die Theorie eines *Mehrkomponentenmodells*, in der eine *zentrale Exekutive* Kontrollfunktionen ausübt und entscheidet, welche Inhalte im Langzeitspeicher abgelegt werden. Im Langzeitgedächtnis trennt man das deklarative vom nondeklarativen Gedächtnis. *Episodisches* (Lebenserinnerungen) und *semantisches Gedächtnis* (sprachlich ausdrückbares Weltwissen) gehören zum *deklarativen Speicher. Prozedurales Gedächtnis* (z. B. motorische Funktionen wie Autofahren) und *Priming* (spontanes Wiedererkennen) bilden den *nondeklarativen Speicher*. Hirngeschädigte Patienten zeigen vorwiegend im deklarativen Gedächtnis schwache Leistungen, in Aufgaben zum nondeklarativen Gedächtnis haben sie meist kaum Probleme.

B Fallbeispiel

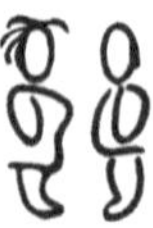

Herr M. war in seinem früheren Leben Polizeibeamter gewesen. Nach einer Hirnblutung mit Anfang 40 hatte er völlig die Fähigkeit verloren, sich aktuelle Informationen zu merken. Unter anderem vergaß er, dass er nicht mehr arbeitstätig war und versuchte mehrfach mit dem Auto zu seiner Dienststelle zu fahren, wobei er einmal einen Unfall verursachte. Äußerlich war ihm kaum etwas anzusehen; er bewegte sich normal und die Sprache war unbeeinträchtigt. In der fünften Therapiestunde kam folgendes Gespräch auf:

E. K.: „Herr M., wissen Sie meinen Namen noch?"

Herr M.: „Äh, nein, im Moment nicht."

E. K.: „Ich bin Dr. Kasten. Waren Sie nicht schon einmal hier bei mir?"

Herr M.: „Nein, ganz sicher nicht."

E. K.: „Wissen Sie, warum Sie hier sind?"

Herr M.: „Ja, Sie sollen mich wohl untersuchen."

E. K.: „Ist denn irgendetwas mit Ihnen? Warum sind Sie eigentlich hier?"

Herr M.: „Nein, mit mir ist nichts. Ich fühle mich ganz gesund."

Es war auch nicht möglich, ihm klarzumachen, dass er durch die Hirnoperation nie wieder in der Lage sein würde zu arbeiten. Diese Hirnblutung hatte es für ihn durch den Gedächtnisverlust nie gegeben. Selbst, wenn man ihn dazu brachte, die Narbe an seinem Kopf zu fühlen, brachte dies nur kurzfristiges Entsetzen. Bereits eine halbe Stunde später hatte er vollständig vergessen, worüber gesprochen worden war.

Völlig anders der folgende Fall: Die 42-jährige Patientin hatte 12 Jahre lang einen kleinen Laden in einer Kleinstadt geführt; sie erkrankte dann an Meningitis und verbrachte mehrere Monate auf Intensivstation und im Krankenhaus. Als ihr Mann, der sie häufig im Krankenhaus besucht hatte, sie mit dem Wagen nach Hause fuhr, bemerkte die Patientin schon unterwegs, dass sie sich an keine Einzelheit ihrer Stadt mehr erinnern konnte. Es kam ihr alles völlig fremd vor. Auch das Haus, vor dem ihr Mann dann den Wagen parkte, erkannte sie nicht als ihr eigenes wieder. In der Wohnung fand sie sich anfangs gar nicht zurecht. Sie hatte auch die Namen und Gesichter aller Personen ihres Verwandten- und Bekanntenkreises vergessen. Eine intensivere Untersuchung zeigte dann, dass ihr rund zehn Jahre fehlten, an davorliegende Ereignisse konnte sie sich sonderbarerweise wiederum gut erinnern.

C Symptome

Arbeitsgedächtnis

Das *Arbeitsgedächtnis* ist am anfälligsten für Störungen, seltener ist das Kurzzeit- und am seltensten das Langzeitgedächtnis eingeschränkt. Das phonologische und das visuell-räumliche System, die sowohl im Kurzzeitspeicher wie auch im Arbeitsgedächtnis Anteile besitzen, leiten Informationen in das Altgedächtnis weiter (Baddeley 1994). Ein

Defizit des phonologischen Systems erschwert das Behalten von verbalem Material, etwa beim Wählen einer Telefonnummer. Bei visuell-räumlichen Gedächtnisstörungen ist die Orientierung in einer neuen Umgebung beeinträchtigt.

Bei der *retrograden Amnesie* kann sich der Betreffende nicht mehr an Ereignisse erinnern, die vor der Schädigung lagen. Oft kommt ein Teil dieser Erinnerungen zurück, lediglich an das Trauma selbst können sich Betroffene meist nie erinnern, was die Aufklärung der Schuldfrage bei einem Unfall erheblich erschweren kann. Bei der *anterograden Amnesie* dagegen fehlen Tage oder Wochen nach einem schädigenden Ereignis.

Patienten mit chronischen Gedächtnisdefiziten neigen dazu, diese im Alltagsleben zu verdecken, indem sie Erinnerungslücken vertuschen oder mit *Konfabulation* auffüllen. Das Defizit fällt daher zunächst kaum auf. Diese Strategie hat aber rasch Überforderungen zur Folge.

Psychogene Amnesie

Bei der *psychogenen Amnesie* (auch dissoziative Amnesie) handelt es sich um neurotisches Vergessen. Die Person lebt in unerträglichen Lebensumständen; infolge einer minimalen Schädigung (z. B. geringfügiger Unfall), meist auf einer Reise, weit weg von zu Hause, verdrängt diese Person abrupt ihre gesamte Lebensgeschichte. Es ist keine Hirnveränderung nachweisbar, neurologisch und testpsychologisch ist die Person völlig intakt. Kurz- und Mittelzeitgedächtnis zeigen keine Auffälligkeiten. Der wohl berühmteste, bis heute umstrittene Fall war Anastasia, möglicherweise die jüngste Tochter des Zaren Nikolaus II von Russland. Sie war angeblich 1918 ermordet worden, tauchte dann aber unter dem Namen Anna Anderson wieder auf und konnte sich – angeblich – an nichts erinnern.

D Neuropsychobiologie

Anatomie der Gedächtnisstrukturen

Eine abgrenzbare Struktur für das Gedächtnis gibt es nicht, es handelt sich auch hier um ein Netzwerk. Zum Beispiel umfasst das episodische Gedächtnis Strukturen im linken Frontal- und Temporallappen, für das semantische Gedächtnis sind es dieselben Strukturen in der rechten Hirnhälfte. Das Kleinhirn, dem man bislang nur die Steuerung der Bewegung zugeordnet hatte, besitzt auch Einfluss auf die Merkfähigkeit. Das prozedurale Gedächtnis basiert auf den Basalganglien, den motorischen und prämotorischen Zentren und dem Kleinhirn.

Das Arbeitsgedächtnis liegt wesentlich im präfrontalen Kortex. Die für die eigentliche Gedächtnisbildung wesentlichen Areale liegen im

Inneren des Temporallappens und sind eng mit dem limbischen System verschaltet. Insbesondere *Amygdala* und *Hippocampus* haben hier eine Katalysatorfunktion. Für die Speicherung emotionaler Inhalte, insbesondere bei der Konditionierung von Angst, spielt die Amygdala eine wesentliche Rolle. Der Hippocampus hat wechselseitige Verbindungen mit dem *entorhinalen Kortex*, der wiederum Projektionen aus dem ganzen Neokortex erhält, insbesondere aus dem Assoziationskortex, dem präfrontalen Kortex, dem Temporalkortex und aus dem Gyrus cinguli, d. h. der Hippocampus erhält Informationen aus allen Sinnesmodalitäten. Eine wichtige Rolle spielt die *Papez-Schleife*, hier laufen Verbindungen durch den *Fornix* in die *Mamillarkörper* (Corpora mamillaria), von dort in die vorderen Kerne des Thalamus, dann in den Gyrus cinguli und den Gyrus parahippocampalis. Die Aufgabe dieses Systems besteht darin, Verbindungen zwischen den unterschiedlichen Sinnesmodalitäten einer Information zu bilden, um sie zu einem Gesamten zu verknüpfen. Es entstehen assoziative Verkettungen, sodass beim Aufrufen eines Teils des Kontextes die Gesamterinnerung aktiviert wird.

Langzeitgedächtnis

Das *Langzeitgedächtnis* liegt in der Regel dort, wo die Information verarbeitet wurde. Autobiografische Ereignisse werden vorwiegend in den Assoziationsgebieten des rechtsseitigen temporo-frontalen Kortex abgelegt. Für das semantische Gedächtnis spielt der gesamte cerebrale Kortex eine Rolle, der Abruf erfolgt vorwiegend über den linksseitigen temporo-frontalen Kortex (Markowitsch 1992; Überblick: Gruber 2018).

Prozedurales Gedächtnis

Das *prozedurale Gedächtnis* umfasst motorische Fertigkeiten (z. B. Schwimmen, Eislaufen) und das Wissen um Handlungsabläufe (Zähneputzen, Autofahren). Kodierung, Speicherung und Abruf geschehen im motorischen und prämotorischen Kortex, in den Basalganglien, auch das Kleinhirn spielt hierbei eine Rolle. Selbst Patienten mit schwerer Amnesie zeigen meist weitgehend intakte prozedurale Gedächtnisleistungen. Allerdings können diese auch stark eingeschränkt sein, wie der Fall der ehemaligen Kindergärtnerin (Kap. 1.6) zeigt, die knapp ein Jahr nach einer Hirnblutung fast ertrunken wäre, als sie mit ihrem Mann das erste Mal wieder schwimmen gehen wollte, weil sie diese Fähigkeit vollständig vergessen hatte. Sie konnte auch keine Gitarre mehr spielen und wusste nicht mehr, wie man Fahrrad fährt.

Priming

Priming bedeutet das erleichterte Wiedererinnern von bereits bekannten Reizen. Bei der wiederholten Darbietung des Teils eines bekannten Stimulus (z. B. erster Buchstabe eines Wortes oder Anfang einer Melodie) kommt es zu einer unbewussten Gedächtnisverbesserung: „Wenn einer, der …“

E Diagnostik

Gedächtnistests Bei Verdacht auf Gedächtnisdefizite stellt man schon während der Exploration erste Fragen, z.B. nach Wochentag, Datum und Namen des Therapeuten. Was haben Sie gestern Abend im Fernsehen gesehen? Was haben Sie heute zu Mittag gegessen? Aufschlussreich kann auch sein, die wichtigsten aktuellen Nachrichten (Politik, Kultur, Katastrophen …) der letzten Tage abzufragen. Für ein erstes, grobes Screening wird gerne der nur wenige Minuten dauernde *Mini-Mental-Status-Test* (Folstein et al. 1990) benutzt. Die Fülle an *Gedächtnistests* ist so groß, dass hier nur einige Verfahren vorgestellt werden können.

Das Kurzzeitgedächtnis wird mit dem Untertest Zahlennachsprechen des *HAWIE-R* (Tewes 1994) geprüft. Daneben gibt es etliche andere Verfahren, die das sofortige Wiederholen einer Wortliste oder Nachmalen einer Zeichnung benutzen (z.B. *Benton-Test*, Benton Sivan/Spreen 2009). Das Lernvermögen lässt sich z.B. mit dem Verbalen-Lern- und Merkfähigkeitstest (VLMT, Helmstaedter et al. 2001) prüfen, der das Merken von 15 Wörtern in maximal 5 Durchgängen verlangt. Danach erfolgt eine Störaufgabe und dann folgend erneute Abfrage der Wortliste. Ein vergleichbares Verfahren für das visuelle Gedächtnis ist das *Diagnosticum für Cerebralschäden* (DCS-II, Weidlich et al. 2011), in dem der Proband 9 sinnfreie Zeichen in maximal 6 Durchgängen lernen soll. Für Patienten mit leichten Defiziten lässt sich der recht schwierige *Lern- und Gedächtnistest (LGT-3)* von Bäumler (1974) heranziehen.

Für eine Untersuchung des semantischen Gedächtnisses eignet sich z.B. der *Famous-Faces-Test* (Fast et al. 2007), in dem anhand von Porträts die Namen berühmter Persönlichkeiten abgefragt werden. Ein anderes Verfahren, das wichtiges historisches Zeitgeschehen abfragt, ist der *Kieler Altgedächtnistest* (Leplow/Dierks 1997).

Testbatterien An Testbatterien mit umfassender Prüfung sind zu nennen: Rivermead Behavioral Memory Test (Wilson et al. 1992), Wechsler Memory Scale (WMS, Wechsler 2012), Berliner Amnesie-Test (BAT, Metzler et al. 2010) und Inventar zur Gedächtnisdiagnose (IGD, Baller et al. 2006). Fast alle differenzieren zwischen Störungen des Abspeicherns und des Abrufens. Der IGD umfasst u. a. auch die Prüfung prospektiver und episodischer Gedächtnisleistungen. Letzteres ist schwierig, da man die Angaben des Patienten nur selten nachprüfen kann.

Für spezielle Fragestellungen eignen sich weitere Verfahren. Die Testbatterie zur Aufmerksamkeitsprüfung (TAP, Zimmermann/Fimm 1994) beinhaltet eine Prüfung des phonologischen Arbeitsgedächtnisses. Zur Diagnostik des visuell-räumlichen Gedächtnisses lässt sich die *Corsi-Block-Spanne* von D. Schellig (Schuhfried) benutzen. Die Diagnostik prozeduraler Leistungen beschränkt sich auf entsprechende freie Fragen, seltener auf die Verhaltensbeobachtung beim Erwerb neuer visuomotorischer Fertigkeiten wie beispielsweise das Abzeichnen über einen Spiegel. Eine Diagnostik des visuellen Priming lässt sich z. B. mit dem Gollin Incomplete Figure Test (Gollin 1960) durchführen.

F Therapie

Mnemotechniken

Mnemotechniken wurden für Schüler und Studenten entwickelt; sie eignen sich nur eingeschränkt für hirngeschädigte Patienten (… die meist vergessen, sie zu benutzen). Mnemotechniken optimieren Kodierungs- und Abrufprozesse. Je mehr Sinneskanäle eingebunden werden, umso besser die Behaltensleistung: z. B. lassen sich Wortlisten besser merken, wenn man sich die Begriffe bildhaft vorstellt (*visual imagery*). Bei der Schlüsselwortmethode werden Lerninhalte mit *keywords* assoziiert, die dann als *Cue* (Hinweisreiz) für den Abruf dienen. Mit der *Methode-der-Orte* werden einzelne Lerninhalte mit festen Punkten eines Weges, den der Lernende gut kennt, verknüpft. Die *Gesichter-Namen-Technik* verbindet Besonderheiten des Gesichts mit dem Namen (*Herr Kugler hat einen kugelrunden Kopf*).

PQRST-Technik

Robinson (1970) entwickelte die *PQRST-Technik* zum Lernen längerer Texte: *Preview* ist der erste Überblick; daraus werden Fragen entwickelt (*question*). Erst dann liest man den Text genau (*read*), wiederholt ihn (*state*), und testet sich anhand der Anfangsfragen (*test*).

Geschichtentechnik

Lernen Sie folgende Liste: Motorrad, Wüste, Jupiter, Nase, Limonade, Braut, Nacht, Spitze, Kaffee. Nach einmaligem Lesen bleibt kaum etwas hängen, bildet man dagegen eine verrückte Geschichte aus den Begriffen, kann man hinterher fast alle richtig reproduzieren: „Ein Mann fährt mit seinem Motorrad in einer Wüste auf dem Planeten Jupiter, der Staub kitzelt in seiner Nase, deswegen trinkt er einen Schluck Limonade …“ Der Erfolg dieser Technik ist aber entscheidend von der Phantasie abhängig. Zu hinterfragen ist die Alltagsrelevanz, da wir uns – abgesehen von neuropsychologischen Tests – selten unsinnige Wortlisten merken müssen. Neuropsychologische Patienten sind oft überfordert, sich beim Hören der Worte gleichzeitig eine Geschichte auszudenken – und sie vergessen ihre eigene Geschichte sofort wieder.

Lernen lernbar?

In der Schule durften wir unser Gedächtnis mit langen Gedichten trainieren. Pädagogen sind sich einig, dass Schüler leichter lernen, je mehr diese Funktion geübt wird. Umstritten ist dagegen der Sinn solcher Übungen bei neuropsychologischen Defiziten. Einerseits wird behauptet, das Gedächtnis ließe sich nicht wie ein Muskel trainieren, andererseits werden ältere Menschen nach dem Motto „Wer rastet, der rostet" damit geradezu überschüttet. Müssen kognitive Funktionen stetig trainiert werden, um nicht zu verkümmern? „Das Schlimmste, was Sie tun können, ist nichts zu tun" heißt es in einem Slogan. Gedächtnisübungen sind besser als gar nichts zu unternehmen. Selbst wenn die Aufgaben weniger das Behalten als das Konzentrationsvermögen trainieren, wird der Betreffende davon profitieren. Neben Papier-Bleistift-Aufgaben gibt es eine Fülle von PC-Programmen. Hierbei sollte nicht nur repetitives Üben, sondern die Anwendung von Mnemotechniken das eigentliche Ziel sein, d. h. zu üben: Wie kann ich mir etwas am besten merken?

Alltagsrelevanz

Studien zum Gedächtnistraining benutzen als Outcome-Variable meist neuropsychologische Tests, etwa Wortlisten oder sinnfreie Zeichnungen. Verbesserungen schlagen sich in solchen abstrakten Tests oft nicht nieder. Die Alltagsrelevanz wurde selten geprüft. Optimal wäre es, mit Material zu trainieren, das eine sinnvolle Bedeutung für den Patienten hat und dann Verbesserungen im Alltagsleben zu erfassen; das ist aber oft nicht möglich. Von Unverhau (1994) wurde eine Behandlung von Störungen des übergeordneten *Metagedächtnisses* entwickelt. Hierbei überprüft man konkrete Alltagssituationen auf ihre mnestischen Anforderungen und erarbeitet dann Strategien zur Bewältigung, die man mit dem Patienten einübt. Weitere Techniken dieser Art werden in Kapitel 4.3 über Demenz vorgestellt.

Fehlerfreies Lernen

Um bestimmte Tätigkeiten wieder selbständig durchzuführen, gibt es zwei Techniken: 1. die Methode der verschwindenden Hinweisreize (*vanishing cues*), bei welcher die Hilfen allmählich ausgeblendet werden und 2. die Methode des fehlerfreien Lernens (*errorless learning*). Mit vanishing cues wurde Patienten z. B. Computer-Bedienung, Behalten von Namen und Tagesstrukturen beigebracht. Vor allem schwer Beeinträchtigte profitieren vom starren Behaviorismus. Gedächtnisgestörte können sich sonderbarerweise von einer einmal falsch gelernten Information nicht mehr lösen. Auch nach mehrfachen Hinweisen reproduzieren sie diesen Inhalt beharrlich weiter falsch. Gerade die Kritik scheint durch emotionale Verknüpfung die verkehrte Information immer weiter zu vertiefen. Daher hat sich die Methode des fehlerfreien Lernens bewährt; man bemüht sich, dass ein Lerninhalt von Anfang an richtig abgespeichert wird.

Defizitkompensation

Zu kompensatorischen Strategien gehört der Einsatz von *externen Gedächtnishilfen* wie z. B. Einkaufslisten, Notizzetteln, Pinboard,

(Küchen-)Wecker, Handy mit Erinnerungsfunktion, Führen eines Tagebuchs, elektronische Notizbücher, Terminkalender im PC usw. Man differenziert zwischen aktiven Hilfen (z. B. Alarmton) und passiven (z. B. Notizzettel). Insbesondere bei prospektiven Gedächtnisstörungen haben sie sich bewährt. Betroffene sollten hier aber nicht nur den nächsten Arztbesuch festhalten, sondern z. B. auch wann die Bettwäsche gewechselt oder Haare gewaschen werden müssen. Der Terminplaner muss mit hohem Aufforderungscharakter so liegen, dass die Person mehrmals täglich automatisch daran vorbeikommt. Hilfreich sind auch *Checklisten* für den Tagesablauf, die dann abgehakt werden müssen.

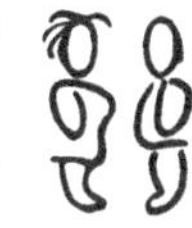

Wilson et al. (1997) entwickelten schrittweise ein ausgeklügeltes System für einen schwer amnestischen jungen Patienten. Es umfasste schließlich Einkaufs-, Telefon-, Finanzierungs-, Menü-, Pack- und Joblisten, Benutzung eines Filofax-Systems, Post-it-Notizzettel für unerwartete Änderungen, Taschen-Diktaphon sowie eine spezielle Uhr mit Alarmfunktion. Mit diesen Hilfen war der Patient schließlich in der Lage, weitgehend unabhängig zu leben.

Umweltanpassung

Weitere externe Hilfen sind Umwelthinweise wie z. B. gute Beschriftung von Zimmertüren (bzw. Symbole für Aphasiker), das Anbringen von richtungsweisenden Pfeilen in Heimen oder Kliniken, das Bereitlegen von Notizblöcken in Telefonnähe usw.

Auffrischen von Erinnerungen

Die Suche nach Gegenständen vereinfacht sich, wenn Aufkleber auf Schubladen den Inhalt beschreiben. Im Heim kann man ein Foto des Zimmerbewohners an die Tür kleben. Durch diese Anpassungen lassen sich Anforderungen reduzieren; der Betroffene spürt weniger Frustrationen und kann sein Augenmerk auf die Dinge fokussieren, die so nicht ausgleichbar sind. Eine geregelte *Tagesstruktur* in gewohnter Umgebung erleichtert die zeitliche Orientierung. Selbst Patienten mit massiven Gedächtnisdefiziten sind mit viel Geduld dazu in der Lage, sich Routinen zu merken.

Neben dem Führen eines Tagebuchs ist das Auffrischen von Erinnerungen wichtig, um dem Patienten Ankerpunkte im Zeitablauf zu vermitteln. Wichtige Erlebnisse sollten immer wieder abgefragt werden. Viele der auf dem freien Markt erhältlichen Übungsbücher für ein Hirnleistungstraining sind für Patienten mit richtigen Gedächtnisdefiziten leider viel zu schwierig.

Für Ergotherapeuten, aber auch für Neuropsychologen bietet z. B. der Verlag modernes lernen / Borgmann etliche Bücher mit praktikablen Übungen an.

3.13 Sprache

A Einleitung

Der Begriff **Aphasie** bezeichnet eine Sprachstörung durch Hirnschädigung.

Schmid (2002) schrieb in ihrem Übersichtsartikel, dass in Deutschland jährlich mehr als 20.000 Personen eine Aphasie erleiden. Der Verlust der Kommunikationsfähigkeit stellt eine starke Verminderung der Lebensqualität dar und erschwert die berufliche Wiedereingliederung erheblich.

Ein sehr literarisches Beispiel ist das Buch „Katze fängt mit S an“ von Ingrid Tropp Erblad (1988), die nach einer Operation aufwachte und plötzlich nicht mehr sprechen konnte. Übersicht: Schneider et al. (2014).

B Fallbeispiel

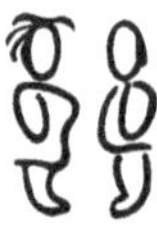

Martina Mann (2000) schilderte folgendes Gespräch. Frau M. lebte bis zu ihrem 73. Lebensjahr selbständig, erlitt dann aber einen Schlaganfall mit Aphasie und Lähmung der rechten Körperhälfte.
Therapeutin: „Was haben Sie denn beruflich gemacht?"
Frau M.: „Mit P was mhm, ich weiß nicht. Pa, Po, Pali."
Therapeutin: „Waren Sie bei der Polizei?"
Frau M.: „Ja. Poli. Nein. Past. Weiß nicht."
Therapeutin: „Waren Sie bei der Post?"
Frau M.: „Ja. Post."
Therapeutin: „Und was haben Sie dort gemacht?"
Frau M.: „Fällt mir wenig ein. Post. Nein. Bru, weiß nicht."
Therapeutin: „Haben Sie Briefe ausgetragen?"
Frau M.: „Ja. Post. Nacht. Aber nicht richtig."
Therapeutin: „Oder haben Sie Briefe sortiert?"
Frau M.: „Erbeiten. Nacht. Ja. Riefe."

C Symptome

Aphasien lassen sich unterteilen nach: (a) Broca, (b) Wernicke, (c) globale und (d) amnestische Aphasie. Außerdem werden noch die Nicht-Standard-Aphasien genannt, z. B. die Leitungsaphasie. Da der Aphasiker ebenso liest und schreibt wie er spricht, sind entsprechende Störungen (Alexie, Agrafie) eng verwandt …

Broca-Aphasie

Bei der *Broca-Aphasie* ist das Verstehen kaum gestört; die Patienten verfügen aber nur über ein eng begrenztes Vokabular und bilden einfachste Satzstrukturen. Die Äußerungen sind simpel, aber im Kontext richtig; es kommt zu häufigen grammatikalischen Fehlern und lautlichen Abweichungen („Da laufen Mann mit Tier, äh … Hand, nee … Hund“).

Wernicke Aphasie

Bei der *Wernicke-Aphasie* ist das Verstehen gestört, Artikulation und Sprachproduktion sind intakt, viele reden ohne Punkt und Komma. Oft kommt es zur Verdoppelung von Worten oder Satzteilen, Verschränkungen von Sätzen und vielen Neologismen (Wortneuschöpfungen). Den Betroffenen fällt es oft nicht auf, dass ihre Äußerungen inhaltsarm sind, nicht zum Kontext passen und sie assoziationsgeleitet mehrfach das Thema wechseln:

„Ja, mein Schlaganfall ist jetzt auch schon nicht mehr so lange her, da kam meine Frau gerade vom Einkaufen zurück, sie war ja lange Zeit drüben und daher kam sie auch nicht so zeitig, da war was mit unserem Auto, das ist jetzt auch schon nicht so neu, aber drüben bei der Tankwartstelle, der Mann, der ist da noch nicht dagewesen."

Globale Aphasie

Bei der *globalen Aphasie* ist das Verstehen stark gestört und es besteht nur eine geringe Sprachproduktion häufig in Form von Floskeln oder Automatismen („Ach, äh, nee, ohjeh ohjeh“). In Lautstruktur und Bedeutung kommt es zu Abweichungen von dem, was der Betroffene eigentlich sagen wollte.

Amnestische Aphasie

Bei der *amnestischen Aphasie* bestehen Wortfindungsstörungen, Verstehen, Artikulation und Satzbau sind meist unbeeinträchtigt.

Dysarthrie

Bei der lähmungsbedingten *Dysarthrie* wirkt die Sprechweise sehr unbeholfen. Wortwahl, Verstehen, Schreiben und Lesen sind intakt, aber die Urlaute, die der Patient von sich gibt, sind kaum zu verstehen. Nachahmen können Sie die Sprechstörung, indem Sie einmal einen beliebigen Satz zu Ihrem Lebensabschnittslieblingspartner sagen und dabei weder Ihre Lippen noch Ihre Zunge bewegen.

D Neuropsychobiologie

Broca- und Wernicke-Zentrum

Sprache setzt zunächst Verstehen dessen voraus, was der Gesprächspartner sagt, eine Funktion für die der Temporallappen zuständig ist. Unter Einfluss der Assoziationsareale generiert das Wernicke-Zentrum die inhaltliche Idee einer Antwort, und das Broca-Zentrum kleidet diese in Worte, die der motorische Kortex dann über Steuerung von Mund, Zunge und Lippen ausspricht.

Eine Schädigung kann auf allen Ebenen vorkommen. In der Ätiologie handelt es sich überwiegend um Schlaganfälle im Versorgungsgebiet der mittleren Hirnschlagader der sprachdominanten (meist linken) Hirnhälfte oder um Schädel-Hirn-Traumen.

E Diagnostik

Aphasie-Tests

Der Token-Test von Orgass (1982)**:** Prüft das passive Sprachverständnis. Die Patienten sollen mit ansteigendem Schwierigkeitsgrad auf bestimmte Plättchen zeigen, z. B.: „Zeigen Sie das grüne Viereck“ oder: „Bevor Sie den grünen Kreis berühren, nehmen Sie das weiße Viereck“.

Der Aachener Aphasie-Test (AAT von Huber et al. 1983): Prüft Sprachstörungen beim Nachsprechen, beim Lesen und Schreiben, beim Benennen und im Sprachverständnis. Darüber hinaus werden die Schwierigkeiten auf unterschiedlichen Verarbeitungsebenen analysiert (Phonologie, Lexikon, Syntax und Semantik).

Die deutsche Fassung des Amsterdam-Nijmegen-Alltags-Sprachtests (Blomert et al. 1994): Gibt mehrere Alltagssituationen vor, z. B. einen Arzt anrufen und um einen Termin bitten. Die Testsituation wird auf eine Tonkassette aufgenommen und später ausgewertet.

F Therapie

Restitution Substitution

Aphasiebehandlung ist Aufgabe von *Sprachheiltherapeuten* und *Logopäden*. Hierbei umfasst Restitution stetiges Training zur Wiederherstellung, Reaktivierung hebt sprachliche Blockierung auf, Substitution übt Umwegstrategien und Kompensation ersetzt Sprache durch nonverbale Ausdrucksmittel. Die Behandlung geschieht über Anlauthilfen, Fragen, Aufforderung zum Mit- oder Nachsprechen und Vorgabe von Lückenwörtern oder -sätzen. Der Sprachheiltherapeut korrigiert wenig, um den Patienten nicht zu frustrieren. Solche Ansätze werden z. B. bei der *Deblockierungsmethode* nach Weigl genutzt. Da viele Patienten noch singen können, versucht man ihnen mit der *melodischen Intonationstherapie* das Sprechen wieder beizubringen.

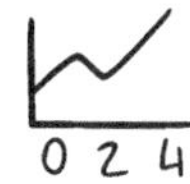

Sprachdominant ist oft nur eine Hirnhälfte, nach völliger Zerstörung kann aber die andere diese Funktion teilweise übernehmen; PET-Studien konnten diese Verlagerung auch nachweisen (z. B. Jueptner/Weiller 1995). In der Therapie findet dann, ähnlich wie beim kindlichen Spracherwerb, ein völliges Neulernen statt. Neben Vokabeln muss der Betroffene auch Grammatik pauken.

Hierzu gibt es auch Paper-Pencil-Aufgaben und PC-Programme, z. B. mit Satzergänzungen bei Wortfindungsstörungen oder Syntaxübungen bei Agrammatismus. Prinzipiell eignet sich zwar fast jedes Material, das auch in Kindergärten oder Grundschulen zum selben Zweck benutzt wird. Allerdings reagieren viele Betroffene unwillig auf die kind liche Aufmachung und die Du-Anrede in den Übungsheftchen. Besser sind Arbeitsmaterialien speziell für Erwachsene (z. B. Franke 2019)

Zu den Kompensationsmöglichkeiten bei Patienten mit globaler Aphasie gehören z. B. *Kommunikationstafeln* und *-bücher* mit aufgezeichneten Grundbedürfnissen bzw. Bildern von Alltags-Verrichtungen, Benutzung von Symbolsystemen und systematisches Einüben von Gestik, Mimik und Pantomime. Ein Beispiel ist „Mit Bildern sprechen“ von Langenscheidt (2019) mit 700 Bildern zur Verständigung. *TouchSpeak* ist ein handliches elektronisches Kommunikationshilfsmittel für Menschen, die nicht sprechen können. Mit Hilfe der Software kann TouchSpeak auf die individuellen Bedürfnisse verschiedenster Benutzer angepasst werden.

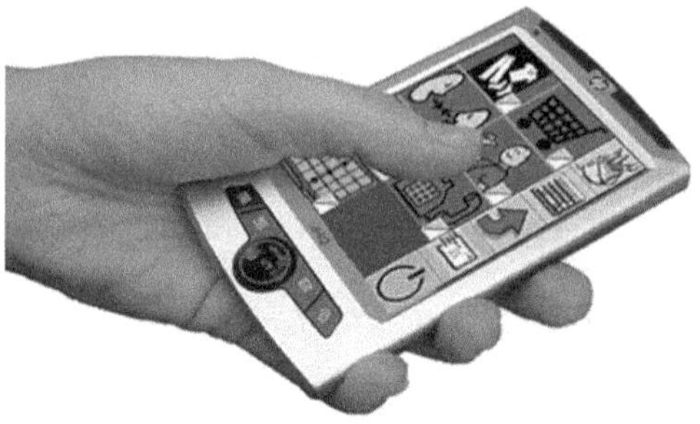

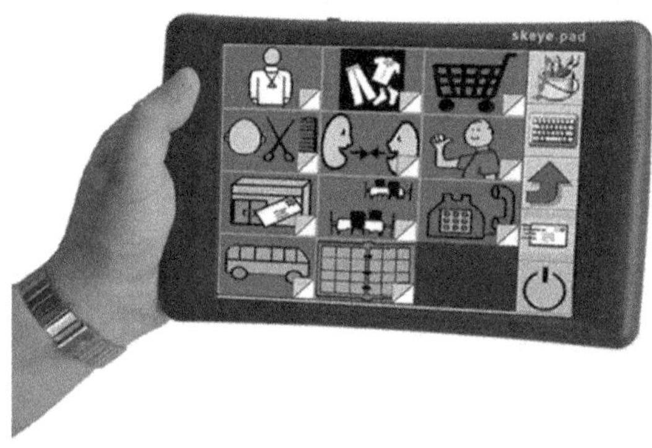

Abb. 3.18: TouchSpeak ist ein Gerät zur Kommunikationshilfe mit Sprachausgabe auf Knopfdruck (Foto: PhoenixSoftware, Bonn)

Die Sprachausgabe erfolgt entweder über eine synthetische Stimme oder kann von einem Betreuer aufgenommen werden. Bekannt sind außerdem die *Visual Action Therapy, kommunikatives Zeichnen* und die *PACE-Therapie* (*Promoting Aphasics Communicative Effectiveness*). Taubstummensprache zeigt bei Aphasikern wenig Erfolg, sie ist jedoch nutzbringend bei Dysarthrien.

Wernicke-Aphasie: Behandlung

Bei Wernicke-Aphasikern mit überschießender Sprachproduktion steht zunächst ein Hemmen des Redeflusses im Mittelpunkt. Dann muss der Patient lernen, das Wesentliche in der Aussage seines Gesprächspartners zu erkennen und darauf eine kurze Antwort zu geben. Die Therapie gestaltet sich meist schwierig, da dem Wernicke-Aphasiker sein Problem selbst nicht auffällt.

Psychosoziale Folgen

Nicht kommunizieren zu können, etwa beim Einkaufen nicht verstanden zu werden, ist mit hochgradigen Frustrationen verbunden und treibt viele Betroffene in die soziale Isolation. Hier ist auch klassische Psychotherapie gefragt. Gruppentherapien sind ein wesentlicher Bestandteil, denn Sprechängste sind deutlich vermindert, wenn alle ein ähnliches Problem haben. Ebenso spielt der Erfahrungsaustausch eine wichtige Rolle. Auch Angehörige müssen eingebunden werden. Ein häufiges Problem ist Überbehütung (*overprotection*); fast immer gewöhnen sich Ehepartner an, für den Betroffenen zu antworten oder Worte, die dieser nicht findet, für ihn zu sagen. Das unterbindet selbständiges Üben. Im Alltag unterhalten sich die Gesunden so rasch, dass der Aphasiker keine Chance hat, sich einzubringen. Betroffene sind glücklich über kurze, einfache Sätze, nach denen sie eine Pause mit Gelegenheit zur Antwort haben! Außenstehenden muss außerdem klargemacht werden, dass der Aphasiker durch seine Sprachstörung nicht dumm geworden ist; man darf ihn nicht wie ein Kleinkind behandeln. Patienten, die gleichzeitig eine Aphasie und eine Hemiplegie haben, können übrigens beim Gehen nicht sprechen, weil sie ihre gesamte Aufmerksamkeit auf die Motorik fokussieren müssen.

Sozialen Rückzug verhindern

Aphasie-Behandlung ist ein langwieriger Prozess, noch Jahre später zeigen Betroffene stetige Fortschritte. Wichtig ist, dass die Sprachtherapie möglichst rasch nach der Schädigung einsetzt, um sozialen Rückzug zu verhindern.

3.14 Lesen, Schreiben, Rechnen

A Einleitung

Aphasiker können nicht nur nicht sprechen, die Störung zeigt sich auch darin, dass sie nicht lesen (*Alexie bzw. Dyslexie*) und nicht schreiben (*Agrafie, Legasthenie*) können. Viele haben auch Probleme mit dem Rechnen (*Akalkulie, Dyskalkulie*), was sich u. a. insbesondere beim Einkaufen bemerkbar macht.

> Nach eienr Stidue der Cmabridge Uinverstiät ist es eagl in wlehcer Reiehnfogle die Bchustebaen in Wöretrn vokrmomen. Es ist nur withcig, dsas der ertse und lettze Bchusatbe an der ricthgien Stlele snid. Der Rset knan tatol falcsh sein und man knan es onhe Porbelme leesn. Das ist, weil das mnenschilche Geihrn nciht jeedn Bchustbaen liset sodnern das Wort als gaznes.

B Fallbeispiel

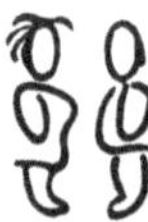

Sassezki, der von A. Lurija beschriebene hirnverletzte Soldat, berichtete an einer Stelle des Buches:
„Ich ging vom Zimmer in den Korridor, um mich umzuschauen und die Toilette, von der man mir gesagt hatte, sie befinde sich gleich hier, gleich nebenan, selbst zu suchen. Ich ging auf die nächste Tür zu und betrachtete das Schild daran. Doch so lange ich auch auf das Schild und die Buchstaben starrte, ich konnte nichts entziffern. Seltsame Buchstaben hatte ich da vor mir, ausländische Buchstaben. Als ein Patient vorbeikam, deute ich auf das Schild und fragte: Was ist das? Er antwortete: Das ist die Herrentoilette. Was ist los mit dir, kannst du nicht lesen?". (Lurija 1992, 73ff.)

C Symptome

Lesen *Lesestörungen* äußern sich in folgenden Schwierigkeiten: Buchstaben werden nicht korrekt benannt, trotz normaler Hörfähigkeit können Buchstaben lautakustisch nicht unterschieden und den entsprechenden Zeichen zugeordnet werden. Offenkundig werden die Probleme beim lauten Vorlesen: Es kommt zum Auslassen, Ersetzen, Verdrehen oder Hinzufügen von Worten oder Wortteilen, niedriger Lesegeschwindigkeit, langem Zögern, Verlieren der Zeilen, ungenauem Phrasieren, Vertauschen von Wörtern im Satz oder von Buchstaben in Wörtern. Die Betroffenen sind darüber hinaus so auf den Lesevorgang konzentriert, dass sich Defizite im Leseverständnis zeigen, z.B. eine Unfähigkeit, Gelesenes wiederzugeben, Schlüsse daraus zu ziehen, Zusammenhänge zu sehen oder lernbares Wissen zu extrahieren.

Schreiben Symptom der *Rechtschreibstörung* nach Hirnschädigung wie auch der meist angeborenen Rechtschreibschwäche (*Legasthenie*) bei Kindern ist im schweren Fall die völlige Unfähigkeit, aus Buchstaben Wörter zu bilden. Später kommt es z.B. zu Reversionen (Buchstaben-Verdrehungen: b-d, p-q, u-n), Reihenfolge- oder Sukzessionsfehlern (Umstellungen), Auslassung oder Einfügen falscher Buchstaben, Wahrnehmungsfehlern (Verwechslung von g-k, d-t, b-p), Regelfehlern (Dopplung, Dehnung, Groß- und Kleinschreibung) sowie zu Fehlerinkonstanz (dasselbe Wort wird jedes Mal anders falsch geschrieben).

Rechnen *Akalkulie* bedeutet völlige Unfähigkeit zu rechnen; *Dyskalkulie* ist die etwas leichtere Rechenstörung. Sie zeigt sich in folgenden Auffälligkeiten: Kleine Mengen können nicht sofort erkannt werden; Zahlwort (*vier*) – Ziffer (4) – Menge (o o o o) können nicht zueinander in Beziehung gesetzt werden; Begriffe wie mehr/weniger, dazu/weg, größer/kleiner sind unklar; Zehner und Einer werden vertauscht; große Zahlen werden in gesprochener Reihenfolge geschrieben, z. B. einhundertfünfundzwanzig = 152; Tausender und Hunderter werden ganz geschrieben, z. B. eintausendzweihundertzwölf = 100020012; Zahlen können nicht flüssig vorwärts oder rückwärts aufgesagt werden – Schwierigkeiten zeigen sich vor allem bei Zehnerübergängen; Vergleiche von größer oder kleiner sind schwierig; der Patient zählt mit den Fingern; Rechenarten werden verwechselt; Textaufgaben werden nicht verstanden. In der Regel können betroffene Patienten nicht mit Geld, Zeit, Längen- und Gewichtsmaßen umgehen.

Das *Gerstmann-Syndrom* umfasst Agrafie und Akalkulie neben einer Rechts-Links-Diskriminationsstörung und einer Agnosie für die eigenen Finger.

D Neuropsychobiologie

Lese-/Schreibzentrum

Zu Lesestörungen kann es zum einen kommen, wenn eine Läsion des visuellen Systems vorliegt, z. B. Teilblindheit oder mangelndes Formerkennungsvermögen durch Läsionen in den Bereichen V1 bis V3. Das Lese- und Rechtschreibzentrum des Gehirns, in dem die optische Verarbeitung von geschriebenen Wörtern stattfindet, ist im sprachdominanten Scheitellappen im Bereich des Gyrus *angularis* beheimatet. Ein im selben Bereich liegendes, etwas größeres Areal wird als *visual word form area* (VWFA) bezeichnet. Es liegt im linken parieto-temporo-okzipitalen Übergangsbereich um den Gyrus angularis und supramarginalis herum. Diese Region ist wichtig für die Integration sprachlicher und visueller Informationen. Lautsprachliches Lesen geschieht in temporofrontalen Bereichen. Legastheniker haben oft morphologische Auffälligkeiten im Temporallappen. Zu Rechtschreibstörungen kann außerdem eine mangelnde akustische Diskriminationsfähigkeit infolge einer Läsion der auditiven Zentren im Lobus temporalis beitragen.

Rechenzentrum

Bei Dys- oder Akalkulie spielen mehrere Hirnteile eine Rolle. Der *intraparietale Sulcus* (IPS) im oberen Scheitellappen scheint das Areal zu sein, das immer aktiv ist, wenn Zahlen im Spiel sind. Daneben spielen aber auch frontale Assoziationsfelder eine Rolle, wenn es darum geht, Rechenaufgaben zu lösen.

E Diagnostik

Schulleistungstests Für die Diagnostik dieser Störungen wird man auch bei Erwachsenen im Allgemeinen auf übliche *Schulleistungstests* zurückgreifen müssen; problematisch ist hier, dass die Normierung anhand von Klassenstufen erfolgt und meist kein direkter Vergleich zur Altersstichprobe des Betroffenen möglich ist. Für Erwachsene kommen einige *Bildungsberatungstests* in Betracht. Schulleistungs-, Bildungsberatungs- und Büroleistungstests, die mehrere Leistungen prüfen sind u. a.: Allgemeiner Schulleistungstest für 2. Klassen (Rieder 1991); Allgemeiner Schulleistungstest für 3. Klassen (Fippinger 1991); Allgemeiner Schulleistungstest für 4. Klassen (Fippinger 1992); Schultestbatterie zur Erfassung des Lernstandes in Mathematik, Lesen und Schreiben I und II (Kautter et al. 2000, 2002); Prüfsystem für Schul- und Bildungsberatung für 4. bis 6. Klassen – revidierte Fassung (von W. Horn, Neubearbeitung von Lukesch/Kormann 2002), Screening für Schul- und Bildungsberatung (Kormann/Horn 2001) und Revidierter Allgemeiner Büroarbeitstest (Lienert/Schuler 1994).

Lesetests Zur Prüfung der *Lesefähigkeit* kommen in Betracht: Diagnostischer Lesetest zur Frühdiagnose (Müller 1984); Zürcher Leseverständnistest für das 4. bis 6. Schuljahr (Grissemann/Baumberger 2000); Zürcher Lesetest (Linder/Grissemann 2000); Lesetest für 2. Klassen (Samtleben et al. 1971); Lesen und Verstehen, Diagnose und Training (Kalb et al. 1979); Würzburger Leise Leseprobe (Schneider et al., 2011); Bielefelder Screening zur Früherkennung von Lese-Rechtschreibschwierigkeiten (Jansen et al. 2002) und der Lese- und Rechtschreibtest (SLRT-II; Moll/Landert, 2010).

Rechtschreibtests Für die Prüfung der *Rechtschreibung*: Diagnostische Rechtschreibproben mit Worttrainer (Biglmaier 1999); Basiskompetenzen für Lese-Rechtschreibleistungen (Hasselhorn et al. 2017); Rechtschreibtest für 6. und 7. Klassen (Rieder 1992); Weingartener Grundwortschatz Rechtschreib-Test für 1. und 2. Klassen (Birkel 2007); Weingartener Grundwortschatz Rechtschreib-Test für 2. und 3. Klassen (Birkel 2007); Rechtschreibungstest (Kersting/Althoff 2004); Grundwortschatz Rechtschreib-Test für 4. und 5. Klassen (Birkel 2007); Westermann Rechtschreibtest 4/5 (Rathenow 1980); Westermann Rechtschreibtest 6+ (Rathenow et al. 1980); Rechtschreibtest für 1. Klassen (Rathenow/Raatz 1993); Rechtschreibtest – Neue Rechtschreibregelung (Bullheller et al., 2012); Bielefelder Screening zur Früherkennung von Lese-Rechtschreibschwierigkeiten (Jansen et al. 2002); Lese- und Rechtschreibtest (SLRT-II; Moll/Landert, 2010); Diagnostischer Rechtschreibtest für 1., 2. und 3. Klassen (Müller 2003); Diagnostischer Rechtschreibtest für 4.

bzw. für 5. Klassen (Grund et al. 2017); Münsteraner Rechtschreibanalyse (Schönweiss 2004) und Gruppentest zur Früherkennung von Lese- und Rechtschreibschwierigkeiten (Barth/Gomm 2014).

Rechentests

Rechentests: Rechentest 9+ (Bremm/Kühn 1992); Berufsbezogener Rechentest (Balser et al. 1986); Zahlenverarbeitungs- und Rechentest (Kalbe et al. 2002); Schweizer Rechentest 1. bis 3. Klasse (Lobeck/Frei 1987); Schweizer Rechentest 4. bis 6. Klasse (Lobeck et al. 1990); Diagnostischer Rechentest für 3. Klassen (Samstag et al. 1992); Heidelberger Rechentest (Haffner et al. 2005); Rechenfertigkeiten- und Zahlenverarbeitungs-Diagnostikum für die 2. bis 6. Klasse (Jacobs/Petermann 2005).

F Therapie

Für die Betroffenen ist es immer tragisch, eine Funktion, die sie in der Kindheit erlernt haben, plötzlich völlig verloren zu haben. Wie ABC-Schützen müssen sie grundlegende Lese-, Schreib- und Rechenfähigkeiten nochmals neu erlernen. Analog zur Sprachtherapie versucht man auch hier vordringlich die Restitution dieser Fähigkeiten, indem man mit dem Patienten eine Fülle von Übungsmaterial durchführt. Das meiste wurde für Schulkinder entwickelt, was – wie gesagt – von erwachsenen Schlaganfallpatienten nicht immer toleriert wird. Einen Überblick über das vielfältige Material zu geben, würde den Umfang dieses Buches sprengen.

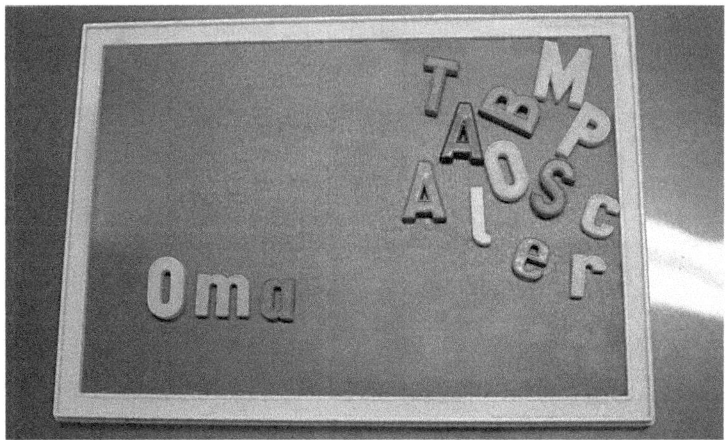

Abb. 3.19: Mit Magnetbuchstaben lässt sich die Synthese von Buchstaben zu Worten gut üben.

Für Ergotherapeuten sei erneut auf das vielfältige Material beim Verlag modernes lernen hingewiesen.

3.15 Handlungsplanung und exekutive Funktionen

A Einleitung

Planung einer Handlung

Was haben Sie heute noch vor? Der Mensch plant ständig Handlungen und unser Gehirn antizipiert vorher schon, wie das Handlungsergebnis ausfallen wird. Dies fängt mit der simplen Auswahl von Kleidungsstücken am frühen Morgen an, bis zur komplexen Vorbereitung einer Kongressreise in die USA.

Jede Planung beginnt mit dem Entwurf eines Handlungsmodells, das in Folgeschritten möglichst optimal an die Situation angepasst werden muss. Dabei müssen potentiell blockierende Randbedingungen berücksichtigt und Alternativen erarbeitet werden. Bei Routinehandlungen ist die Planungsphase kurz, da die Schritte aus dem Gedächtnis abgerufen werden können. Je ungewöhnlicher das geforderte Verhalten ist, umso umfassender wird die Planung. *Exekutive Kontrolle* bedeutet die Überwachung beim Ausführen einer Handlung. Ein letzter Schritt ist schließlich die Fehleranalyse, um weiteres Verhalten ähnlicher Art zu optimieren (... oder künftig besser bleiben zu lassen).

Planung erfordert ein filigranes Zusammenspiel vieler Hirnteile und kann nach einer ZNS-Läsion daher besonders leicht auseinanderbrechen.

B Fallbeispiel

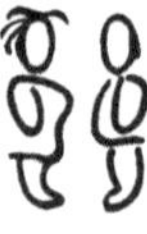

Schwartz (1995) schilderte einen 54-jährigen Patienten, der nach schwerer Schädelverletzung unter massiven Problemen litt (Gedächtnisdefizite, Neglekt, Sprachstörungen); darüber hinaus bestanden gravierende Mängel der Handlungsplanung. Eigene Aktivitäten konnte er gar nicht mehr organisieren und war diesbezüglich völlig von anderen abhängig. Das erste Teilziel bestand darin, ihn in einzelnen Bereichen, z.B. der Körperpflege, unabhängiger zu machen. Das Einüben bestimmter Handlungssequenzen wurde von seiner Ehefrau und einer Pflegekraft übernommen. In 16 Monaten wurde ein Verhaltensaufbau erreicht; in einer Katamnese nach drei Jahren bestand im trainierten Verhalten Unabhängigkeit.

C Symptome

Ursachen von Handlungsstörungen

Zu *Problemen der Handlungsplanung* kommt es meist als Folge einer additiven Multikausalität mehrerer Defizite wie z. B. Konzentrationsmängeln und Persönlichkeitsveränderungen. Auch Aphasien können eine Rolle spielen, da Planungen fast immer verbal kodiert werden. Gedächtnisstörungen erschweren die Handlungsplanung, weil der Patient ständig Aufgabenstellung, erreichte Zwischenschritte und das Ziel vergisst. Mitunter ist auch das Wissen über angemessene Handlungsabläufe defizitär. Oft schlagen die Betroffenen fehlerhafte Lösungswege immer wieder ein. Studien mit frontalhirngeschädigten Patienten fanden die Ursache für Störungen des Planens und Handelns unter anderem auch in schlechten Strategien, Informationen zu analysieren. Bei schwach strukturierten Items hatten die Betroffenen massive Schwierigkeiten, die eigentliche Aufgabe zu erkennen.

D Neuropsychobiologie

Zentrale Exekutive

Handlungsplanung ist eine Funktion, an der sowohl große Areale der Assoziationsfelder wie auch Strukturen des Gedächtnisses beteiligt sind. Nach Baddeley (1994) übernimmt eine *zentrale Exekutive* Kontrollfunktionen, die für die Handlungsplanung ausschlaggebend sind. Routineaufgaben werden durch *contention scheduling* mit automatisierten Handlungsschemen schnell erfüllt. Sie laufen oft ohne bewusste Kontrolle ab, sodass man sich hinterher kaum erinnern kann, ob man sie erfüllt hat oder nicht (Haustür abgeschlossen, Kaffeemaschine ausgemacht usw.). Das *supervisory attentional system* ist die Instanz für neue oder problematische Situationen. Es integriert Zielauswahl, Planung, Kontrolle und Antizipation des Ergebnisses. Notwendigerweise braucht dieses System deutlich mehr Zeit. Neue Verhaltensmuster, etwa beim Erlernen des Autofahrens, unterliegen zunächst diesem Kontrollsystem, mit zunehmender Routine übernimmt die untere Komponente diese Aufgaben. Im Rahmen des *Intrinsic Connectivity Networks* geht man von mehreren Netzwerken aus, die für Entscheidungen besonders wichtig sind, neben dem *Default Mode Network* gehört hierzu das *Saliency Network* und insbesondere das *Central Executive Network (CEN).* Letzteres zeigt Aktivität beim Problemlösen, dem Fällen von Entscheidungen und anderen kognitiven Funktionen. Die wesentlichsten Strukturen dieses Netzwerkes liegen im dorsolateralen präfrontalen Kortex und im posterioren Parietallappen (Menon 2011).

E Diagnostik

Im Allgemeinen wird man hier zunächst auf die Befragung von Angehörigen und die Verhaltensbeobachtung ausweichen. Erste Ansatzpunkte geben auch die Ergebnisse von Intelligenztests, da zur Lösung schwieriger IQ-Aufgaben auch Planung gefordert wird. Spezielle Verfahren sind z. B.:

Verfahren

Turm-von-Hanoi: Der Turm von Hanoi wurde 1883 von Edouard Lucas erfunden. Die Aufgabe besteht darin, einen Turm aus vier Scheiben, der auf der linken Stange liegt, unter Benutzung aller drei Stangen, rechts neu aufzubauen. Es darf immer nur ein Turmteil bewegt werden, und es dürfen nur kleinere auf größeren Teilen zu liegen kommen. Ein ähnliches Verfahren ist der Tower-of-London (Tucha/Lange 2004), für den bessere Normen vorliegen.

Wisconsin-Card-Sorting-Test: Karten sollen vom Probanden einem Stapel zugeordnet werden. Das Zuordnungskriterium (Farbe, Form oder Zahl) wird dem Probanden nicht mitgeteilt, er erhält aber positive oder negative Rückmeldung. Das Zuordnungskriterium bleibt für zehn Versuche konstant. Bei der elften Zuordnung wird es gewechselt, der Proband muss sein Konzept ändern.

Alltagssimulationstest von Bochmann und Wachsmann (2000) entwickelten einen Alltagssimulationstest zur Messung kognitiver Fähigkeiten, der auch Handlungsplanung einschließt. Menzel-Begemann entwickelte 2009 HOTAB, einen Test für Handlungsorganisation und Tagesablauf und Lubitz und Niedeggen publizierten 2018 das „Screeningverfahren für Exekutivfunktionen" mit Tests für die Planung von komplexen Tätigkeiten und Umschaltfähigkeit.

F Therapie

Verhaltensketten

Basis der Therapie ist zunächst die Beantwortung der Frage, warum der Patient Probleme bei der Handlungsplanung bzw. -ausführung hat? Meist müssen zunächst grundlegende Defizite behandelt werden. Für Alltagshandlungen können Routinen antrainiert werden. Eine *Verhaltenskette* wie Waschen –> Zähneputzen –> Anziehen wird so lange geübt, bis die Teile automatisch ablaufen und eine erledigte Teilhandlung gleichzeitig Auslöser für den nächsten Schritt darstellt. Dieses Erlernen dauert Monate und wird verhaltenstherapeutisch (z. B. *prompting, shaping, chaining, token-systems*) verstärkt.

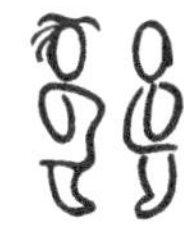

Alderman und Ward (1991) behandelten eine 36-jährige Patientin mit Störungen der Kontrolle ihrer verbalen Äußerungen. Die Patientin musste von einem zu Beginn der Sitzung ausgehändigten Geldbetrag bei jeder unangemessenen Äußerung einen Teil zurückgeben. Den Restbetrag konnte sie in Schokolade umsetzen. Außerdem musste die Patientin bei Auftreten des störenden Verhaltens eine Minute lang eine entsprechende Regel wiederholen. Die Effekte generalisierten auch auf Situationen außerhalb der Therapie.

What-to-do-Listen

Auch hier führt eine gut strukturierte, ablenkungsarme Umwelt zu einer Entlastung. Ebenso hilfreich sind, je nach Leistungsstand des Betroffenen, *What-to-do-Listen*, Notizzettel, auf Tonträger gesprochene Anleitungen, Windows-Outlook für die Terminplanung oder Excel, um monatliche Ausgaben festzuhalten. Am sinnvollsten sind Checklisten zum Abhaken. Bei Hausarbeiten, beruflichen Routinehandlungen und schrittweiser Abarbeitung von Arbeitssequenzen können die Betroffenen hiermit ihre Leistungen kontrollieren. Komplexe Handlungsabfolgen werden in Teilschritte aufgegliedert, die einzeln abgearbeitet und dann abgehakt werden. Dies führt dazu, dass der Betroffene seine Tätigkeiten systematisieren kann und sich durch Unterbrechungen weniger ablenken lässt.

Es reicht aber in der Regel nicht aus, den Hirngeschädigten nur auf diese Möglichkeiten hinzuweisen, man muss sie Schritt für Schritt mit ihm trainieren. Kawski und Bodenburg (2002) wiesen in ihrem Übersichtsartikel darauf hin, dass dem Patienten zunächst alltagsnahe praktische Aufgaben gestellt werden müssen. Nach wiederholter Durchführung sollten dann die Rahmenbedingungen mehrfach verändert werden, damit eine Generalisierung stattfindet. Externe Anleitung muss im Verlauf der Therapie schrittweise durch *Selbstinstruktion* ersetzt werden. Eine Fülle von Übungsprogrammen auch für exekutive Funktionen wird heute am Computer dargeboten, z. B. die RehaCom-Programme oder Cognifit. Sie können meist auch online gespielt werden, am Laptop oder auch auf dem Tablet oder Smartphone.

3.16 Psychische Veränderungen nach Hirnschädigung

A Einleitung

Eine Hirnschädigung kann jeden von uns an irgendeinem beliebigen Tag treffen. Von einer Sekunde zur anderen brechen dann sämtliche Lebensziele zusammen. Eine schwere ZNS-Läsion ist über den rein organischen Schaden hinaus auch ein Ereignis mit weitreichenden psychosozialen Konsequenzen, das den Betroffenen aus einem normalen Leben überraschend in den Status eines Schwerbehinderten versetzt und oft reaktive psychische Störungen zur Folge hat. Gainotti (1993) unterschied drei Faktoren, die bei einem Betroffenen interagieren können:

1. Neurologische Faktoren (eigentliche Schädigung)
2. Psychologische/psychodynamische Faktoren (z.B. Verarbeitung, nun behindert zu sein)
3. Psychosoziale Faktoren (Konsequenzen für Umwelt, Aktivitäten und Beziehungen)

B Fallbeispiel

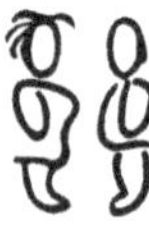

Karl-Heinz Pantke, der bereits in Kapitel 3.1 zitierte Locked-In-Patient, schrieb über seine psychische Reaktion nach dem Infarkt:
„Besonders ein Erlebnis blieb mir in negativer Erinnerung. Ein Psychologe wollte mir einreden, dass ich mich mit meinem gesundheitlichen Zustand abzufinden hätte. Heute leide ich unter Depressionen. Zu der Depression hat sich die völlig unbegründete Angst gesellt, er könne Recht haben. Eine Angst, die ich vorher noch nie erlebt hatte. Musste ich nicht genug während meiner Krankheit leiden? Diese Behandlung hat aus einem Alptraum, den meine Krankheit darstellt, einen Horrortrip werden lassen. Ich mache mir nichts vor. Die Depressionen wären auch gekommen, wenn ich dies nicht erlebt hätte. Aber sie wären dann wohl nicht so heftig ausgebrochen. Mit der Psyche eines Menschen verhält es sich wie mit der Rinde eines Baumes. Was hier eingeritzt wird, ist auch nach Jahrzehnten noch sichtbar. Der Körper gesundet schnell, die Psyche langsam." (Pantke 1999, 44)

C Symptome

Gefühle

Langer (1992) nannte mehrere *emotionale Einschränkungen* bei neuropsychologischen Patienten: Verlust der Würde, Versagensangst, Kompetenzverlust, Verlust des Selbst, Kontrollverlust, Verlust der Männlichkeit/Weiblichkeit, Veränderung sexueller Gefühle, Liebesverlust, Zukunftsängste, finanzielle Problemsituationen und Gefühle der Sterblichkeit.

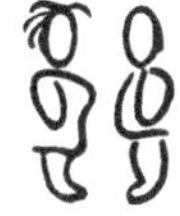

Viele Menschen überleben eine Hirnschädigung heute, sind dann aber mit schwerwiegenden Folgen konfrontiert, deren Ausmaß ihnen oft erst nach und nach bewusst wird. Eine von mir behandelte Patientin hatte aus völliger Gesundheit eine fronto-temporale Hirnblutung erlitten und war zu Hause im Bad zusammengebrochen, wo ihr Lebenspartner sie erst sechs Stunden später fand. In der Klinik wurde in einer fünfstündigen Notoperation eine Clippung des geplatzten Blutgefäßes durchgeführt und die Patientin in der Intensivstation aufgenommen. Sie berichtete später, sie habe sich zunächst nicht bewegen können und voller Angst geglaubt, sie sei querschnittgelähmt. Ein Teil der Motorik sei dann zurückgekommen; man musste sie aber im Rollstuhl fahren. Im Sitzen sei ihr Kopf einfach zur Seite gefallen, sie habe ihn nicht halten können. Alleine aufstehen konnte sie gar nicht. Unter massiver Physiotherapie lernte sie zunächst die rechte Hand und dann nach und nach den ganzen Körper wieder zu bewegen. Die ersten selbständigen Schritte unter Mithilfe des Pflegepersonals erfüllten sie mit einem Glücksgefühl, da ihr nun erst klar wurde, dass sie überhaupt die Möglichkeit hatte, irgendwann wieder ein selbständiges Leben zu führen.

Abwehrmechanismen

Fast bei allen Patienten findet man *Abwehrmechanismen*, um das eigene Ich vor der Erkenntnis zu schützen, fortan schwerbehindert zu sein. Hierzu gehören besonders *Verdrängung* der Krankheitsfolgen, *Projektion* von Problemen auf das Pflegepersonal und *Regression* in die Hilflosigkeit. In der Anfangszeit tritt oft der Gedanke auf, ob es nicht besser gewesen wäre, tot zu sein. Sekundär entstehen Depressionen, Ängste, aggressives Verhalten, sozialer Rückzug und psychosomatische Störungen (Gothe 2002).

Familie

Die Familie des Patienten leidet ebenso (Feldmann-Schmidt 2002). Die systemische Struktur der Familie zerbröckelt und muss sich neu formieren. An eine Phase der Hoffnung auf schnelle Besserung schließt sich eine Phase der Verzweiflung an, wenn sichtbar wird, dass die Probleme langfristig bestehen bleiben. Der Ehepartner ist gezwungen, neue Rollenverpflichtungen zu übernehmen. Oft müssen Verwandte eingebunden werden, um die Betreuung zu gewährleisten. Mit der Erkrankung eines Kindes verschwinden Zukunftshoffnungen der gesamten Familie. Die Umstrukturierungen sind gravierend und werden nicht von allen Beteiligten gemeistert. Ältere Ehepartner, die sich einen Lebensabend mit gemeinsamen Unternehmungen vorgestellt hatten, müssen ihren Partner nun füttern und auf die Toilette bringen. Gerade wenn junge Menschen betroffen sind, kommt es leicht zur Trennung und Scheidung.

D Neuropsychobiologie

Als Folge einer Hirnschädigung kann es zur Neurotisierung und Persönlichkeitsveränderung kommen. Detaillierte Angaben zur neurobiologischen Grundlage werden in den Kapiteln 4.7–4.9 erörtert.

E Diagnostik

Persönlichkeitstests

Die Erfassung reaktiver Veränderungen nach einer Hirnschädigung geschieht mit *Persönlichkeitsfragebogen.* Unterschieden werden solche zum Erfassen von überdauernden Charaktereigenschaften (*traits*) von solchen, die die zeitlich instabile Stimmungslage (*state*) erheben. Da es mehrere hundert Verfahren gibt, die auch nicht speziell neuropsychologisch sind, können hier nur kurz die am häufigsten benutzten aufgelistet werden: 16-PF (16-Persönlichkeits-Faktoren-Test von Schneewind/Graf 1998), BDI-II (Beck-Depressions-Inventar Revision von Hautzinger et al., 2009), FPI-R (Freiburger Persönlichkeitsinventar, Fahrenberg et al. 2010), GT (Giessen-Test von Beckmann et al. 1989), MMPI-2 (Minnesota Multiphasic Personality Inventory 2, Engel et al. 2019), STAI (State-Trait-Angst-Inventar von Laux et al. 1981), SVF (Stressverarbeitungsfragebogen von Erdmann und Janke, 2008), TPF (Trierer Persönlichkeitsfragebogen von Becker 1989), BFI-10 (Rammstedt et al. 2014). Hingewiesen sei noch auf einen speziellen Fragebogen für cerebral geschädigte Patienten mit 16 Dimensionen, der vom Arbeitskreis Persönlichkeitsstörung-Hirnschädigung-Wesensveränderung der Gesellschaft für Neuropsychologie (GNP; https://www.gnp.de/fuer-patienten-betroffene/downloads-und-informationsmaterial, 20.07.2022) entwickelt wurde.

Introspektionsfähigkeit

Unverfälschte Introspektionsfähigkeit kann man bei Hirngeschädigten nicht als gegeben voraussetzen. Von daher ist die Interpretation von Persönlichkeitsfragebögen nur mit Vorsicht zu genießen. Brauchbarer sind Skalen zur Fremdeinschätzung (z. B. Gießen-Test, PAC-Bögen = Progressive Analyse und Curriculum von Günzburg 1977).

F Therapie

Emotionale Stabilisierung

Psychotherapeutische Betreuung auf Intensivstationen und neurologischen Kliniken ist weiterhin entwicklungsfähig. Oft versucht man Angehörige einzubinden, die allerdings auch hochgradig verängstigt sind. Aufgabe der Ärzte ist es, hier Hoffnung zu vermitteln; emotional stabilisierte Angehörige wirken beruhigend auf den Patienten ein. Dr. J. S. Robinson, einer der Begründer der englischen Intensivmedizin, landete nach einem missglückten Angiogramm als Patient auf seiner eigenen Station. Er berichtete später:

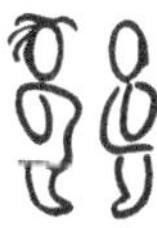

„Die Besuche eines geliebten Menschen bleiben wie klare Inseln im Gedächtnis. Die Anwesenheit meiner Frau war die beste psychologische Therapie, besonders da sie von der dramatischen Not der Situation unbeeindruckt schien. Es war nicht nötig, dass sie viel mit mir sprach. Schon ihre Vertrauen erweckende Gegenwart war mir eine sehr große Beruhigung" (Robinson 1975, 416 f.)

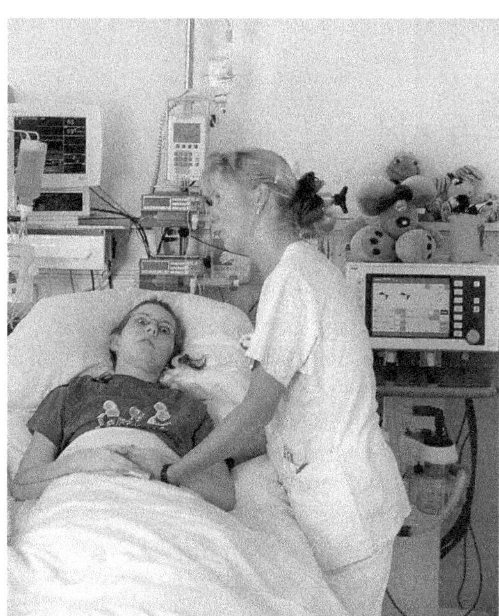

Abb. 3.20: Ein hirngeschädigtes Kind in der Intensivpflege (Foto mit freundl. Genehmigung der Fachklinik Hohenstücken, Brandenburg).

Anpassung klassischer Therapien

Klassische Psychotherapie bei Aphasien, Gedächtnisstörungen oder kognitiven Defiziten ist schwierig. Hier müssen Anpassungen des therapeutischen Settings vorgenommen werden. Der Betroffene muss zunächst die Behinderungen akzeptieren, was kein einfacher Schritt ist, da wir alle an der Unversehrtheit unseres Körpers hängen. Oft kann erst dann mit einer Behandlung reaktiver psychosozialer Probleme begonnen werden.

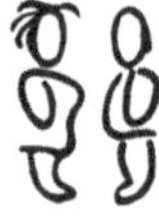

Lovell/Starratt (1992) beschrieben eine Patientin, die nach Schlaganfall an Depressionen litt und Angst hatte, sie könne umfallen. Durch Desensibilisierung zur Angstreduzierung, kognitive Therapie gegen selbstzerstörerische Gedanken, Entwicklung einer realistischen Sicht und Akzeptanz ihrer Situation konnte die Schwere der Symptomatik gelindert werden.

Elemente anderer Therapien

Innerhalb einer neuropsychologischen Behandlung können Elemente aus unterschiedlichen Therapierichtungen zum Einsatz kommen, etwa Gesprächstherapie, Transaktionsanalyse, Neuro-Linguistisches Programmieren oder Gestalttherapie. Joachims (1990) berichtete z. B. über positive Auswirkungen von Musiktherapie. Auch milieuorientierte Ansätze sollten einfließen. Die psychotherapeutische Behandlung Hirngeschädigter erfordert vom Therapeuten ein hohes Maß an Flexibilität, um auf die speziellen Probleme adäquat reagieren zu können (s. z. B. Pössl/Schellhorn 2006).

3.17 Das Frontalhirnsyndrom

A Einleitung

Persönlichkeitseigenschaften

Unter dem sehr passenden Titel „He looks normal, but …" wiesen Saban et al. 2015 auf vielfältige Veränderungen der Persönlichkeit der Betroffenen hin. Neben den reaktiven Folgen, die im Sinne einer Trauerarbeit oft überwunden werden können, gibt es gravierende Veränderungen, wenn die Schädigung Hirnareale betrifft, in denen unsere Persönlichkeitseigenschaften verankert sind (Übersicht siehe z. B. Stuck 2000; Thöne-Otto et al. 2018). Ausschlaggebend für solche organischen Persönlichkeitsveränderungen ist vorrangig der frontale und hier insbesondere der orbitale Kortex, sodass die Folgen häufig unter dem Begriff *Frontalhirnsyndrom* subsumiert werden. Kgolo und Co-Autoren publizierten 2021 einen Artikel, in dem sie darauf hinwiesen, dass Menschen mit frontalen Hirnverletzungen über eine erhöhte Schizotypie wie auch über ein geringeres Einfühlungsvermögen in soziale Kompetenzen berichteten. Eine frontale Hirnverletzung ist nach Ansicht der Autoren durch mangelnde Empathie oft mit großen Schwierigkeiten der sozialen Kompetenz im Alltag verbunden.

B Fallbeispiel

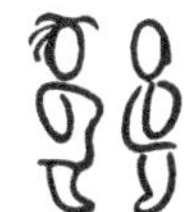

Herr F. hatte sich hochgearbeitet und mit sehr großem Erfolg eine Firma gegründet. Er war glücklich verheiratet, hatte zwei hochintelligente Kinder und ein Häuschen an der Ostseeküste erworben. Das alles änderte sich schlagartig. Bei einem Autounfall erlitt er diverse Frakturen, Teilabtrennung eines Armes, Quetschung des Beines und eine Contusio des Schädels mit multiplen Blutungen im frontalen Kortex. Neben anderen Defiziten hatte sich seine Persönlichkeit stark verändert. Häufig begann er lauthals zu lachen, obwohl er nur von lapidaren Geschehnissen berichtete oder sogar von Vorfällen, über die er sich eigentlich geärgert hatte. Urplötzlich kam es bei nichtigen Anlässen zu Wutanfällen, bei denen er Tische und Stühle umwarf und Familienmitglieder anschrie. Die Aggressivität kam so überraschend, dass er kaum eine Möglichkeit hatte, sie zu kanalisieren. Einmal zerschlug er dabei sogar den Computer seines Sohnes. Hinterher tat ihm sein Verhalten leid und er entschuldigte sich bei allen Beteiligten, steuern konnte er sich im Wutanfall nicht mehr.

C Symptome

Plus-/Minusvariante

Man differenziert zwei Varianten: Die Störung der Impulskontrolle und distanzlos-antisoziale Verhaltensweisen stehen im Vordergrund der *Plusvariante*, während bei der *Minusvariante* Antriebslosigkeit und Apathie vorherrschen. Bei einigen Patienten können beide Varianten auch gemeinsam auftreten.

Das *pseudodepressive Syndrom* ist durch Antriebsarmut, Unzufriedenheit und fehlende Zukunftsplanung charakterisiert. Beim *pseudopsychopathischen Syndrom* zeigen die Patienten trotz massiver Schädigung euphorische Unbekümmertheit; Handlungen und sprachliche Äußerungen sind unpassend und überschreiten leicht gesellschaftliche Normen. Der *impulsiv-ruhelose Patient* bricht unvermittelt in Aktivität aus, ohne etwas Sinnvolles zu leisten.

D Neuropsychobiologie

Persönlichkeitsveränderungen werden hauptsächlich auf Schädigungen des Frontallappens zurückgeführt, sind jedoch auch ohne frontale Läsion beobachtbar. Unterscheiden lassen sich zwei große Regelkreise des Charakters: zum einen die emotionale Basis, zum anderen erworbene Eigenschaften. Emotionale Grundlagen unseres Temperaments (z. B. Ängstlichkeit, Risikofreude, Ruhe usw.) sind größtenteils angeboren und damit kaum beeinflussbar („traits").

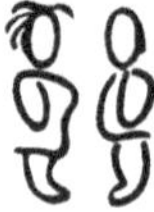

Kürzlich hatte einer der Autoren dieses Buches eine Lehrerin zur Begutachtung, die nach einer Krebserkrankung einfach nicht mehr in ihren Beruf zurückwollte. Wieder vor einer Klasse pubertierender Jugendlicher stehen zu müssen, jagte ihr panische Angst ein. Im Persönlichkeitstest wurde ein extremer Wert für Introversion festgestellt, d. h. sie war eher zurückgezogen und neigte nicht dazu, von sich aus Kontakte aufzubauen. Mit der Krebserkrankung hatte das im Grunde wenig zu tun, letztlich hatte sie einen Beruf gewählt, der ihrem Charakter widersprach.

Hirnstrukturen der Persönlichkeit

Das zentrale Höhlengrau (*periaquäduktales Grau*) ist das wichtigste Areal für angeborene affektive Zustände wie z. B. Aggression, Hunger, Schmerzen oder Sexualverhalten. Die *Amygdala* gilt als Zentrum für angstgeleitete Verhaltenssteuerung. Dieser Bezirk ist wichtig für die Konditionierung; angeborene und erlernte Angstkomponenten werden hier verknüpft. Eine Schädigung kann dazu führen, dass der Betroffene keine Furcht mehr spürt (z. B. *Urbach-Wiethe-Syndrom*). Die Amygdala hat starke Verbindungen zum orbitofrontalen und temporalen Kortex, was die bewusste Empfindung von Angst und z. B. auch Denkblockaden während einer Prüfung erklären kann. Über den Hypothalamus wirkt die Amygdala auch auf Hormone und das vegetative Nervensystem (z. B. Sympathicus). Der *Hippocampus*, eine weitere Struktur im Temporallappen, beeinflusst das deklarative Gedächtnis. Da auch das Leben unsere Persönlichkeit formt, spielt dieses Hirnareal gleichfalls eine Rolle. Betroffene, die aus Erfahrungen nicht mehr lernen können, da ihr Gedächtnis Handlungskonsequenzen nicht abspeichert, benehmen sich verständlicherweise seltsam. Das *mesolimbische Belohnungssystem* spielt ebenfalls eine Rolle für Persönlichkeitsveränderungen, bei einem Defekt entsteht z. B. das *amotivationale Syndrom*, die Betroffenen sind von sich aus nicht mehr motiviert, etwas Sinnvolles zu tun.

Aufmerksamkeit und Persönlichkeit

Der *zinguläre Kortex* ist zusammen mit *präfrontalen und parietalen Hirnteilen* wichtig für Aufmerksamkeit. Außerdem ist er bei der

Schmerzwahrnehmung aktiv; bei Schädigung kann u. U. die negative Schmerzkomponente nicht mehr wahrgenommen werden. Der dorsolaterale Anteil des präfrontalen Kortex hat mit räumlicher Aufmerksamkeit, Objektwahrnehmung, kontextbezogener Einschätzung sozialer Geschehnisse und situationsangepasster Planung zu tun. Hier ist außerdem eine wesentliche Schaltstelle des Arbeitsgedächtnisses. Eine Schädigung führt zu einer Vielzahl unangemessener Verhaltensweisen mit Problemen, den sozial-kommunikativen Kontext zu erfassen.

Orbitofrontaler Kortex

Der *orbitofrontale Kortex* hängt hiermit zusammen; wie bereits erwähnt, ist er eng mit dem limbischen System verschaltet. Hier kommt es zur gemeinsamen Verarbeitung emotionaler und kognitiver Aspekte einer Situation, wobei die Motivation eine wesentliche Rolle spielt. Patienten mit orbitofrontaler Läsion können die Konsequenzen ihrer Handlungen nicht mehr adäquat voraussehen, manchmal zeigt sich eine verflachte, emotionslose Persönlichkeit. Auch ethische und moralische Grundsätze sind hier verankert; bei einer Schädigung zeigt sich das klinische Bild antisozialen Verhaltens. Die Betreffenden sind schwer erziehbar, reagieren nicht auf Lob oder Strafe, werden häufig straffällig, ohne Einsicht in das Falsche ihrer Handlungen, ohne Gewissensbisse und ohne Empathie in das Leid ihrer Opfer.

E Diagnostik

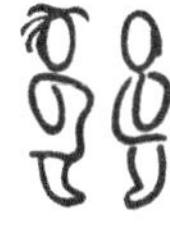

Vor etlichen Jahren bekam einer der Verfasser dieses Bandes den Gerichtsauftrag, ein Sachverständigengutachten über einen 55-jährigen Mann zu verfassen, der bei einigen kleinen Betrügereien ertappt worden war. Der Angeklagte hatte mehrere Jahre vorher einen Schlaganfall erlitten und berief sich nun auf die §§ 20, 21 des Strafgesetzbuches, die besagen, dass jemand, der infolge einer Hirnstörung keine Einsicht in das Unrechtmäßige seines Tuns hat, eine Reduzierung der Strafe bekommen kann. Herr M. war, im Gegensatz zu seinen kriminellen Handlungen, sehr sympathisch und kooperationsbereit. Er zeigte nur geringfügige kognitive Defizite und auch im Persönlichkeitsprofil kaum Auffälligkeiten. Problematisch war zu entscheiden, ob und was sich an seinem Charakter durch den Schlaganfall verändert hatte. Seine Ehefrau bejahte die Veränderung, war aber natürlich parteiisch.

Der Patient hatte mehrere Jahre vorher seinen Job verloren und infolge seines Alters keinen neuen bekommen. Um die Schulden seines Hauses abbezahlen zu können und nicht in die Sozialhilfe abzurutschen, hatte er systematisch begonnen, kleine Gaunereien durchzuführen, bei denen er aber nur große Firmen schädigte, für die aus seiner Sicht dadurch kein wirklich gravierender Schaden entstand. Schon alleine die Geschicklichkeit, mit der er das machte, sprach nicht für eine gravierende Hirnschädigung. Ausschlaggebend war jedoch, dass er einen Insult der hinteren Hirnarterie hatte, die im Wesentlichen das Sehzentrum versorgt. Persönlichkeitsveränderungen mit mangelnder Einsichtsfähigkeit findet man aber überwiegend bei Frontalhirnschäden. Dadurch konnten ihm zumindest aus neuropsychologischer Sicht keine schuldmindernden Faktoren zugebilligt werden.

Prämorbider Vergleich

Persönlichkeitsveränderungen sind testpsychologisch schwer festzustellen, da man keinen *prämorbiden Vergleich* hat. Bei der Diagnostik muss zunächst einmal auf die Selbst- und Fremdeinschätzung durch Angehörige, Bekannte und Kollegen zurückgegriffen werden. Auch lassen sich charakterliche Veränderungen oft kaum von kognitiven Defiziten abgrenzen und beeinflussen sich überdies gegenseitig. Eine exakte Erfassung von Veränderungen erfordert daher hohe Kreativität.

F Therapie

Abbau unerwünschten Verhaltens

Behandlungsansätze beinhalten *positive Verstärkung* erwünschter Handlungen und Löschung oder Bestrafung unakzeptabler Verhaltensweisen. Ein effektives Programm sollte den gesamten Tagesablauf umspannen und alle involvierten Personen einbeziehen.

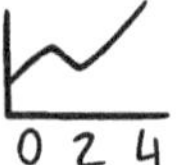

Eames und Wood (1985) beschrieben die Rehabilitation mehrerer Patienten, darunter ein junger Mann, der permanent seinen Analbereich mit Hand und Unterarm stimulierte und dadurch seine Umgebung mit Kot und teilweise auch Blut beschmierte. Auf Ermahnungen reagierte er explosiv und war aus der Psychiatrie mit der Diagnose nicht führbar entlassen worden. Die Behandlung basierte auf einem Token-System; er bekam Chips, die er für Privilegien eintauschen konnte, außerdem Aufmerksamkeit und Lob für erwünschte Verhaltensweisen. Beim Auftreten von inakzeptablen Handlungen wurde die Time-out-Technik mit Entzug von allen sozialen Verstärkern angewandt. Zur Überprüfung wurden u. a. Videos aufgenommen, die später nach Häufigkeit der störenden Handlungen beurteilt wurden. Die Therapie zog sich rund 12 Monate hin. Mehr als zwei Drittel der 24 Patienten hatten sich bei Ende der Studie verbessert, 16 konnten später außerhalb einer stationären Einrichtung leben.

Wenige Studien beschäftigen sich mit der Minusvariante. Sohlberg et al. (1988) beschrieben einen 38-jährigen Geschäftsmann, der durch einen Unfall Hirnblutungen erlitten hatte. Er war apathisch, wenig motiviert, antriebsgehemmt, sagte nur selten etwas und konnte keinen Augenkontakt halten. Im ersten Schritt wurde non-verbales Verhalten verstärkt, z. B. Augenkontakt, zustimmendes Lächeln, Hinwendung zum Sprecher und Kopfnicken. Dann wurde auch verbales Verhalten belohnt; hierbei zählten nur spontane, selbst-initiierte Äußerungen. Der Betroffene protokollierte sein eigenes Verhalten selbst, um die Eigenbeteiligung zu erhöhen. Die Kommunikationsrate stieg um rund das Dreifache an.

Christensen et al. (1992) stellten ein viermonatiges Programm mit 24 Therapieeinheiten pro Woche vor. Komponenten waren: kognitive Übungen, Training der sozialen Interaktion in Gruppen, Vorlesungen zu relevanten Themen, Einzel- und Gruppenpsychotherapie. Die Patienten nahmen nach der Behandlung signifikant weniger Hilfe in Anspruch, zeigten eine Zunahme der Arbeitsstunden und eine Steigerung ihrer Freizeitaktivitäten. Die Studienlage ist verhältnismäßig dünn, kognitive Verhaltenstherapie ist gemäß eines Artikels von Goméz-de-Regil et al. (2019) noch immer der bevorzugte therapeutische Ansatz zur Behandlung von Verhaltens- und emotionalen Störungen bei traumatischen Hirnschäden. Es wurden Therapien wie die Dialektisch-Behaviorale Therapie, Achtsamkeits-Therapie, Akzeptanz- und Commitment-Therapie sowie erfahrungsorientierte Bindungstherapie durchgeführt, zu deren Effektivität aber wenig Studien vorliegen.

3.18 Sexualität

A Einleitung

Das wichtigste Sex-Zentrum des Menschen liegt ebenfalls im Gehirn. Entsprechend kann eine ZNS-Läsion auch zu sexuellen Problemen führen. Meyer (1955) untersuchte rund 100 Patienten und stellte fest, dass die häufigste Form sexueller Störungen bei Hirnverletzten die Herabsetzung des Sexualtriebes (71 %) war, die in mehr als der Hälfte der Fälle von Störungen im Ablauf des Geschlechtsaktes (mangelnde Erektion, verzögerter Orgasmus, Ejaculatio praecox) begleitet war. Andere sexuelle Störungen traten demgegenüber ganz zurück: Steigerung des Sexualtriebes bzw. ein Wechsel zwischen Steigerung und Herabsetzung wurde von neun Kranken angegeben. Sieben waren nach dem Schädeltrauma impotent. Downing und Ponsford (2018) befragten 55 Personen mit traumatischen Hirnschäden und ihre Partner bzgl. der sexuellen Funktion. Vergleiche ergaben, dass ungefähr ein Drittel der hirngeschädigten Personen in der Ausübung sexueller Handlungen unter dem zweiten Perzentil lagen. Fraser et al. (2020) fanden, dass Personen mit traumatischer Hirnschädigung in Bezug auf Sexualität, Stimmung und Selbstwertgefühl signifikant schlechter abschnitten als eine Kontrollgruppe. Im multiplen Regressionsmodell waren hohes Alter, schwerere Depression und geringeres Selbstwertgefühl signifikante Prädiktoren für eine schlechtere Sexualität nach einer Hirnverletzung. Weitere Analysen zeigten, dass Depressionen die unabhängigen Beziehungen zwischen geringerer sozialer Teilhabe und größerer Müdigkeit mit einem Rückgang der Sexualität vermittelten.

B Fallbeispiel

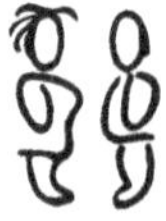

Ein 50-jähriger Mann, den einer der Autoren dieses Buchs in den 1980er Jahren begutachtete, litt nach einer Hirnschädigung unter häufigen Spontanerektionen ohne jegliche Stimulation. Diese traten unkontrollierbar in allen möglichen sozialen Situationen auf und waren ihm entsprechend peinlich. Myers (2006) schilderte einen Fall von Priapismus (anhaltender Dauererektion) bei einem jungen Mann nach häufigem Cannabis-Konsum. Becker und Vakil (1993) beschrieben eine 30-jährige Frau, die bei einem Autounfall einen Hirnschaden erlitten hatte. Ihr Verhalten zeigte typische Anzeichen einer frontalen Enthemmung. Sie war unfähig, sich ihr Geld einzuteilen, verletzte soziale Grenzen und zeigte eine sexuelle Promiskuität, die sich in häufigem Geschlechtsverkehr mit fremden Männern niederschlug. Darüber hinaus hatte sie ein ungebremstes Essverhalten und Temperamentsausbrüche. Das finanzielle Problem und auch die Temperamentsausbrüche konnten therapeutisch gut eingedämmt werden; das sexuelle Verhalten der Patientin musste jedoch als unbeeinflussbar akzeptiert werden.

C Symptome

Sexualstörungen

Das menschliche Sexualverhalten wurde von Masters/Johnson (1970) in vier Stadien eingeteilt: Erregungs-, Plateau-, Orgasmus- und Refraktärphase. Neuerdings benutzt man häufiger eine etwas abgewandelte Abfolge: 1. Appetenz (Lust), 2. Erregung, 3. Orgasmus, 4. Rückbildung. Dieser Einteilung folgt auch die Klassifikation sexueller Störungen.

Störungen der Appetenz: Menschen mit Störungen der *Appetenz* sind an Sexualität desinteressiert bis hin zur Aversion. Gegenteil ist das gesteigerte sexuelle Verlangen, das sich bei vielen Paraphilien (d. h. sexuellen Präferenzstörungen) findet. Ursache fehlender Appetenz ist ein zu niedriger Testosteronspiegel (Hodenentfernung bzw. Nebennierenstörung); daneben wirken viele Medikamente und Drogen suppressiv auf die Lust (z. B. Neuroleptika, Beta-Blocker, Alkohol, Nikotin). Stimulanzien (Kokain) oder Cannabinoide, die kurzfristig zu einer Luststeigerung führen, können langfristig negative Auswirkungen haben (*amotivationales Syndrom*). Patienten mit Leberschäden, die weibliches Östrogen nicht ausreichend abbauen, leiden unter einer Reduktion ihrer Libido. Bei Frauen hat das während des Stillens stark produzierte Prolaktin oft eine dämpfende Wirkung.

Erregungsstörungen: Dazu gehören mangelhafte Erektion beim Mann, bzw. fehlende Lubrikation der Vagina bei der Frau. Letztere liegt besonders häufig am Östrogenmangel, z. B. als Folge der Menopause (Wechseljahre); bei jüngeren Frauen auch nach Entfernung der Eierstöcke (Ovarektomie). Auf die sexuelle Lust wirkt sich Östrogenmangel praktisch nicht aus, da diese auch bei der Frau vom Testosteron abhängig ist. Die mangelnde Befeuchtung der Vagina führt leicht zu Schmerzen beim Geschlechtsverkehr. Beim Mann sind vor allem Durchblutungsstörungen ausschlaggebend (z. B. durch mangelhaft kompensierten Diabetes). Bei beiden Geschlechtern spielt die psychische Komponente eine erhebliche Rolle. Jede Form von Angst und Stress führt zu Problemen; schon einmaliges Versagen erzeugt bei Männern schnell eine ängstliche Erwartungshaltung mit Erektionsstörungen.

Orgasmusstörungen: hierzu zählen bei Männern z. B. Ejaculatio retardata (verzögerter Samenerguss) und Ejaculatio praecox (vorschneller Höhepunkt). Bei Frauen wurde früher von Frigidität (Gefühlskälte) gesprochen; da anorgastische Frauen aber oft dennoch ausgeprägte sexuelle Appentenz haben können, verschwand dieser Begriff wieder. Orgasmusstörungen sind bei Männern selten und stark altersabhängig; die Häufigkeit liegt zwischen 1–5 %. Dagegen leiden 30–50 % der Frauen unter gelegentlicher oder chronischer Anorgasmie. Überwiegend spielt hier die psychische Komponente die größte Rolle als kausaler Faktor.

D Neuropsychobiologie

Schaltzentrale der Lust Die Schaltzentrale der Lust liegt im *Hypothalamus*, der obersten Instanz für die Geschlechtshormone. Das wichtigste männliche Sexualhormon ist Testosteron; es wird in den Hoden und Nebennieren gebildet, während das Östrogen der Frau in den Eierstöcken entsteht. Testosteron hat bei beiden Geschlechtern großen Einfluss auf den Sexualtrieb. Für das Interesse am anderen Geschlecht ist bei Männern das *mediale präoptische Areal* entscheidend. Affen, denen dieses Hirnteil entfernt wurde, hatte kein Interesse mehr an Weibchen, befriedigten sich aber noch selbst. Wahrscheinlich reagiert dieses Areal auf erotische Reize potentieller Partnerinnen.

Im weiblichen Hypothalamus macht der *ventromediale Kern* Frauen empfänglich für erotische Annäherungen. Bei erotischer Erregung fließt dann mehr Blut in die Geschlechtsorgane und lässt die Klitoris anschwellen. Erst 1998 wurde entdeckt, dass die Klitoris etwa neun Zentimeter in den Körper hineinreicht und mehr Schwellgewebe als der männliche Penis enthält (Überblick s. z. B. Kleine 2020).

Hormone Sexuelle Reaktionen werden durch mehrere Hormone gesteuert. Hierzu gehören:

- *Dehydroepiandrosteron* (DHEA) ist die Vorstufe der meisten anderen Geschlechtshormone. Es steuert Partnerwahl und Sexualtrieb.
- *Oxytocin* ist dafür verantwortlich, dass wir auf Partnersuche gehen und versuchen attraktiv auszusehen. Es festigt die Bindung, verringert aber auch die Fähigkeit, vernünftig zu denken (Uvnäs-Moberg 2016).
- *Phenyläthylamin* (PEA) wird beim Orgasmus und bei sexuellen Phantasien freigesetzt; es ist auch in Schokolade enthalten. Es scheint für die romantische Komponente der Liebe verantwortlich zu sein.
- *Östrogen* steuert nicht nur den Zyklus, sondern ist auch für die „Weichheit" von Frauen verantwortlich; ein hoher Östrogenspiegel verstärkt die weibliche Anziehungskraft. Auch Männer bilden in Fettzellen geringe Konzentrationen davon.

- *Testosteron* ist das typisch männliche Sexualhormon aus den Hoden, Frauen bilden eine geringe Menge in den Nebennieren. Es ist verantwortlich für den Drang nach rein körperlicher Sexualität, macht aggressiv und angriffslustig (Rako 2018), fördert andererseits aber auch soziales Verhalten wie die Kooperationsbereitschaft (Eisenegger et al. 2010).
- *Dopamin* ist u. a. ausschlaggebend für unsere Motivation; hat man zu wenig davon, kann man sich für nichts begeistern (Liebermann/Long 2018).
- *Progesteron* (Gelbkörperhormon) gilt als das „Valium der Frau"; es hat stabilisierende Effekte, die Reduzierung im Zyklus der Frau trägt zum prämenstruellen Syndrom (PMS) bei. Es reduziert allerdings das Testosteron und damit das sexuelle Verlangen. Es wird bei der Frau vor allem während der Schwangerschaft produziert. Bei Eltern ist dieser Stoff auch für den Elterninstinkt zuständig.
- *Vasopressin* gilt u. a. als „Monogamie-Hormon", es mäßigt Gefühlswallungen und beugt damit wohl auch einem Seitensprung vor.
- *Pheromone* sind sexuelle Lockstoffe, die beim Menschen vor allem im Bereich der Achseln produziert werden. Sie werden nicht bewusst gerochen, und es ist strittig, in welchem Ausmaß sie unsere Partnerwahl wirklich beeinflussen (Gomez-Dias/Benton 2013).

Neurologische Störungen

Sexuelle Probleme kommen bei vielen neurologischen Störungen vor. Läsionen oder Hirntumoren insbesondere in den hormonsteuernden Hirnteilen können eine erhebliche Veränderung des sexuellen Verhaltens bewirken. Zum Beispiel besitzen Querschnittgelähmte oft kein Gefühl mehr im Genitalbereich (Männer können noch Spontanerektionen haben). Bei Multipler Sklerose können sexuelle Funktionsstörungen auftreten. Hemiplegiker haben in diesem Bereich eher seltener Schwierigkeiten, wenngleich ein Teil der sexuell empfindlichen Hautareale sich taub anfühlen kann. Insbesondere Patienten mit Frontalhirnläsionen verhalten sich sexuell enthemmt. Von alten Menschen, die an der *Pick'schen Atrophie* leiden gibt es z. B. Berichte, dass sie hemmungslos am Frühstückstisch masturbieren oder im Altenheim nachts Zuflucht in fremden Betten suchen.

E Diagnostik

Testverfahren Gemessen an der Wichtigkeit dieses Themas, gibt es verhältnismäßig wenig spezifische Testverfahren. Das Multiphasic Sex Inventory widmet sich nur den Sexualstraftätern (Fehringer et al., 2016). Bierhoff et al. (1993) entwickelten das Marburger Einstellungsinventar zu Liebesstilen; Kämmerer et al. (2004) den Heidelberger Fragebogen zu Schamgefühlen. Überwiegend wird man auf feinfühlige Exploration zu diesem Thema angewiesen sein.

F Therapie

Medizinische Behandlung Spezielle neuropsychologische Ansätze sexueller Störungen sind kaum zu finden; man greift auf bewährte medizinische oder psychotherapeutische Verfahren zurück. Bei Ejaculatio praecox kann mit anästhetisierenden Salben die Empfindlichkeit reduziert werden; meist verschwindet die Störung aber spontan. Dyspareunie, Schmerzen beim Verkehr, verlangen eine Klärung der Ursache (z.B. bakterielle oder Pilzerkrankungen bzw. mangelnde Erregung). Gleitcremes können bei mangelnder Lubrikation in den Wechseljahren helfen. Bei abgeknickter Vagina oder Senkung der Gebärmutter muss ggf. operativ vorgegangen werden. Übersteigertes Sexualverhalten lässt sich mit Antiandrogenen behandeln. Umgekehrt steigert die Zufuhr von Androgenen (Testosteron) die Lust; allerdings gibt es diverse Nebenwirkungen wie Glatzenbildung oder erhöhtes Risiko für Prostatakarzinome. Erektionsstörungen (erektile Dysfunktion, Impotentia coeundi) lassen sich mit Sildafenil (z.B. Viagra) behandeln, das über Enzymhemmung die Blutzufuhr in den Schwellkörpern steigert. Da es nur auf einen bestimmten Subtypus des Signaltransduktionsprozesses wirkt, der fast ausschließlich im Penis gefunden wird, sind die Nebenwirkungen gering. Eine bessere Erektion kann auch durch operative Verengung der abführenden Venen des männlichen Gliedes erreicht werden. Letzte Möglichkeit sind intrakorporale Penisprothesen.

Psychotherapie Klassische psychotherapeutische Verfahren bemühen sich überwiegend um eine Verbesserung der Interaktion zwischen den Partnern oder um Abbau von Ängsten sexuellen Verhaltensweisen gegenüber. In welchen Ausmaß Erregungsstörungen nach Hirnläsionen behandelbar sind, dazu gibt es bislang kaum Studien. Insgesamt scheint das Thema Sexualität in der neuropsychologischen Rehabilitation eher ausgeklammert zu werden (Downing/Ponsford 2018).

3.19 Schlaf-Wach-Rhythmus

A Einleitung

Wie haben Sie letzte Nacht geschlafen? Gelegentliche Ein- oder Durchschlafstörungen gehören zum menschlichen Leben. Schlaf ist ein filigranes Gebilde, man kann ihn nicht erzwingen; andererseits fallen einem in Situationen, wo man besser hellwach sein sollte, ständig die Augen zu.

B Fallbeispiel

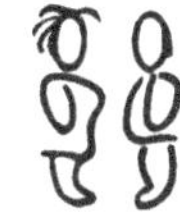

In den Medien findet man Geschichten über Menschen, die seit Jahrzehnten nicht mehr geschlafen haben. Der 63-jährige Ukrainer Fyodor Nersterchuk kann angeblich seit 20 Jahren keinen Schlaf finden. 3sat berichtete über einen 45-Jährigen, im Schlaflabor des Freiburger Universitätsklinikums untersuchten Mann, der durch eine bakterielle Infektion des Gehirns fünf Jahre lang gar nicht mehr geschlafen hatte und als Folge depressiv und verwirrt war. Nach Antibiotikatherapie erholte sich auch sein Schlafverhalten wieder und die Verwirrtheit ging zurück. Eine Sonderform ist die *tödliche familiäre Schlaflosigkeit*, eine erbliche Enzephalopathie, die – neben der Unfähigkeit zu schlafen – mit Bewegungsstörungen, Gedächtnisverlust und Demenz einhergeht.

C Symptome

Insomnien
Hypersomnien

Mindestens ein Drittel der Bevölkerung leidet unter chronischen Ein- oder Durchschlafstörungen. Diese *Insomnien* nehmen mit dem Alter zu. Die Häufigkeit von *Hypersomnien*, d.h. übermäßigem Schlafbedürfnis, liegt dagegen bei unter einer Promille. *Narkolepsie*, das anfallsweise Einschlafen, ist eine Sonderform. Insbesondere im Bereich Straßenverkehr spielt der *Sekundenschlaf*, das Wegnicken für einen kurzen Augenblick, eine tragische Rolle bei Verkehrsunfällen.

Etliche Medikamente (z.B. manche Asthmasprays) erhöhen die Aktivität und führen zu Schlafstörungen. Einige Menschen reagieren übermäßig sensibel auf Koffein; selbst 8–12 Stunden nach Genuss von Kaffee, Tee oder Cola sind sie noch hellwach. Umgekehrt führen manche Drogen (Alkohol, Opiate) und viele Medikamente zu Müdigkeit und Sedierung (etwa Anxiolytika, Tranquilizer, niederpotente Neuroleptika, Amitryptilin-Antidepressiva, Antihistaminergika).

Neuropsychologisch von Interesse ist die *Schlafapnoe*. Insbesondere bei übergewichtigen Schnarchern kann es zu Atemaussetzern im Tiefschlaf kommen, die bis zu mehreren Minuten andauern können. Dies führt langfristig zur Hirnschädigung.

D Neuropsychobiologie

Schlafstadien Bekannt ist die Unterscheidung von REM (*rapid eye movement*, paradoxer Schlaf, Traumschlaf) und *Non-REM-Schlaf* (leichter und tiefer Schlaf). Nach Dement und Kleitmann (1957) gibt es vier Stadien:

1. Einschlafstadium: Fehlen von Alpha-Wellen, niedrige schnelle Beta-Aktivität, niedrige Theta-Aktivität
2. Leichter Schlaf: niedrige, schnelle Aktivität mit Spindeln und K-Komplexen
3. Mittlerer Schlaf: 10 bis 50 % Delta-Wellen
4. Tiefschlaf: über 50 % der Zeit Delta-Wellen

Andere Einteilungen nennen:

1. Non-REM-Schlaf
   - Einschlafphase (Stadium N1)
   - Leichter Schlaf (Stadium N2)
   - Tiefschlaf (Stadium N3)
2. REM-Schlaf (Traumschlaf)

Schlafzentrum Zu den neuronalen Systemen, die den Schlaf einleiten, gehören die *Formatio reticularis*, der *Thalamus* und der *Hypothalamus*. Die Formatio ist Teil des aufsteigenden reticulären aktivierenden Systems (ARAS). Für Schlaf-Wach-Zustände ist hier vor allem das *Acetylcholinsystem* zuständig. Es existieren Verschaltungen mit den *Raphekernen*, die beim Einschlafen einen hemmenden Einfluss auf das noradrenerge System ausüben. Die Raphekerne sind mit dem *Nucleus suprachiasmaticus* des Hypothalamus verschaltet, der ein *wesentlicher Zeitgeber für circadiane Rhythmen* ist. Dieser wiederum erhält Input aus der Netzhaut der Augen, die auch das *Melatoninsystem* beeinflussen.

Stress Schlafstörungen hängen eng mit Stress zusammen; es kommt zu einem erhöhten Arousal, das auch nachts nicht ausreichend verringert werden kann. Die Schlaftiefe vermindert sich, der erholsame Non-REM-Schlaf wird minimiert. Psychische Aufgeregtheit (z. B. der Ärger, nicht schlafen zu können) und physische Aktivierung schaukeln sich gegenseitig hoch. Hinzu kommt bei chronischem Verlauf eine Konditionierung mit starker Erwartungshaltung, ohnehin nicht schlafen zu können (Winterstein 2013).

Auch ZNS-Schäden können zu Entgleisungen des Schlaf-Wach-Rhythmus führen. Hirnstammläsionen lösen ein Koma aus, das allerdings physiologisch nicht dem Schlaf entspricht. Alte Menschen benötigen deutlich weniger Schlaf als junge, Demente haben oft ein völlig gestörtes Schlafverhalten (Wolfe et al. 2018).

E Diagnostik

Fragebögen

Zur Erfassung von Schlafstörungen existieren einige Fragebögen, z. B.: Strukturiertes Interview für Schlafstörungen (Schramm et al. 1991), Fragebogen zur Erfassung allgemeiner und spezifischer Persönlichkeitsmerkmale Schlafgestörter (Hoffmann et al. 1996) oder das Landecker Inventar zur Erfassung von Schlafstörungen (Weeß et al. 2007); Schlaffragebogen (Görtelmeyer 2011).

Schlaflabor

Soweit über Fragebögen nicht ausreichend fassbar, geschieht die Diagnostik im *Schlaflabor*. Personen, die subjektiv das Gefühl haben, fast die ganze Nacht wach gewesen zu sein, haben oft einen fraktionierten Schlaf, zum Teil mit beträchtlichen Schlafphasen, die aber subjektiv nicht adäquat wahrgenommen werden. Mittels EGG-Messung lässt sich aufzeichnen, wieviel sie wirklich schlafen. Hilfsweise erfassen viele Fitness-Tracker auch die Schlafdauer, z. T. differenzieren sie sogar zwischen Leicht- und Tiefschlafphasen.

F Therapie

Entspannung

Bei Insomnien sollte man zunächst *Entspannungsverfahren* erlernen. Daneben sind *Schlafrituale* sinnvoll, die dem Körper signalisieren, dass es nun ins Bett geht. Abendliche Aufregung muss vermieden werden. Körperliche Arbeit und sportliche Betätigung tagsüber verbessern den Nachtschlaf, übermäßige Anstrengung kann den Schlaf auch verschlechtern. Stress, Ängste und Aufregung beeinträchtigen auf dieser Ebene den Schlaf, es sollte überlegt werden, ob und welche Belastungsfaktoren man reduzieren kann. Nächtliches Aufwachen und Grübeln lässt sich über die

Gedankenstopp-Technik und Fokussieren der Gedanken auf ein beruhigendes Traumbild reduzieren. Gegen Insomnien werden kurzfristig vor allem Tranquilizer verordnet, überwiegend Benzodiazepine. Langfristig meist müde-machende Antidepressiva vom Amitriptylin-Typ, niederpotente Neuroleptika, seltener auch Histamin.

Aktivierung Müdigkeit bekämpft heute fast jeder mit Koffein, das aber nur kurzfristige Aktivierung zur Folge hat und langfristig erst recht zu einem Schlafbedürfnis führt. Stimulanzien haben zu viele Risiken und Nebenwirkungen, um ernsthaft für den Dauergebrauch in Betracht zu kommen. Lediglich für Narkolepsie wird Ritalin empfohlen. Problem ist oft, dass Menschen mit Schlafstörungen sich tagsüber immer wieder hinlegen und das Bett dadurch ein Stimulus für Schlafprobleme wird, nicht aber für Erholung, Ruhe und Entspannung.

3.20 Locked-In-Syndrom

A Einleitung

Das *Locked-In-Syndrom* ist eine komplette Lähmung bei weitgehend erhaltenen kognitiven Funktionen. Die Betroffenen können denken, haben aber keine Körperkontrolle mehr; sie können weder sprechen noch sich irgendwie anders verständlich machen. Der Film „Schmetterling und Taucherglocke" von Julian Schnabel (2007) schildert das Schicksal von Jean-Dominique Bauby, der im Alter von 43 Jahren einen Schlaganfall erlitt. Er war am gesamten Körper gelähmt und konnte sich nur über Zwinkern verständigen. Seine Logopädin erarbeitete mit ihm eine Möglichkeit der Kommunikation, in der sie das Alphabet aufsagte und wenn sie den richtigen Buchstaben nannte, zwinkerte er einmal.

B Fallbeispiel

Der Physiker Dr. Pantke (1999) beschrieb minutiös sein eigenes Schicksal:

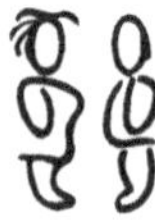

„Ich war gerade mit der Steuererklärung beschäftigt und überprüfte eine Addition in einem Formular, als mir sehr, sehr schlecht wurde. Dies waren die letzten Sekunden in einem anderen Leben. […] Man kann sich kaum meine Erleichterung vorstellen, als ich schließlich weit nach Mitternacht von Christine gefunden wurde. Ich hatte mehrere Stunden hilflos im Bett zugebracht. Sie erkannte sofort, dass ich in einer lebensbedrohlichen Situation war und rief den Notarzt. Die Sanitäter riefen meinen Namen, worauf ich nicht in der Lage war zu antworten. […] Im Notarztwagen wurde ich mit den Worten „und Exitus" für tot erklärt. […] Ich war zur Statue, zur Salzsäule erstarrt. Ein wacher Geist fand sich in einem völlig gelähmten Körper gefangen."

C Symptome

Völlige Lähmung

Beim Locked-In ist jegliche muskuläre Kontrolle erloschen, Wahrnehmung, Bewusstsein und Vigilanz sind aber unbeeinträchtigt. Abhängig von der Anzahl der neuronalen Fasern, die noch intakt sind, kann der Patient mühsam, über jahrelanges Training einzelne Funktionen zurückerobern.

D Neuropsychobiologie

Unterbrechung motorischer Bahnen

Die zugrunde liegende Läsion ist eine *Unterbrechung* fast aller *kortikospinaler Bahnsysteme*, quasi eine Art Querschnittlähmung extrem weit oben. Kausal handelt es sich überwiegend um Schlaganfälle im Bereich zwischen Medulla oblongata und Diencephalon. Einige andere neurologische Krankheiten, z. B. *amyotrophe Lateralsklerose*, führen schleichend zu diesem Zustand.

E Diagnostik

Ob ein Patient nach einer subkortikalen Schädigung ein völliges Koma, ein Wachkoma oder ein Locked-In-Syndrom ausgebildet hat, lässt sich über EEG-Messungen feststellen. Bildgebende Verfahren können zeigen, wo die Schädigung liegt. Mitunter gelingt die Kontaktaufnahme über einfaches Antwortverhalten wie Augenbewegungen oder Lidschlag, falls diese vom Betroffenen noch gesteuert werden können.

F Therapie

Jahrelange Therapie

Primär benötigen die Betroffenen jahrelange Therapie der Motorik. Daneben ist der Kommunikationsaufbau das größte Problem. Rechlin und Weis (1991) entwickelten ein computergestütztes System: Augenbewegungen werden via Infrarotsensor gemessen, und der Betroffene kann damit auf einem PC Buchstaben auswählen und zu Wörtern zusammensetzen. In anderen Studien wurde je nach erhaltener Restbewegungsfähigkeit die Steuerung einer abgewandelten PC-Maus durch Zunge, Lippen, einzelne Finger oder Fuß entwickelt. Eine andere Entwicklung war die Gedanken-Übersetzungs-Maschine (*thought translation device* von Birbaumer et al. 1999, 2000). Die Patienten wurden zunächst trainiert, bestimmte elektrische Potentiale bewusst hervorzurufen, die mit EEG gemessen wurden. Sie lernten dann, damit einzelne Buchstaben auf einem PC-Monitor auszuwählen und zu Wörtern zusammenzusetzen.

3.21 Zusammenfassung

Läsionen der einzelnen Hirnteile haben unterschiedliche Funktionsausfälle zur Folge. Lähmungen wie Hemiplegie bzw. Hemiparese sind eine der häufigsten Folgen; sie werden durch Physiotherapeuten behandelt. Die Sensorik ist in diesem Fall meist gleichfalls betroffen. Zentral bedingte Hörstörungen äußern sich darin, dass die Betroffenen den Inhalt des Gesagten nicht verstehen. Die häufigste Sehstörung nach Läsion des visuellen Systems ist die Hemianopsie. Beim Blindsight haben manche Patienten eine unbewusste Wahrnehmung für bewegte Stimuli im blinden Bereich. Das Charles-Bonnet-Syndrom äußert sich als visuelle Halluzination im blinden Bereich. Patienten mit einer Agnosie sind nicht mehr in der Lage, einen Gegenstand anhand seines Aussehens zu identifizieren. Bei der Apraxie ist es ihnen unmöglich, ein Objekt gemäß seinem Zweck zu benutzen. Nach Schädigung entsprechender Hirnareale kann auch das Geruchs- oder Geschmacksvermögen ausfallen oder verändert sein. Störungen der Aufmerksamkeit nach einer Hirnläsion sind extrem häufig; man trennt Alertness, Vigilanz, selektive und geteilte Aufmerksamkeit. Neglekt wird als Sonderform einer Aufmerksamkeitsstörung für eine Körper- und Raumhälfte gesehen. Insbesondere nach parietaler Schädigung kann es zu räumlichen Orientierungsschwierigkeiten kommen. Man unterscheidet das Wo-, das Was- und das Wohin-System. Nahezu jeder zweite Hirngeschädigte leidet unter Gedächtnisstörungen, insbesondere im Bereich des Arbeitsgedächtnisses. Nach linksseitigem Insult der mittleren Hirnarterie kommt es zu Aphasien; man trennt insbesondere die Broca- und die Wernicke-Aphasie. Aphasiker haben meist auch Probleme beim Lesen, Schreiben und Rechnen; alle drei Störungsbilder können aber auch separat vorkommen. Nach schweren Hirnschäden kann es zu Problemen bei der Planung kommen. Die Betroffenen sind nicht mehr in der Lage, Alltagshandlungen folgerichtig durchzuführen. Psychische Veränderungen entstehen in Form von depressiven Reaktionen bei jeder chronischen Behinderung; insbesondere nach frontaler Hirnschädigung kommt es aber auch zu organisch bedingten Veränderungen des Charakters. Hier spricht man oft vom Frontalhirnsyndrom. Durch Schädigung von Hirnzentren, die für Geschlechtsverhalten verantwortlich sind, kann es zur Entgleisung sexueller Handlungen kommen. Ebenso kann der Schlaf-Wach-Rhythmus gestört sein, wenn die entsprechenden Steuerzentren geschädigt wurden. Das Locked-In-Syndrom, die völlige Lähmung des Körpers bei geistiger Klarheit, ist eine der schlimmsten Folgen eines Schlaganfalls.

Wer gerne neurologische Fallbeschreibungen liest, dem seien folgende Bücher empfohlen: Lurija (1992), Sacks (1995), Code et al. (1996), Gauggel/Kerkhoff (1996), Kapur (1997), Ramachandran (2002, 2005), Broks (2006) und Sacks (2013).

3.22 Fragen zum dritten Kapitel

Überprüfen Sie Ihr Wissen!

36. Was ist der Unterschied zwischen Hemiplegie und Hemiparese?
37. Welche Aufgabe hat die Pyramidenbahn?
38. Erklären Sie die Begriffe Ataxie, Tremor, Athetose und Hyperkinese.
39. Was ist der Unterschied zwischen Hypästhesie und Parästhesie?
40. Wie lautet der Fachausdruck, wenn Patienten ständige Pfeif- oder Brummgeräusche hören?
41. Welche Störung würde eine Läsion im Bereich der Radiatio optica verursachen?
42. Welches Defizit lässt sich durch eine Perimetrie erfassen?
43. Nennen Sie Erklärungstheorien zum Blindsight-Phänomen.

44. Was fällt einem Patienten mit Prosopagnosie schwer?

45. Was ist eine Asomatognosie?

46. Womit hat jemand Probleme, der unter Hypogeusie leidet?

47. Erklären Sie den Unterschied zwischen Alertness und Vigilanz.

48. Nennen Sie einige Testverfahren zur Prüfung der Aufmerksamkeit.

49. Zählen Sie einige externe und interne Therapieansätze zur Behandlung von Konzentrationsstörungen auf.

50. Worunter leidet ein Patient, der Gegenstände nur in einer Raumhälfte sucht und die andere vernachlässigt?

51. Aus welchen Komponenten besteht das Gedächtnis nach dem derzeit gültigen Modell?

52. Zählen Sie einige Hirnstrukturen auf, die wichtig für die Gedächtnisbildung sind.

53. An welche Gedächtnistests können Sie sich noch erinnern?

54. Zählen Sie Möglichkeiten auf, Gedächtnisdefizite zu kompensieren.

55. Welche Probleme hat der Patient mit Broca-, Wernicke- und globaler Aphasie?

56. Was ist der Unterschied zwischen einer Sprach- und einer Sprechstörung?

57. Ein Patient leidet unter Akalkulie; was kann er nicht?

58. Wozu benutzt man den Turm von London?

59. Beim Frontalhirnsyndrom unterscheidet man eine Plus- und eine Minusvariante. Was ist das?

60. Welche Symptome kennzeichnet das Locked-In-Syndrom?

4 Neuropsychologie anderer Störungen

Letztlich hat jede psychische Störung eine multifaktorielle Genese und besitzt damit auch eine neuronale Grundlage. Viele Patienten mit seelischen Erkrankungen wie Depressionen oder Psychosen zeigen auch Defizite in neuropsychologischen Tests. Das vierte Kapitel dieses Bandes beschreibt solche typischen Erkrankungen und ihre neuropsychologische Grundlage.

4.1 Geistige Behinderung, ADHS und Entwicklungsverzögerungen

A Einleitung

Geistige Behinderung kann genetisch bedingt sein, auf einer Hirnschädigung oder seltener auch auf Verwahrlosung beruhen. Das Arbeitsgebiet wird überwiegend der *Sonder- und Heilpädagogik* zugeordnet.

Teilleistungsstörungen

Bei genereller geistiger Behinderung sind alle Funktionen defizitär, das gesamte IQ-Profil ist abgesenkt. Häufiger sind *Teilleistungsstörungen*. Diese Kinder sind in den ersten Lebensjahren kaum auffällig, haben dann in der Schule aber erhebliche Konzentrationsdefizite und haben beim Erlernen des Lesens, Schreibens und/oder Rechnens extreme Probleme. Diese Defizite überlappen sich mit dem *MCD-Syndrom (minimale cerebrale Dysfunktion)* bzw. auch mit *ADHS (Aufmerksamkeitsdefizit-/Hyperaktivitätsstörung)* oder dem *hyperkinetischen Syndrom (Hypermotorik)*. Subsumiert werden alle Begriffe unter *Entwicklungsstörungen*. Grob lassen sich drei Gruppen unterscheiden:

1. Allgemeine Entwicklungsstörungen: Hier liegt das gesamte intellektuelle Leistungsvermögen unter der Altersnorm.
2. Abgrenzbare Störungen von entwicklungsrelevanten Teilfunktionen (z. B. Sprache, Motorik, Lesen, Schreiben, Rechnen etc.).
3. Abgrenzbare Störungen kognitiver Stützfunktionen wie Aufmerksamkeit/Konzentration, Gedächtnis und mentales Tempo.

Sekundäre Folgen Berücksichtigen muss man, dass körperliche und kognitive Störungen gerade bei Kindern auch psychische Störungen wie Minderwertigkeitsgefühle, Depressionen oder Verhaltensstörungen nach sich ziehen (s. z. B. Mayer 2002; Theunissen/Lingg 2017; Speck 2018).

B Fallbeispiel

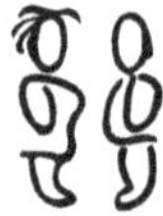

Es war ein schneematschiger Winternachmittag und das erste, was ich von René mitbekam, war ein Stiefel, der an mir vorbeiflog. René, 9-jähriger Sprössling einer von Bayern nach Lübeck gezogenen Familie, war Teil einer Gruppe von vier Legasthenikern. Er brachte regelmäßig die gesamte Arbeitsmoral durcheinander, weil er sich nie länger als wenige Minuten konzentrieren konnte. Wie ein Flummi kam René ins Zimmer gestürzt und schleuderte seinen zweiten Stiefel vom Fuß, stürzte zum Tisch, griff sich einen Apfel (Teil meines Abendbrots), biss hinein, spuckte den Bissen auf den Fußboden, sagte: „Schmeckt nicht", und schmiss den Rest des Apfels an die Wand. Ihn überhaupt zur Ruhe zu bringen, war nahezu unmöglich. Die Anzahl der Kugelschreiber, die er bei den Übungen kaputtmachte, war nicht mehr zählbar. Lässig durchstach er damit die Übungshefte der anderen Kinder und freute sich über die Löcher.

C Symptome

Bei generellem Defizit lassen sich mehrere Stufen trennen: Personen mit **leichter Intelligenzminderung** (IQ 50–69) können sich lebenspraktisch gut helfen; die Verständigung ist möglich und sie können zu einfachen Tätigkeiten herangezogen werden. Menschen mit **mittelgradiger geistiger Behinderung** (IQ 35–49) bedürfen lebenslanger Betreuung; Arbeiten können nur unter Aufsicht durchgeführt werden. Bei der **schweren Intelligenzminderung** (IQ 20–34) kommen Verständigungsprobleme und körperliche Beeinträchtigungen (z. B. Spastik) hinzu. Menschen mit dem **höchsten Schweregrad** (IQ unter 20) sind so gut wie unfähig, Aufforderungen zu verstehen, und verständigen sich nur durch Laute; fast immer ist auch die Bewegungsfähigkeit eingeschränkt.

ADS und ADHS

Bei umgrenzten Störungen werden folgende Syndrome getrennt: Das *Aufmerksamkeitsdefizitsyndrom (ADS)* zeigt sich in mangelnder Konzentrationsfähigkeit. Kommt noch motorische *Hyperaktivität* hinzu, so spricht man von *ADHS* (Hold 2021). Hyperkinetische Kinder haben so gut wie immer Aufmerksamkeitsprobleme, umgekehrt gilt dies nicht. ADHS war um das Jahr 2010 herum eine Mode-Diagnose, die bei 3 % bis zu 10 % der Schulkinder gestellt wurde. Inzwischen hat die Häufigkeit dieser Diagnose bei Kindern ab-, bei Erwachsenen aber zugenommen. Die Symptomatik verschwindet oft nach der Pubertät spontan; lediglich 4 % bis 8 % der Betroffenen sind auch als Erwachsene noch hyperaktiv (Lachenmeier 2021). Jungen sind 2- bis 6-mal häufiger betroffen. Man unterscheidet (a) den unaufmerksamen Typus, (b) den vorwiegend hyperaktiv-impulsiven Typ und (c) den kombinierten Typus. Typisch ist das Streben nach sofortiger Belohnung, langfristige Ziele reichen nicht zur Motivation. Auffällig sind die Ungeduld, die Betroffenen reagieren schnell gereizt, haben oft eine Logorrhoe (ungebremster Redefluss) und es entwickelt sich eine Fülle sozialer Schwierigkeiten.

D Neuropsychobiologie

prä-, peri-, postnatal

Neben der Vererbung durch gleichfalls geistig retardierte Eltern, kann es infolge von genetischen Schäden (z. B. Trisomie 21) zu geistiger Behinderung kommen. Ursachen *pränataler Schädigung* des ungeborenen Fötus sind z. B. schwere Erkrankungen der Mutter oder Intoxikationen (Vergiftung z. B. durch Alkoholabusus). Zur häufigen *perinatalen* Läsion kommt es u. a. durch Sauerstoffmangel bei der Geburt. Bei *postnatalen* Hirnschäden dominieren Unfälle mit Schädeltrauma.

Leichte geistige Behinderung ist überwiegend genetisch bedingt, Geschwister sind 7- bis 10-mal häufiger als der Durchschnitt betroffen. Die Konkordanzrate bei monozygoten Zwillingen liegt bei 80 %, die von zweieiigen nur bei 8 %. Schwere Intelligenzminderung hat überwiegend prä-, peri- oder postnatale Hirnschädigungen als Ursache. Für Teilleistungsstörungen sind oft keine konkreten Ursachen feststellbar. Im MRT findet man nur selten abgrenzbare Läsionen; völlig normal aussehende Gehirne können aber eine verminderte Dichte an Neuronen bzw. Synapsen haben, welche die Behinderung verursachen.

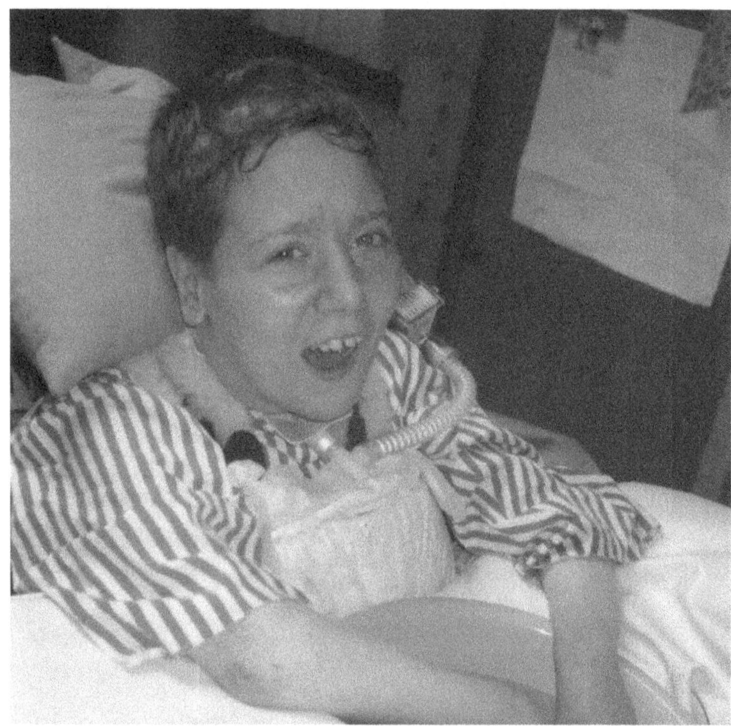

Abb. 4.1: Hirngeschädigtes Kind (mit freundl. Genehmigung: Martina Weber, Zeitschrift „Not", www.schaedelhirnpatienten.de/)

Hyperaktive Eltern zeigen ein sechsfaches Risiko, ADHS-Kinder zu bekommen; die Konkordanzrate monozygoter Zwillinge liegt bei 51 %, bei dizygoten nur bei 33 %. Morphologisch fand man diffuse Hirnatrophien des rechtsseitigen frontalen Kortex bzw. des Corpus callosum. In Studien (z. B. Schneider/Fink 2013) zeigten ADHS-Betroffene eine signifikant geringere Aktivierung des linken ventralen Striatums bei der Antizipation einer Belohnung. Man nimmt deshalb an, dass ADHS-Kinder eine Hyporeaktivität des dopaminergen Belohnungssystems haben, gleichzeitig aber eine Hyperreaktivität bei der Suche nach Belohnungen, die sich insbesondere in einer Bevorzugung sofortiger positiver Verstärker äußert. Man nimmt unter anderem als Ursache eine verzögerte Reifung des präfrontalen Kortex an, die allerdings ADHS bei Erwachsenen nicht erklärt. Gleichzeitig haben ADHS-Kinder einen Entwicklungsvorsprung im Bereich des motorischen Kortex, der evtl. den Drang nach Bewegung erklärt.

E Diagnostik

Intelligenztests

In Betracht kommen für geistige Retardierung alle Intelligenztests für Kinder, die ein Profil liefern wie z. B. der Hannover-Wechsler-Intelligenztest für das Vorschulalter (HAWIVA, Fritz-Stratmann et al. 2007), der Hamburg-Wechsler-Intelligenztest für Kinder (HAWIK-R; Tewes et al. 2000) oder das Begabungstestsystem (BTS, Horn 1972). Weniger günstig sind Verfahren, die, ohne Teilleistungsprofil, nur einen Wert der allgemeinen Intelligenz liefern (z. B. Culture Fair Intelligence Test CFT von Cattell/Weiß 1977 oder der SPM von Raven 1976). *PAC-Bögen* (Pädagogische Analyse und Curriculum von Günzburg 1977) bieten durch Abfragen konkreter Alltagstätigkeiten und Verhaltensweisen ein gutes Sozial- und Persönlichkeitsbild.

Bei genereller geistiger Behinderung liegt der überwiegende Teil des Intelligenzprofils mindestens 1,5 Standardabweichungen unter dem Altersdurchschnitt. Allerdings sagt das Testergebnis wenig über lebenspraktische Fähigkeiten aus.

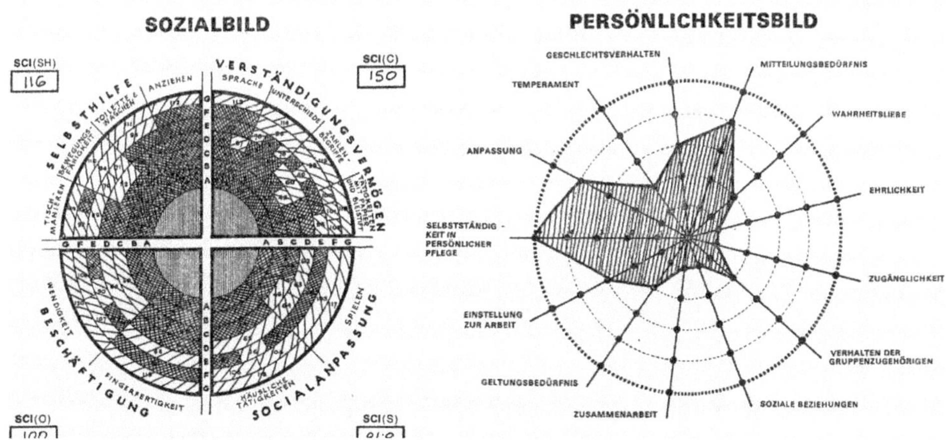

Abb. 4.2: Das PAC ist ein Testverfahren für geistig Behinderte. Durch Abfrage konkreter Tätigkeiten und Eigenschaften ergibt sich ein Sozial- und Persönlichkeitsbild (Günzburg 1977, 82).

Bei Teilleistungsstörungen sollte nur eine Funktion aus dem Testprofil herausfallen, wie es bei reiner Legasthenie oder Akalkulie der Fall ist. Einige Funktionen bedingen sich aber gegenseitig: Ein Legastheniker wird auch bei mathematischen Textaufgaben versagen, wenn er nicht lesen kann.

Speziell für ADHS gibt es z. B. das „ADHS-Psychodiagnosticum für Kinder und Jugendliche (Petermann/Petermann 2019), die Connors Skalen zu Aufmerksamkeit und Verhalten (Christiansen et al. 2014), den Kölner ADHS-Test für Erwachsene (Lauth/Minsel 2014) oder die Homburger ADHS-Skalen (Rösler et al. 2008).

F Therapie

Fördermöglichkeiten In dem Feld der Entwicklungsverzögerungen tummeln sich mehrere Berufsgruppen, z. B. Sonder- und Heilpädagogen, Nachhilfelehrer, Ergotherapeuten, Kinderpsychotherapeuten und -psychiater, Neuropsychologen, Sprachheiltherapeuten und Logopäden. Übungsmaterial für die Entwicklungs- und Schulleistungsstörungen gibt es in solchen Mengen, dass die Auflistung den Rahmen dieses Bandes sprengen würde. Notgedrungen beschränkt sich dieser Teil daher auf einige allgemeine Überlegungen.

Die Therapie von Kindern zeigt fast immer Erfolge, problematisch ist es aber, die Interventionseffekte aus der ohnehin vorhandenen Fortentwicklung herauszurechnen. Man erzielt zwar Leistungsfortschritte, hinkt aber immer hinter der Altersnorm her, da die Bezugsgruppe ohne Defizit beträchtlich schneller weiterlernt. Wenn man einem Legastheniker mühsam das Lesen von Silben beigebracht hat, kann der Rest seiner Schulklasse inzwischen ganze Sätze flüssig vorlesen. Trotz intraindividueller Verbesserung wird der interindividuelle Abstand stetig größer; der betroffene Schüler produziert weiterhin 6er im Diktat und die Eltern zweifeln am Nutzen der Therapie.

Effektivität Insofern erstaunt es nicht, dass Metaanalysen oft ein schlechtes Licht auf die Effektivität entsprechender Fördermaßnahmen werfen. Dunst et al. (1989) zeigten anhand von 105 Studien, dass Entwicklungsstörungen erstaunlich resistent sind. Vor allem bei Defekten einer Funktion, die Auswirkungen auf das gesamte Lernverhalten hat, kommt es schnell zu einer Kumulation der Defizite. Schüler geraten zunehmend mehr in den Teufelskreis einer ständigen Überlastung, in der sich Verhaltensstörungen dann geradezu zwangsläufig aufpfropfen. Es kommt zu Minderwertigkeitsgefühlen und dem Eindruck, trotz allen Einsatzes den Anforderungen nicht genügen zu können. Häufige Folge ist oft völlige Leistungsverweigerung, um sich der weiteren Bloßstellung zu entziehen. Gefährdet sind vor allem Kinder mit minimalen Hirnfunktionsstörungen, bei denen das Defizit nach außen hin kaum sichtbar ist und das Versagen als Faulheit interpretiert wird. Studien deuten aufgrund des psychischen Teufelskreises darauf hin, dass die weitere Entwicklung umso mehr beeinträchtigt wird, je früher der Schädigungszeitpunkt liegt. Dies sollte jedoch nicht zum therapeutischen Nihilismus führen.

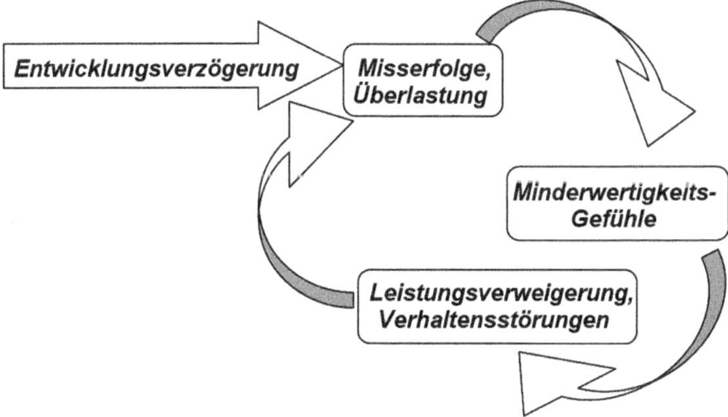

Abb. 4.3: Teufelskreis der Lern-Leistungsstörungen auf der Basis von Entwicklungsverzögerungen.

Gehirnplastizität

Das menschliche Gehirn ist unglaublich anpassungsfähig und ein kindliches Gehirn hat hier noch viel mehr Kapazität als das des Erwachsenen. Nach Ansicht von Kolb et al. (2017) reagiert das sich entwickelnde Gehirn besonders sensibel auf eine Vielzahl von Erfahrungen und zeigt eine bemerkenswerte Fähigkeit für plastische Veränderungen, die das Verhalten im Laufe des Lebens beeinflussen. Zu den wesentlichsten Faktoren, die das sich entwickelnde Gehirn modulieren, gehören frühe sensorische, motorische und sprachliche Erfahrungen, früher Stress, Interaktionen mit Betreuern, Interaktionen mit Gleichaltrigen, Psychopharmaka, Ernährung, Mikrobiom und das Immunsystem. Schäden können durch diese Plastizität umso besser ausgeglichen werden, je früher sie auftreten.

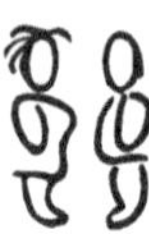

Werth (1998) führte etliche Beispiele von Kindern mit massiven Hirnschädigungen an, die trotzdem ein nahezu normales Funktionsniveau erreichten. Er erzählt u. a. die Geschichte der 6-jährigen Lisa, der man als Säugling wegen einer medikamentös nicht beeinflussbaren Epilepsie die gesamte linke Hirnhälfte entfernt hatte. Als Werth das Kind fünf Jahre später kennenlernte, fuhr sie wie ein normales Kind Dreirad auf dem Klinikflur. „Nichts an ihr", so schreibt Werth, „wäre einem ungeübten Blick aufgefallen" (S. 61). Die einzigen Symptome waren, dass sie nur in kurzen Sätzen antwortete und ihr rechter Arm wie auch das rechte Bein eine gewisse Schwerfälligkeit zeigten. Die beiden linken Retinahälften hätten blind sein müssen, dennoch fand sich eine normale Ausdehnung ihres Gesichtsfeldes. Offenkundig musste die intakte rechte Hirnhälfte es gelernt haben, sowohl Sprache wie auch Bewegung und visuelle Wahrnehmung mitzuverarbeiten.

In den 1980er Jahren prangerte man als Ursache für Hyperaktivität einen zu hohen Phosphatgehalt unserer Nahrungsmittel an (Bouchart et al. 2010). Daraufhin wurden Tausende Schulkinder einer speziellen Diät unterworfen, die aber keine nachhaltige Wirkung zeigte und daher heute kaum noch empfohlen wird.

Hyperaktivität

Für jeden Menschen gibt es einen inneren Erregungszustand (*Arousal*), den wir als angenehm empfinden. Für den einen ist der optimale Zustand beim Sehen eines Tierfilms über Kaninchen erreicht, für den anderen erst bei einer Achterbahnfahrt. Hyperaktive Kinder haben stets ein zu geringes Arousal, das sie mit ständig neuer Stimulation anzuheben versuchen. Sport und viel körperliche Bewegung haben daher immer positiven Einfluss; manchen Betroffenen hilft ein Schluck Kaffee am Morgen. Stimulanzien heben dieses innere Erregungsniveau pharmakologisch an; benutzt wird meist Methylphenidat (z. B. Ritalin). Nachdem eine Reihe unerwünschter Nebenwirkungen festgestellt wurde (Schlafstörungen, Appetitverlust, höheres Risiko für Psychosen), wird dieses Medikament zunehmend kritischer diskutiert (Golmirzaei et al. 2016).

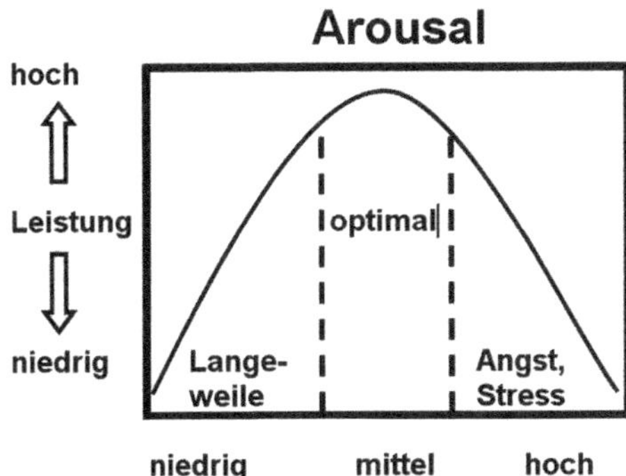

Abb. 4.4: Arousal (allgemeines Erregungsniveau) und Leistung. Bei zu geringem Arousal entsteht Langeweile, bei zu hohem Angst und Stress. ADHS-Kinder scheinen stetig in einem Bereich des unteren Arousals zu sein und suchen daher Stimulation. Durch Stimulanzien, die den inneren Erregungszustand erhöhen, geraten sie in den optimalen und als angenehm empfundenen Bereich, ohne Unsinn machen zu müssen.

4.2 Autismus und Idiot savant

A Einleitung

Nicht-Schmusebabys

Die meisten kleinen Kinder sind Schmusebabys, die es lieben, mit ihren Eltern zu kuscheln. Es gibt aber Säuglinge, die stocksteif werden, sobald ihre Mutter sie auf den Arm nimmt, die anfangen zu schreien und Blickkontakt vermeiden. *Autisten* können mit anderen Menschen nichts anfangen, dagegen beschäftigen sie sich stundenlang mit Gegenständen. Etwa 10 % aller Autisten und eines von 2.000 geistig behinderten Kindern zeigen auf einem umgrenzten Gebiet herausragende Leistungen; man spricht von *Inselbegabungen* oder vom *Savant-Syndrom* (savant, frz. = wissend/Gelehrter).

B Fallbeispiel

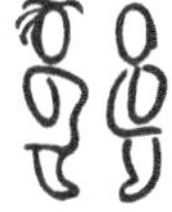

In einem Heim für geistig Behinderte in Lübeck lernte einer der Autoren dieses Buches einmal einen Autisten kennen. Er war Ende 20, groß, schlank, gepflegter Haarschnitt, und sah überaus intelligent aus. Man hätte ihn für einen Studenten halten können und gelegentlich, wenn er einen Anzug anhatte, weil seine Mutter ihn abholte, um mit ihm ins Theater zu gehen, hätte man ihm ohne zu zögern sogar den Doktortitel abgenommen. Leider sprach er niemals auch nur ein Wort. Die meiste Zeit des Tages stand er stumm herum und sah sich das Treiben seiner Mitbewohner mit stolzem, aber unbeteiligtem Blick an. Er verstand jedes Wort und arbeitete in der Landwirtschaft mit, wobei man aber immer das Gefühl hatte, dass er mit seiner aristokratischen Art irgendwie nicht zu den anderen Landarbeitern passte.

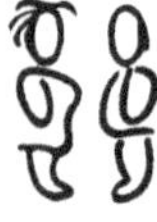

Auf einer anderen Station gab es Peter, einen der Hausburschen, die dem Pflegepersonal mit viel Fleiß zur Hand gingen. Peter war Mitte dreißig, stämmig gebaut, mit rundem Gesicht und leichter Neigung zur Glatzenbildung. Er war stets gemütlich, redselig und gutgelaunt. Einen Schulabschluss hatte er nie geschafft, selbst die Sonderschule hatte ihn irgendwann als nicht bildungsfähig entlassen. Obwohl er kaum die Grundrechenarten beherrschte und nur mit viel Mühe Wechselgeld herausgeben konnte, hatte er eine sonderbare Begabung: Sagte man ihm das eigene Geburtsdatum, dann konnte er einem, ohne lange nachdenken zu müssen, sofort sagen, auf welchen Wochentag dieses Datum gefallen war. Niemand konnte erklären, wie er das machte, schon gar nicht er selbst.

C Symptome

Autismus und Intelligenz

Die Häufigkeit von Autismus-Diagnosen scheint in den letzten zwanzig Jahren deutlich anzusteigen. Nach Zahlen von Weintraub (2011) wurde 1975 noch eines von 5.000 Kindern als autistisch diagnostiziert, 2009 war diese Relation schon auf 1 pro 110 gestiegen und liegt heute bei etwa 1 %. Ob Autismus wirklich zugenommen hat, ist wissenschaftlich umstritten. Einer der wesentlichsten Faktoren ist die Veränderung der Diagnosekriterien. Autismus-Spektrum-Störungen, Asperger-Syndrom und atypischen Autismus-Störungen vereinen eine Fülle von Verhaltensstörungen mit kommunikativen und sozialen Defiziten unter dem Dach einer Autismus-Diagnose. Da diese Diagnose leider auch stark stigmatisiert und im Sinne einer selbsterfüllenden Prophezeiung dann auch gestörtes Verhalten hervorrufen kann, sollte man hier deutlich vorsichtiger sein.

Im klassischen Fall (*„Kanner-Syndrom“*, einer vergleichsweise schweren Form des Autismus mit Mehrfach-Behinderung) wenden autistische Kinder sich von sozialen Kontakten ab, dafür aber leblosen Dingen zu. Sie tun sich schwer, sprachlich zu kommunizieren und zeigen oft Jaktationen (Schaukelbewegungen) oder andere stereotype Handlungen. Völlig verzweifelt reagieren sie auf minimale Umweltveränderungen, etwa das Umstellen von Möbeln. Ein autistischer Junge bekam einen Aggressionsanfall, nur weil sein Vater vor einer roten Ampel halten musste; das Weiterfahren dagegen beruhigte ihn.

Die frühere Annahme, dass alle Autisten über versteckte geistige Fähigkeiten verfügen, ließ sich nicht halten. Bei rund drei Viertel besteht eine deutliche Intelligenzminderung. Soweit überhaupt prüfbar, schneiden sie in IQ-Tests bei räumlich-visuellen Fähigkeiten aber oft drastisch besser ab als bei verbalen Aufgaben.

Inselbegabung

Autisten, die herausragende Leistungen produzieren (*Idiot savant*), sind äußerst selten. Hierzu gehören Bereiche wie Musik und bildende Kunst. Ohne Verständnis für einfache Arithmetik können manche riesige Zahlen multiplizieren oder in Primfaktoren zerlegen. Einige beherrschen Kalenderrechnen, andere haben ein phänomenales Zeitgefühl. Man trennt: *splinter skills* (Splitterbegabung, häufig), *talented savant (talentiert, seltener) und prodigious* savant (genial, sehr selten).

D Neuropsychobiologie

Genetische Risiken

Geschwister autistischer Kinder haben ein 50-fach erhöhtes Risiko; oft gibt es Verwandte mit milden Ausprägungen. Die Konkordanzraten liegen bei 60 %–90 % für eineiige Zwillinge, dagegen nur bei 0 %–9 % bei zweieiigen. Rund 70–80 % der Autisten sind männlich; was auf eine genetische Determinierung hinweist, die vermutlich auf dem X-Chromosom liegt (Mädchen erkranken nur dann, wenn sie den Defekt auf beiden X-Chromosomen haben). Vermutet wird, dass es durch ein fragiles X-Chromosom zu einer Störung der Hirnreifung kommt. Allerdings scheinen sehr unterschiedliche Mutationen zu autistischen Verhaltensweisen zu führen (Famitafreshi/Karimian 2018), was das Modell unterstützt, dass hier ein Netzwerk für soziale Verhaltensweisen im Gehirn geschädigt wird und je mehr von diesem Netzwerk Defizite aufweist, umso ausgeprägter wird das autistische Verhalten (Sato/Uomo 2019). „Autismus“ ist daher alles andere als eine einheitliche Diagnose.

Mit bildgebenden Verfahren fand man pathologische Veränderungen im limbischen System, im Kleinhirn und eine Vergrößerung der Ventrikel, aktuelle Studien stellten Anomalien der Amygdala und im Bereich des Sulcus temporalis superior heraus. Es zeigte sich eine *reduzierte Konnektivität* zwischen Teilen des sozialen Netzwerks im Gehirn (Sato/Uono 2019). 30 % der Autisten entwickeln epileptische

Krämpfe. Beides unterstützt, neben der genetischen Erklärung, die Vermutung eines Defekts in einem frühen Stadium der Embryonalentwicklung.

Autisten leiden auch unter auditiven oder visuellen *Wahrnehmungsstörungen*; manche der Betroffenen sind übermäßig hörempfindlich. Andere leiden unter *Prosopagnosie* und können Gesichter nicht so gut wie andere Menschen identifizieren. Cygan et al. (2018) wiesen darauf hin, dass die Fähigkeit Emotionen und Absichten des anderen aus dem Gesichtsausdruck zu „lesen" für die non-verbale soziale Interaktion von entscheidender Bedeutung ist. Gesichtswahrnehmung ist mit der Aktivität des Gyrus fusiformis und natürlich des okzipitalen Gesichtserkennungsbereichs eng verknüpft. Mit Eyetracking und funktioneller Magnetresonanztomografie wiesen die Autoren für Autismus eine atypische Blickfixierungsstrategie während der Gesichtswahrnehmung nach. Signifikante Unterschiede zwischen Autismus- und Kontrollpersonen wurden jedoch vor allem im linken anterioren oberen temporalen Sulcus bzw. mittleren temporalen Gyrus gefunden. Die funktionelle Konnektivitätsanalyse wies während der Gesichtserkennungsleistung eine verringerte interhemisphärische Konnektivität im Sinne einer Aktivitätsarmut in den oben genannten Bereichen auf. Diese neuropsychologischen Ergebnisse deuten darauf hin, dass eine Beeinträchtigung der Gesichtserkennung eine höhere Verarbeitungsstufe erfordert, die bei Autisten mit einem unzureichenden Zugang zu semantischem Wissen über die Person zusammenzuhängt, wenn sie alleine durch Gesichtsreize veranlasst wird.

Gestörte Lateralisierung

In vielen Fällen des Savant-Syndroms liegt ein linkshemisphärischer Defekt vor, was zur Dominanz der rechten Hirnhälfte führt. Eine andere, allerdings umstrittene Theorie, geht davon aus, dass Testosteron neurotoxisch (giftig) ist, was auch die Häufigkeit der gestörten Lateralisierung vorrangig bei Männern erklärt. Die linke Hirnhälfte entwickelt sich langsamer und kann daher eher geschädigt werden.

Allen Savants gemein ist ein phänomenales Gedächtnis, oft ohne dass sie den Sinn dessen, was sie sagen, wirklich verstehen. Mitunter können gehörte Nachrichtensendungen wörtlich aufgesagt werden. Man vermutet ein Defizit des deklarativen Gedächtnisses mit Kompensation durch prozedurale Gedächtnisfunktionen. In der Literatur gibt es nur noch wenige Publikationen zu diesem Thema. Puente et al. (2016) publizierten einen Artikel über neuropsychologische Grundlagen des Phänomens. Hierbei wurde ein Patient hinsichtlich seiner Fähigkeit getestet, den Wochentag zu bestimmen. Für einen Zeitraum von ungefähr 100 Jahren war er zu 100 % genau. Die neuropsychologischen Tests zeigten deutliche Defizite in allen Bereichen mit Leistungen im untersten Perzentil.

E Diagnostik

Autismus-Tests

Entsprechend des momentanen Booms an Autismus-Diagnosen gibt es eine stetig wachsende Zahl von Testverfahren; exemplarisch genannt werden hier: Diagnostisches Interview für Autismus (Bölte et al. 2006), Skala zur Erfassung von Autismusspektrumsstörungen bei Minderbegabten (Kraijer/Melchers 2003), der diagnostische Beobachtungsbogen für Autismusspektrumsstörungen (Sappok et al. 2015), Fragebogen zur sozialen Kommunikation – Autismus Screening (Bölte/Poustka 2006), Skala zur Erfassung sozialer Reaktivität – Dimensionale Autismus Diagnostik (Bölte/Poustka 2007), Diagnostische Beobachtungsskala für autistische Störungen (Poustka et al. 2015).

Spezielle Begabungen des Savants herauszufinden obliegt der Verhaltensbeobachtung durch interessierte Eltern, Erzieher oder Heilpädagogen.

F Therapie

Kommunikation aufbauen

Für autistische Kinder gelten dieselben Ratschläge wie sie bereits oben für Entwicklungsverzögerungen genannt wurden. Problematisch ist immer, dass sie auf menschliche Zuwendung und Lob kaum reagieren. Allerdings kann man sie an sozialen Kontakt oft so gewöhnen, dass ihr Verhalten auf den ersten Blick kaum auffällt. Für autistische Kinder gibt es eine ganze Reihe spezieller Behandlungsformen, z. B. die Delphintherapie, Hippotherapie (therapeutisches Reiten), musiktherapeutische Interventionen, Snoezelen, Übungen zum Kommunikationsaufbau und sprachheilpädagogische Lernprogramme. Mitunter werden bestimmte Diäten empfohlen; gegen gestörten Schlafrhythmus soll Melatonin helfen. Da Autismus auch als Wahrnehmungsstörung gesehen wird, ergeben sich auch für Neuropsychologen vielfältige Behandlungsmöglichkeiten, etwa Übungen zur sensorischen Integration, zur Gesichtererkennung oder ein auditorisch-integratives Training.

Medikamentös wurden versuchsweise Neuroleptika, Opiatantagonisten und Antidepressiva eingesetzt. Zum Teil bessern sich dadurch Bewegungsstereotypien und Unruhezustände, allerdings zulasten diverser Nebenwirkungen.

4.3 Demenz

A Einleitung

Demenzhäufigkeit Als *Alois Alzheimer* und *Otto Binswanger* Ende des 19. Jahrhunderts begannen, die Demenzformen zu beschreiben, wurden nur 5 % der Bevölkerung älter als 65 Jahre. 2030 werden es etwa 35 % sein, damit steigt auch die Anzahl Dementer. In der BRD gibt es Stand 2021 1,5 Millionen Erkrankte, jährlich kommen ca. 300.000 hinzu.

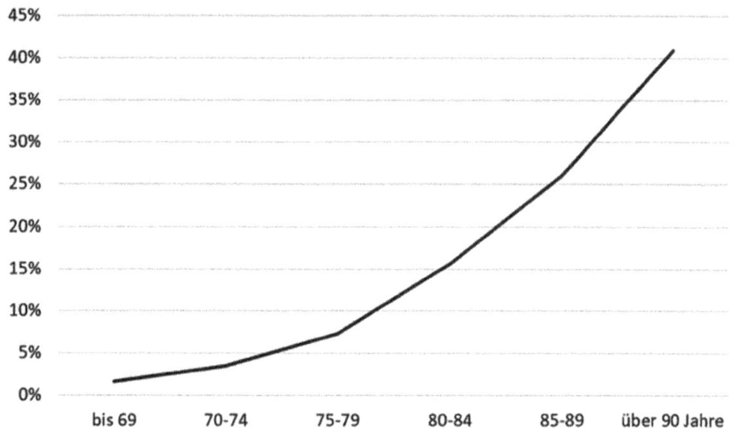

Abb. 4.5: Anzahl Demenzkranker nach Altersjahrgängen.

Plaques Im Gehirn einer an *Demenz* verstorbenen Patientin entdeckte Alzheimer *miliare Herdchen* (Drusen, Plaques) und Verklumpungen innerhalb von Nervenzellen (*neurofibrilläre Degeneration*). Bouman (1934) stellte fest, dass *Plaques* durch Zerstörung von Nervenfasern entstehen. Gellerstedt fand Plaques aber auch in 86 % der Hirnschnitte bei nicht an Demenz verstorbenen älteren Menschen und bei 78 % auch Neurofibrillen. Er hielt das Auftreten deshalb für einen normalen Alterungsprozess. Rothschild (1937) wies darauf hin, dass durch Plaques und neurofibrilläre Degeneration zwar eine Hirnschädigung entsteht, die der gesunde ältere Mensch aber kompensieren kann. Erst wenn das Ausmaß zu groß wird oder weitere Faktoren hinzukommen, entsteht eine Demenz.

Formen Bei der *Multi-Infarkt-Demenz* schädigen viele winzige Schlaganfällchen das Gehirn. Eine andere Demenzform ist die *Picksche Atrophie (fronto-temporale Atrophie),* die vorrangig frontale Hirnstrukturen umfasst und sich eher in Wortfindungsstörungen und Enthemmung niederschlägt. Die *posteriore-kortikale Atrophie* verursacht zunächst Sehstörungen und andere visuelle Defizite. Letztlich beginnt eine Demenz jeweils in einem anderen Hirnteil, „frisst" sich dann aber unaufhaltsam immer weiter.

Bei der *Creutzfeld-Jakob-Erkrankung* kommt es zu löchrigen Substanzdefekten der grauen Hirnrinde. Diese seltene Krankheit erlebte in den 1990er Jahren ein überraschendes Comeback, da BSE (Bovine spongiforme Enzephalopathie, „*Rinderwahn*") sehr ähnliche Defekte verursacht. Verursacher sind *Prionen*, winzige, extrem resistente Eiweißkörperchen, die ähnlich wie Viren die DNA der Wirtszelle verändern. Sie lassen sich durch Kochen nicht unschädlich machen und können daher bei Verzehr von befallenem Rinderfleisch übertragen werden. Auch die genetisch dominant vererbte *Chorea Huntington* führt in der Endphase zu einer Demenz. Die *Parkinson-Erkrankung* (verursacht durch Degeneration der Substantia nigra, die das motorische Dopaminsystem steuert) führt nicht nur zu Bewegungsstörungen, sondern kann im Endstadium gleichfalls in einer Demenz enden. Dic durch cine *HIV-Infektion* erworbene Immunschwäche *AIDS* (Akquiriertes Immun-Defizienz-Syndrom) kann ebenfalls zu einer Demenz führen. Neben einer direkten Infektion von Nervenzellen durch das Virus kommt es infolge der Abwehrschwäche oft zu Hirntumoren.

Bei Patienten, die unter der *Lewy-Körperchen-Demenz* leiden, finden sich typische Einschlüsse (Lewy-Körperchen) im Gehirn, mit Eiweißresten aus Alpha-Synuclein, die nicht richtig abgebaut werden, außerdem sind – wie bei Alzheimer-Patienten – meist auch senile Plaques zu finden. Charakteristisch ist das Auftreten von Halluzinationen, vorwiegend optischer Art, aber auch Stimmen und Geräusche. Auf Neuroleptika, die antipsychotisch gegen Trugwahrnehmungen wirken, reagieren diese Patienten meist überempfindlich. Der Zustand dieser Patienten in Hinblick auf Wachheit und Konzentrationsvermögen schwankt meist extrem stark. Sie sind an einem Teil des Tages wach und aufmerksam, dann überraschend verwirrt und orientierungslos. Gedächtnisdefizite zeigen sich im Allgemeinen erst im weiteren Verlauf der Erkrankung. Im Traumschlaf fehlt die Schlafparalyse, d.h. die Betroffenen reden und bewegen sich im Schlaf. Häufig treten parallel Depressionen auf und Parkinson-Symptome mit Tremor und Muskelsteifigkeit. Ursache ist vermutlich eine genetische Störung der Protein-Variante Apolipoprotein E4, welche die Konzentration des Eiweißes Alpha-Synuclein reguliert. Dieses Eiweiß verklumpt zu den Lewy-Körperchen, die dann die neuronale Funktion stören.

B Fallbeispiel

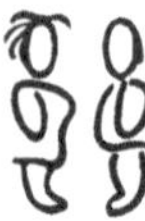

Während eines Projektes über PC-Gedächtnistraining im Alter stellte der Heimleiter einem der beiden Autoren dieses Buches eine ältere Dame vor. Der 83-jährigen Frau wurde das Bild ihres verstorbenen Ehemannes gezeigt, das auf ihrem Nachtschränkchen stand.

Heimleiter: „Frau G., wer ist das?"

Frau G.: „Das weiß ich nicht, den soll ich kennen?"

Heimleiter: „Das Bild steht doch auf ihrem Nachtschrank, wer hat es denn da hingestellt?"

Frau G.: „Das weiß ich doch nicht, wie das da hinkommt."

Heimleiter: „Frau G., könnte es sein, dass es ihr Mann ist, der hier auf diesem Bild zu sehen ist?"

Frau G.: „Mein Mann? Nein, wieso? War ich denn mal verheiratet?" (Kasten 1994, 258)

C Symptome

Der Beginn der meisten Demenzen ist schleichend, lediglich die Multi-Infarkt-Demenz findet naturgemäß eher sprunghaft statt. Der *Verlauf* wurde von Reisberg et al. (1982) am Beispiel der Alzheimer Erkrankung in sieben Phasen eingeteilt:

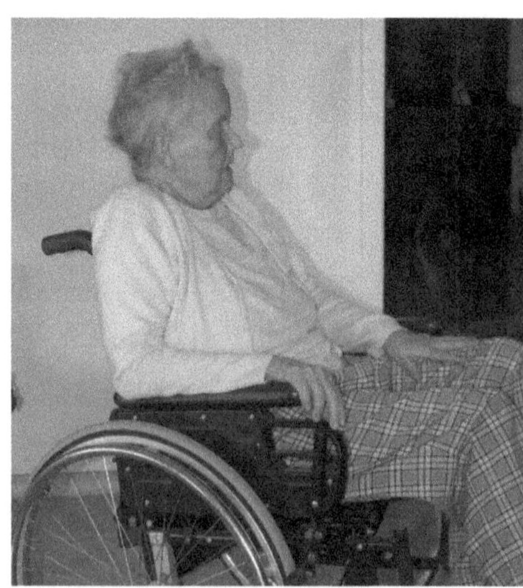

Abb. 4.6: Neben geistigen Funktionen bricht bei einer Demenz schließlich auch die Bewegungsfähigkeit zusammen.

Phasen der Demenz

1. Kein kognitives Defizit: noch nicht erkrankte Personen.
2. Sehr leichtes kognitives Defizit: leichte Gedächtnisschwierigkeiten, die kaum bemerkt werden.
3. Leichter kognitiver Ausfall: Gedächtnisprobleme führen zu sozialen Problemen, verlangsamten Reaktionszeiten, eingeschränkter Konzentrationsfähigkeit, abnehmender beruflicher Leistungsfähigkeit, Persönlichkeitsveränderungen, zunehmenden Ängsten.
4. Mäßiges kognitives Defizit: zunehmende Gedächtnis- und kognitive Probleme. Schwierigkeiten, Entscheidungen zu fällen und komplexe Aufgaben zu lösen, Depressionen.
5. Mittelschweres kognitives Defizit: Die Erkrankten werden von fremder Hilfe abhängig. Sie sind örtlich und zeitlich desorientiert; es kommt zu gravierenden Denk- und Sprachschwierigkeiten. Die kurzfristige Erinnerungsfähigkeit bricht zusammen; Ereignisse aus dem früheren Leben können noch geschildert werden.
6. Schweres kognitives Defizit: Es treten psychiatrische Symptome wie z. B. Halluzinationen und Verfolgungswahn auf. Umgebung und nahestehende Personen wirken fremd und flößen Angst ein. Der Name des Ehepartners oder der Kinder werden nicht mehr erinnert. Der Schlaf-Wach-Rhythmus ist gestört; es kommt zum nächtlichen Umherwandern. Inkontinenz tritt auf; die Bewegungsfähigkeit ist gestört.
7. Sehr schweres kognitives Defizit: Das Sprachvermögen versagt vollständig, selbständige Bewegungen sind kaum noch möglich. Der Betroffene ist bettlägerig und muss gefüttert werden. Hohes Risiko für Dekubitus und Lungenentzündung.

Mortalität

Die mittlere Überlebensdauer ist sehr verschieden; nach Angaben aus dem Deutschen Ärzteblatt beträgt sie je nach Studie 5 bis 7 Jahre, nach einer kanadischen Studie mit bereinigten Daten sogar nur 3,3 Jahre ab Erstdiagnose. Die meisten Patienten sterben nicht an der Hirnatrophie selbst, sondern an Lungenentzündung, Niereninfektionen und Ersticken durch Verschlucken.

D Neuropsychobiologie

Ursachen Ein früher Befund war ein zu niedriger Acetylcholinlevel, und man versuchte, das Defizit medikamentös auszugleichen. Später stellte man fest, dass fast alle Transmitter erniedrigt sind, was an der *Degeneration von subkortikalen Kerngebieten* liegt (z.B. Nucleus basalis, Locus coeruleus und Raphekerne), die der Ursprung *cholinerger, noradrenerger* sowie *serotonerger Systeme* sind. Demenz entsteht zunächst durch eine stetig abnehmende Anzahl von Synapsen, die diese Transmitter benutzen, und im weiteren Verlauf dann durch einen Rückgang der Neuronenzahl selbst. Bei der Pickschen Atrophie ist der Frontallappen am stärksten betroffen, bei der Alzheimerschen Krankheit dagegen die Areale des Hippocampus, des entorhinalen Kortex, der Amygdala und des Neokortex; bei der posterioren Atrophie sind es Parietal- und Okzipitallappen. Als Folge kommt es zu Unterbrechungen spezieller Schaltkreise, wie beispielsweise der Papezschen Schleife und der basolateralen limbischen Schleife, die beide für das Gedächtnis bedeutsam sind. Auch kortiko-kortikale Verbindungen zwischen den Assoziationsgebieten werden geschädigt.

Hirnatrophie Makroskopisch kommt es bei der Alzheimer-Demenz zu einer Schrumpfung (*Hirnatrophie*) mit Gewichts- und Volumenreduktion; die Falten des Gehirns treten im CT oder MRT immer deutlicher hervor und die Ventrikel sind erheblich vergrößert.

Neurofibrillen Plaques Histologisch lassen sich *Alzheimer-Fibrillen* nachweisen, Bündel verdrehter Proteinfasern im Inneren der Neuronen. Darüber hinaus findet man *senile Plaques*, die als Abbauprodukt einer Zelldegeneration entstehen. Sie bestehen aus Resten degenerierter Neuriten, meist mit einem Amyloidkern. Noch immer ist unklar, wodurch es zu diesem Untergang kommt. 1986 glaubte man, dass eine erhöhte Aluminium-Konzentration zur Alzheimer-Demenz führen würde; diese Theorie konnte aber widerlegt werden. 1987 fand man eine genetische Auffälligkeit auf dem 21., 1992 auf dem 14. und 1993 auf dem 19. Chromosom; aber nur in 6 bis 7% aller Fälle finden sich familiäre Häufungen. Am ehesten gibt es bei der fronto-temporalen Demenz eine Variante mit starker erblicher Komponente. Sjögren und Andersen (2006) wiesen für die fronto-temporale Demenzform P-17, einer der erblichen Formen, eine ursächliche Mutation im Tau-Gen nach. Die Häufigkeit von Tau-Gen-Mutationen ist bei sporadischer fronto-temporaler Demenz gering und bei etwa 10–40% der hereditären Form vorhanden. Andere Formen der hereditären frontotemporalen Demenz wurden beschrieben, z.B. ein Typ, der durch Mutationen in Chromosom 3 und Chromosom 9 verursacht wird.

CADASIL ist eine Sonderform einer erblichen Demenzform. Die cerebrale autosomal-dominante Arteriopathie mit subkortikalen Infarkten und Leukenzephalopathie (CADASIL) ist eine erbliche cerebrovaskuläre Erkrankung, die zu kognitiver Verschlechterung und Demenz führt. CADASIL beginnt in der Regel bei etwa einem Drittel der Patienten mit Migräne. Schwerere Manifestationen, vorübergehende ischämische Attacken oder wiederkehrende Schlaganfälle, treten zwischen dem 30. und 50. Lebensjahr auf (Kalimo et al. 2002). CADASIL kann jedoch aufgrund charakteristischer Hyperintensitäten der weißen Substanz in der Magnetresonanztomografie und des Vorhandenseins von pathognomonischem granulärem osmiophilem Material in den Arterienwänden, einschließlich dermalen Arterien, lange vor dem ersten Schlaganfall diagnostiziert werden, da die Arteriopathie generalisiert ist. Die allmähliche Zerstörung von vaskulären glatten Muskelzellen führt zu einer fortschreitenden Wandverdickung und Fibrose und Verengung des Lumens in kleinen und mittelgroßen penetrierenden Arterien. Die verminderte Hirndurchblutung führt schließlich zu lakunären Infarkten, vor allem in den Basalganglien und der fronto-temporalen weißen Substanz, die zu kognitiven Defiziten und Demenz vom subkortikalen Gefäßtyp führen. CADASIL wird durch einzelne Mutationen oder kleine Störungen im Notch3-Gen verursacht (Kalimo et al. 2002).

Immunsystem

Anfang der 1960er Jahre fand man in Plaques auch Reste von Fresszellen, aktivierten Komplementfaktoren und Interleukin-6, was auf einen Angriff des Immunsystems hindeutet (Überblick z. B. Bauer 1994). Durch die Aktivität einer Fresszelle werden Astrozyten (Stützzellen) so angeregt, dass sie an der Zerstörung mitwirken. Mikroglia produzieren dabei Glutamat, eine Substanz, die in höherer Konzentration für die Nervenzelle neurotoxisch ist und zunächst die Synapsen zerstört (*synaptic stripping*). Zurück bleibt, nach der Vernichtung der Nervenzelle, dann ein Plaque.

Jevtic et al. (2017) wiesen darauf hin, dass das Immunsystem heute als wichtigster Faktor bei der Erklärung von Ursachen für die Alzheimer-Krankheit gilt. Die Autoren zeigen, wie verschiedene Aspekte des Immunsystems, sowohl im Gehirn als auch in der Peripherie, interagieren und zur Entstehung einer Demenz beitragen. Hierbei spielen nicht nur Komplementfaktoren und Mikroglia direkt im Gehirn eine Rolle, sondern auch das periphere Immunsystem, wie Monozyten und Lymphozyten.

Mikroglia

Mikroglia sind im Gehirn ansässige myeloische Zellen, sie besitzen eine breite Palette von Rezeptoren, die als molekulare Sensoren fungieren, die eine Immunantwort initiieren können (Sarlus/Heneka 2017). Zusätzlich zu ihrer klassischen Immunzellfunktion fungieren Mikroglia als Wächter des Gehirns, indem sie die phagozytische Clearance fördern, um die Gewebereparatur sicherzustellen und die cerebrale Homöostase aufrechtzuerhalten. Zustände, die mit dem Verlust der Homöostase verbunden sind, induzieren mehrere dynamische Mikrogliaprozesse, einschließlich sekretorischer Mediatoren und proliferativer (wuchernder) Reaktionen (Sarlus/Heneka 2017). Aktivierte Mikroglia stellen ein gemeinsames pathologisches Merkmal mehrerer neurodegenerativer Erkrankungen dar, einschließlich der Alzheimer-Krankheit. Die mikrogliale Entzündungsaktivität ist bei Alzheimer-Dementen erhöht, während mikrogliale Clearance-Mechanismen beeinträchtigt sind. Mikroglia stehen im ZNS in ständiger Wechselwirkung mit der Umgebung; daher können verschiedene Mikrogliareaktionen in verschiedenen Krankheitsstadien eventuell neue Wege für therapeutische Interventionen und Modifikationen von Entzündungsaktivitäten eröffnen (Sarlus/Heneka 2017).

E Diagnostik

Demenztests Neben den bereits in Kapitel 3.12 erwähnten Gedächtnistests wurde speziell für alte Menschen das *Nürnberger-Alters-Inventar* (NAI) entwickelt. Weitere Demenztests sind z. B.: *SIDAM* (Strukturiertes Interview für die Demenzdiagnose von Zaudig et al. 1996), der Demenztest von Kessler et al. (1999), das Basis-System für Demenztestung (Lehrl 1999) und von Lehrl und Burkard (1994) das Demenz-Testsystem für Praxen. Für die Schnelltestung eignet sich der bereits oben erwähnte Mini-Mental-Status Test von Folstein et al. (1990).

F Therapie

Aufgrund der schleichend einsetzenden, progressiven Entwicklung kommen die Betroffenen oft gar nicht oder erst zu spät in den Genuss einer Therapie. Die Verschlechterung der Gedächtnisfunktionen im Alter wird meist als naturgegeben hingenommen. Gerontologische Einrichtungen, geriatrische Kliniken oder Tageskliniken bieten mitunter Alzheimersprechstunden an. Mit der Pflege sind in erster Linie die direkten Angehörigen beschäftigt, die nicht selten schon selbst oberhalb des 50. oder 60. Lebensjahres sind. Hilfreiche Tipps für den Umgang mit Dementen gibt z. B. König (2020).

Eine kognitive Plastizität, mit der man Defizite ausgleichen könnte, ist bei Dementen nicht mehr vorhanden. Bei Gedächtnisübungen fühlen Demente sich oft nur vorgeführt, frustriert und überfordert. Eine Wiederherstellung defizitärer Funktionen als Therapieziel erscheint wenig realistisch. Allerdings kann man durch neuropsychologische Maßnahmen in Verbindung mit nootropischer Medikation oft eine Stagnation im Fortschreiten der Symptomatik erreichen, die naturgemäß von begrenzter Dauer ist. Wichtig ist nach Fiebach (2002) die längst mögliche Erhaltung von Wohlbefinden, Selbständigkeit und Selbstwertgefühl.

Hilflosigkeit verringern

In der Anfangsphase kann *kognitives Training* noch sinnvoll sein, um dem Betroffenen damit das Gefühl zu geben, aktiv etwas unternehmen zu können. Hierdurch verringern sich Depressivität und Gefühle der Hilflosigkeit. Später sind psychotherapeutische Ansätze sinnvoll, um der Verzweiflung des Patienten begegnen zu können. *In der Endphase treten Anpassung* der Umwelt an die Orientierungslosigkeit des Verwirrten in den Vordergrund wie auch die Beratung der Angehörigen.

Die ältere Ansicht, dass eine Verbesserung des Gedächtnisses von Alzheimer-Dementen generell gar nicht möglich sei, wird von neueren Studien nicht einheitlich getragen. Unter Laborbedingungen wurde durchaus ein Leistungszuwachs festgestellt. Die Lernergebnisse konnten z. B. durch Cueing-Reize deutlich verbessert werden. Auch durch optimale Organisation des Lernstoffes stieg die Behaltensleistung an.

Verzögerte Wiedergabe

Bei der *spaced-retrieval-Technik* lernt der Proband eine Information. Wenn er diese korrekt erinnern kann, wird er nach 30 Sekunden erneut gebeten, sie zu wiederholen. Nach jeder korrekten Reproduktion verlängert man den Zeitraum bis zur nächsten Abfrage. Tritt ein Fehler auf, wird der Patient berichtigt, und es wird auf das letzte Zeitintervall zurückgegangen. Camp et al. (1990, 1996) erzielten damit bei Dementen erhebliche Verbesserungen. Einige Übungsbücher wie auch PC-Programme oder Apps für das Smartphone benutzen diese Technik in automatisierter Form. Diese Technik eignet sich insbesondere, um die Benutzung externer Gedächtnishilfen zu trainieren. Gedächtnistraining bei Dementen ist sehr zeitintensiv und erfordert hohen Personalaufwand; es eignet sich daher besonders um grundlegende Fakten zu behalten (Namen des Pflegepersonals, Orientierung im Heim usw.).

Der Nutzen von *Mnemotechniken* bei dementen Menschen ist umstritten. Typische Methoden basieren z. B. auf mentaler Visualisierung. Die meisten Betroffenen scheiterten bereits daran, sich selbständig eine visuelle Asso-

ziation auszudenken. Etwas breiter als das bloße Gedächtnistraining ist die *kognitive Stimulation* mit regelmäßigen Übungen von Gedächtnis, Aufmerksamkeit oder Problemlösung. Studien zeigten zwar keine bedeutsame Leistungssteigerung, allerdings ist es ohnehin illusorisch bei Dementen überhaupt Verbesserungen zu erwarten. Ein Therapieerfolg ist, wenn diese Patienten ihr Niveau längere Zeit stabil halten können. Nach den meist extrem kurzen Trainingsphasen experimenteller Studien vorschnell zu behaupten, die Therapie nütze hier nichts, ist therapeutische Agnosie. Dauerprojekte mit Verlaufskurven und randomisiertem Vergleich therapierter vs. unbehandelter Gruppen gibt es leider kaum.

Stimulationstraining

Einige der seltenen Langzeitstudien stammen von Quayhagen/Quayhagen (1989) und Quayhagen et al. (1995). Über acht Monate hinweg führten die Angehörigen einmal täglich ein kognitives Stimulationstraining mit den Betroffenen durch. In einer Demenz-Testbatterie stabilisierten sich sowohl einzelne Funktionen wie auch der Gesamtscore, das Niveau der Kontrollgruppe dagegen verschlechterte sich signifikant.

Aktivierende Ansätze

Jede sportliche, geistige, handwerkliche, künstlerische oder musikalische Aktivierung hat einen positiven Einfluss auf das Gesamtbefinden der Patienten und führt auch zu kognitiven Verbesserungen. Diese Ansätze sollten frühzeitig und mit hoher Frequenz durchgeführt werden. Dies gelingt meist nur, wenn Angehörige mitarbeiten. Darüber hinaus wird der Besuch von Tagesstätten für Demente empfohlen.

Individuelle Übungen

Bourgeois (1990, 1992) fertigte für seine Patienten individuelle Gedächtnisbücher zu Themen wie *Mein Tagesablauf* oder *Mein Leben* an und übte das Heraussuchen von Informationen. Dies wurde positiv verstärkt. In der Folge verbesserten sich Gedächtnis, Orientierungsvermögen und Konversation deutlich. Mit dem „*domänenspezifischen Lernen*" soll der Kranke alltagspraktische Fähigkeiten wiedererlernen (z. B. Zubereitung des Frühstücks, selbständiges Anziehen). Durch Vormachen, konkrete Anleitung, Hilfen, Aufforderungen und Hinweisschilder konnten Fortschritte erreicht werden.

Realitätsorientierungstraining

Am Anfang des *Realitätsorientierungstrainings* (ROT, Kaschel et al. 1992) steht die Personalschulung: Das Personal soll ständig Hinweise zur Reorientierung geben und selbständiges Verhalten unterstützen. Durch informelles ROT wird die Umwelt an die Defizite angepasst (Kalender, Uhren, Pinnwände, Wegweiser, Orientierungstafeln, etc.). Im formalen ROT werden in Unterrichtsform Informationen zur Selbsthilfe vermittelt. Studien zeigten leichte Verbesserungen nach drei bis acht Monaten, während die unbehandelte Kontrollgruppe sich im gleichen Zeitraum deutlich verschlechterte.

Kompetenztraining

Auch beim „*kognitiven Kompetenztraining*“ (KKT) wird die Alltagskompetenz gesteigert, indem man Interessen weckt, Aktivitäten fördert, sinnvolle Kommunikation übt und versucht, erhalten gebliebene Fähigkeiten besser zu nutzen. Eine begleitende Psychotherapie soll Trauerreaktionen lindern, was wichtig ist, da Depressionen gleichfalls kognitive Störungen und Gedächtnisdefizite hervorrufen. Klassische Psychotherapie wird gerade bei alten Menschen oft vernachlässigt.

Die *Selbsterhaltungstherapie* (SET; Romero/Eder 1992) zielt auf die Bewahrung der personalen Identität ab; insbesondere biografisches Wissen wird hier systematisch stimuliert. Auch die *Reminiszenztherapie* bemüht sich um die therapeutische Nutzung von Lebenserinnerungen. Das „*Verhaltenstherapeutische Kompetenztraining*“ (VKT) beinhaltet Therapiemodule wie z. B. Informationen über die Krankheit, Stressmanagement, Aktivitätsaufbau, Förderung sozialer Kompetenzen und Modifikation depressiver Gedanken. Hauptziel der *Validation* ist der Aufbau einer Kommunikation mit desorientierten Patienten.

In einem Übersichtsartikel von Karssemeijer et al. (2017) hatten kombinierte kognitive und körperliche Trainingsinterventionen das Potential, bei älteren Erwachsenen mit leichter kognitiver Beeinträchtigung (MCI = mild cognitive impairment) oder leichter Demenz kognitive Verbesserungen zu erzielen. Die Metaanalyse der Autoren fand kleine bis mittelstarke positive Effekte kombinierter kognitiv-physikalischer Interventionen auf die globalen kognitiven Funktionen bei älteren Erwachsenen mit MCI oder Demenz für Aktivitäten des täglichen Lebens (ADL), sowie positive Effekt auf die Stimmung.

Medikamente

Studien mit Lecithin, einer Vorstufe von Acetylcholin, und Medikamenten, die den Abbau von Acetylcholin im Gehirn hemmen, haben geringen positiven Einfluss; häufiger werden Acetylcholinesterasehemmer verordnet, die den Abbau des Botenstoffs Acetylcholin im Gehirn verzögern. Problematisch ist, dass die Ursache der Defizite von Dementen der Untergang von Synapsen ist, welche die Transmittersubstanzen produzieren. Im Verlauf einer Demenz hat es dann irgendwann nur noch wenig Sinn, die Konzentration von Botenstoffen zu erhöhen, wenn die weiterverarbeitenden Teile defekt sind.

Nootropika sind eine unklar umrissene Gruppe von Medikamenten mit sehr unterschiedlichen Wirkungsspektren. Medikamente, die für die Demenz-Behandlung geprüft wurden, sind in Tabelle 4.1 aufgelistet.

Entzündungshemmer

Die Alzheimer-Demenz beruht möglicherweise auf einem entzündlichen Prozess. Demnach müssten entzündungshemmende Medikamente eine protektive Wirkung haben. Bei Rheuma-Patienten, die über

Jahre hinweg solche Medikamente genommen hatten, sank das Risiko tatsächlich auf ein Fünftel. Insbesondere kortisonhaltige Medikamente (Kortikoide, z. B. Prednison), die das Immunsystem dämpfen, haben einen schützenden Effekt, leider sind erhebliche Nebenwirkungen zu beachten. Protektive Effekte wurden aber auch für nicht-steroidale Antirheumatika nachgewiesen.

Tab. 4.1: Nootropika

MEDIKAMENT	WIRKUNGSANSATZ
Chelatoren (DFO, EDTA), Chelatbildnertherapie	Bindung von Aluminium
Suppression von Glukokortioden	Reduzierung des Stresshormons ACTH und der Kortikoide, die das Immunsystem hemmen
Dihydroergotoxin	stimmungshebend, leichte Verbesserung der geistigen Fähigkeiten
Ginkgo	Schutz gegen freie Radikale
Glutamat-Modulatoren	Glutamat fördert die Gedächtnisbildung, schädigt aber Nervenzellen
Hydergin	gefäßerweiternde Wirkung im Gehirn, unspezifische Effekte auf den Hirnstoffwechsel
Kalzium-Antagonisten	hemmt Kalzium
Lecithin	erhöht den Acetylcholinspiegel im Gehirn
Neuropeptide	Verbesserung des Lernvermögens
Nicergolin (Sermion)	gefäßerweiternde Wirkung im Gehirn, indirekte Verbesserung des Dopamin-Stoffwechsels, Aktiviert den Glukose-Stoffwechsel (Zucker)
Piracetam, Oxiracetam, Pramiracetam	Steigerung der Energieverwertung in Zellen
Physostigmin	verhindert den Abbau von Acetylcholin
Sauerstoff	Erhöhung des Sauerstoffs im Gehirn mittels Sauerstoffüberdrucktherapie
THA (Tetrahydroaminoacridin)	verhindert den Abbau von Acetylcholin
Thiamin	Erhöhung des Thiaminspiegels
Vasopressin, Somatostatin	Hormone, Transmitter
Vitamin A, C, E	Beseitigung von Vitaminmangelzuständen, Schutz gegen freie Radikale
Xanthinderivate (z.B. Coffein, Theophyllin)	Hemmung bestimmter Immunfaktoren

Protektive Stoffe

Weibliche Sexualhormone fördern die Plastizität des Gehirns und hemmen Interleukin-6 (einen Botenstoff des Immunsystems). Durch Gabe von *Östrogenen* ließ sich eine Verschlechterung für lange Zeiträume aufhalten. Langzeitmedikation nach den Wechseljahren senkt das Alzheimer-Risiko um mehr als 30%.

Ginkgo

Eine weitere Substanz mit Schutzwirkung ist *Ginkgo biloba*, das gegen freie Radikale wirkt, die nach körperlichem und psychischem Stress Schäden anrichten; auch eine Verbesserung des Blutflusses wurde nachgewiesen. *Vitaminpräparate* können gleichfalls als Radikalenfänger eingesetzt werden. Vitamine in hoher Konzentration haben aber auch Nebenwirkungen (z.B. schädigt Vitamin C die Magenschleimhaut, Vitamin A führt zu Kopfschmerzen).

Glutamatantagonisten

Das geschädigte Gehirn setzt zu viel von dem Botenstoff Glutamat frei, der in dieser zu hohen Konzentration wiederum neurotoxisch ist und weitere Zellen des ZNS schädigt. Glutamatantagonisten (z.B. Memantin) greifen hier regulierend ein, sie werden mit Erfolg bei mittelschweren Formen der Alzheimer-Demenz eingesetzt. Eine echte Heilung ist hierdurch nach heutiger Kenntnis zwar nicht möglich, aber der geistige Abbau wird deutlich verzögert und den Betroffenen bleiben mehr Lebensjahre, in denen sie noch weitgehend selbständig leben können. Oft wird Memantin zusammen mit Acetylcholinesterasehemmern gegeben (Kishi et al. 2017).

Vorbeugung von Infarkten

Bei der Multi-Infarkt-Demenz ist zur Vorbeugung von Schlaganfällen das Blut „dünnflüssig" zu halten, konkret bedeutet dies, die *Thrombozytenaggregation* (Verklumpung der Blutplättchen) möglichst zu verhindern. Präparate mit *Acetylsalicylsäure*, die in den meisten Schmerztabletten enthalten ist, erfüllen diese Aufgabe. In der Klinik wird z.B. Marcumar® verordnet. Nachteil ist, dass Verletzungen länger bluten. Ein weiterer Faktor ist eine Analyse von Risikofaktoren (z.B. Bluthochdruck, Übergewicht, unerkannter Diabetes, Stress, zu geringe Flüssigkeitsaufnahme). Hier muss kausal behandelt werden.

Psychopharmaka

Viele Demente zeigen eine psychiatrische Begleitsymptomatik. Häufig kommt es dann zu widersprüchlichen Therapieansätzen, z.B. wenn gegen Wandertrieb und Unruhe ein sedierendes Neuroleptikum verordnet wird, man andererseits aber versucht, den Kranken zu aktivieren und ihm zur Leistungssteigerung ein Nootropikum verabreicht. Bei der Verordnung von Psychopharmaka sollten einige Grundsätze beachtet werden. *Tranquilizer* (z.B. Benzodiazepine) stören Gedächtnisfunktionen; mitunter kommt es zur Enthemmung und zu paradoxen Effekten (Unruhe statt Beruhigung). *Neuroleptika* blockieren die ohnehin schon verringerte Anzahl von Schaltstellen und verstärken die kognitiven Defizite. Nebenwirkungen wie Bewegungsstörungen treten bei Dementen besonders leicht auf. Einige Antidepressiva wirken anticholinerg; dies kann zu Verwirrtheitszuständen oder zum Delir führen. Antriebssteigernde Antidepressiva können Unruhezustände verstärken. Einige Studien berichten über positive Effekte von *Beta-Blockern* (z. B. Propranolol®) auf Unruhezustände.

Einen Überblick über die unterschiedlichen Demenzerkrankungen und ihre Therapie gibt das hervorragende Buch von Stoppe (2006).

4.4 Schizophrenie

A Einleitung

Wahn Schizophrene leiden unter wahnhafter Verkennung der Realität, Halluzinationen, Desorganisation gedanklicher Abläufe und emotionalen Problemen. Zwischen 0,5 und 1 % der Bevölkerung sind davon betroffen. Die Erkrankung beginnt meist im jungen Erwachsenenalter und führt zu beruflichen und privaten Schwierigkeiten; fast 50 % unternehmen einen oder mehrere Suizidversuche, da die Symptomatik unerträglich sein kann.

Schon Kraeplin (1896) und Bleuler (1911) vermuteten neurobiologische Faktoren als wesentliche Ursache. Auch neuropsychologische Defizite gehören mit zu den charakteristischen Ausfällen.

B Fallbeispiel

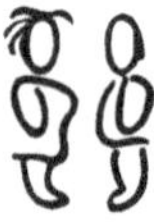

Nach ausgiebigem Drogenkonsum zeigten sich 1997 erste Symptome. M. erzählte seinem besten Freund im Vertrauen, dass sich eine Gruppe gegen ihn verschworen habe und man ihn regelmäßig betäuben und vergewaltigen würde. Mit der Zeit wurde er immer wahlloser in der Beschuldigung von Freunden, die angeblich zu dieser Verschwörung gehörten. Nachdem er mit einem Messer vor seinen Eltern stand, um ihnen das Geheimnis zu entlocken, dass in Wahrheit doch sie die Oberhäupter dieser Verschwörung wären, wies man ihn das erste Mal in die Psychiatrie ein. Als M. ein paar Monate später entlassen wurde, entschuldigte er sich großzügig bei allen. Die verordneten Neuroleptika nahm er nach einiger Zeit nicht mehr ein, da er sich völlig gesund fühlte. Nach erneutem Drogenkonsum behauptete er, dass in seiner gesamten Wohnung winzige Tierchen herumkriechen und seine Möbel zerstören würden. Nachdem er mit ein paar Freunden, die ihm das ausreden wollten, stundenlang darüber diskutiert hatte, schnaubte er wütend: „Dann kann ich eben besser sehen!". Als die Freunde gegangen waren, rief M. die Polizei, die zunächst einmal das offen auf dem Tisch liegende Haschisch konfiszierte. Daraufhin schrie er die Beamten an, dass sie die Schäden notieren sollten, die die Insekten verursacht hätten. Die Polizisten rieten ihm, er solle sich besser in sein Bett legen und ausschlafen, morgen würde die Welt schon ganz anders aussehen. Danach ließ sich M. eine heiße Wanne ein, um zu entspannen. In der Wanne entdeckte er einen riesigen Bandwurm, der ihm aus dem Hintern kroch. Er schrie wild, und rannte nackt, triefend vor Wasser, auf die offene Straße, wo er die Leute warnend anschrie: „Die Insekten kommen!". Kurze Zeit später befand er sich in einem Notarztwagen, der ihn erneut in die Psychiatrie brachte. Nachdem er entlassen worden war, nahm er wieder eine große Anzahl verschiedener Drogen, dafür aber seine Neuroleptika gar nicht. Erneut trat ein psychotischer Schub auf; er hielt sich für den Antichristen und meinte, telepathische Fähigkeiten zu haben, die das Weltgeschehen lenkten.

C Symptome

Fehlende Krankheitseinsicht

Typisch für *Schizophrenie* ist ein Nebeneinanderher von gesunden und krankhaften Verhaltensweisen wie auch die fehlende Krankheitseinsicht; die Ursache der Symptome wird in die Umwelt projiziert. Das höchste Risiko für die erste Manifestation liegt um das 20. Lebensjahr herum; der Verlauf ist überwiegend schubweise mit gesunden Phasen dazwischen. Bei Chronifizierung kommt es zum allmählichen *Persönlichkeitszerfall* bis zum Residualzustand. Prognostisch werden rund 22–30 % spontan oder nach Therapie geheilt, 43–55 % sind unter Medikamenten symptomfrei, 15–35 % bleiben chronisch krank.

Die wichtigsten Symptome sind: *Denkstörungen* (überquellender Assoziationsreichtum, Gedankenabreißen, Gedankeneingebung oder -entzug, Begriffszerfall); *Sprachstörungen* (Wortsalat, Wortneubildungen, unlogische Satzteile, Mutismus); *Halluzinationen* (vorwiegend Stimmenhören, aber auch visuell, taktil, geruchlich oder geschmacklich); Wahn (Kap. 4.5) und Katatonie (Störungen der Motorik, z. B. Stupor, Katalepsie, katatone Erregungszustände, Automatie, Echolalie).

Unterformen

Man unterscheidet mehrere Unterformen, z. B.: *Schizophrenia simplex* (schleichende Entwicklung, sozialer Rückzug, Intoleranz, Leistungsabfall, sozialer Abstieg, Apathie, Interesselosigkeit, Vernachlässigung); *Hebephrenie* (früher Beginn, Albernheit, absurde Sprache mit vielen Neologismen, Vernachlässigung, Halluzinationen und Wahn); *Katatonie* (Bewegungsstörungen, Stupor bis Erregungsstürme) und *Paranoia* (lebhafte Halluzinationen, starkes Misstrauen. Denken und Sprache sind zwar wahnhaft, aber meist nicht zusammenhanglos).

Einige Schizophrene zeigen kein schillerndes Symptom-Spektrum, sie ziehen sich von der Umwelt zurück, sprechen kaum noch und werden immer sonderbarer. Man trennt daher die Positiv- von der Negativsymptomatik. Die Unterteilung ist bisher nicht bestätigt. Bei Patienten mit *Positivsymptomatik* wird die Typ-I-Schizophrenie, bei Betroffenen mit *Negativsymptomatik* der Typ-II beschrieben.

Neuropsychologische Symptome

Schizophrene leiden unter vielfältigen neuropsychologischen Einschränkungen. Im akuten Schub zeigen sie massive Defizite in Aufmerksamkeit, Gedächtnis und fast allen anderen kognitiven Funktionen (Arolt/Suslow 2001; Boeker et al. 2006). Selbst bei einfachen Wahrnehmungsexperimenten haben sie erhebliche Probleme, die Aufgabe zu verstehen und zu befolgen.

In einer Metaanalyse von 100 Arbeiten zu diesem Thema fanden Schaefer et al. (2013), dass Patienten mit Schizophrenie in allen kognitiven Tests signifikant schlechter abschneiden als die Kontrollgruppen. Größere Beeinträchtigungen zeigten die Patienten vor allem in den Bereichen Verarbeitungsgeschwindigkeit und episodisches Gedächtnis.

Auffällig ist oft der sture Blick mit einer extrem niedrigen Blinzelrate. Sie haben Schwierigkeiten, einem bewegten Objekt längere Zeit mit den Augen zu folgen. Auch bei Orientierungsreaktionen auf plötzliche Stimulierung zeigen sie Abweichungen von der Norm. Man vermutet hier eine mangelhafte Filterung eingehender Reize.

Wang et al. (2018) untersuchten in einer Metaanalyse das prospektive Gedächtnis bei Schizophrenen, d. h. die Fähigkeit, sich daran zu erinnern, beabsichtigte Handlungen in der Zukunft auszuführen. Neben Fragebögen zur Selbstauskunft und psychometrischen Testbatterien wurden auch Virtual-Reality-Aufgaben durchgeführt. In allen zitierten Studien wurden deutliche Defizite gefunden. Das prospektive Vergessen ist nach Ansicht der Autoren eine der wichtigsten kognitiven Beeinträchtigungen, die bei Schizophrenen zur Nichteinnahme von Medikamenten, verminderter Unabhängigkeit und sozialer Dysfunktion beitragen.

D Neuropsychobiologie

Dopaminstoffwechsel

Was geschieht im Gehirn eines Schizophrenen? Anfang der 1950er fand man, dass Chlorpromazin die Symptome linderte. Da solche *Neuroleptika* auch Bewegungsstörungen auslösen, erkannte man bald, dass sie den D2-Rezeptor des Dopaminsystems blockieren. Die Dopamin-Vorstufe *L-Dopa* (gegen Parkinsonismus) löst in zu hoher Dosis schizophrenieartige Symptome aus. Verabreicht man Schizophrenen ein *Amphetamin* mit dopaminerger Wirkung, dann steigert sich die Symptomatik. Auch funktionell passt das Dopamin, da die entsprechenden Bahnen vom ventralen Tegmentum im Mittelhirn zum limbischen System und zum orbitofrontaler Kortex führen, auch Hippocampus und Amygdala werden hierdurch beeinflusst (Übersicht s. Köhler 2005).

Glutamathypothese

Neuroleptika beeinflussen die Typ-I-Schizophrenie gut, den Typ-II aber wenig. *Atypische Neuroleptika*, die den D2-Rezeptor kaum blockieren, aber Wirkung auf andere Transmittersysteme haben, bessern auch die Negativsymptomatik. Offenbar sind auch andere Botenstoffe eingebunden. In der Cerebrospinalflüssigkeit Betroffener fand man extrem geringe Konzentrationen von Glutamatabbauprodukten. Drogen (*Angel Dust*, *PCP*, *Ketamin*), die blockierend auf den NMDA-Rezeptor des erregenden Glutamatsystems wirken, führen zu Symptomen, die der Negativsymptomatik bzw. der katatonen Schizophrenie ähneln. Möglicherweise führt ein hoher Dopaminspiegel zur Positiv- und eine niedrige Glutamataktivität zur Negativsymptomatik. Beide Transmitter beeinflussen sich gegenseitig, z. B. hemmen glutaminerge Neurone die Dopaminfreisetzung im Hirnstamm. Kompensatorische Veränderungen bei Entgleisung des einen Systems durch das andere könnten erklären, warum Typ-I und Typ-II überhaupt ein gemeinsames Störungsbild abdecken.

Synapsenveränderungen

Unklar ist, warum Neuroleptika Wochen brauchen, bis sie wirken? Nach Blockade der Dopaminrezeptoren müsste sich eine sofortige Besserung ergeben. Die unvermeidbare Blockierung der präsynaptischen Autorezeptoren wirkt aber zunächst sogar symptomverstärkend. Man vermutet dauerhafte Veränderungen hinsichtlich der Anzahl bzw. der Sensibilität von Rezeptoren. Es ist anzunehmen, dass hier auch eine neuromodulatorische, eventuell hormonelle Langzeitwirkung vorhanden ist. Schon alleine unter dem Einfluss von Sexualhormonen entstehen in der Pubertät oft schwerwiegende Identitätskrisen, die den gravierenden Einfluss der Hormone auf unser Denken zeigen.

Genetische Belastung

Die *genetische Basis* zeigt sich darin, dass etwa 30–50 % der Nachkommen von zwei schizophrenen Eltern erkranken (Normalbevölkerung 0,5–1 %). Bei einem psychotischen Elternteil erkranken 10 % der Kinder. Eineiige Zwillinge haben ein Risiko von 42 %, zweieiige nur 9 %. Die Wahrscheinlichkeit steigt, je mehr erkrankte Personen in der näheren Verwandtschaft sind; Adoptionsstudien kommen zum selben Ergebnis. Allerdings erklärt die Genetik nicht die gesamte Genese; selbst bei maximaler Belastung werden ja über 50 % der Nachkommen nicht schizophren. Die Genexpression ist also auch hier von Umwelteinflüssen abhängig.

Hirndurchblutung Bei ausgeprägter Positivsymptomatik wurde eine übermäßige Durchblutung frontaler und temporaler Hirnteile festgestellt. Nach Neuroleptikagabe normalisierte sich diese. Bei Negativsymptomatik existiert eher eine verminderte Aktivität frontaler, temporaler, striataler und thalamischer Bereiche.

Hirnstruktur Morphologische Veränderungen sind subtil, erst durch exakte Vermessung großer Gruppen fanden sich:

- Erweiterung der inneren Hirnventrikel (ca. 20 %) und der äußeren Hirnflüssigkeitsräume im Frontal- und Parietalbereich; beides weist auf einen Verlust von Hirngewebe hin.
- Veränderter Zellaufbau im frontalen und limbischen Kortex.
- Verkleinerung des Hippocampus und des Thalamus (ca. 10 %).
- Verringerte funktionelle Asymmetrie zwischen rechter und linker Hirnhälfte.

Langzeitstudien an High-Risk-Kindern zeigten, dass diese Auffälligkeiten schon vor Krankheitsausbruch zu beobachten waren, d. h. keine Folge der Psychose sind. Man vermutet eine frühkindliche minimale Hirnschädigung in einer pränatalen sensiblen Phase, wodurch die *Vulnerabilität* (Anfälligkeit) erhöht wird, zu einem späteren Zeitpunkt zu erkranken (*Diathese-Stress-Modell*). Ursächlich in Betracht kommen z. B. Viruserkrankungen, Rhesusunverträglichkeit, Vergiftungen, Schädel-Hirn-Traumen, Unterernährung und ein hohes Alter des Vaters.

Kong et al. (2020) wiesen darauf hin, dass bei Schizophrenen neuronale Netzwerke gestört sind. „*Neurological Soft Signs*“ (NSS, d. h. diskrete motorische oder sensorische Defizite) werden bei Patienten mit Schizophrenie häufig gefunden. Eine Fülle von Neuroimaging-Studien haben berichtet, dass diese „soft signs“ mit gestörten kortikalen-subkortikalen-cerebellären Schaltkreisen bei Schizophrenie zusammenhängen. In einer Studie von Kong et al. (2020) wurden die Eigenschaften von Gehirnnetzwerken basierend auf Daten der strukturellen Magnetresonanztomografie analysiert. Regionale Netzwerkanalysen zeigten, dass NSS mit einer *Betweenness-Zentralität*, also der Anzahl der Pfade, die einzelne Knotenpunkte durchlaufen, assoziiert waren, die den unteren orbitalen frontalen Kortex, den mittleren temporalen Kortex, den Hippocampus, den supramarginalen Kortex, die Amygdala und das Kleinhirn einbezog. Die globale Netzwerkanalyse zeigte auch, dass NSS mit der Verteilung von Netzwerkknotenpunkten verbunden waren, die den oberen medialen frontalen Kortex, den oberen und mittleren temporalen Kortex, den postzentralen Kortex, die Amygdala und das Kleinhirn umfassten. Die Ergebnisse legten nahe, dass NSS mit Veränderungen in topologischen Attributen von Gehirnnetzwerken assoziiert sind, die dem kortikalen-subkortikalen-Kleinhirn-Schaltkreis bei Patienten mit Schizophrenie entsprechen.

Viele fMRT-Studien haben bei Patienten mit Schizophrenie abnormale Aktivität oder Deaktivierung innerhalb des Default Mode Netzwerks (DMN) gezeigt, allerdings bleiben die Befunde widersprüchlich, antipsychotische Medikationseffekte können die derzeit widersprüchlichen Befunde eventuell erklären (Hu et al. 2017). In Studien fand man heraus, dass die Aktivität im medialen präfrontalen Kortex, im posterioren Zingulum/Precuneus und im linken unteren und mittleren temporalen Kortex bei der Bearbeitung der Aufgabe mit der Schwere der positiven Symptome korreliert. Darüber hinaus steht die abnormal erhöhte Deaktivierung des anterioren zingulären Kortex bei Schizophrenie im Einklang mit einer stärkeren Deaktivierung in beiden Loci der Mittellinie. Zudem korreliert das Ausmaß der Deaktivierung mit der Aufgabenleistung der Patienten und der emotionalen Wahrnehmung anderer (Hu et al. 2017). Eine verminderte aufgabenbezogene Unterdrückung im medialen präfrontalen Kortex korrelierte mit der Arbeitsgedächtnisleistung und der Psychopathologie bei Schizophrenie. Darüber hinaus fanden sich geringere Deaktivierung in den Hauptkomponenten des DMN und weniger Aktivität in den aufgabenbezogenen Bereichen (supramarginale und inferior frontale Gyri) in einer Ruhebedingung bei Patienten mit chronischer Schizophrenie (Hu et al. 2017).

Auslösende Faktoren

Genetik und Hirnanomalien erklären den schubweisen Verlauf nicht. Im Sinn des *Multikausalitätsprinzips* muss es auslösende Faktoren geben. Man vermutet Stressoren, die in Umweltereignissen, aber auch in innerpsychischen Problemen liegen können.

Einen hervorragenden Überblick zu dieser Thematik gibt Bogerts (1999) in seinem Artikel.

E Diagnostik

Bei der Diagnostik sind Exploration, Verhaltensbeobachtung und Befragung des Umfeldes wichtig. Entgegen üblicher Vorstellungen, können die Betroffenen ihre Symptome verbergen und sich nach außen hin erstaunlich angepasst verhalten. Da *Krankheitseinsicht* oft fehlt und sie sehr misstrauisch sind, bedarf es großer Erfahrung, einen Betroffenen dazu zu bringen, z.B. von seinen Halluzinationen zu berichten. Sofern ein Patient seine Symptome offenlegt, kann man einige Testverfahren durchführen:

Testverfahren

- Eppendorfer Schizophrenie-Inventar (Maß 2001)
- Interview für die retrospektive Erfassung des Erkrankungsbeginns und -verlaufs bei Schizophrenie und anderen Psychosen (Häfner et al. 1999)
- Minnesota Multiphasic Personality Inventory 2 (Engel et al. 2000)

Es eignen sich eingeschränkt auch projektive Testverfahren wie z.B. das Rorschach-Psychodiagnostikum (Morgenthaler 1992) oder der Thematische Apperzeptionstest (Murray 1991), in denen Schizophrene mit Positivsymptomatik durch surreale Assoziationen auffallen.

F Therapie

Neuroleptika

Die primäre Therapie ist medikamentös. Klassische Neuroleptika (Antipsychotika) wie z.B. Haloperidol wirken überwiegend auf die Positivsymptomatik und haben Bewegungsstörungen zur Folge. Die neuen (atypischen) Neuroleptika der zweiten Generation (z.B. Clozapin) wirken nicht nur auf den D2-Rezeptor, sondern auch auf andere Transmittersysteme; sie haben besseren Einfluss auf die Negativsymptomatik und führen kaum zu Bewegungsstörungen. Zum Beispiel wirkt Lumateperone als Serotoninrezeptor-Agonist und gleichzeitig als Wiederaufnahmehemmer für 5-HT_{2A}, als partieller präsynaptischer Dopaminagonist und postsynaptischer Dopaminantagonist, sowie modulierend auf das Glutamatsystem. Man unterscheidet hochpotente Neuroleptika mit stark antipsychotischen und schwach sedierenden Eigenschaften von niederpotenten Neuroleptika, die stark sedierend, d.h. beruhigend wirken. Als Nebenwirkungen treten je nach Medikament unter anderem Bewegungsstörungen mit Muskelsteifheit, Gewichtszunahme, verschwommenes Sehen, sexuelle Störungen, Benommenheit, Konzentrations- und Gedächtnisschwierigkeiten und auch Depressionen auf, die dazu führen können, dass die Patienten ihre Medikation irgendwann nicht mehr einnehmen.

Ältere Behandlungsversuche wie Psychochirurgie und Heilkrampfbehandlung werden heute kaum noch durchgeführt. Nach medikamentöser Rückbildung der Primärsymptomatik wird psycho- und sozialtherapeutisch gearbeitet.

Sozialtherapie

Neuropsychologische Behandlung zur Verbesserung kognitiver Leistungen und insbesondere als Vorbereitung der beruflichen Integration ist wichtig. Leider hat sich die Sicht, dass im Hintergrund der Schizophrenie oft eine subtile Hirnschädigung steht und die Behandlung dieser Patientengruppe damit ein Handlungsfeld für Neuropsychologen bildet, bisher wenig etabliert.

4.5 Wahn

A Einleitung

„*Das ist doch Wahnsinn!*“, sagt man gerne bei politischen Entscheidungen. Aber was ist Wahnsinn eigentlich?

B Fallbeispiel

Obwohl die Buchautoren eigentlich keine Online-Beratung haben, erreichen uns immer wieder Anfragen Betroffener, so auch die folgende E-Mail:

„Im Jahre 2001 lernte ich eine ältere Dame kennen, die der Meinung ist, sie würde von irgendwelchen imaginösen Stellen abgehört. Ich war in diesem Jahr ihr eingeladener Reisebegleiter nach F., weil sie es sich alleine nicht traute. Es handelt sich um eine recht vermögende Frau, die – obwohl ansonsten völlig klar – aus unerfindlichen Gründen wirklich krankhaft daran glaubt, die Mafia (ohne Spezifikation welche) wäre interessiert daran, ihr zu schaden! Sie meinte, man hätte ihr Implantate irgendeines Kalibers in den Körper verpflanzt, mit denen man sie abhört, Menschen, die ihr begegnen, seien auf sie angesetzt, um sie zu kontrollieren usw.! Wie könnte ich ihr helfen?“

C Symptome

Wahnstimmung

Bei **Wahn** handelt es sich um eine stark gefühlsmäßig besetzte fehlerhafte Einstellung, die trotz vernünftiger Gegengründe unkorrigierbar ist.

Basis ist eine *Wahnstimmung*: Der Betreffende verspürt übersteigerte Wachheit, begleitet von Angst, Misstrauen und unheimlichen Gefühlen. Der Wahn dient dazu, diese persönlichkeitsfremden Gefühle zu erklären; dabei kommt es zur Überinterpretation nebensächlicher Geschehnisse: Personen, die weit entfernt tuscheln, planen z.B. ihn zu ermorden. Der Wahn hat primär entlastende Funktion; da die Stimmung des Unheimlichen auf externe Ereignisse projiziert wird, werden diese Ideen rasch dominant. Gedankeneingebung z. B. wird als Stimme Gottes erklärt; damit schützt der Patient sich nicht nur davor, zugeben zu müssen „verrückt" zu sein, sondern rückt sich selbst auf eine höhere Ebene. Meist leistet der Patient Wahnarbeit, d.h., er systematisiert diese Strukturen und dehnt sie auf weitere Lebensbereiche aus, bis es zu regelrechten Wahngebäuden kommt.

Wahnformen

Man unterscheidet z.B. Verfolgungs-, Beeinträchtigungs-, Eifersuchts-, Liebes-(Erotomanie), Querulanten-, Größen-(Megalomanie), Schuld-, Krankheits- bzw. hypochondrischen Wahn. Sonderformen sind das Capgras-Syndrom, hier glaubt der Betreffende, dass eine bekannte Person durch einen Doppelgänger ersetzt wurde, und der Fregoli-Wahn, bei dem der Kranke fest davon überzeugt ist, dass seine Familienmitglieder untereinander das Aussehen tauschen.

D Neuropsychobiologie

Unspezifisches Symptom

Wahn ist typisch für Psychosen, taucht aber auch eigenständig und im Rahmen anderer Störungen auf, z.B.: Hirntumoren, Schädel-Hirn-Trauma, Schlaganfall, Demenz, Chorea Huntington, Parkinsonismus, Epilepsie, Enzephalitis, endokrine Störungen, Autoimmunerkrankungen, ZNS-Vergiftungen, Vitamin-B12-Mangel, Diabetes, Alkoholismus usw. Patienten mit schwerer neuropsychologischer Symptomatik zeigen meist nur einfach strukturierte wahnhafte Überzeugungen; Betroffene mit geringen neuropsychologischen Ausfällen entwickeln komplexere Wahngebäude. Umgekehrt zeigen paranoid Schizophrene mit schwerem Wahn die geringsten neuropsychologischen Defizite.

Wahn und limbisches System

Die Wahnstimmung ließe sich ohne Beteiligung des limbischen Systems nicht erklären. Die dort entstehenden bedrohlichen Gefühle werden im Kortex fehlerhaft interpretiert. Mit bildgebenden Verfahren fand man überwiegend linksseitige Aktivierungen im lateralen präfrontalen Kortex, im ventralen Striatum und im temporalen Kortex, insbesondere im prähippocampalen Bereich. Nicht alle Schizophrene bauen Wahngebäude; es stellt sich die Frage, ob neben Dopamin noch weitere Transmitter involviert sind. Der Zustand übermäßiger Wachheit und innerer Unruhe lässt sich am besten über die neuromodulatorische Funktion des Noradrenalinsystems erklären.

Coltheart (2010) entwickelte eine Zwei-Faktoren-Theorie des wahnhaften Glaubens mit (a) dem Vorliegen einer neuropsychologischen Beeinträchtigung, die anfänglich die wahnhafte Überzeugung auslöst, und (b) dem Vorliegen einer zweiten neuropsychologischen Beeinträchtigung, die Prozesse der Überzeugungsbewertung stört, die andernfalls die Wahnvorstellungen ablehnen. Studien zur Neuropsychologie des Wahns belegen, dass dieses System im rechten dorsolateralen präfrontalen Kortex neuronal realisiert wird. Studien unter anderem mit Hypnose und repetitiver Magnetstimulation implizieren eine Rolle des dorsolateralen präfrontalen Kortex im kognitiven Prozess der Glaubensbewertung, der bei der Entstehung des Wahns eine entscheidende Rolle spielt (Coltheart et al. 2018).

E Diagnostik

Spezielle Testverfahren zur Erfassung des Wahns gibt es nicht, einige psychiatrische Verfahren zur Psychosediagnostik, wie z. B. der MMPI-2 (Engel et al. 2019), enthalten auch entsprechende Items, die von wahnhaften Personen aber meist durchschaut und nicht offengelegt werden. Insgesamt muss auf eine gründliche Exploration verwiesen werden, bei gutem Vertrauensaufbau suchen viele Patienten Hilfe und berichten dann auch von ihrem Wahn.

F Therapie

Unkorrigierbarkeit

Schon Bleuler (1911) wies darauf hin, dass man dem Kranken seine Wahnideen nicht durch Argumentation ausreden kann. Selbst Patienten, die um ihre Krankheit wissen, glauben meist felsenfest an die Richtigkeit ihrer Überzeugungen. Eine Diskussion ist nicht nur fruchtlos; im Gegenteil wird der Wahn dadurch noch mehr verfestigt. Wahnäußerungen sollten durch Nichtbeachtung und Themenwechsel negiert werden, parallel müssen akzeptierbare Erklärungen durch Zuwendung belohnt werden. Eine Möglichkeit ist der *sokratische Dialog*, beim Äußern von Wahnideen fragt man, welche alternativen Erklärungsmöglichkeiten der Betroffene selbst denn sehen würde. Nicht-wahnhafte Ansätze werden dann mit Interessenbekundung belohnt.

Medikamente

Klassische Neuroleptika ändern wenig an der noradrenerg hervorgerufenen Wahnstimmung. Antidepressiva, insbesondere solche, die den Noradrenalinspiegel erhöhen, wirken sich symptomsteigernd aus. Leichte Besserung scheint es bei Serotonin-Wiederaufnahmehemmern zu geben, die positiv auf die ängstliche Grundstimmung einwirken.

4.6 Affektive Störungen

A Einleitung

Stimmungsschwankungen

Himmelhoch jauchzend – zu Tode betrübt: Depressive Phasen sind wohl jedem geläufig, aber auch überdrehte Fröhlichkeit (Manie) kann eine Krankheit sein. Da es Formen gibt, in denen sich beides phasenweise abwechselt, hat man sie zu den *Affektiven Störungen* zusammengefasst.

B Fallbeispiel

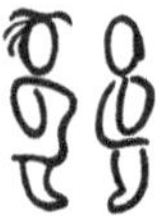

Eine manisch-depressive Patientin hinterließ einem der Autoren einen ganzen Stapel herausgerissener Tagebuchseiten:
„15. Dezember Einzug in T., davor Klinik in W., Medikamente voll. Setzte alle ab, ohne Entzug. Zwei Wochen später: ging anschaffen. Elke (Puffmutter) fiel auf, dass ich abnahm, mich seltsam verhielt. Nahm 10 kg ab, trainierte wie ein Massaker, war noch stolz drauf. Elke machte sich Sorgen. Eine sehr nette Frau, zwar abgewichst, hat einen Zuhälter, Manni genannt. Eines Abends kam ihr Bruder. Ich hatte oben einen Freier. Ich freute mich, ging runter. Wir tranken Sekt. Wir lachten und hatten Spaß, er wollte, dass ich bei ihm bleibe, hatte ein gutes Gefühl und wieder nicht. Wir schliefen zusammen und er nahm mich in den Arm, rangekuschelt, ein Gefühl, was ich bis zu diesem Zeitpunkt nicht kannte (Wärme und Geborgenheit), kenne nur die Wärme von Hunden. Ein Kind ohne Liebe stirbt. Gott und der Hund haben mich gerettet. Das nur am Rande.

Nächsten Tag, 8 Freier fickten mich durch. Riesen Schwänze, bah, ich hätte kotzen können. Fühlte mich schlecht, heulte. Termin: Stadtsparkasse in R. Ich hatte bei dieser Bank 60.000 Schulden, ist eine andere Geschichte. Mein Name war nichts mehr wert. Vergleich, 30.000 bezahlte mein Vater. Ich danke Gott im Stillen. Meinen Eltern schulde ich 120.000,-. Kaufvertrag BMW platzte. Ab dann ging's noch tiefer, ich fing an mich zu hassen. Aß nur noch Haferbrei, den Leuten erzählte ich: Ich hungere für die Welt. Ich trieb Sport, weinte, meine Seele schrie förmlich. Wusste nicht weiter, verschenkte alle Sachen. Ich hasste mich, wollte sterben, das Bild Jesus Christus hielt mich davon ab."

C Symptome

Depressionssymptome

Als Reaktion auf belastende Ereignisse (Tod, Trennung, Liebeskummer, Prüfungsversagen …) dürfte wohl jeder schon Lebensphasen voller Traurigkeit und Melancholie erlebt haben. Neben dieser reaktiven Form sind die wesentlichsten Symptome einer klinisch relevanten *Depression*:

1. Emotional/psychisch: vermindertes Selbstvertrauen und Angst, Schuldgefühle, Gefühl der Wertlosigkeit, pessimistische Zukunftsperspektive, Suizidgedanken und das Gefühl, gar nichts mehr fühlen zu können; erfahrungsgemäß auch tlw. Selbstmitleid.
2. Neuropsychologisch: verminderte Konzentration, verlangsamt-träges Denken, verzögerte Reaktionen, Gedächtnisdefizite, Interesselosigkeit, Apathie.
3. Körperlich: z. B. Schlafstörungen, Appetitmangel und Gewichtsverlust, reduzierte Libido und vermindertes sexuelles Versagen, psychosomatische Begleiterkrankungen (z. B. unklare Atem- und Verdauungsbeschwerden), Kopfschmerzen.

Ahern und Semkovska konnten 2017 an 994 Patienten während der Remission nach einer ersten depressiven Episode nachweisen, dass kognitive Verarbeitungsgeschwindigkeit, Lernen, Gedächtnis und IQ sich spontan wieder erholen können, sobald die Depressionen abklingen.

Nicht nur depressive Patienten leiden unter neuropsychologischen Defiziten, auch in der manischen Phase tauchen vielfältige Konzentrations-, Gedächtnis- und Denkstörungen auf (Gallagher 2021).

Manische Symptome

Manische Patienten zeigen eine der Situation völlig unangemessene übermäßige euphorische Heiterkeit mit unkontrollierter Erregung, z. T. auch aggressive Gereiztheit. Sie wirken ruhelos, hektisch, getrieben; es kommt zum Verlust sozialer Hemmungen mit distanzlosem Verhalten. Im Gespräch springen sie von einem Thema zum anderen (*Ideenflucht*). Meist kommt es zu *Größenwahn* mit unrealistischer Überschätzung der eigenen Möglichkeiten. Da Maniker anfangs durchaus überzeugend und sehr dynamisch und durchsetzungsfähig wirken, bekommen sie oftmals hohe Kredite und können ruinöse Schulden anhäufen. Sie benötigen kaum Schlaf und auch der Appetit ist meist verringert. Neuropsychologisch zeigen sich leichte Ablenkbarkeit, Probleme des schlussfolgernden Denkens, Lern- und Gedächtnisstörungen. Eine abgemilderte Form ist die *Hypomanie*. Bei der *Zyklothymie* gibt es Schwankungen zwischen depressivem und manischem Verhalten.

Störungsarten

Die Internationale Klassifikation psychischer Störungen unterscheidet in der ICD-11 (s. ICD-11 Coding Tool der WHO) in den 6A6- und 6A7-Rubriken *unipolare* (nur depressiv oder nur manisch) und *bipolare* affektive Störung (manisch-depressiv), *Dysthymie* (chronisch mittelschwere depressive Stimmung) und *double depression* (*Dysthymie* mit zusätzlich unipolarer Depression), außerdem unter MB24.5 noch die „depressive mood". Hinzu kommen Mischformen der schizoaffektiven Störungen (z. B. 6A20: postschizophrene Depression), sowie vermischte Angst und Depression (z. B. 6A73: mixed depressive and anxiety disorder).

Getrennt werden unterschiedliche Schweregrade mit oder ohne psychotische Begleitsymptomatik. Die uni- und bipolaren Formen verlaufen meist in Episoden bzw. Phasen begrenzter Dauer mit spontaner Besserung (ca. 3–6 Monate), wobei der manische Anteil deutlich kürzer als der depressive ist. Auch bei der monopolaren Depression zeigt sich oft eine leichte manische Nachschwankung (die gerne als Therapieerfolg fehlgedeutet wird). Beim *rapid cycling* wechseln die Phasen in Tagen bis Wochen, beim *switching* sogar innerhalb von Stunden bis Tagen. Die bipolare Form manifestiert sich meist vor dem 30., die unipolare oft erst nach dem 40. Lebensjahr. Die Erstmanifestation einer Depression nach dem 60. Geburtstag deutet häufig auf beginnende Demenz hin.

Andere Depressionen

Bei *larvierter Depression* stehen die körperlichen Symptome im Vordergrund; der Betroffene lehnt vehement ab, psychisch erkrankt zu sein. Eine *Reaktive Depression* ist die vorübergehende Traurigkeit durch ein negatives Lebensereignis. Die *seasonal affective disorder* (Lichtmangeldepression) führt in den dunklen Wintermonaten bei vulnerablen Personen zu melancholischer Stimmung. Insgesamt sterben etwa 15 % aller schwer Depressiven an Suizid, 40 % bis 70 % leiden unter Suizidideen.

Nach dem Modell von Beck kommt es bei Depressiven zu belastenden, dysfunktionalen Gedanken („Mir geht alles im Leben schief"), die mit starken Emotionen verknüpft sind. Sie entstehen automatisch, erst das Endprodukt wird bewusst; dieser unwillentliche Ablauf erschwert eine Beeinflussung. Alle mittel- und schwergradigen Ausprägungen sind mit Angst verbunden. Bei der *major depression* kann es außerdem zu psychotischen Zuständen mit Wahn und Halluzinationen kommen.

Neuropsychologische Defizite

Die Patienten leiden auch unter neuropsychologischen Defiziten: schwerwiegende Probleme der zielgerichteten Aufmerksamkeit und der längerfristigen Konzentration, kognitive und motorische Verlangsamung, gravierende Probleme der Merk- und Lernfähigkeit (sogar Gedächtnisbeeinträchtigungen), hohe Unflexibilität im Denken (Majer 2003), Defizite der exekutiven Kontrolle (Versagen in Nicht-Routine-Situationen). Die kognitiven Einschränkungen können so gravierend sein, dass man v. a. bei depressiven älteren Menschen von *Pseudodemenz* spricht. Ein weiteres typisches Symptom ist die endlos gestreckte Zeitwahrnehmung.

D Neuropsychobiologie

Monoamin-Hypothese

Praktisch jede Infektion, schon ein simpler Schnupfen, führt zu einem depressionsähnlichen Zustand mit sozialem Rückzug, Konzentrations- und Gedächtnisstörungen. Über Neuro- und Immunpeptide signalisiert das Immunsystem dem ZNS, sich von Aktivitäten zurückzuziehen. Stimulanzien wie Kokain erzeugen Zustände, die einer Manie ähneln. Daher muss es Rezeptoren geben, die mit affektiven Störungen in Verbindung stehen. Die erste Formulierung der *Monoamin-Hypothese* besagte, dass Depression (bzw. Manie) infolge eines Mangels (bzw. Überschusses) an monoaminergen Transmittern eintritt oder auf einer zu geringen (bzw. zu hohen) Rezeptorempfindlichkeit beruht. Heute geht man davon aus, dass ein *Serotoninmangel* die Basis für affektive Labilität schafft. Bei niedrigem *Noradrenalinspiegel* soll die Depression und bei hohem die Manie entstehen. Beide Systeme projizieren sowohl in das limbische System wie auch in den Frontalkortex; das serotonerge System ist auch mit der Formatio reticularis verschaltet, die für den Aktivitätszustand verantwortlich ist. Über Noradrenalin wird auch Furcht erzeugt, daher liegt eine Paarung affektiver Störungen mit Angst nahe. Medikamente, die den Abbau der Monoamine verhindern (MAO, *Monoaminoxydasehemmer*), d. h., die Konzentration von Botenstoffen erhöhen, hellen die Stimmung auf. Auch Medikamente, die eine Wiederaufnahme der ausgeschütteten Transmitter in das präsynaptische Endköpfchen verringern (*Reuptake-Hemmer*) wirken sich symptomlindernd aus.

Dysregulationsmodell

Unklar ist, warum Antidepressiva ihre Wirkung erst nach mehreren Wochen entfalten; Drogen wie Kokain wirken ja sofort. Das *Dysregulationsmodell* vermutet, dass Antidepressiva zu einer längerfristigen Umstrukturierung der Anzahl und/oder Sensibilität von Rezeptoren führen; dies wird als *up- bzw. down-regulation* bezeichnet. Letztlich kommt es dadurch offenbar zu einer Stabilisierung des Noradrenalin- bzw. Serotoninsystems.

In den Gehirnen von Suizidopfern stellte man fest, dass auch die Dopaminaktivität vermindert war, und sowohl das cholinerge wie auch das GABA-System zeigten Auffälligkeiten. Diese Befunde erstaunen nicht, da eine Fehlfunktion eines Transmittersystems immer kompensatorische Anpassungen der anderen nach sich zieht. Das macht es schwierig, die eigentliche Ursache einzugrenzen; insbesondere, da auch die Monoamin-Theorie erklärungsbedürftig ist: Warum verschiebt sich das Gleichgewicht plötzlich langfristig für mehrere Monate? In manchen Fällen findet man aktuelle Auslöser in der Umwelt; die früher als endogen (von innen kommend) bezeichneten Depressionen scheinen aber oft ohne äußeren Anlass zu entstehen. Allerdings kann diese Ursache auch subjektiv im Denken des Patienten veranlasst sein.

Genetik der Depression

Wie bei der Schizophrenie gibt es Hinweise auf eine *genetische Basis*. Bei einem depressiven Elternteil erkranken 20 % der Kinder; bei zwei Elternteilen aber sogar 50 %; bei bipolarer Störung sind es sogar 24 % gegenüber 55 %. Eineiige Zwillinge zeigen eine Konkordanzrate von 40–72 %, zweieiige aber nur 14 %. Auch Adoptionsstudien untermauerten das genetische Risiko.

Demenzen und andere degenerative Erkrankungen (z. B. Chorea Huntington, Multiple Sklerose, Parkinsonismus) und auch Durchblutungsstörungen des Gehirns münden oft in eine Depression. Diese ist in vielen Fällen als Reaktion auf eine chronische Behinderung zu verstehen, resultiert aber auch direkt aus der Schädigung emotionsverarbeitender Hirnareale. Interessant ist die Beobachtung, dass Personen mit einer linkshemisphärisch-frontalen Läsion oft übermäßig depressiv sind, rechtsseitig Geschädigte dagegen eher euphorisch-fröhlich wirken.

Bildgebende Verfahren

Die Ergebnisse bildgebender Verfahren sind bislang widersprüchlich, es fehlt die einheitliche Theorie. Gefunden wurden z. B. eine Aktivitätssteigerung im vorderen präfrontalen Kortex, eine reduzierte Aktivität von Stammganglien, parietalem und temporalem Kortex. Apathische Patienten zeigten eine Aktivitätsverringerung im dorsalen präfrontalen Kortex (Hypofrontalität). In SPECT- und PET-Untersuchungen wurde sowohl eine Über- wie auch eine Unteraktivität des Gyrus cinguli festgestellt. Andere Untersuchungen fanden Hirnatrophien mit Verkleinerung von Stirnlappen, Cerebellum oder Basalganglien. Die Vermutung einer endokrinen Beteiligung wurde durch eine vergrößerte Hypophyse untermauert.

Neuere Studien mit struktureller und funktioneller Magnetresonanztomografie fanden deutliche Unterschiede in emotionalen oder belohnungsverarbeitenden neuronalen Schaltkreisen zwischen bipolaren und unipolaren affektiven Störungen. Es wurden unterschiedliche Aktivierungsmuster in neuronalen Netzwerken einschließlich der Amygdala, des anterioren zingulären Kortex, des präfrontalen Kortex und des Striatums während emotions-, belohnungs- oder kognitionsbezogener Aufgaben berichtet. Bei bipolaren Patienten war ein stärkeres funktionelles Konnektivitätsmuster in fronto-parietalen Netzwerken und Hirnregionen nachzuweisen. Zwischen den beiden Gruppen fanden sich auch Volumenunterschiede der grauen Substanz im anterioren zingulären Kortex, Hippocampus, Amygdala und dorsolateralem präfrontalen Kortex. Bipolare Patienten zeigten zudem eine reduzierte Integrität im vorderen Teil des Corpus callosum und im hinteren Zingulum (Han et al. 2019).

Hormone

Hormone haben massiven Einfluss auf die Gefühle; sie führen z. B. in der Pubertät zu gravierenden Stimmungsschwankungen. Vielen Frauen ist das *prämenstruelle Syndrom* (PMS) bekannt, mit emotionalen Entgleisungen kurz vor der Regelblutung. Derartige phasenhafte Verläufe scheint es auch im Testosteronspiegel von Männern zu geben. Gravierend ist der Einfluss des Hormonwechsels auf die Stimmung während der Schwangerschaft. Der sogenannte „Baby Blues“, eine Traurigkeit trotz gut verlaufener Geburt, setzt durch die Hormonveränderung meist schon innerhalb der ersten Tage nach der Geburt sein; zur regelrechten Wochenbettdepression kann es aber auch innerhalb der ersten Monate nach der Geburt kommen. Die Prognose ist gut; meist heilt diese Form nach wenigen Wochen wieder aus. Die *Involutionsdepression* in den Wechseljahren kann durch Östrogene gelindert werden. Ein weiterer Beleg für den Einfluss von Hormonen ist die *Lichtmangeldepression*. In Dunkelheit wird zu viel *Melatonin* ausgeschüttet, das fördernd auf die Entwicklung einer Depression wirkt. Solche endokrinen Faktoren werden bei der Therapie bislang viel zu wenig berücksichtigt.

Juruena et al. (2018) publizierten eine Metaanalyse, in der sie auf den Zusammenhang zwischen den Anomalien der Hypothalamus-Hypophysen-Nebennieren-Achse und Depressionen eingingen. Studien zeigten einen starken Zusammenhang zwischen der erhöhten Aktivierung der Achse und dem Subtyp der melancholischen oder endogenen Depression. Die Ergebnisse deuten darauf hin, dass es einen Unterschied in der Aktivität der Hypothalamus-Hypophysen-Nebennieren-Achse zwischen melancholischen und atypischen depressiven Subtypen gibt. Dies wurde durch *Hyperkortisolismus* erklärt.

Interpretationsmuster im Gehirn

Das Konzept des „emotionalen Gedächtnisses" impliziert, dass schon vor der Geburt durch Stress der werdenden Mutter neuronale Schaltkreise geprägt werden. Insbesondere frühkindliche Vernachlässigung (Deprivation) wie auch körperliche und seelische Misshandlung von Kindern prägen neuronale Grundmuster des Gehirns, sodass sich ein hohes Risiko ergibt, dass eine Person später depressiv wird. Stress hat erhebliche Auswirkungen auf das Hormonsystem (Überaktivität im Hypothalamus-Hypophysen-Nebennierenrinden-System), insbesondere erhöhte Ausschüttung von Adrenalin und Kortisol. Dauerstress kann zu *Burnout*, dem Gefühl innerer Leere und Unzufriedenheit führen. Es bestehen vielfältige Parallelen zwischen Burnout und Depression, z. B. fand sich auch bei Depressiven generell ein erhöhter Kortisolspiegel.

Schlaf

Bislang rätselhaft ist der Zusammenhang zwischen Schlaf und Depression. Schlaf entsteht durch Ausschüttung neuromodulatorischer Botenstoffe. *Schlafstörungen* sind ein Symptom Depressiver; umgekehrt haben Schlafstörungen auch beim gesunden Menschen emotionale Auswirkungen. Im Anschluss an einen zu kurzen Nachtschlaf ist man nach anfänglicher Müdigkeit oft völlig überdreht. Hat man am Wochenende viel zu lange geschlafen, ist man den ganzen Tag träge. *Schlafentzugstherapie* hat eine stark antidepressive Wirkung. Längerfristiger Schlafentzug dagegen hat erhebliche Konzentrations- und Gedächtnisstörungen zur Folge und führt auch beim Gesunden zu einem tranceartig-amentiellen Zustand, in dem nur noch Routinehandlungen gelingen.

E Diagnostik

Die meisten Persönlichkeitsfragebogen prüfen die Dimension Depression, seltener aber Manie ab. Spezielle Verfahren sind: Allgemeine Depressionsskala (Hautzinger et al., 2012), Skalen zur Erfassung von Hoffnungslosigkeit (Krampen 1994), Fragebogen zur Depressionsdiagnostik nach DSM-IV (Kühner 1997), Fragebogen zur Lebenszufriedenheit (Fahrenberg et al. 2000) und das Becks Depressionsinventar II (Beck et al. 2009). Jacobson et al. (2020) validierten im umgekehrten Sinn im Jahr eine Depressions- und Angstskala für neuropsychologische (und andere) Patienten, da emotionale Veränderungen eine häufige Folge schwerer Erkrankungen sind (NOMAD = Neuropsychology.Org Measures of Anxiety and Depression).

F Therapie

Antidepressiva

Die medizinische Therapie depressiver Störungen besteht heute überwiegend in der Verabreichung von *Antidepressiva* (Thymoleptika, z. B.: MAO-Hemmer, tri- und tetrazyklische Antidepressiva, selektive Serotonin-Wiederaufnahmehemmer, Johanniskraut etc.). Rund 30 % der Patienten reagieren auf diese Pharmaka nicht ausreichend. Antidepressiva haben nach heutiger Kenntnis keine Wirkung auf die Phasendauer, sondern lindern die Schwere der Symptomatik. Das Medikament nach Abklingen der depressiven Phase wieder abzusetzen, wird dadurch mitunter vergessen. Viele Antidepressiva führen, abgesehen von anderen Nebenwirkungen, zur Gewichtszunahme und zu sexuellen Störungen. Die Verminderung sexueller Funktionen liegt nach heutiger Kenntnis daran, dass ein hoher Serotoninspiegel im Nucleus paragigantocellularis hemmend wirkt. Nach Absetzen kommt es leicht zu einem Rebound, d. h. die ursprünglichen Symptome kehren wieder zurück, daher müssen Antidepressiva sehr vorsichtig abgesetzt werden. Bei begleitender psychotherapeutischer Behandlung ist es immer schwierig, dass der Patient die Verbesserung seiner Stimmung auf das Medikament attribuiert und nicht auf die Therapie, die ihm Techniken vermittelt, wieder Lebensfreude zu gewinnen.

dysfunktionale Gedanken

In der *Psychotherapie* geht es zunächst darum, den Depressiven zu aktivieren. Hierbei helfen Tages- und Wochenpläne. Im Verlauf der Behandlung soll der Betroffene zunehmend mehr Selbstverantwortung übernehmen. Schnellstens muss das Schlaf-Wach-Verhalten reguliert werden. Ein paralleler Schritt ist die Analyse *dysfunktionaler Gedanken.* Die stundenlange Grübelei („Es wäre besser, wenn ich tot wäre") bindet Ressourcen. Zum Beispiel mit der Gedanken-Stopp-Technik lässt sich Abhilfe schaffen, bzw. selbstzerstörerische Gedanken sollen durch positive ersetzt werden (z. B. Planung eines Urlaubs). Der Therapeut muss daher etwas über die Wünsche, Hoffnungen und Ziele des Patienten herausfinden (Hobbys, Liebe, Beruf, usw.). Über den sokratischen Dialog kann dem Betroffenen die Unsinnigkeit seiner Übergeneralisierungen („Ich mache immer alles falsch") klar werden, indem er alternative Erklärungen für Frustrationen im Leben findet.

Lichttherapie Bei der Lichtmangeldepression hilft Bestrahlung mit sehr hellem Kunstlicht (über 2000 Lux, etwa 1 Std. täglich). Dies hat nachweisbaren Einfluss auf die Melatoninproduktion. Allerdings sind auch an nebelverhangenen Wintertagen draußen deutlich höhere Leuchtdichten; daher wird empfohlen, ebenso gut einfach eine Stunde spazieren zu gehen. Da auch Bewegung und Sport antidepressiv wirken, ergibt sich hierdurch ein doppelter Effekt, der durch einen Hund als Haustier maximiert werden kann. Haustiere sind darüber hinaus gerade bei Alleinstehenden eine gute Suizidprophylaxe und ermöglichen Kommunikation mit anderen Hundebesitzern.

Bei medikamentös nicht beherrschbaren Depressionen wird noch heute *Heilkrampfbehandlung* durchgeführt. Allerdings verliert sich der stimmungsaufheiternde Effekt schnell wieder. In Großbritannien z. B. führt man bei therapieresistenten Fällen Psychochirurgie durch. Eine stereotaktische Läsion unterhalb des Nucleus caudatus (*subcaudate Tractotomie*) soll Hilfe bringen.

Mit *Hirnschrittmachern*, die schon längere Zeit gegen Symptome des Parkinsonismus eingesetzt werden, versucht man auch Depressiven zu helfen. Bei dieser tiefen *Hirnstimulation* werden Elektroden in den Nucleus accumbens gelegt; das wesentlichste Belohnungszentrum des Gehirns wird hierdurch aktiviert. Bisherige Studien verliefen erfolgversprechend, sodass die Methode inzwischen auch bei Zwangsstörungen eingesetzt wird. Im Allgemeinen machen Östrogene Frauen stimmungslabil und Progesteron stabilisiert die Emotionen; bei hormonell bedingten Depressionen kann man hier entsprechende Medikamente geben. Liegt die Ursache an einer Überfunktion der Hypothalamus-Nebennieren-Achse, sollte versucht werden den Kortisolspiegel zu senken, dies lässt sich z. T. auch ohne Medikamente erreichen durch Stressreduzierung, regelmäßigen Schlaf und viel körperliche Bewegung (Herbert 2013).

Psychopharmaka bei Manie

Schwieriger zu behandeln ist die Manie, da die Betroffenen keine Krankheitseinsicht haben. Im akuten Zustand muss der Maniker oft mit niederpotenten Neuroleptika sediert werden. Benzodiazepine führen oft nur zur weiteren Enthemmung. Für die Langzeittherapie wird *Lithium* verabreicht, das allerdings toxische Nebenwirkungen entfalten kann, sodass das Blutbild laufend kontrolliert werden muss. Man vermutet, dass die Lithiumionen im ZNS das Natrium ersetzen und dabei das Membranpotential geringfügig verändern. Daneben werden Carbamazepin und *Valproinsäure* verabreicht, zwei Antiepileptika. Diese Medikamente haben stabilisierende Effekte auf die Stimmung; leider dauert dies mehrere Monate. Auch atypische Neuroleptika entfalten mitunter positive Wirkung.

Psychotherapie

Mit Patienten in der manischen Phase psychotherapeutisch zu arbeiten, ist eine interessante Herausforderung; es gelingt aber selten, die Betroffenen dafür zu sensibilisieren, eine realistische Sichtweise ihrer übersteigerten Ideen einzunehmen.

4.7 Phobien und Angststörungen

A Einleitung

Obwohl der Fachterminus „Neurose" seit Veränderung des ICD-Schlüssels kaum noch benutzt wird, ist das Attribut „neurotisch" aus dem allgemeinen Sprachgebrauch nicht wegzudenken. Wann darf man jemanden als neurotisch bezeichnen?

B Fallbeispiel

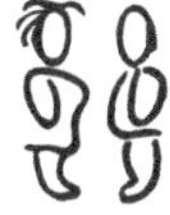

Sichtlich aufgeregt, mit hochrotem Kopf und dezentem Tremor in der Stimme spricht mich im Zug ein junges Mädchen an und fragt, ob Kiel nördlicher als Lübeck liegt und ob dieser Zug dann ganz, ganz, ganz bestimmt wirklich von Lübeck nach Kiel weiterfährt? Ich erkläre ihr die geografischen Verhältnisse und verspreche ihr, dass sie mit an Wahrscheinlichkeit grenzender Sicherheit in Kiel ankommen wird, indem sie einfach nur auf ihrem Platz sitzen bleibt. Zehn Minuten später fragt sie die Dame vom Zugbegleitpersonal dasselbe, um restlose Gewissheit zu bekommen. „Etwas neurotisch ist sie schon", klassifiziere ich sie gedanklich ein.

C Symptome

Angst Angst zu haben ist normal, bildet aber die Grundlage neurotischen Verhaltens. Bei Angststörungen gibt es fließende Übergänge zwischen normalem und krankhaftem Verhalten. Die Häufigkeit liegt, je nach Strenge des Kriteriums, zwischen 5 % bis 20 % der Bevölkerung. Generelle Symptome sind erhöhte Angst, übertriebene Ekelgefühle, Schwierigkeiten im sozialen Bereich und übertriebene Verhaltensweisen zur Gewinnung von Sicherheit. Die Betroffenen haben meist Einsicht in die Symptomatik, sind aber unfähig etwas zu ändern. Oft entstehen Leidensdruck, Schuldgefühle und Minderwertigkeitskomplexe.

Die wichtigsten Angststörungen sind *Phobien* (z. B. Spinnenphobie, Agoraphobie, Klaustrophobie usw.), *Panikstörungen, Zwangsstörungen inkl. Hypochondrie* gemäß ICD-11, *posttraumatische Belastungsstörungen, dissoziative Störungen* (dissoziative Amnesie, Stupor, Besessenheitszustände, dissoziative Krampfanfälle etc.), *Somatisierungsstörungen* (z. B. Schmerzen ohne medizinisch erklärbare Ursache), *Neurasthenie*, *Depersonalisation* (Gefühl außerhalb von sich selbst zu stehen oder seine eigenen Gedanken zu beobachten) und *Derealisation* (Gefühl des Unwirklichen, verfremdete Wahrnehmung der Umgebung).

Neuropsychologische Defizite Unter Angst zeigen sich diverse neuropsychologische Defizite. Im Sinne der *Yerkes-Dodson-Kurve* (vgl. Abb. 4.4) nimmt die kognitive Leistung bei übermäßiger Erregung bekanntlich ab. Hochgradig gestresste Prüflinge können mitunter nicht einmal mehr einfachste Fragen beantworten. Im Zustand massiver Furcht vermindern sich Gedächtnisfunktionen, was sich bei Zeugen von Unfällen oder Gewalttaten bei der polizeilichen Befragung negativ auswirkt. Obwohl die Aufmerksamkeit unter Angstbedingungen zunächst zunimmt, können Probanden in länger andauernden Stresssituationen (dazu gehören auch Angststörungen) schließlich kaum noch ausreichende Konzentration aufbringen.

D Neuropsychobiologie

Transmitter *Noradrenalin* ist im Gehirn derjenige Botenstoff, der wesentlich für die Auslösung von Angst verantwortlich ist. Stoffe, die das noradrenerge System stimulieren (z. B. Kaffee, Stimulanzien) erhöhen die Angst. Daneben spielt eine zu schwache Funktion des (beruhigenden) GABA-Systems eine Rolle. Anzunehmen sind Wechselwirkungen mit Dopamin und Serotonin.

ventrale Schleife

Angst entsteht im limbischen System. In den ersten Lebensjahren bilden sich dort Netzwerke, die etwa ab dem zweiten Lebensjahr von bewussten Denkprozessen modifiziert werden. Auf einer Ebene, die an das Konzept des „Unbewussten" von Sigmund Freud erinnert, bewertet das implizite Gedächtnis dann aktuelle Situationen als lustvoll oder gefährlich. Dieses emotionale Erlebnisgedächtnis ist sehr resistent gegen spätere Erfahrungen und beeinflusst unsere Entscheidungen auf einer gefühlsmäßigen Basis, die logischen Überlegungen kaum unterwerfbar ist. Neurobiologische Grundlage dieser subtilen Beeinflussung ist die *ventrale Schleife*, sie umfasst den orbitofrontalen und zingulären Kortex, subkortikale limbische Zentren (u. a. Nucleus accumbens und ventrales Striatum), ventrales Pallidum und Substantia nigra. Die kortikale Bewusstseinsebene nimmt die limbische Beeinflussung kaum wahr oder leugnet sie sogar (Roth 2004). Neurotische Patienten haben daher keine Einsicht, woher ihre Probleme kommen; das „Ich" liefert scheinlogische Pseudoerklärungen (Rationalisierungen), um das rätselhafte Auftreten neurotischer Handlungen bzw. des Vermeidungsverhaltens zu erklären.

bildgebende Verfahren

Bildgebende Verfahren zeigten, dass bei fast allen psychisch Kranken das *limbische System* eine erhebliche Unter- oder Überfunktion zeigt. Im Gegensatz zu den flexiblen kortikalen Assemblies ist das limbische Netzwerk sehr schwerfällig. Wenn wir durch eine traumatische Erfahrung auf einer grundlegenden emotionalen Basis einmal etwas gelernt haben, lässt sich das durch nachfolgende positive Ereignisse kaum verändern.

Seo et al. (2017) untersuchten mit Hilfe der funktionellen Magnetresonanztomografie die Gehirnreaktionen bei 96 gesunden Männern und Frauen, die in eine Stresssituation gebracht wurden. Die Ergebnisse deuten darauf hin, dass als Reaktion auf Stress der mediale präfrontalparietale Kortex bei subjektiven Angstzuständen bei Frauen stärker genutzt wird, während eine geringere Nutzung dieses Kreislaufs bei Männern mit erhöhten subjektiven Angstzuständen einhergeht.

Frühwarnsystem

LeDoux (1998) ging davon aus, dass die *Amygdala* ein *emotionales Frühwarnsystem* ist, das bei der Entstehung von Angststörungen eine große Rolle spielt. Bevor das Bewusstsein eine Situation auf ihre potentielle Gefährlichkeit hin kognitiv bewerten kann, hat die Amygdala Furchtreaktionen auf körperlicher wie auch auf psychischer Ebene längst aktiviert. Die Amygdala erhält Projektionen aus den visuellen und auditorischen Arealen; bei furchterregenden Reizen kommt es zur Aufmerksamkeitssteigerung für den jeweiligen Sinneskanal. Eine Verbindung zur Medulla oblongata und zum Hypothalamus löst dann Vigilanzsteigerung, Blutdruck- und Herzschlagerhöhung und andere Stressreaktionen aus. Die Amygdala ist in alle Hirnareale eingebunden, die für Angst relevant sind, z. B. orbitofrontaler Kortex, Insula und anteriores Zingulum. Sie hat damit eine Schlüsselposition und spielt auch beim Erlernen von Angst eine Rolle.

In der o. g. orbitofrontalen Region liegt u. a. das emotionale Arbeitsgedächtnis. *Zwangsneurotiker*, die unter Kontaminationsangst leiden (Ansteckung durch infiziertes Material), zeigen eine Veränderung der Durchblutung von orbifrontalem Kortex, Nucleus caudatus, Amygdala, Insula und anteriorem Zingulum.

Orbitofrontale Gegenspieler

Für Stimmung gibt es offenbar zwei Gegenspieler. Nach Zerstörung des linken präfrontalen Kortex entstehen aufgrund der mangelnden Hemmung durch den emotionalen Antagonisten oft apathisch-depressive Symptome. Nach rechtsseitiger Schädigung sind die Patienten euphorisch, läppisch-heiter und distanzlos. Zeigte man gesunden Probanden Filmszenen, die Ekel und Angst auslösen, fand sich eine präfrontale und anterior-temporale Aktivität in der rechten Hemisphäre. Positive Bilder dagegen erregten mehr die linke Hirnhälfte.

Der *orbitofrontale Kortex* erhält Informationen aus der Insula, dem primären visuellen, akustischen, olfaktorischen und somatosensorischen Kortex, der Amygdala und dem Thalamus. Efferenzen ziehen zur Amygdala und zum Hippothalamus. Der orbitofrontale Kortex dient der Regulation unseres Sozialverhaltens. Patienten mit einer Läsion im Bereich über den Augen haben oft Schwierigkeiten, soziale Situationen richtig einzuschätzen und zeigen unangemessene Verhaltensweisen. Man bezeichnet dieses Areal auch als *rapid learning system*, da es für die *operante Konditionierung* zuständig ist. Einige Daten deuten darauf hin, dass der mediale Teil durch Belohnungen aktiviert wird, der laterale dagegen durch Bestrafungen. Der orbitofrontale Kortex ist aufgrund seiner Aufgaben und Verschaltungen ein wichtiges Zentrum des *Emotions-Motivations-Systems.* Damasio (1994, 1998) glaubt, dass dieses Areal eine vermittelnde Position zwischen kognitiven Vorstellungen und körperlichen Zuständen besitzt.

Zingulum

Das anteriore *Zingulum* ist ein Gürtel, der sich um den vorderen Teil des Corpus callosum legt. Man unterscheidet einen affektiven und einen kognitiven Teil. Der erstere hat Verbindungen mit Amygdala, Nucleus accumbens, orbitofrontalem Kortex, vorderer Insula, Hypothalamus und mehreren Bereichen des Hirnstamms. Dieser affektive Teil des Zingulums beeinflusst vor allem autonome Abläufe. Der kognitive Teil ist mit dem dorsolateralen präfrontalen Kortex, dem posterioren Zingulum, dem Parietallappen und mit motorischen Arealen verbunden. Er dient zum einen der visuellen Aufmerksamkeitssteuerung, zum anderen handelt es sich offenbar um das Zentrum, in dem es zur Regulation zwischen kognitiven und emotionalen Abläufen kommt.

Ekel und Insula

Auch die *Insula* ist in die Entstehung neurotischer Störungen involviert. Fotos von Kakerlaken, verschimmelter Nahrung oder Erbrochenem führten zur Aktivitätssteigerung in diesem Bereich. Elektrische Stimulation dieses hinter dem Temporallappen liegenden Hirnteils rief Übelkeit hervor. Eine Verbindung mit *Ekelgefühlen* liegt daher nahe; diese konnten für geschmackliche, geruchliche, taktile und sogar verbale Stimuli nachgewiesen werden. Damit einem übel wird, reicht also schon eine drastische Beschreibung (oder das Denken daran!). Auch bei starken Schmerzen wird dieser Hirnteil aktiv. Der insuläre Kortex erhält Afferenzen von prä- und orbitofrontalen Arealen, dem Gyrus cinguli, dem auditorischen Temporallappen, Amygdala, Thalamus, Nucleus basalis und endorhinalem Kortex. Efferenzen führen zu prä- und orbitofrontalen Arealen, motorischem Frontallappen, oberem Temporallapppen, vorderem Zingulum, somatosensorischem Parietallappen, Amygdala, Hippocampus, Thalamus und Nucleus basalis. Aufgrund dieser vielfältigen Verschaltungen nimmt man an, dass die Insula ein Zentrum zur Integration somatosensorischer Empfindungen ist.

visueller Kortex

Der *visuelle Kortex* ist mehr in das emotionale Geschehen verwickelt als bisher angenommen. Wenn man etwas angstauslösendes oder erregendes erblickt, kommt es sofort zur Fokussierung der Aufmerksamkeit. Zum Beispiel zeigen Schlangenphobiker unmittelbar eine Aktivierung des sekundären visuellen Kortex, wenn man ihnen Bilder dieser Reptilien präsentiert, lange bevor der Bildinhalt kognitiv erkannt wurde.

Spinnenphobie

Können Sie eine lebende Spinne mit bloßen Händen vom Fußboden aufheben? *Phobiker* konzentrieren sich übermäßig auf bedrohliche Reizkonfigurationen. Diese Aufmerksamkeitsanomalie (*attention bias oder encoding bias*) findet sich bei Personen mit hoher Ausprägung von Trait-Angst. Man unterscheidet „state anxiety", d. h. eine Furcht in einer als gefährlich empfundenen Situation, von „trait anxiety", einer Persönlichkeitsdimension, die sich insgesamt in erhöhter Ängstlichkeit niederschlägt. Trait-Angst spielt insbesondere bei generalisierter Angststörung, bei posttraumatischen Belastungsstörungen und natürlich bei Phobien eine Rolle. Forschungsprojekte zum Priming-Gedächtnis mit Hilfe subliminaler (unterschwelliger) Wahrnehmung zeigten, dass hochängstliche Personen die Bedrohlichkeit eines Stimulus *präattentiv* automatisch erfassen. Lange bevor das Bewusstsein erkennt, worum es sich handelt, wird bereits eine erhöhte Erregung und ein negativer emotionaler Zustand hervorgerufen. Erst im zweiten Schritt folgen dann die bewusste Wahrnehmung und kognitive Benennung.

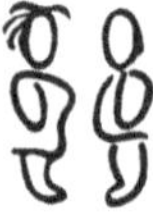

Ein junges Mädchen steigt eine brüchige alte Leiter hoch, öffnet eine knarrende Dachluke und leuchtet mit der Taschenlampe einen düsteren Dachboden ab, in dem Spinnweben von der Decke hängen. Der Lichtstrahl lässt schemenhaft verstaubte Gegenstände erkennen, dann plötzlich und ohne Vorwarnung springt aus der Finsternis etwas Fauchendes auf sie zu und ein gellender Schrei tönt aus dem Lautsprecher meines Fernsehers. Obwohl ich kognitiv genau weiß, dass dies nur ein alberner Kinofilm ist und mir absolut gar nichts passieren kann, bin ich dem Horror hilflos ausgeliefert und zucke merklich zusammen. Warum gelingt es mir nicht, trotz der Sicherheit des heimischen Wohnzimmers cool zu bleiben?

Frühwarnsystem im Hirnstamm

Öhmann et al. (2000) gehen davon aus, dass auch der Mensch ein evolutionsbiologisch-genetisch festgelegtes *Frühwarnsystem* hat. Sobald unsere Urahnen im Dschungel eine potentiell gefährliche Reizkonfiguration entdeckten, war es sicherer, automatisch zu reagieren und erst dann zu prüfen, ob da wirklich eine Giftschlange vom Baum hing. Diese präattentive Verarbeitung sichert also einen evolutionsbiologischen Vorteil. Die vielfältigen Informationen aller Sinneskanäle werden zunächst auf einer unbewussten Ebene parallel verarbeitet. Bedrohliche Reize werden dann an das Arousalsystem weitergeleitet und Schreckreflexe aktiviert. Erst danach wird das Bewusstsein informiert, nun allerdings mit hoher Priorität. Was dann geschieht, hängt von Erfahrungen ab; das Bewusstsein fragt Gedächtnisspeicher nach vergleichbaren Situationen ab, und es kommt zur Aktivierung des entsprechenden Netzwerkes.

Angst-Pfade

Für die Verarbeitung angstauslösender Stimuli werden zwei Wege angenommen. Der *schnelle Angstpfad* läuft vom Corpus geniculatum der Sehbahn direkt zur Amygdala; er liefert zwar nur ein grobes Bild, evolutionsbiologische Schlüsselreize können dennoch angeborene Raster aktivieren. Der *langsame Angstpfad* geht vom Thalamus zur Hirnrinde und erst dann zur Amygdala. Bei Phobikern läuft der schnelle Schaltkreis übermäßig dominant ab. Miltner et al. (2004) präsentierten Spinnenphobikern und Normalprobanden Bilder mit Blumen und einem versteckten Pilz oder einer Spinne. Phobiker fanden die Spinne beträchtlich schneller als die anderen Probanden. Wenn der Pilz gesucht werden sollte, aber auch eine Spinne enthalten war, dann verzögerte sich die Reaktionszeit der Phobiker, weil sie automatisch zuerst die Spinne wahrnahmen und erst dann den Pilz suchten.

Genetik

Angstbereitschaft wird vererbt; in Tierexperimenten konnten sowohl besonders ängstliche wie auch risikofreudige Tiere gezüchtet werden. Bei Phobikern fand man familiäre Häufungen; für Verwandte ersten Grades ist das Risiko bis zu vierfach erhöht; allerdings zeigten Zwillingsuntersuchungen nur geringe Unterschiede der Konkordanzrate zwischen ein- und zweieiigen Zwillingen.

Vererbung von Lebenserfahrungen

Alon Chen vom Max Planck Institut für Psychiatrie in München weist auf Studien zur Epigenetik hin, die nachweisen, dass kritische Lebensereignisse einen Einfluss auf die Gene der Nachkommen haben und somit vererbt werden können. Die derzeitigen Modelle gehen davon aus, dass Angst-Gene methyliert sind, bei dem Erleben von Katastrophen wie einem Krieg diese „Schutzkappe" aus Methylgruppen aber verlieren und dann in der kommenden Generation die Wahrscheinlichkeit für hohe Ängstlichkeit erhöhen. Das bedeutet, dass der genetische Code durch die Methylierung nicht mehr ablesbar ist. In Tierstudien konnte man nachweisen, dass epigenetische Prozesse von Umweltfaktoren beeinflusst werden können. Bei Panikstörungen existiert eine verringerte Methylierung des MAO-A-Gens (Monoaminoxydase-A zum Abbau von Monoaminen), was zu einer Verminderung der Verfügbarkeit von Serotonin führt (Schiele/Domschke 2018).

E Diagnostik

Angsttests

Eine Einschätzung der Ängstlichkeit ist in vielen Persönlichkeitsfragebogen enthalten, besonders viele Angsttests gibt es für Kinder. Beispiele sind: State-Trait-Angstinventar (Laux et al. 1981), Interaktions-Angst-Fragebogen (Becker 1997), Differentielles Leistungsangst-Inventar (Rost/Schermer 2007),Schulangst-Test (Husslein 1978), Angstfragebogen für Schüler (Wieczerkowski et al. 2016), Kettwiger Schuleingangstest (Meis 1990), Sozialphobie und -angstinventar für Kinder (Melfsen et al. 2001), Kinder-Angst-Test-III (Tewes/Naumann, 2016), Angstbewältigungsinventar (Krohne/Egloff 2002), SASKO Fragebogen zu sozialer Angst und sozialer sozialen Kompetenzdefiziten (Kolbeck/Maß 2009) bzw. SASKO-J für Jugendliche (Fernandez Castelao et al. 2017), FESKA – Fragebogen zur Erfassung störungsaufrechterhaltender Komponenten sozialer Angst (Görtz-Dorten et al. 2018), SOZAS – Skalen zur sozialen Angststörung (Consbruch et al. 2016).

F Therapie

Emotionszentrierte Therapie

Kennen Sie den gut gemeinten Ratschlag vor mündlichen Prüfungen, Operationen oder anderen bedrohlichen Ereignissen: „Da brauchst du doch wirklich keine Angst haben!“ Hat das etwas genützt? Appelle an Suchtkranke oder Depressive sind nahezu wirkungslos, solange sie nur den bewusstseinsfähigen Neokortex ansprechen. Auf die subkortikalen limbischen Strukturen hat das nur indirekte Auswirkungen. Die Behandlung muss auch die gefühlsmäßige Ebene ansprechen; Methoden wie Psychodrama, Gestalt- oder Primärtherapie gewinnen durch diese Einsicht völlig neuen Stellenwert. Die Intervention scheint erfolgreich zu sein, wenn reale Emotionen auftreten, wobei die Intensität der Gefühle hoch mit der Effektivität der Therapie korreliert. Ebenso ausschlaggebend ist aber auch, wie der Therapeut mit diesen Gefühlen umgeht.

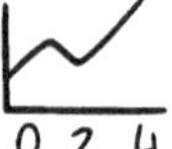

Kann man limbische Netzwerke überhaupt verändern? Gutberlet/Miltner (1999) behandelten Phobiker; vor der Therapie konnte kein Teilnehmer näher als fünf Meter an ein Spinnenterrarium herangehen, hinterher schafften es 80 %, eine Vogelspinne in den Händen zu halten. EEG-Untersuchungen zeigten aber, dass die Angst nicht völlig verlernt worden war; sondern fronto-kortikale Kontrollstrukturen waren besser in der Lage, die Angst zu hemmen und das Verhalten zu kontrollieren. Dass Angststrukturen selbst nach Jahren nur ausgedünnt sind, zeigt die hohe Rückfallquote (Vergleichbares gilt für Drogen).

Umstritten ist die medikamentöse Behandlung von Angststörungen. Von Benzodiazepinen wird wegen der Suchtgefahr abgeraten, häufig werden Antidepressiva verordnet. Unklar ist die Wirkungsweise; wenn diese das Noradrenalinsystem anheben, müsste es zu einer Verschlimmerung der Angst kommen. Durch Antidepressiva, die auf Serotonin wirken, kommt es zu einer Verbesserung der emotionalen Stabilität. Da Angst und Depression gehäuft zusammen auftreten, ist hier eine gemeinsame Basis anzunehmen. Aktuell forscht man an der Wirkung von Neurosteroiden zur medikamentösen Behandlung von Angststörungen, sie haben anxiolytische Wirkung, aber ohne Sedierung wie die Benzodiazepine. Andere Studien untersuchen das Neuropeptid S, eine Aminosäure, die Hirngebiete beeinflusst, die mit Angst und Panik in Verbindung gebracht werden. Weitere pharmakologische Ansätze modulieren den GABA-Rezeptor, der für Ruhe, Müdigkeit und seelische Ausgeglichenheit zuständig ist. Pregabalin gehört eigentlich zu den Antiepileptika, wirkt aber gleichfalls beruhigend und leicht sedierend. Auch Antihistaminika sedieren und können die Angst reduzieren. Beta-Blocker beruhigen zwar lediglich den Herzschlag, was aber ohne Sedierung zum subjektiven Gefühl der Ruhe führt.

4.8 Belastungsstörungen

A Einleitung

Sollten Sie dieses Buch als Prüfungsvorbereitung durchackern, dann werden Ihnen Belastungsstörungen vermutlich nicht unbekannt sein.

Bei der akuten Form der Belastungsstörung verschwindet die Symptomatik nach einigen Tagen bis Wochen.

Die posttraumatische Belastungsstörung folgt – wie der Name schon sagt – nach einem Trauma, also einem lebensbedrohlichen körperlichen bzw. psychischen Erlebnis (z. B. Unfall, Überfall, Entführung, Folter, Vergewaltigung, Naturkatastrophen, Kriegshandlungen, schwere Erkrankung). Die Symptomatik persistiert hier über Monate oder Jahre. In der Gesamtbevölkerung in Deutschland erkranken knapp 4 % der Männer und gut 12 % der Frauen, bei Überlebenden von Naturkatastrophen und Feuer etwa 4,5 % und unter Opfern sexueller Misshandlung etwa 37–55 %. Traumatisierung durch andere Menschen hat also erheblich mehr Auswirkungen als durch unabwendbare Ereignisse. Ausschlaggebend ist außerdem das subjektive Gefühl des hilflosen Ausgeliefertseins (Uniklinikum Dresden 2022).

B Fallbeispiel

In einem Zeitungsartikel über das ICE-Unglück in Eschede wurde berichtet:

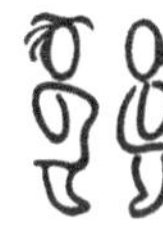

„Zuspruch benötigen auch die Helfer. Viele von ihnen sind ganz jung, haben noch nie Tote gesehen. Jetzt müssen sie plötzlich mithelfen, Körperteile abzusägen, um Tote aus den stählernen Trümmern zu bergen. Pastor B. kümmert sich um zwei Freiwillige. Sie mussten tote Kinder in Leichensäcke packen, auf einen Lastwagen laden und zur Identifizierung fahren. Die Männer, beide selbst Väter, weinen, einer läuft einfach davon" (aus: DER SPIEGEL Nr. 24/8.6.98).

C Symptome

Die Symptome umfassen ein andauerndes Gefühl des Betäubtseins, der inneren Leere (Burnout) und emotionalen Abstumpfung, depressive Reaktionen, Schreckhaftigkeit, vegetative Übererregung, Schlafstörungen mit Alpträumen sowie überraschend auftretende Flashbacks des Traumas. Man unterscheidet den Typ I nach einmaligem Auftreten eines Traumas (z. B. Verkehrsunfall) vom Typ II nach wiederholten Traumen (z. B. jahrelanger Missbrauch). Zur Dämpfung der Hypervigilanz besteht als Selbsttherapie oft Alkohol- oder Drogenabusus. Neuropsychologisch zeigen sich ähnliche Defizite wie bei den Angststörungen, typisch ist oft eine emotionale Abstumpfung. Bei der posttraumatischen Belastungsstörung (PTBS) bestehen oft chronifizierte Leistungsminderungen.

D Neuropsychobiologie

Zelldegeneration Betroffene zeigten bei der Beschreibung ihres Traumas dieselben Aktivierungsmuster wie Angstpatienten. Darüber hinaus fand man nach jahrelanger Belastungsstörung eine Verkleinerung des *Hippocampus* (20–35 %) infolge von Zelldegeneration. Die Verletzbarkeit dieses Gedächtnisareals durch Dauerstress ist bekannt und wird auch als Ursache für Demenz diskutiert. Dauersymptome wie Nervosität und Schlafstörungen entstehen durch *chronische Überaktivierung* der noradrenalingesteuerten Neuromodulation. Vermutlich führt die Verringerung der Anzahl bzw. Sensibilität der Noradrenalinrezeptoren infolge der langen Übererregung bei Chronifizierung schließlich zu der Gleichgültigkeitshaltung (*numbing*). Zu den Gehirnbereichen, die an der Stressreaktion beteiligt sind, gehören der mediale präfrontale Kortex, der Hippocampus und die Amygdala (Bremner et al. 2011). Neurohormonelle Systeme, die auf die Hirnareale einwirken, um die PTBS-Symptome und das Gedächtnis zu modulieren, umfassen Glukokortikoide und Noradrenalin. Eine Funktionsstörung dieser Hirnareale ist für die Symptome verantwortlich. Bildgebungsstudien des Gehirns zeigen, dass die betroffenen Patienten während des Angsterwerbs eine erhöhte Amygdalareaktivität aufweisen. Andere Studien zeigen ein kleineres Hippocampusvolumen. Es wird angenommen, dass ein Versagen der medialen präfrontalen/anterioren zingulären Aktivierung mit Wiedererleben des Traumas ein neuronales Korrelat des Versagens der Extinktion bei PTBS darstellt (Bremner et al. 2011). Die Fähigkeit des Gehirns zur Plastizität ist nach traumatischem Stress zeitweise beeinträchtigt. Abdallah et al. (2019) vermuten ein duales Pathologiemodell von (a) stressbedingtem synaptischen Verlust, der aus einer auf Aminosäuren basierenden Pathologie sowie Glutamatdysregulation resultiert und (b) stressbedingtem synaptischem Zuwachs, der mit einer auf Monoaminen basierenden Pathologie zusammenhängt.

Tab. 4.2: Hirnveränderungen bei posttraumatischer Belastungsstörung (modifiziert nach: Sherin/Nemeroff 2011)

BEREICH	VERÄNDERUNG DURCH STRESS	EFFEKT
(A) ENDO-KRINOLOGISCH		
Hypothalamus-Nebennieren-Achse	Hyperkortsolismus	Enthemmung des Corticotrophin Releasing Faktors (CRH), Erhöhung von Adrenalin führt zu einer unnormalen Reaktion auf Stress und fördert Ängste
	Bleibend hohe Level des CRH	Abstumpfung der ACTH-Reaktion durch CRH Förderung einer Atrophie des Hippocampus
Hypothalamus-Hypophysen-Schilddrüsen-Achse	Unnormale T3:T4 Verhältnisse	Anstieg subjektiv empfundener Angst
(B) NEURO-CHEMISCH		
Katecholamine	Ansteigende Dopaminlevel	Beeinträchtigt die Angstkonditionierung durch das mesolimbische System
	Erhöhte Noradrenalinspiegel/Aktivität	Erhöht Erregung, Schreckreaktion, Kodierung von Angsterinnerungen, Ansteigender Blutdruck, Puls und Antwort auf Erinnerungen
Serotonin	Erniedrigte Konzentration von 5HT in Raphe dorsalis + medialis	Störung dynamischer Interaktionen zwischen Amygdala und Hippocampus beeinträchtigt angstlösende Wirkungen, erhöhte Wachsamkeit, Schreckhaftigkeit, Impulsivität und Gedächtnisstörungen
Aminosäuren	Abgesenkte GABA-Aktivität	Beeinträchtigung angstmindernder Effekte
	Ansteigende Glutamatausschüttung	Derealisation und Dissoziation

Tab. 4.2: Hirnveränderungen bei posttraumatischer Belastungsstörung (modifiziert nach: Sherin/Nemeroff 2011) (Fortsetzung)

BEREICH	VERÄNDERUNG DURCH STRESS	EFFEKT
Neuropeptide	Abgeschwächte Konzentration des Neuropeptids Y im Plasma	Aufregulation der Antwort auf Stress
	Ansteigendes Niveau von Beta-Endorphinen	Fördert Gefühle der Betäubung, stressinduzierte Analgesie und Dissoziation
(C) NEURO-ANATOMISCH		
Hippocampus	Reduziertes Volumen, verminderte Aktivität	Veränderung der Stressantwort, verminderte Löschung
Amygdala	Ansteigende Aktivität	Fördert Hypervigilanz und beeinträchtigt die Diskriminierung von möglichen Bedrohungen
Kortex	Reduziertes präfrontales Volumen	Dysregulation exekutiver Funktionen
	Reduziertes Volumen des anterioren Zingulum	Beeinträchtigt die Löschung der Antworten auf furchterregende Stimuli

ACTH = adrenocorticotrophes Hormon; T3 und T4 = Thyronin (Schilddrüsenhormone), 5-HT = Serotonin. Aufregulation (up-regulation = Zunahme der Rezeptordichte auf einer Nervenzelle). Flooding = psychotherapeutische Technik mit Überflutung durch die angsterzeugende Situation.

Konditionierbarkeit

Nach einer Katastrophe leiden nur einige Personen später unter einer Belastungsstörung. Wer ist gefährdet? Experimentell konnte bei den Betroffenen eine sehr leichte Konditionierbarkeit von Furcht nachgewiesen werden, die sich außerdem nur extrem schwer löschen ließ. Flooding hatte bei den Betroffenen gar keinen Effekt, die Angstreaktion wurde sogar von Mal zu Mal stärker (Sensitivierung).

E Diagnostik

Belastungsstörungen werden gezielt erfragt im Leipziger Ereignis- und Belastungsinventar (Richter/Guthke 1996) und in den Interviews zu Belastungsstörungen bei Kindern und Jugendlichen (Steil/Füchsel 2006).

F Therapie

Debriefing

Beim *psychological debriefing* wird kurz nach der Katastrophe allen Beteiligten die Gelegenheit gegeben, darüber zu sprechen. Zum Beispiel bei körperlichen Entstellungen kreisen die Gedanken des Patienten jahrelang um die Verhinderbarkeit des Traumas oder darum, wie das Leben sonst verlaufen wäre. Dies steht einer Verarbeitung im Weg. Der Patient wird instruiert, auftretende Erinnerungen lediglich wahrzunehmen, aber das Grübeln zu reduzieren. Anzeichen für Gefahr werden durch Hypervigilanz verstärkt wahrgenommen; durch Entspannungsübungen lernen Betroffene dies zu reduzieren.

EMDR

Bei der *EMDR* (*eye movement desensitization and reprocessing*) nach Shapiro (2001) folgt der Patient während der Konfrontation mit den Erinnerungen an das Trauma mit den Augen dem Finger des Therapeuten, der schnell und gleichmäßig hin- und herbewegt wird. Dies wird wiederholt, bis der Patient die Konfrontation nicht mehr als belastend empfindet. Dann wird die Erinnerung mit einer hilfreichen Kognition gekoppelt.

Medikamentös behandelt man überwiegend mit selektiven Serotonin-Wiederaufnahmehemmern (Antidepressiva); der genaue Wirkmechanismus ist aber keinesfalls geklärt.

Den breitesten Überblick über die Psychotraumatologie gibt das Lehrbuch von Fischer/Riedesser (2020).

4.9 Zwangsstörungen

A Einleitung

Beim Verlassen meiner Wohnung ertappe ich mich oft dabei, noch einmal zurückzugehen und die Kaffeemaschine zu kontrollieren: Ist sie wirklich ausgeschaltet? Hierbei handelt es sich um das typische Symptom einer Zwangshandlung.

B Fallbeispiel

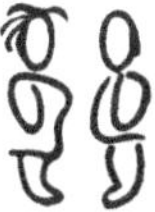

Eine junge Arzthelferin, die einmal in Behandlung bei einer der Autoren war, zeigte ein ganzes Sammelsurium zwanghafter Verhaltensweisen. Wenn sie die Arztpraxis als letzte verlassen musste, kontrollierte sie stundenlang sämtliche Geräte, zog alle Stecker heraus, prüfte mehrfach, ob die Praxistür wirklich abgeschlossen war, und kehrte mitunter noch drei oder viermal um, weil sie sicher war, eine ihrer Überprüfung vergessen zu haben. Ständig war sie davon überzeugt, ein Gerät bei der Überprüfung anstatt ausgeschaltet angeschaltet zu haben. Auf ihrer Arbeitsstelle dachte sie darüber nach, ob sie in ihrer Wohnung alles ausgeschaltet hatte. Kaum war sie zu Hause, wurde sie von wilden Phantasien heimgesucht, in denen die Arztpraxis durch ihre Schuld abbrannte, weil sie eine Lampe angelassen hatte. Einmal brach sie zu Hause die Türklinke ab; um sich zu überzeugen, dass die Tür wirklich einbruchsicher abgeschlossen war, hatte sie zu arg daran gerüttelt.

C Symptome

Zwangsgedanken Zwangshandlungen

Die Symptomatik gliedert sich in *Zwangsgedanken* und *Zwangshandlungen* auf. Der Patient beschäftigt sich stereotyp immer wieder mit quälenden Vorstellungen gewalttätiger oder obszöner Art (z. B.: Die Kinder sind gerade verunglückt); er weiß um die Sinnlosigkeit, kann aber nicht aufhören. Einige leiden unter *Zählzwängen*, bei denen alles Mögliche gezählt werden muss, etwa vorüberfahrende Autos. Zwangshandlungen sind ritualisierte Verhaltensweisen (etwa der Waschzwang), die der Angstreduzierung dienen. Der Patient hat hier z. B. die ständige Befürchtung, er könne sich mit gefährlichen Keimen infizieren. Eine weitere Form ist der *Sammelzwang*.

Erinnerungsdefizite

Zwangsstörungen zeigen sich in erhöhter Gewissenhaftigkeit, wodurch die Betroffenen in Leistungstests massive Langsamkeit zeigen oder sich bei Persönlichkeitsfragebögen nicht für eine Antwort entscheiden können und mitunter langatmige Erklärungen in den Testbogen schreiben. Ein neuropsychologisches Defizit stellen *Erinnerungsstörungen* des Arbeitsgedächtnisses dar. Schon kurz nach einer Kontrollhandlung kann der Betreffende sich nicht mehr korrekt daran erinnern, ob er diese bereits durchgeführt hat und ob er dabei eventuell Fehler gemacht hat. Zwangshandlungen laufen automatisch, mit geringer Bewusstseinsbeteiligung ab, gleichzeitig aber im Zustand hoher Angst, die bekanntlich gedächtnishemmend ist. Diese Unfähigkeit, sich korrekt zu erinnern, verunsichert den Betroffenen weiter und führt schnell zu einer Wiederholung der Zwangshandlung.

D Neuropsychobiologie

Neurobiologische Korrelate

Patienten mit einer Läsion der Basalganglien (z. B. Encephalitis lethargica, Chorea minor) zeigen eine zwanghafte Symptomatik. Man vermutet, dass die Basalganglien Verhaltensprogramme beinhalten, die durch externe Reize aufgerufen werden und dann automatisch ablaufen. Im bildgebenden Verfahren zeigte sich eine gesteigerte Aktivität des *Nucleus caudatus*, die sich nach erfolgreicher Therapie verminderte. Ein zweiter Befund war eine übermäßige Erregung im orbitalen und präfrontalen Stirnlappen und im Gyrus cinguli.

Unklar ist das Ungleichgewicht von Transmittersystemen; u. a. wurde eine Überempfindlichkeit der Serotonin- wie auch der muskarinergen Acetylcholinrezeptoren vermutet. Serotonin-Wiederaufnahmehemmer haben eine therapeutische Wirkung; Medikamente, die zur Senkung von Serotonin führen, verstärken die Störung dagegen.

Pauls et al. (2014) wiesen in ihrem Artikel auch auf genetische Komponenten hin. Familien- und Zwillingsstudien haben gezeigt, dass die Zwangsstörung eine multifaktorielle familiäre Erkrankung ist, die sowohl polygene als auch umweltbedingte Risikofaktoren beinhaltet. Neuroimaging-Studien haben den kortiko-striato-thalamo-kortikalen Kreislauf in die Pathophysiologie der Störung involviert, was durch die Beobachtung spezifischer neuropsychologischer Beeinträchtigungen bei Patienten mit Zwangsstörung, hauptsächlich in exekutiven Funktionen, unterstützt wird. Genetische Studien weisen darauf hin, dass Gene, die das serotonerge, dopaminerge und glutamaterge System und die Interaktion zwischen ihnen beeinflussen, eine entscheidende Rolle für das Funktionieren dieses Kreislaufs spielen. Umweltfaktoren wie unerwünschte perinatale Ereignisse, psychische und neurologische Traumata können die Expression von Risikogenen verändern und somit die Manifestation von zwanghaftem Verhalten auslösen (Pauls et al. 2014).

E Diagnostik

Das bekannteste spezifische Testverfahren ist das Hamburger Zwangsinventar in der Lang- (Zaworka et al. 1983) bzw. in der etwas neueren Kurzform (Klepsch et al. 1993). Daneben eignen sich Breitbandverfahren, z. B. der bereits erwähnte MMPI. Weiterhin gibt es im deutschsprachigen Raum das Multidimensionale Zwangsstörungsinventar (Gönner et al. 2016) und für Kinder das Diagnostikum für Zwangsstörungen im Kindesalter (Goletz et al. 2020)

F Therapie

Medikamentös wird mit Antidepressiva behandelt, die in deutlich höherer Dosierung als bei Depressiven verabreicht werden müssen. Ein Wirkungseintritt zeigt sich frühestens nach zwei Monaten. In der Psychotherapie dominiert die Verhaltenstherapie mit *Desensibilisierung*, *Konfrontationstherapie* und *Flooding*. Rund ein Drittel der Patienten sind therapieresistent, hier wird mitunter der vordere Teil des Gyrus cinguli thermisch zerstört (*Zingulotomie*). In einer anderen Operationsmethode durchtrennt man die Bahnen vom Stirnhirn zum Nucleus caudatus (*subkaudale Traktotomie*). Goodman et al. (2021) wiesen in einem Übersichtsartikel auf weitere Behandlungsmethoden hin. Nach Ansicht der Autoren deuten klinische Studien auf eine Dysfunktion des glutamatergen Systems bei Zwangsstörungen hin, was die Erprobung glutamatmodulierender Wirkstoffe veranlasst. Funktionelle Bildgebungsstudien bei Zwangsstörungen zeigen konsistente Hinweise auf eine erhöhte Aktivität in Hirnregionen, die eine cortico-striato-thalamo-corticale Schleife bilden. Neuromodulationsbehandlungen mit entweder nichtinvasiven Geräten (z. B. transkranielle Magnetstimulation) oder invasiven Verfahren (z. B. Tiefenhirnstimulation) bieten weitere Unterstützung (Goodman et al. 2021).

4.10 Dissoziative Störungen

A Einleitung

Zu den dissoziativen Störungen gehören z. B. die multiple Persönlichkeit, das Ganser-Syndrom, die dissoziative Fugue, -Amnesie und -Identitätsstörung. Eines der Hauptsymptome dieser Erkrankungen sind Gedächtnisstörungen, was auch sie in den Bereich der Neuropsychologie rückt.

B Fallbeispiel

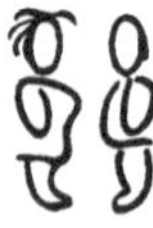

Markowitsch beschrieb einen 37-jährigen Patienten, der statt Brötchen zu holen, wegfuhr und tagelang quer durch Deutschland reiste. Er suchte dann eine Klinik auf, war aber nicht imstande, persönliche Angaben zu machen; seine Identität wurde erst durch eine Polizeifahndung geklärt. Als er wieder nach Hause zurückkehrte, konnte er sich weder an seine Frau noch an die Kinder erinnern. Interessant war, dass sogar seine früheren allergischen Asthmazustände verschwunden waren. Man fand weder Auffälligkeiten im Kernspin noch in der neuropsychologischen Diagnostik; in Gedächtnistests schnitt er sogar gut ab. Man gab ihm Wortfragmente von Namen aus seinem individuellen Bekanntenkreis, die er ergänzen sollte. Das Ergebnis des Patienten lag aber weit unterhalb der Ratewahrscheinlichkeit, er hatte so gut wie keinen der Namen richtig ergänzt, sondern fast immer die falsche Alternative gewählt. Markowitsch interpretierte dies als unbewusste Blockade von Wissen. Jede Erinnerung an das frühere Leben erzeugte Angst und verstärkte dieses mnestische Blockade-Syndrom (Markowitsch et al. 2000, 2003).

C Symptome

Gedächtnisverlust als Schutz

Dissoziationen haben die Funktion, traumatische Erfahrungen oder als persönlichkeitsfremd erlebte Charakterzüge vom Bewusstsein abzuspalten; verwandte Begriffe sind die Derealisation und Depersonalisation. Durch die Abspaltung kann das Leben wieder erträglich werden. Patienten mit einer *Fugue* verlassen plötzlich ihren Wohnort, ziehen planlos umher und können sich nicht mehr an ihre individuelle Vergangenheit erinnern. Ursache sind traumatische Ereignisse oder langdauernde Belastungen. Patienten mit *multipler Persönlichkeit* bilden mehrere, völlig konträre Charaktere aus, die wechselseitig das Handeln dominieren, füreinander jedoch amnestisch sind (vermarktet in dem Buch bzw. Film „Dr. Jeckyll/Mr. Hyde"). Entsprechend einem Artikel von Sar et al. (2017) können Missbrauch und Vernachlässigung Gefühle der Entfremdung, Isolation und Einsamkeit auslösen, und solche Erfahrungen können die Auswirkungen von Traumata und die Entwicklung und Aufrechterhaltung der Multiplen Persönlichkeit verstärken. Fehlt die notwendige Beziehungsunterstützung, um eine konstruktive Verarbeitung spezifischer Missbräuche zu ermöglichen, wird das Kind in seiner Fähigkeit, diese Erfahrungen durch Narrative und die Eindämmung der aktivierten affektiven Zustände zu verstehen, behindert und damit die Integration des Missbrauchs mit anderen autobiografischen Erfahrungen verhindert. Folglich bleiben die Darstellungen von Missbrauchs-/Vernachlässigungserfahrungen von der Integration isoliert, und mit weiteren Vorfällen und Isolation kann die Fähigkeit des Kindes, ein normales Gefühl der Selbst-Beziehung-zu-anderen zu entwickeln, basierend auf einer kohärenten Erzählung, die

die Missbrauchserfahrungen einschließt, behindert werden und dissoziative Identitäten können beginnen, sich zu bilden (Sar et al. 2017).

Konversion

Patienten, die unter *Hysterie oder Konversionsstörungen* leiden (z. B. Blindheit oder Lähmungen ohne organische Grundlage) spalten Körperteile aus ihrem Bewusstsein ab, die sie dann nicht mehr bewegen oder wahrnehmen können. Konversions-Blinde können subjektiv wirklich nichts sehen, sie stoßen sich aber viel seltener als wirklich Blinde und reagieren in gefährlichen Situationen richtig. Dissoziative Amnestiker haben keinen Zugang mehr zu ihrer Lebensgeschichte, bei indirekten Fragen können sie dann aber doch Erinnerungen abrufen, etwa Details der Städte schildern, in denen sie aufgewachsen sind (solange man sie nicht fragt, ob sie dort gelebt haben). Die eigentliche Funktion ist also nicht defizitär, sondern der Zugang ist blockiert.

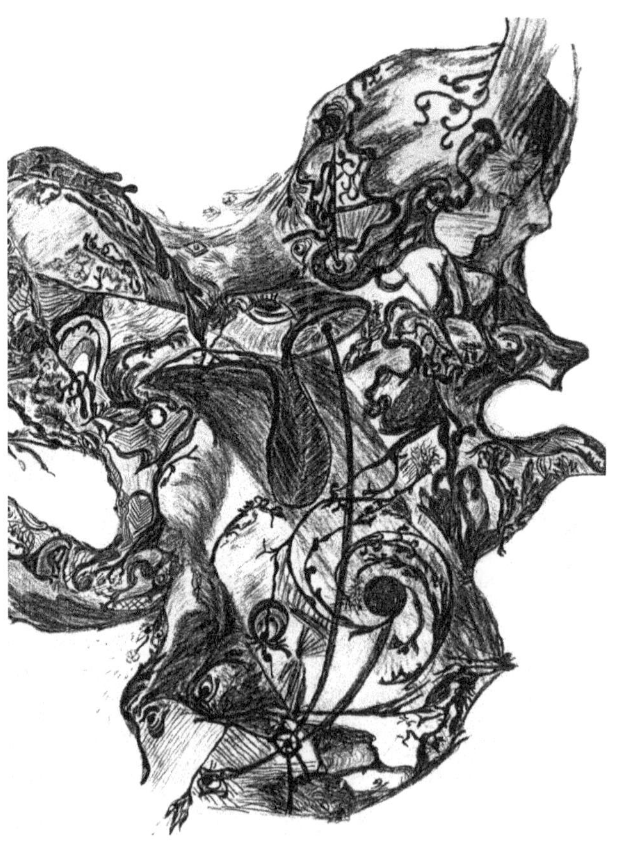

Abb. 4.7: Zeichnung einer Patientin mit dissoziativer Störung

D Neuropsychobiologie

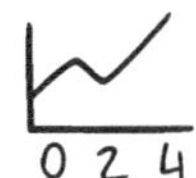

In einer PET-Studie wurde Probanden im hypnotisierten Zustand suggeriert, sie hätten eine Beinlähmung. Die Scans wurden mit echten Konversionspatienten verglichen. Es fanden sich nahezu identische Aktivierungsmuster im Bereich des rechten orbitofrontalen und anterioren zingulären Kortex, die man als Aktivierung hemmender Bahnen interpretierte.

In PET-Studien konnte man eine dissoziative Identität, die sich auf Traumaerinnerungen und Abwehroperationen konzentrierte, von einer dissoziativen Identität unterscheiden, die sich auf die Aufgaben des täglichen Lebens konzentrierte (Sar et al. 2017). Man fand darüber hinaus einen erhöhten cerebralen Blutfluss in der Amygdala, der Inselrinde und den somatosensorischen Bereichen im Parietalkortex und den Basalganglien sowie in den okzipitalen und frontalen Regionen und dem vorderen Zingulum. In einer fMRI-Studie fand man eine stärkere Aktivierung des parahippocampalen Gyrus. Eine strukturelle MRT-Studie ergab, dass Patienten mit dissoziativer Persönlichkeitsstörung kleinere Hippocampi und Amygdalae hatten als normale Kontrollpersonen (Vermetten et al. 2006). Weitere Studien fanden auch reduzierte Volumina im parahippocampalen Gyrus (Ehling et al. 2007). In zwei Einzelphotonenemissionscomputertomografie-Studien zeigten die Patienten eine orbitofrontale Hypoperfusion im Vergleich zu normalen Kontrollen. In einer dieser Studien ging dies mit einer bilateral erhöhten Perfusion in präfrontalen Regionen und okzipitalen Bereichen einher (Sar et al. 2001, 2007). Insgesamt deuten die Befunde auf eine orbitofrontale Hypoperfusion hin. Longitudinale Neuroimaging-Studien sprechen dafür, dass der orbitofrontale Kortex eine der letzten Regionen im Gehirn ist, die sich beim Menschen vollständig entwickelt hat (Sar et al. 2017).

Die Dissoziative Persönlichkeitsstörung wird derzeit als eine chronische komplexe posttraumatische Entwicklungsstörung verstanden, bei der negative Erfahrungen normalerweise in der frühen Kindheit beginnen und bei der die dissoziativen Identitäten aus der Unfähigkeit des Kindes resultieren, ein einheitliches Selbstgefühl über verschiedene einzelne Verhaltenszustände hinweg zu entwickeln und aufrechtzuerhalten (Sar et al. 2017). Es entstehen diskrete Identitäten mit ihrer eigenen Ich-Perspektive und Bewusstseinsbrüche zwischen diesen Identitäten. Vernachlässigte, misshandelte oder sexuell missbrauchte Kinder zeigen fehlerhafte Differenzierungen im limbischen System und haben eine lebenslang erhöhte Vulnerabilität für psychische Störungen. Beispielsweise wurden bei Betroffenen rechtshemisphärische Beeinträchtigungen gefunden, die mit sozialen Bindungsstörungen in Einklang stehen.

E Diagnostik

Differentialdiagnostik Die Differentialdiagnose zwischen dissoziativen und organisch bedingten Gedächtnisstörungen kann kompliziert sein. Eine bekannte Hirnläsion vereinfacht die Trennung nicht immer, da auch der psychisch-bedingten Form oft ein leichter Unfall o. ä. vorausging, der als Auslöser für die Flucht ins Vergessen diente. Bei ZNS-Schäden ist vorwiegend das Arbeitsgedächtnis gestört, bei dissoziativer Amnesie das episodische Gedächtnis. Konversionspatienten zeigen meist eine Komorbidität mit weiteren psychischen Störungen; Persönlichkeitsprofile in gängigen Testverfahren sind hilfreich. Oft findet man durch Befragung Angehöriger vorangegangene seelische Traumen. Manchmal ist es möglich, die Gedächtnisblockade durch implizite Nutzung von Erinnerungen zu umgehen. Auffällig ist die mangelnde Besorgnis dieser Patienten gegenüber ihren Ausfällen. Typisch für die Betroffenen mit Multipler Persönlichkeit ist, dass sie sich an Stunden oder manchmal auch Tage bis Wochen ihres Lebens nicht mehr erinnern können. Sie werden vom Umfeld mit Äußerungen oder Verhaltensweisen konfrontiert, an die sie sich absolut nicht erinnern können. Dies liegt daran, wenn jeweils eine der multiplen Persönlichkeiten die Führung übernommen hat, dass die anderen Persönlichkeiten verdrängt werden und praktisch nichts von den Handlungen mitbekommen.

F Therapie

Die Behandlung dissoziativer Störungen ist noch heute eine Domäne tiefenpsychologischer und psychoanalytischer Verfahren. Seltener werden Verhaltens- oder andere Therapieformen eingesetzt. In einigen Studien wurden gute Auswirkungen von antidepressiver Medikation berichtet. Auch Hypnose scheint für einige Betroffene hilfreich zu sein, um verborgene Teile der Persönlichkeit kennenzulernen (Cochrane Database 2020). Das Ziel der Therapie, alle Teile zu einer großen Persönlichkeit zusammenzufügen, lässt sich in der Regel nicht erreichen, insbesondere da einige Persönlichkeiten die abgespaltenen traumatischen Erinnerungen beinhalten. Oft ist eher das Ziel, dass sich die einzelnen Persönlichkeiten untereinander kennenlernen, akzeptieren und sich Raum einräumen.

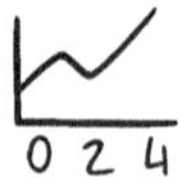

Erfolgreiche Therapie verändert auch die Hirnfunktion. Markowitsch (1999) beschrieb A. M. N., der durch ein traumatisches Erlebnis unter Amnesie litt.

In einer PET-Untersuchung wurde ein massiv reduzierter Glukoseverbrauch in den Gedächtnisstrukturen beobachtet. Nach einem Jahr Therapie hatte sich der Hirnstoffwechsel normalisiert. Yasuno et al. (2000) zeigten bei einer Patientin mit dissoziativer Amnesie, dass der Abruf semantischer Informationen zu einer starken rechtshemisphärischen Aktivierung im limbisch-kortikalen System führte, dagegen reagierten gesunde Kontrollprobanden linksseitig. Erklärt wurde dies damit, dass Langzeitgedächtnisinformationen stark mit negativen Emotionen verarbeitet worden waren. Ein Jahr später hatte die Patientin einen großen Teil ihrer Erinnerungen zurück, und die rechtshemisphärische Überaktivierung hatte sich normalisiert.

4.11 Persönlichkeitsstörungen

A Einleitung

Persönlichkeitsstörungen entstehen durch Extremausprägungen von Charaktereigenschaften. Meist leidet die Umwelt mehr darunter als der Betroffene selbst. Entsprechend ist die Therapiemotivation oft gering.

B Fallbeispiel

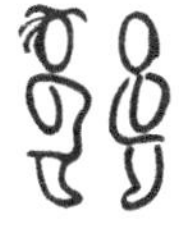

Im Verlauf einer Tätigkeit für die Gerichtsmedizin in Kiel hatte einer der Autoren einmal Gelegenheit in der JVA Neumünster einen jungen Mann mit antisozialer Persönlichkeitsstörung nach § 20, 21 StGB zu untersuchen. Da der Gutachter mit dem Motorrad angereist war und in schwarzer Lederkluft zu ihm kam, war er dem Straftäter spontan sympathisch, sodass er ihm seine Lebensgeschichte unverhohlen erzählte. Schon als Kind hatte er seinen Eltern hemmungslos Geld aus dem Portemonnaie entwendet. Mit 13 Jahren vergewaltigte er eine 11-Jährige. Besonders stolz war er darauf, als 14-Jähriger von einer Baustelle einen Raupenschlepper geklaut zu haben; er war damit mehrere Kilometer durch die Stadt gefahren, bis die Polizei ihn stoppen konnte. Die Schule schwänzte er regelmäßig, auch unter seinen Freunden verhielt er sich hemmungslos gewalttätig. Ermahnungen seiner Eltern, Lehrer, des Jugendamtes und des Gerichts hörte er sich verständnisvoll an, hielt Vereinbarungen aber prinzipiell niemals ein. Immer wieder vergewaltigte er junge Mädchen. Nachdem er mehrfach dabei identifiziert worden war und eine zweijährige Jugendstrafe hatte absitzen müssen, war die einzige Lehre, die er daraus gezogen hatte, bei seiner nächsten Tat zu versuchen, das Mädchen zu erschlagen, damit sie ihn nicht anzeigen konnte. Die 16-Jährige, die er für tot gehalten hatte, überlebte aber schwerverletzt. In der Exploration erzählte er sorglos-heiter von seinen Taten; Reue zeigte er gar nicht, wollte aber wissen, was genau er denn tun müsse, um in den Genuss einer Strafmilderung zu kommen.

C Symptome

Störungsarten Die eben beschriebene Soziopathie ist nur eine unter vielen Persönlichkeitsstörungen; die bekanntesten sind z. B.:

- *Schizotype Persönlichkeitsstörung* (Gefühlskälte, sozialer Rückzug, Misstrauen, paranoid wirkende Ideen und magisch-abergläubisches Denken).
- *Borderline-Persönlichkeitsstörung* (emotional-instabile Persönlichkeitsstörung, impulsive Handlungen, emotionale Krisen, Selbstverletzungen, Suizidversuche, Alkohol- und/oder Drogenexzesse).
- *Antisoziale Persönlichkeitsstörung* (Soziopathie, Probleme sich an Normen zu halten, fehlende Angst vor Bestrafung, herzloses Unbeteiligtsein am Leid anderer, verantwortungsloses Verhalten, aggressive Ausbrüche).
- *Narzisstische Persönlichkeitsstörung* (übersteigerte Selbstbewunderung, maßlose Überschätzung eigener Fähigkeiten, hemmungsloses Ausnutzen anderer, Unfähigkeit, Fehler zuzugeben).
- *Vermeidend-selbstunsichere Persönlichkeit* (dependente Persönlichkeit, anklammerndes Verhalten, fehlende Selbständigkeit, Ängste und Minderwertigkeitsgefühle).

Störungs-Cluster Das Diagnostische und Statistische Manual (DSM) fasst die Persönlichkeitsstörungen zu drei großen Gruppen zusammen: *Cluster A* (paranoide, schizoide und schizothyme Persönlichkeitsstörung), *Cluster B* (histrionische, antisoziale, narzisstische und Borderline-Störung) und *Cluster C* (selbstunsichere, abhängige, zwanghafte, passiv-aggressive Persönlichkeitsstörung).

D Neuropsychobiologie

Persönlichkeitsstörungen sind so tief verankert, dass die neurobiologische Fundierung hier naheliegt.

Schizoide Persönlichkeit

Menschen mit *schizotypischer Persönlichkeit* zeigen eine abgemilderte schizophrene Symptomatik. Handelt es sich hier um eine „kleine" Schizophrenie? Befunde stützen diese Annahme; Schizotype zeigen ähnliche morphologische Veränderungen wie bei Schizophrenie, z. B. Ventrikelvergrößerungen. Das Cava septi pellucidi gilt als Hinweis auf eine frühe Entwicklungsstörung; es findet sich bei 30–35 % der Schizophrenen, bei 19–27 % der schizotypen Patienten, aber nur bei 10–13 % der Gesunden. Neuropsychologisch zeigen Schizotype ähnliche, aber abgeschwächte kognitive Defizite wie Schizophrene. Nach Amphetamingabe entwickeln schizotyp Persönlichkeitsgestörte schnell paranoide Symptome, was die Vermutung eines erhöhten Dopaminspiegels unterstreicht. Genetisch fand man unter eineiigen Zwillingen eine Übereinstimmungsrate von 30 %, bei zweieiigen dagegen nur von 4 %.

Borderline Neurobiologie

Die Emotionsinstabilität bei der *Borderline-Persönlichkeitsstörung* (BPS) wurde primär mit einem beeinträchtigten fronto-limbischen Hemmnetzwerk in Verbindung gebracht. In einer Studie von Baczkowski et al. (2017) zeigten Borderline-Patienten im Gegensatz zu Nichtpatienten eine verringerte funktionale Konnektivität des frontalen Kortex mit dem posterioren zingulären Kortex und eine erhöhte Konnektivität mit dem oberen Parietallappen, was hindeutet auf: (a) veränderte kognitive Kontrolle, die typischerweise verwendet wird, um Leiden indirekt zu lindern, indem die Bedeutung emotionaler Stimuli neu interpretiert wird; (b) beeinträchtigte direkte Regulation emotionaler Reaktionen, die bei Persönlichkeitsstörungen häufig auftreten können; (c) Vermeidung von selbstbezogenen Bewertungen, die durch soziale emotionale Reize induziert werden.

Soziopathie

Die *antisoziale Persönlichkeitsstörung* scheint eine genetische Komponente zu haben: Männer sind dreimal so häufig betroffen wie Frauen, familiäre Häufung und Adoptionsstudien unterstützen diese These. Neuropsychologische Untersuchungen weisen auf einen Mangel an Abstraktionsvermögen und geistiger Flexibilität hin, was als verminderte Funktion des Frontallappens interpretiert wird. Untersuchungen mit bildgebenden Verfahren fanden eine Reduktion der grauen Substanz im präfrontalen Kortex. Mitunter werden Parallelen zwischen Hyperaktivität (ADHS) und antisozialer Persönlichkeit gesehen. Offenbar haben beide Gruppen ein zu niedriges Arousal, verspüren wenig Angst und sind auf der ständigen Suche nach extremer äußerer Stimulation.

Kola Sujatha et al. (2011) nutzen die Monoaminoxidase-A-Genotypisierung und untersuchten die funktionelle Konnektivität, um die Beziehung zwischen Genotyp und kortiko-striataler Konnektivität bei 21 männlichen Teilnehmern mit schwerer antisozialer Persönlichkeitsstörung und 19 männlichen gesunden Kontrollpersonen zu untersuchen. Die dorsale striatale Konnektivität zum Frontalpol und zum vorderen Gyrus cinguli differenzierte Patienten mit antisozialer Persönlichkeitsstörung und gesunde Kontrollpersonen nach Monoaminoxidase-A-Genotyp. Die Ergebnisse legen nahe, dass der Monoaminoxidase-A-Genotyp die kortiko-striatale Konnektivität bei antisozialer Persönlichkeitsstörung beeinflussen kann und dass diese funktionellen Verbindungen auch der Verwendung proaktiver Aggression in genotypspezifischer Weise zugrunde liegen können.

Auch beim *Borderline-Syndrom* fand man eine verminderte Aktivität der präfrontalen grauen Substanz. In genetischen Untersuchungen stellte man ebenfalls eine familiäre Häufung fest. Im Gegensatz zur antisozialen Störung sind beim Borderline-Syndrom drei Viertel der Betroffenen Frauen.

Serotonin Suizidalität, selbstverletzendes Verhalten und Substanzabhängigkeit hängen mit einer Unterfunktion des *Serotoninsystems* zusammen. Bei Primaten konnten Verminderung der Impulskontrolle und (auto-) aggressives Verhalten durch Erniedrigung dieses Botenstoffes hervorgerufen werden. Bei Borderline-Patienten wurde ebenfalls eine niedrige Serotoninsyntheserate gemessen. Angenommen wird, dass der Serotoninspiegel für emotionale Labilität sorgt und die Unterfunktion des orbitofrontalen Kortex zur mangelnden Impulskontrolle führt. Bei Männern wendet sich diese infolge des hohen Testosteronspiegels eher nach außen; bei Frauen unter Noradrenalineinfluss eher gegen sich selbst.

Bei der *vermeidend-selbstunsicheren Persönlichkeitsstörung* fand man unter provozierenden Versuchsbedingungen starke Aktivierungen im medio-orbitofronalen, fronto-lateralen, anterioren und temporalen Bereichen, außerdem im anterioren zingulären Kortex.

E Diagnostik

Neben ausführlicher Exploration und Befragung von Bezugspersonen geben übliche Persönlichkeitsfragebögen einen ersten Anhalt. Hier eignen sich vorwiegend Tests mit Ausrichtung auf psychiatrische Klassifizierungen wie z.B. der bereits genannte MMPI. Gängige Tests sind:

Borderline-Persönlichkeits-Inventar (Leichsenring 1997), Skala zur Erfassung der Impulsivität und emotionalen Dysregulation der Borderline-Persönlichkeitsstörung (Kröger/Kosfeld 2011), Strukturiertes klinisches Interview für DSM-5-Persönlichkeitsstörungen (Beesdo-Baum et al. 2019) und das Persönlichkeitsstörungs-Rating-System (Sachse 2020).

F Therapie

Therapieresistenz

Die meisten Persönlichkeitsstörungen gelten aufgrund mangelnden Leidensdrucks und fehlender Therapiemotivation als therapieresistent. Durch Verhaltenstherapie gelingt über externe positive/negative Verstärkung mitunter eine gewisse Beeinflussung. Einen guten Überblick bieten Beck/Freeman (1993). Insgesamt hängt die Behandlung von der Art der Persönlichkeitsstörung ab, die sehr unterschiedlich ausfällt. Oft leidet die Umwelt mehr unter den Verhaltensweisen als der Betroffene, was die Therapie zusätzlich erschwert. Häufig ist keine Einsicht vorhanden, sondern die Ursache für die sozialen Schwierigkeiten werden auf die Umwelt projiziert.

Bei Cluster-B-Störungen entfalten serotoninerhöhende Antidepressiva positive Effekte. Einige Betroffene profitieren von dem Antikonvulsivum Carbamazepin, das als Stimmungsstabilisator auch bei manisch-depressiver Verstimmung eingesetzt wird. In Extremfällen schizotypischer Persönlichkeit kann man an die Verabreichung von Neuroleptika denken.

4.12 Homosexualität und Veränderungen der Geschlechtsidentität

A Einleitung

Veränderungen der Geschlechtsidentität

Noch vor 50 Jahren sah man *Homosexualität* als krankhaft an und versuchte, Schwulen ihre gleichgeschlechtliche Orientierung durch Elektroschocks abzugewöhnen. Bei *Transsexuellen* ging die Psychoanalyse davon aus, dass in der Kindheit eine Identifikation mit dem falschen Elternteil stattgefunden hatte. Heute kristallisiert sich eine neurobiologische und insbesondere genetische Komponente heraus. Transsexualität wurde zur Transidentität umbenannt, da es sich nicht primär um ein sexuelles Phänomen handelt, sondern um ein abweichendes Identitätsgefühl.

B Fallbeispiel

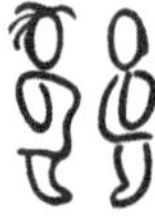

Manuel hat sich von einer Frau zum Mann operieren lassen, indem aus Gewebe des Unterarms ein Penoid (Penisersatz) geformt worden war: „Bereits nach sechs Monaten (zum Erstaunen des Arztes) hatte ich bereits Gefühl im Penoid. Dieses Gefühl reichte bis in etwa zur Hälfte von der Penoidbasis in Richtung Spitze. Ich nahm bereits feinste Berührungen war, jedoch empfand ich noch nichts an der wirklich berührten Stelle. Vielmehr merkte ich das alles in der Leiste. D. erklärte mir, dass dies normal sei, denn die Nerven wurden ja da quasi angeschlossen. Es brauche viel Zeit bis sich auch der Kopf umgestellt hat. [...] Zur Orgasmusfähigkeit: Nun, diese hatte ich bereits als ich nach Hause kam aus dem Spital, was 16 Tage nach der Operation war. Ob es sich nun anders anfühlt? Für mich ja. Es ist kompliziert zu beschreiben. Vielleicht kommt es auch einfach daher, dass es nun für mich mit Kopf und Körper übereinstimmt. Es ist viel intensiver und nicht mehr auf eine Region definiert." (Kasten 2006 126 f)

C Erscheinungsbild

Symptome *Homosexuelle* (Schwule, Lesben) fühlen sich emotional zu Personen ihres eigenen Geschlechts hingezogen. In gegengeschlechtliche Partner können sie sich meist nicht verlieben und werden sexuell nicht ausreichend erregt. Bisexuelle fühlen sich zu beiden Geschlechtern hingezogen. Sexuelle Orientierung ist kein dichotomer Bipol, sondern ein Kontinuum mit Abstufungen, aktuell unterstützt von dem Begriff diverse Geschlechtsidentität.

Transvestiten kleiden bzw. schminken sich wie das andere Geschlecht. Einem Teil dient dies zur sexuellen Erregungssteigerung (z. B. Tanga-Slips, BHs, hohe Schuhe), andere fühlen sich in völlig normaler gegengeschlechtlicher Bekleidung einfach wohler.

Transidente (Transsexuelle, Transgender, Gender Dysphoria) sind quasi im falschen Körper geboren worden. Von Kindheit an verhalten sie sich entgegen ihrem Geschlecht und streben oft eine Geschlechtsumwandlung an.

Hermaphroditen sind Menschen, die mit beiden Geschlechtsteilen geboren werden (Vagina und penisartig vergrößerte Klitoris), eine Zuordnung ist zwar auf der Basis der XY-Chromosomen möglich, entspricht aber nicht zwangsläufig der mentalen Ausrichtung.

D Neuropsychobiologie

Genetik

Lange Zeit glaubte man, dass Homosexualität keine genetische Komponente haben kann, da diese Personen sich nur selten fortpflanzen. Es gibt aber deutliche familiäre Häufungen. Monozygote Zwillinge zeigten eine Konkordanzrate zwischen 48–52 %, dizygote nur 16–22 %. Familien- und Zwillingsstudien zeigen, dass Gene eine Rolle spielen (Roselli 2018).

Sexuelle Orientierung des Gehirns

Haben homosexuelle Männer ein weibliches Gehirn? Man fand Teile des Hypothalamus, die bei Frauen und männlichen Homosexuellen kleiner als bei heterosexuellen Männern sind; dafür war der Nucleus suprachiasmaticus bei Homosexuellen vergrößert. Diese Ergebnisse sind aber bislang ebenso umstritten wie die Behauptung, Frauen hätten generell ein größeres Corpus callosum. Auch hier sollen männliche Homosexuelle im Vergleich zu ihren heterosexuellen Geschlechtsgenossen mehr Fasern haben.

Burke et al. (2017) fanden eine fraktionale Anisotropie (Richtungsabhängigkeit) von Patienten mit Varianten der Geschlechtsidentität im rechten inferioren Fronto-Okzipital-Trakt, der parietale und frontale Hirnareale verbindet und die eigene Körperwahrnehmung vermittelt. Die Ergebnisse dieser Autoren legen nahe, dass die neuroanatomische Signatur von Transgenderismus mit Hirnarealen zusammenhängt, die die Wahrnehmung von Selbst- und Körperbesitz verarbeiten, während Homosexualität mit einer geringeren cerebralen sexuellen Differenzierung verbunden zu sein scheint.

Testosteron

Weite Verbreitung hat die These, dass ein hoher Testosteronspiegel während der Schwangerschaft bei Männern zu heterosexuellem Verhalten führt, bei Frauen dagegen zu homosexueller Veranlagung. Ein niedriger Testosteronspiegel in derselben sensiblen Phase führt zu homosexuellem Verhalten bei Männern, aber zur Heterosexualität bei Frauen. Auch Studien zur Transidentität gehen davon aus, dass das kindliche Gehirn in bestimmten sensiblen Phasen anders geprägt wird (Nieder 2012). Infolge von Krankheiten oder durch Stress kann es pränatal zu einer Über- oder Unterproduktion von Testosteron kommen, die Auswirkungen auf die Geschlechtsorientierung hat.

Sexuelle Identität und sexuelle Orientierung sind allerdings unabhängige Bestandteile, beide Dimensionen harmonieren meistens – aber nicht immer – mit dem genitalen Geschlecht einer Person. Es gibt einen Zusammenhang von sexueller Identität und sexueller Orientierung mit prä- und postnatalen Faktoren, die die Entwicklung des Gehirns und den Ausdruck sexuellen Verhaltens beeinflussen. Hinweise darauf, dass Geschlechtsidentität und sexuelle Orientierung durch pränatale Exposition gegenüber Testosteron maskulinisiert und in Abwesenheit feminisiert werden, stammen aus der Grundlagenforschung an Tieren (Roselli 2018): Eine Vielzahl von Studien weist einen Zusammenhang von Androgen-Exposition und Störungen der sexuellen Entwicklung nach. Auch die mütterliche Immunantwort spielt eine Rolle als Faktor für die sexuelle Orientierung.

E Diagnostik

Homosexuelle Tendenzen werden von Betroffenen oft lange Zeit verdrängt. Aufklärung kann hier nur vorsichtige Befragung schaffen, etwa nach dem Inhalt erotischer Phantasien und Träume. Auch projektive Verfahren wie z.B. der Rorschach-Test oder der Thematische Apperzeptionstest lassen sich heranziehen, um Klarheit über die eigene sexuelle Orientierung zu gewinnen.

Differentialdiagnostisch ist bei Transidentität eine körperdysmorphe Störung auszuschließen. Manche dieser Betroffenen schieben alle ihre Probleme darauf, den falschen Körper zu besitzen, und sind nach der Operation frustriert, wenn sie noch mehr soziale Schwierigkeiten haben als vorher. Für Geschlechtsidentitäts-Veränderungen eignet sich der Düsseldorfer Fragebogen zur Transidentität (Söder 1998).

F Therapie

Eine Psychotherapie zum Zweck der Veränderung einer *Homosexualität* wird heute nicht mehr durchgeführt; man sieht dieses Verhalten inzwischen als normale Variante an. Eine Behandlung ist nur erforderlich, wenn der Betreffende unter seiner Veranlagung leidet. Problematisch ist, dass Homosexuelle auch heute noch diskriminiert werden und ihre geschlechtliche Ausrichtung daher nicht vor sich selbst und/oder anderen zugeben können; hier kann ggf. psychotherapeutisch gearbeitet werden.

Psychologische Gutachten für Geschlechtsumwandlungen

Wenn *Transidente* eine Geschlechtsumwandlung erhalten möchten, müssen psychologische bzw. psychiatrische Gutachten vorliegen, aus denen klar hervorgeht, dass sie nicht unter einer psychischen „Störung“ leiden, die den Wunsch bedingt. Da die Geschlechtsumwandlung im sozialen Umfeld meist nicht auf einhellige Begeisterung stößt, muss der Betreffende auch darauf vorbereitet werden, mit negativer

Rückmeldung umzugehen. Typische Reaktionen des Umfeldes werden treffend z. B. in dem Buch über Body Modification beschrieben (Kasten 2006). Furcht vor Zurückweisung, Probleme bei der Findung eines Partners, Schwierigkeiten eine akzeptable berufliche Tätigkeit zu finden sind die häufigsten Befürchtungen (Cooper et al. 2020).

4.13 Sucht

A Einleitung

Breite Definition

Beim Menschen handelt es sich um ein zur Sucht neigendes Wesen; unser Gehirn ist neurobiologisch darauf vorbereitet, Abhängigkeiten zu entwickeln. Der klassische Suchtbegriff bezog sich zunächst nur auf extern zugeführte Substanzen wie z. B. Alkohol und Opiate. Bei Verhaltensweisen wie Mager-, Ess-, Spiel-, Sammel-, Kauf-, Sex-, Internetsucht und Workaholismus (Arbeitssucht) greift unser Gehirn auf körpereigene Glücksbotenstoffe zurück, die aber fast ebenso abhängig machen können wie Heroin oder Wodka.

B Fallbeispiel

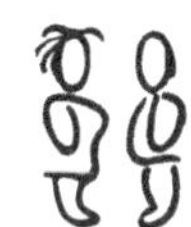

In einem Gerichtsgutachten, das wir unlängst verfasst haben, ging es darum, ob ein alkoholkranker Straftäter für seine Handlungen verantwortlich gemacht werden konnte. Herr D. hatte unter anderem Dutzende von Ladendiebstählen begangen. In einem Schriftstück gab er dies unumwunden zu:
„Ich bin stark alkoholabhängig und war zu dieser Zeit von Rückfällen und Entzugserscheinungen befallen. Da ich finanzielle Probleme hatte, blieb mir keine andere Wahl, als zu stehlen. Ich konnte mein Handeln nicht mehr steuern."
Von mir und meinem Kollegen befragt, meinte er, das einzige Ziel sei gewesen, Alkohol zu besorgen. Meist wollte er sich nur Bier holen, bekam im Laden dann aber das Gefühl, dass das nicht reichen würde. Darum habe er sich dann noch eine Flasche Schnaps eingesteckt. Er fügte hinzu, er sei in seinem betrunkenen Zustand so oft dabei erwischt worden, dass der Ladendetektiv ihn schon mit „Du" angesprochen und gesagt habe: „So blöd wie du das machst, das gibt's schon gar nicht mehr."

C Symptome

Alkoholmissbrauch

Alkohol führt zu einer Fülle neuropsychologischer Auffälligkeiten. Ab 0,3 Promille kommt es zur Verschlechterung von Sehleistungen und Reaktionszeiten. Subjektiv fühlen die Betroffenen aber Leistungssteigerung und leichte Euphorisierung. Im Zustand des Angetrunkenseins (um 0,8 Promille) kommen Störungen der Feinmotorik und des Gleichgewichts hinzu. Im leichten Rausch (1,2–1,6 Promille) zeigen sich Bewegungsstörungen, verwaschene Sprache, Enthemmung und Fehleinschätzung gefährlicher Situationen. Im mittelschweren Rausch (1,6–2,0 Promille) findet man depressive Verstimmungen, Schläfrigkeit und Doppelbilder, die dann in Bewusstlosigkeit übergehen können. Bei Personen, die Alkohol gar nicht oder nur gelegentlich trinken, liegt die letale (tödliche) Alkoholdosis bei rund 4 Promille.

Alkohol zu trinken ist ein sozial akzeptiertes Verhalten. Warum entwickelt nicht jeder eine Sucht? Alkoholismus unterliegt einer starken genetischen Determinierung. Man findet familiäre Häufungen, die nicht nur durch das Milieu zu erklären sind. Auch Zwillingsstudien unterstreichen dieses Risiko.

Alkoholdehydrogenase

Ein Faktor bei der Suchtentwicklung scheint das Ausmaß des Katers am Morgen nach einer durchzechten Nacht zu sein. Bleibt der Konsum weitgehend folgenlos, so unterstützt dies die Entwicklung einer Abhängigkeit. Biochemische Grundlage ist die Umwandlung von Ethanolin Acetaldehyd (*Alkoholdehydrogenase*). Bei einem kleinen Teil der Europäer geschieht diese Umwandlung aufgrund einer genetischen Veränderung nur schwerfällig und führt zu unangenehm-aversiven Effekten, was Alkoholsucht verhindert.

Neuropsychologische Defizite

Neuropsychologische Defizite bestehen nicht nur im akuten Rausch. Langjähriger Alkoholmissbrauch führt zu diversen Störungen. Körperliche Langzeitfolgen sind z. B.: Leberzirrhose, Herz- und Gefäßschäden, Blutgerinnungsstörungen, Magen-Darm-Entzündungen, erhöhtes Krebsrisiko, Potenzstörungen, Vitaminmangelerscheinungen, Polyneuropathie (mit Sensibilitäts- und Bewegungsstörungen), Wernicke-Enzephalopathie (mit Lähmungen und Verwirrtheit). (Neuro-)psychologische und psychiatrische Folgen sind u. a.: Aufmerksamkeits- und Gedächtnisstörungen, diverse kognitive Defizite, Demenzentwicklung, *Korsakow-Syndrom*, Alkoholhalluzinose und alkoholischer Wahn (etwa Eifersuchtswahn).

Tranquilizersucht

In der Gruppe der Tranquilizer (Beruhigungsmittel) haben Benzodiazepine ein Suchtpotential; sie reagieren am selben Rezeptor wie Alkohol und führen zur raschen Toleranzentwicklung. Typische Folge nach Absetzen sind Unruhe, Nervosität, Angst und Schlafstörungen. Bei hoher Dosierung auch Muskelzittern, Verwirrtheit, Halluzinationen und epileptische Krämpfe. Nach jahrelanger Einnahme entstehen Gleichgültigkeit, Missmut, Leistungsminderung und Vergesslichkeit. Bei Einnahme in der Schwangerschaft kann es zum *Floppy-Infant*-Syndrom kommen; die Kinder sind bei der Geburt tranquilizersüchtig.

Opioid-Wirkung

Primäre Wirkung der Opiate ist die starke Euphorisierung. Beim Rauchen von Opium entsteht ein seelig-entspannter Zustand; nach der Injektion von Opiaten kommt es zu einem schwallartigen, massiven Glücksgefühl (flash), das dann in den zufrieden-heiteren Zustand übergeht und einige Stunden andauert. In Komödien wird der Drogenrausch meist als geistesabwesende Heiterkeit dargestellt. Nicht ansprechbar ist der User aber nur im Flash. Im Gegensatz zum Alkohol erkennt der Unkundige danach kaum noch, ob jemand durch Opiate berauscht ist. Reaktionen sind verlangsamt, und es gibt beträchtliche neuropsychologische Defizite; diese können von den Betreffenden aber kompensiert werden. Lediglich an den stecknadelkopfgroßen Pupillen ist zu erkennen, dass etwas nicht stimmt.

Arten von Opiaten

Man unterscheidet *natürliche* Opiate (Rohopium und Morphium), von *halbsynthetischen* (z.B. Heroin), *vollsynthetischen* (z.B. Methadon) und körpereigenen Opioiden (Enkephaline, Dynorphine, ß-Endorphin). Letztere wirken als Botenstoffe oder werden ins Blut ausgeschüttet und haben dort eine länger anhaltende hormonartige Wirkung. Bei Einnahme von Opiaten als Droge kommt es rasch zur Entwicklung einer Toleranz; schon nach dem ersten Konsum besteht psychische Abhängigkeit, da der Effekt zu faszinierend ist, um ein singuläres Erlebnis zu bleiben. Etwa nach zehn Tagen regelmäßigen Konsums muss die Dosis verdoppelt werden. Langjährige User vertragen das -zigfache der für den Normalbürger tödlichen Letaldosis.

Opiat-Entzugssymptome

Das Entzugssyndrom (*turkey*) setzt bereits nach wenigen Stunden ein und umfasst Pupillenerweiterung, beschleunigten Puls, Blutdruckerhöhung und Schweißausbruch (*Noradrenalinsturm* durch Enthemmung). Bei schwerer Sucht kommt es zu Erbrechen, Durchfall, Muskelschmerzen und -krämpfen, grippeähnlichen Symptomen mit Kopfschmerzen, Schüttelfrost und Fieber. Der Entzug dauert rund eine Woche, Schlafstörungen persistieren länger. Die psychische Sucht bleibt lebenslang bestehen und bietet immer einen Nährboden für einen Rückfall. Bei langjährigen Usern entstehen chronische, z.T. irreversible Defizite, insbesondere zunehmender Persönlichkeitsverfall mit Interesselosigkeit, Leistungsverlust, Vernachlässigung des Äußeren und amotivationalem Syndrom. Pro Jahr geht die Sucht für etwa 3 % aller Opiatabhängigen tödlich aus.

Antriebs-steigernde Stoffe

Kokain, Amphetamin und Stimulanzien (*Wachmacher, Weckamine, Appetitzügler*) haben eine antriebssteigernde Wirkung. Kokain (*Schnee*, aus der Coca-Pflanze) wird meist geschnupft, kann aber auch durch Erhitzen in *Freebase* überführt und dann geraucht werden. Manchmal wird es mit Sodiumbikarbonat zu *Crack* gemischt, was die Wirkung potenziert und bei Injektion auch zum Flash führt. Als *Speedball* wird Kokain zusammen mit Heroin eingenommen. Kokain führt zu starker Euphorisierung, Antriebssteigerung und (sexueller) Enthemmung mit manisch-überdrehtem Aktivitätsdrang, Gesprächigkeit und Selbstüberschätzung; Müdigkeits- und Hungergefühl fehlen.

Gefahren stimulierender Drogen

Bei höherer Dosierung kann es zu psychotischen Reaktionen mit Verfolgungswahn, extremer Angst und/oder Aggressionen kommen. Vegetativ zeigt sich eine *Sympathikus-Aktivierung* mit Pulsbeschleunigung, Blutdruckanstieg, erhöhter Atemfrequenz, die Pupillen sind groß. Es besteht ein hohes Risiko für epileptische Krämpfe und Tod durch Herzrhythmusstörungen, Herzinfarkt oder Schlaganfall. Weitaus mehr Todesfälle entstehen durch Unfälle oder aggressive Auseinandersetzungen als Folge der massiven Selbstüberschätzung. Die Toleranzentstehung mit Dosiserhöhung ist geringer als bei anderen Süchten (insbesondere Alkohol und Opiate); Kokain und Amphetamine werden von den meisten Konsumenten eher gelegentlich als Partydrogen oder zur Leistungssteigerung konsumiert, seltener ständig eingenommen. Beendigung der Drogenwirkung (*Crash*) zeigt sich in missmutiger Stimmung, Schlafbedürfnis und psychomotorischer Hemmung. Beides lässt sich als Rebound-Effekt durch restlose Entleerung der Noradrenalin- und Dopaminspeicher erklären. Die Entzugserscheinungen sind nicht so schwer wie bei Alkohol oder Opiaten.

Psycho-stimulanzien

Zu den *Psychostimulanzien* gehören z. B. Koffein oder das in Afrika gebräuchliche Khat. Die aktivierende und dezent euphorisierende Wirkung von Koffein dürfte weitestgehend in der westlichen Welt bekannt sein.

Amphetamine

Amphetamine gehören mit zu der Gruppe der *Sympathomimetika*, d. h. Stoffe, die wie Adrenalin wirken. Sie werden gegen Asthma eingesetzt, zur Steigerung der Leistungsfähigkeit von Sportlern und Soldaten und als Appetitzügler. Die meisten Medikamente sind wegen diverser Nebenwirkungen, insbesondere der Gefahr, eine Psychose auszulösen, vom Markt verschwunden. Lediglich Ritalin wird gegen Hyperaktivität und Narkolepsie verschrieben. Metamphetamine werden von Drogenabhängigen benutzt („ice“); bei intravenöser Injektion verursachen sie einen dem Heroin ähnlichen Flash. Bei hoher Dosierung kann es zur Amphetamin-Psychose mit Halluzinationen und Wahnvorstellungen kommen.

Nikotin-Wirkung

Raucher beschreiben, je nach aktueller Ursache ihres Zigarettenkonsums, sowohl eine stimulierend-anregende Wirkung wie auch eine beruhigend-entspannende. Diese widersprüchlichen Angaben beruhen darauf, dass *Nikotin* durch Andocken an nikotinerge Synapsen zunächst eine stimulierende, später aber eine sedierende Wirkung entfaltet. Hinzu kommt eine dezente Euphorisierung. Nikotin hat erhebliche vegetative Nebenwirkungen; Magen-Darm-Reaktionen verlieren sich bei längerem Konsum, kurzfristige Blutdruckerhöhung und Pulsbeschleunigung gehören meist zu den erwünschten Effekten; durch gleichzeitigen Kaffeegenuss lassen sie sich potenzieren.

Gefahren des Rauchens

Zur Toleranzsteigerung kommt es ungewöhnlich schnell; die Entzugssymptomatik tritt bereits nach wenigen Stunden auf. Als Rebound kann es durch mangelnde Hemmung der ACh-Rezeptoren zu Nervosität, Reizbarkeit, Schlafstörungen, dysphorischer Stimmung und neuropsychologischen Defiziten wie verringerter Aufmerksamkeit und reduzierten Gedächtnisleistungen kommen. Nikotin verengt die peripheren Gefäße, was nach jahrelangem Missbrauch z. B. Raucherbeine zur Folge haben kann. Die Gefäßschäden durch chronisches Rauchen sind massiv und erhöhen das Risiko für Schlaganfälle, Herzinfarkte und andere vaskulär-bedingte Erkrankungen. Darüber hinaus erhöht Nikotin die Tendenz des Blutes zu verklumpen (Koagulation), was zur Thrombosebildung führt; ein weiterer Risikofaktor für Infarkte.

Weitere bekannte Langzeitwirkungen sind chronische Bronchitis, Bronchial-, Rachen- und Kehlkopfkarzinom. Rauchen erhöht generell das Risiko für alle Krebsarten. Nikotinsucht ist erstaunlich hartnäckig. Vor den Eingängen onkologischer Kliniken sieht man immer wieder das tragische Bild von kehlkopfamputierten Tumor-Patienten, die versuchen durch ihr Tracheostoma, eine Öffnung am Hals, Tabakrauch zu inhalieren.

Cannabis-Wirkung

Cannabis (Marihuana und Haschisch) intensiviert die vorhandene Stimmung. User erleben eine Verstärkung körperlicher Reaktionen auf Musik; Gespräche werden mit läppischer Heiterkeit geführt; häufig werden Veränderungen der Wahrnehmung beschrieben (z. B. Synästhesien). Abhängig von der Ausgangsstimmung kann es aber auch zu panikartigen Angstzuständen oder massiv depressiv-dysphorischen Verstimmungen kommen.

Neuropsychologische Defizite

Im akuten Rauschzustand finden sich diverse neuropsychologische Einschränkungen. Die Reaktionszeiten sind verlangsamt; Fahrtauglichkeit ist keinesfalls gegeben. Die Aufmerksamkeit ist eingeengt und das Lernvermögen vermindert. Trotz des subjektiven Gefühls geschärfter geistiger Klarheit ist das logische Denkvermögen reduziert. Die Toleranzentwicklung ist gering.

Für Cannabis gibt es medizinische Einsatzmöglichkeiten, z.B. zur Schmerzreduzierung, zur Verminderung von Übelkeit bei Krebstherapie und zur Verringerung des Augeninnendrucks beim Glaukom. Hinsichtlich des medizinischen Cannabis ist die Rechtslage zur Fahrtauglichkeit derzeit wenig eindeutig (Kuhn/Bonnet 2021).

Aufgrund der eher schwachen Wirkung und fehlenden Entzugssymptomatik hat man Cannabisprodukte lange Zeit, etwa bis zur Jahrtausendwende, für harmlos gehalten. Durch höheren THC-Gehalt und häufigeren Konsum gibt es heute im Gegensatz zu früheren Angaben diverse Entzugserscheinungen bei Cannabis-Entzug (z.B. Unruhe, Schwitzen, Schlafstörungen, Alpträume). Nach intensivem Dauerkonsum kommt es aber zu Persönlichkeitsveränderungen, insbesondere dem amotivationalen Syndrom mit zunehmender Interesselosigkeit und Leistungsverminderung. Neuropsychologisch finden sich dann Verschlechterungen von Konzentration und Gedächtnis. Haschischkonsum kann bei Risikopersonen eine Psychose auslösen, was mit der Wirkung der Cannabinoide auf das Dopaminsystem vereinbar ist. Diskutiert werden außerdem Chromosomenveränderungen.

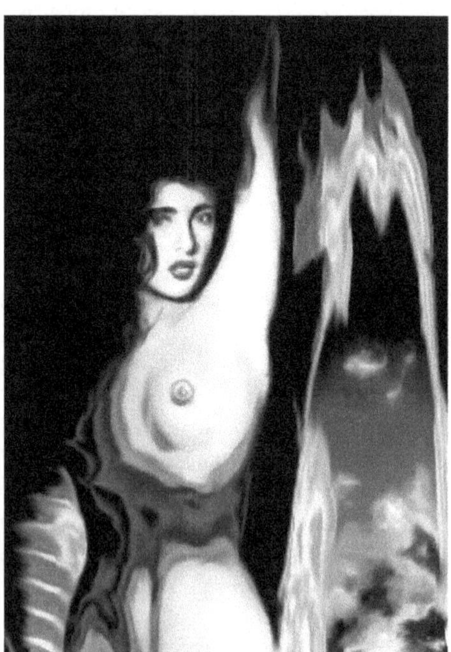

Abb. 4.8: Psychedelische Kunst

Halluzinogen-Wirkung

Die Hippiekultur der 1960er Jahre stilisierte die Halluzinogene (*Psychedelika, Psychomimetika*) als bewusstseinserweiternde Drogen. Bereichern sie tatsächlich das Erleben? Zu dieser Gruppe gehören *LSD* (Lysergsäurediethylamid, aus einem Getreide-Pilz), *Meskalin* (u. a. aus dem Peyote-Kaktus), *Psilocybin* (aus psilocybinhaltigen Pilzen). Entgegen ihrer Bezeichnung erzeugen sie aber nicht zwangsläufig Halluzinationen, sondern eher intensive visuelle Phänomene.

Ecstasy-Wirkung

Ecstasy hat darüber hinaus noch einen antriebssteigernden Effekt, dafür ist die halluzinogene Wirkung geringer, sodass man es auch unter Stimulanzien subsumieren könnte. Neuerdings werden Ecstasy und verwandte Drogen wegen dieser unklaren Mischstellung auch als *Entaktogene* bezeichnet, da sie Körperwahrnehmung und innere Selbstkommunikation potenzieren.

Wahrnehmungs-intensivierung

Typische Wirkung der Halluzinogene ist eine Intensivierung der gesamten Wahrnehmung, wobei sich Körperschema, Raum- und Zeitwahrnehmung erheblich verändern. Die User machen oft Depersonalisations- und Derealisationserfahrungen. Gefühle werden gesteigert wahrgenommen, Musikstücke körperlich gefühlt, bis hin zu *Synästhesien* (Wahrnehmungsüberlappungen: Musik wird als visuelles Phänomen gesehen). Abhängig von der Persönlichkeit und der Art der Droge kann der Antrieb gesteigert und der Rededrang erhöht sein; wie bei Cannabis werden nur Gefühle verstärkt, die bereits vorhanden sind. Wer die Droge in depressiver, ängstlicher oder schlechter Laune einnimmt, kann einen *Horrortrip* mit panikartigen Zuständen erleiden. Bei hoher Dosierung kann es zu psychotischen *Realitätsverkennungen* kommen. Der Rausch dauert üblicherweise mehrere Stunden und lässt dann ohne Kater nach. Neben der psychischen Wirkung, besitzen diese Drogen auch vegetative Wirkungen in Form einer *sympathischen Aktivierung* (Pulsbeschleunigung, Blutdruckerhöhung, weit gestellte Pupillen). Neuropsychologisch finden sich im akuten Rauschzustand trotz des subjektiv bewusstseinserweiternden Denkens hochgradige Einschränkungen. Selbst einfachste Aufmerksamkeits-, Intelligenz- und Lernaufgaben können nicht mehr adäquat bearbeitet werden. Darüber hinaus kann es zu amnestischer Symptomatik kommen und zu neurologischen Störungen (z. B. Nystagmus, Ataxien). Für Ecstasy wurden chronische Folgeschäden berichtet, insbesondere in Form von verminderten Lern- und Gedächtnisleistungen. Als Ursache vermutet man, dass das Serotoninsystem durch die Überstimulierung dauerhaft geschädigt wird. Fallbeispiele, in denen Jugendliche nach hochfrequentem Konsum eine Schizophrenie entwickelt haben, häufen sich (Wainberg et al. 2021). Unklar ist, ob die Drogen einzige Ursache waren oder ob sie lediglich bei bestehender Disposition eine Katalysatorfunktion übernommen haben. Ecstasy kann Hirnödeme und Herzrhythmusstörungen verursachen und dadurch zu irreversiblen Hirnschäden oder Todesfällen führen.

Die Entzugssymptomatik ist minimal, daher kommt es nicht zur körperlichen Abhängigkeit. Leider greifen experimentierfreudige Jugendliche immer wieder zu neuen selbstgemixten Drogen, sog. *research chemicals*, bei welchen versucht wird, mit abgewandelten Strukturformeln die Wirkung und Potenz der Droge zu erhöhen. Sie verursachen mitunter erhebliche neurologische Schäden, z. B. massiven, irreversiblen Parkinsonismus.

Schnüffelstoffe

Bei den *Schnüffelstoffen* handelt es sich um flüchtige *Lösungsmittel* (meist *Kohlenwasserstoffe*), die z. B. in Benzin, Farbverdünnern oder Klebstoffen enthalten sind. Die Wirkung ist unterschiedlich, überwiegend Sedierung, es kann aber auch Enthemmung oder Aggressivität auftreten. Meist kommt es zu einer leichten Euphorisierung, bei höherer Dosierung aber auch zu psychotischem Erleben mit Wahnvorstellungen. Noch höhere Dosen führen zu Sehstörungen, Schwindel, Bewegungsstörungen, Koma und Tod. Schnüffelstoffe werden von Kindern und Jugendlichen als leicht beschaffbare Ersatzdroge benutzt. Um eine ausreichend konzentrierte Menge einatmen zu können, wird das Lösungsmittel mitunter in Plastiktüten geschüttet, in die der Benutzer dann seinen Kopf steckt. Durch diese Technik kommt es immer wieder zu Todesfällen durch Bewusstlosigkeit und Ersticken. In Fällen, die „erfolgreich" reanimiert werden konnten, litten die Betroffenen unter schwerwiegenden neurologischen und neuropsychologischen Defekten. Massive Schäden durch das Einatmen treten zunächst an der Lunge auf; das zentrale und periphere Nervensystem wird vergiftet; im Verlauf der Ausscheidung entstehen Leber- und Nierenschäden; das Knochenmark wird geschädigt. Häufige Benutzung führt relativ rasch zu demenzartiger Symptomatik bei Kindern und Jugendlichen.

Narkotika

Lachgas, Äther und Chloroform, die früher als *Narkosemittel* für Operationen benutzt wurden, können gleichfalls zur Erzeugung rauschartiger Zustände benutzt werden, wenn man sie so dosiert, dass keine Bewusstlosigkeit entsteht. Auch *Angel Dust* (*Phencyclidin*, PCP) ist ein Narkotikum; *Ketamin* wird noch heute zur Betäubung von Tieren verwendet. Beide Substanzen führen in geringer Dosierung zu einer Dissoziation der Persönlichkeit. Zunächst kommt es zum euphorischen Erleben, dann zum autistischen Rückzug. Die Benutzer zeigen in diesem Zustand eine Fülle neuropsychologischer Auffälligkeiten, z. B. können sie ihre Aufmerksamkeit nicht mehr auf eine Tätigkeit richten und sie wirken zerfahren. Darüber hinaus verursachen diese Drogen massive Gedächtnisstörungen und das Raum-Zeit-Gefüge bricht völlig zusammen. Bei hohen Dosen erzeugen PCP und Ketamin einen Zustand, der dem katatonen Stupor von Schizophrenen ähnelt, die bei erhaltenem Bewusstsein ihren Körper nicht mehr bewegen können. Häufige Einnahme kann zur dauerhaften Psychose führen.

Nicht-substanzgebundene Süchte

Neben Abhängigkeiten durch Zufuhr externer Drogen wurde der Suchtbegriff zunehmend ausgeweitet. So spricht man heute von Mager-, Ess-, Muskel-, Sex-, Spiel-, Internet-, Arbeits- oder Sammelsucht. Im Hintergrund nicht-substanzgebundener Süchte steht Euphorie durch entsprechende Verhaltensweisen. Diese kurzfristigen Glücksgefühle führen im Sinne einer operanten Konditionierung dazu, dass die zugehörige Handlung immer häufiger ausgeführt wird.

D Neuropsychobiologie

Unterschiedliche Drogen entfalten ihre Wirkung an verschiedenen Orten des Gehirns. Generell ist nach Ansicht von Koob/Moal (2008) anzunehmen, dass übermäßiger Drogenkonsum mit Verlust der Kontrolle über die Einnahme zur negativen Verstärkung führt, d.h. statt positiv zu wirken, muss der Süchtige irgendwann die Droge einnehmen, um Entzugssymptome zu vermeiden. Es wird angenommen, dass wichtige neurochemische Elemente, die an Belohnung und Stress innerhalb der basalen Vorderhirnstrukturen beteiligt sind, die das ventrale Striatum und die erweiterte Amygdala umfassen, bei Sucht fehlreguliert sind. Spezifische neurochemische Elemente in diesen Strukturen umfassen nicht nur eine Abnahme der Belohnungsneurotransmission (insbesondere Dopamin und Opioidpeptide im ventralen Striatum), sondern auch die Rekrutierung von Stresssystemen des Gehirns wie Corticotropin Releasing Faktor (CRF), Noradrenalin und Dynorphin in der erweiterten Amygdala. Ein akuter Entzug von allen gängigen Drogen führt zu angstähnlichen Reaktionen und einem Anstieg der extrazellulären CRF-Spiegel. Es wird angenommen, dass ein Gehirn-Stress-Reaktionssystem durch akute übermäßige Drogeneinnahme aktiviert und bei wiederholtem Entzug sensibilisiert wird, was zu stressbedingten Rückfällen beiträgt. Die Kombination aus dem Verlust der Belohnungsfunktion und der Verstärkung von Stresssystemen im Gehirn liefert eine starke neurochemische Grundlage für die negative Verstärkung, die die Sucht antreibt (Koob/Moal 2008)

Alkohol *Alkohol* wirkt hemmend auf Cerebellum, Hippocampus, Colliculus, Amygdala und Nucleus accumbens, was so unterschiedliche Wirkungen wie z.B. Bewegungs-, Seh- oder Gedächtnisstörungen erklären kann. Alkohol hemmt höchstwahrscheinlich die NMDA-Rezeptoren des erregend-wirkenden Glutamatsystems. Die angstlösend-entspannende Wirkung beruht vor allem auf der Affinität zu (hemmenden) GABA-Rezeptoren. Diesbezüglich wirkt Alkohol ähnlich wie *Barbiturate* (Schlafmittel) und wie *Benzodiazepine* (Tranquilizer). Zwischen diesen Stoffen besteht *Kreuztoleranz*, d.h. bei einem Alkoholiker wirken Beruhigungsmittel oft nicht.

Toleranzentwicklung Die Toleranzentwicklung beruht darauf, dass die Leber lernfähig ist und die Abbaugeschwindigkeit erhöht; man wird „trinkfest“. Erst wenn ein Leberschaden eingetreten ist, verliert sich diese Toleranz wieder. Ein zweiter Grund für die *Toleranzentwicklung* ist, dass die Neurone die Anzahl der entsprechenden Rezeptoren verändern. Beim chronischen Alkoholismus kommt es durch die übermäßige Stimulation zur Reduktion von GABA-Rezeptoren. Auf der anderen Seite bilden blockierte Synapsen, wie die NMDA-Rezeptoren, vermehrt Empfangsstationen. Beide Effekte sind nicht so schnell rückgängig zu machen und erklären, dass sowohl Entzugssymptomatik wie auch psychisches Verlangen nach Alkohol sich nur mit quälender Langsamkeit reduzieren. Der Euphorie-Effekt liegt an einer Beeinflussung des mesolimbischen Belohnungssystems. Alkohol in geringer Menge führt zu einer erhöhten Freisetzung von Dopamin im Nucleus accumbens.

Aggressionen unter Alkohol Warum schlägt die wohlig-entspannende Wirkung des Alkohols oft in Aggressionen um? Offenbar werden rationale Steuerungszentren *moralischen Verhaltens* durch Alkohol früher lahmgelegt als instinktgebundene Verhaltensweisen unseres Reptilienhirns. Mangels Hemmung vom Frontalkortex können sich diese frei ausagieren: Der sonst so schüchterne Mann versucht plötzlich in der angesagten Karaoke Bar den neusten Hit mit schrägem Ton zum Besten zu geben. Nicht selten muss sich der orbitofrontale Kortex dann am nächsten Tag ziemlich schämen.

Entzug Die Entzugssymptomatik entsteht, weil das GABA-System nach langer externer Stimulierung selbst nicht mehr ausreichend aktiv ist. Typisch sind Unruhe, Ängstlichkeit, Reizbarkeit, Schlafstörungen, Tremor, Herzrasen, Blutdruckerhöhung und ein erhöhtes Risiko für epileptische Anfälle.

Tranquilizer Die meisten *Tranquilizer* wirken auf den *GABA-Rezeptor*; Barbiturate direkt, daher kann eine Überdosis tödlich verlaufen, Benzodiazepine nur indirekt, auch bei hoher Dosis tritt lediglich Schlaf auf. Benzodiazepine greifen an den gleichen Rezeptoren wie Alkohol an;

Wirkung, Nebenwirkung, Sucht und Toleranz sind damit ähnlich. Einem Alkoholiker zwecks Therapie Tranquilizer zu verordnen hieße den Teufel mit dem Beelzebub austreiben.

GABA-Rezeptoren

GABA-Rezeptoren kommen im peripheren Nervensystem kaum vor, daher sind vegetative Nebenwirkungen selten. Die angstlösende Wirkung entsteht über Stimulation der GABA-A-Rezeptoren insbesondere im limbischen System. Bei älteren Personen finden sich oft paradoxe Effekte (Erregung statt Beruhigung); sie sollten ohnehin keine Benzodiazepine einnehmen, da diese die Gedächtnisleistungen einschränken.

Antihistaminika erzielen ihre sedierende Wirkung durch Blockade des Histamin-H1-Rezeptors. *Betablocker* beseitigen nur die peripheren Angstwirkungen wie Herzrasen, Schwitzen usw., ohne eine zentrale Sedierung hervorzurufen.

Opiate

Opiate wirken bevorzugt in Hirnarealen, die auf körpereigene *Endorphine* reagieren, z. B. Nucleus arcuatus, Locus coeruleus, periaquäduktales Grau und Amygdala. Zusätzlich gibt es Wirkungen auf das dopaminerge Belohnungssystem, dessen Neurone mit dem Nucleus accumbens, dem präfrontalen Kortex und dem ventralen Tegmentum verknüpft sind. Eine Läsion des Nucleus accumbens führte im Tierversuch dazu, dass Ratten keine Opiatsucht mehr entwickelten.

Schmerzlinderung

Opiate wirken auch analgetisch (schmerzlindernd). Bei Schmerzpatienten sind sowohl Toleranzsteigerung wie auch Suchtentwicklung gering; Betroffene kommen jahrelang mit gleichbleibender Dosis aus. Das periaquäduktale Grau ist reich an Opiatrezeptoren, es gehört zum *absteigenden Schmerzsystem* und hat eine hemmende Funktion auf die Schmerzwahrnehmung. Es dient u. a. der Unterdrückung von Schmerzen in *Fight-or-Flight-Situationen*, während der Geburt und bei selbstverletzenden oder masochistischen Handlungen.

Eine weitere Opiat-Wirkung ist die Hemmung des Hustenzentrums; einige Hustenmittel enthalten *Codein*, das zu den Opioiden gehört und in Überdosis auch von Abhängigen genommen wird. Diese Opiatwirkung kann so massiv sein, dass es zur Atemlähmung kommt, der häufigsten Todesursache bei Fixern.

Amphetamine

Kokain, Amphetamin und andere *Stimulanzien* beeinflussen u. a. Bereiche des ventralen Tegmentums, dessen Neurone mit dem Nucleus accumbens und dem präfrontalen Kortex verknüpft sind. Durch *Reuptake-Blockade* kommt es zur Aktivitätssteigerung dopaminerger und noradrenerger Synapsen, wobei auch der Feedback-Mechanismus der Autorezeptoren beeinflusst wird. Die Antriebssteigerung hängt mit dem Noradrenalinsystem zusammen, das für Aktivierung und Angst verantwortlich ist. Die gleichzeitige Beeinflussung des dopaminergen Belohnungssystems sorgt dafür, dass die Erregung bei diesen Drogen selten in Panik umschlägt. Unter Drogenwirkung ist das Leistungsvermögen zwar einige Zeit verbessert, nach dem Gebrauch kommt es aber zu neuropsychologischen Defiziten, Leistungsminderung und Aufmerksamkeitssenkung mit Einschränkung kognitiver Funktionen. Wesentlichstes Risiko ist die Auslösung einer dauerhaften Psychose.

Tabak Tabak wirkt durch Freisetzung von *Nikotin* auf das *Acetylcholinsystem*. Durch die Verbrennung ist der wirksame Bestandteil gering; dieser ist massiv stärker, wenn Nikotin oral aufgenommen wird. Der Verzehr von Zigaretten bewirkt schwere Vergiftungserscheinungen und kann bei Kleinkindern zum Tod führen. Gerauchtes Nikotin verliert relativ rasch seine Wirkung, völlig ausgeschieden ist es aber erst nach etwa sechs Stunden. Die suchterzeugende Wirkung von Zigaretten wurde jahrzehntelang heruntergespielt; inzwischen ist klar, dass Nikotin sowohl psychisch wie auch körperlich erhebliche Abhängigkeit verursacht.

Cannabis Die Wirksubstanz von Haschisch und Marihuana ist *Tetrahydrocannabinol* (THC). Im Gehirn gibt es zwei Rezeptoren (CB1 und CB2) für *Endocannabinoide*; der zweite kommt auch in Milz und Lymphknoten vor, was die immunologische Wirkung erklären könnte. Die genaue Verschaltung ist nicht geklärt; man vermutet Wirkungen auf Opiat- und Selbstbelohnungssystem.

Halluzinogene *Halluzinogene* stimulieren vor allem *Serotoninrezeptoren*, hier insbesondere den Untertyp 5-HT2, daneben ist eine dopaminerge Wirkung anzunehmen. Giftige *Nachtschattengewächse* (z. B. Tollkirsche, Engelstrompete) beinhalten *Atropin* und *Scopolamin*, die anticholinerg wirken. Da das Dopamin und das Acetylcholin in einem Gleichgewicht stehen müssen, kommt es durch Blockade des ACh-Systems zur Überfunktion des Dopamin- und evtl. auch Serotoninsystems, das die psychedelischen Effekte erzeugt.

Ecstasy *Ecstasy* (Jargon: XTC) und neuere *Designerdrogen* gehören zur Gruppe der *Methoxyamphetamine* und nehmen eine Mischstellung zwischen Stimulanzien und Halluzinogenen ein. Ecstasy wurde von der chemischen Struktur des Meskalins abgeleitet, wird aber synthetisch hergestellt. Am bekanntesten ist 3,4-Methylendioxy-N-methylamphetamin (MDMA). Angenommen wird ein hemmender Effekt auf die Monoaminooxydase, d. h., es kommt durch mangelnden Abbau zur Erhöhung der Monoamine, wobei insbesondere Dopamin und Noradrenalin die Antriebssteigerung und das Gefühl übermäßiger geistiger Klarheit bewirken und Serotonin für die Bewusstseinsveränderung verantwortlich ist.

Angel Dust

Angel Dust gehört zu den *Phencyclidinen* (PCP), es ist kein eigentliches Halluzinogen, erzeugt aber schizophrenieähnliche Symptome mit Sinnestäuschungen, Gefühlen der Irrealität und Depersonalisation. Es bewirkt eine indirekte Hemmung des NMDA-Rezeptors im Glutamatsystem. In höherer Dosis kann es zu Koma, epileptischen Krämpfen, Atemschwierigkeiten und Tod führen.

Schnüffelstoffe

Schnüffelstoffe stellen eine uneinheitliche Gruppe mit verschiedenen Wirkungsorten dar. Unter anderem beeinflussen sie GABA-Rezeptoren. Bei höherer Dosierung kommt es zu Vergiftungserscheinungen mit massiver Schädigung von Neuronen.

Narkotika

Ketamin und Phencyclidin (PCP) wirken glutamat-antagonistisch, d. h. sie reduzieren die Aktivierung des erregenden NMDA-Rezeptors. Beide Substanzen verstärken die Symptome einer Schizophrenie, bzw. sie können sogar eine experimentelle Psychose hervorrufen. Hypothetisch geht man davon aus, dass Glutamat die Dopaminfreisetzung hemmt. Eine Blockierung des Glutamatsystems hätte also durch mangelnde Inhibition eine Dopaminüberfunktion zur Folge.

Nicht-substanzgebundene Süchte

Nicht-substanzgebundene Süchte wie *Mager-, Ess-, Spiel-, Sammel-, Kauf-, Sex-, Internetsucht und Workaholismus* werden heute als Abhängigkeitserkrankungen gesehen. In allen Fällen werden körpereigene Opiate ausgeworfen, die zur Euphorie führen. Mehr oder minder ist allerdings jeder von uns scharf auf die Aktivität des körpereigenen Opiatsystems; bei den meisten Menschen verteilt sich dies aber auf unterschiedliche Lebensbereiche, was meist unproblematisch ist. Von einer Sucht spricht man in der Regel nur, wenn ein Mensch diese Befriedigung ausschließlich aus der Erfüllung eines einzigen Bereiches zieht und so klinisch auffällig wird.

E Diagnostik

Testverfahren zielen derzeit fast ausschließlich auf die klassischen Süchte ab. In Betracht kommen z. B.: Lübecker Alkoholabhängigkeits- und -missbrauchs-Screening-Test (Rumpf et al. 2001), Trierer Alkoholismusinventar (Funke et al. 1987), Münchner Alkoholismus-Test (Feuerlein et al. 1999), Kurzfragebogen für Alkoholgefährdete (Feuerlein et al. 1989), Skala zur Erfassung der Schwere der Alkoholabhängigkeit (John et al. 2001), Fagerström-Test für Nikotinabhängigkeit (Bleich et al. 2002) und der Magdeburger-Alkohol-Toleranz-Test (MATT, Schulte et al. 2001).

F Therapie

Entzug Zur Alkoholiker-Behandlung können Medikamente wie z. B. *Antabus* eingesetzt werden, das aversive Wirkungen nur dann zeigt, wenn Alkohol getrunken wird (Hitzegefühl, Atembeschwerden, Kopfschmerzen, Übelkeit und Erbrechen). Anti-Craving-Mittel reduzieren die subjektive Gier nach Alkohol. Naltrexon ist ein Opiatantagonist und verhindert bei Alkoholgenuss den euphorisierenden Effekt. Um eine Konditionierung zu verhindern, müsste man es aber schon Jugendlichen vor dem ersten Schluck Alkohol verabreichen. *Acamprosat* (Campral) ersetzt die positive Alkoholwirkung, sodass der ehemalige Trinker nicht mehr so starkes Verlangen spürt.

Beim Opiatentzug lässt sich der Noradrenalinsturm mit Noradrenalinantagonisten lindern. *Methadon-Substitution* beruht darauf, dass dieses Medikament Opiatwirkung ohne den euphorischen *flash* hat. Dennoch erfreut es sich als Ersatzdroge großer Beliebtheit. Halluzinogene, Kokain, Stimulanzien und Cannabis lösen kaum körperliche Abhängigkeit aus.

Psycho-/ Sozialtherapie Bei allen Formen von Abhängigkeit stehen *Psycho- und Sozialtherapie* im Vordergrund. Wichtigste Prämisse ist, die Sucht durch andere, als angenehm empfundene Formen der Befriedigung abzulösen. Langfristig das größte Problem ist das *amotivationale Syndrom*; insbesondere bei harten Süchten reagiert das körpereigene Belohnungssystem nicht mehr, sodass der Betroffene auch bei positiven Ereignissen dauerhaft keine Glücksgefühle mehr spüren kann und das eigene Leben als eintönig empfindet. Die Konditionierung auf die Droge ist fast immer so tiefgreifend, dass lebenslang Rückfallgefahr besteht.

Aus neuropsychologischer Sicht entsteht besonders bei Alkoholikern und Opiatsüchtigen durch jahrelangen Missbrauch oft auch eine Hirnläsion mit kognitiven Defiziten (z. B. Korsakow-Syndrom). Zumindest von Alkoholikern ist bekannt, dass diese sich durch entsprechende Therapie mitunter aber auch wieder bessern lassen.

Oxytocin Ferrer-Perez et al. (2021) legten ihr Augenmerk auf die Rolle von sozialem Stress als Risikofaktor für Sucht und untersuchten die Hypothese, dass Oxytocin eine homöostatische Reaktion auf Stress darstellt, die seine negativen Auswirkungen abfedert. In der aktuellen Literatur wird bestätigt, dass ein gut funktionierendes oxytocinerges System protektive Effekte wie die Modulation der anfänglichen Reaktion auf Drogenmissbrauch, die Abschwächung der Abhängigkeitsentwicklung, die Abschwächung der Medikamentenwiederherstellung und eine allgemeine Anti-Stresswirkung hat. Dieses System ist jedoch bei anhaltendem Drogenkonsum oder chronischer Stressbelastung fehlreguliert. In diesem Zusammenhang stellt sich Oxytocin als vielversprechende Pharmakotherapie heraus, um seine natürlichen positiven Wirkungen im Organismus wiederherzustellen und die Funktionen des süchtigen Gehirns wieder ins Gleichgewicht zu bringen (Ferrer-Perez et al. 2021).

4.14 Epilepsie

A Einleitung

Die „heilige" Krankheit

Epilepsie, auch als Fallsucht oder „heilige" Krankheit bezeichnet, galt im Mittelalter noch als Besessenheit durch einen Dämon, den man über Exorzismus austreiben musste. Heute weiß man, dass es sich um eine geballte Entladung kortikaler Neurone handelt. Viele berühmte Persönlichkeiten wie Caesar, Dostojewski, Paganini, Helmholtz und Nobel sollen darunter gelitten haben.

B Fallbeispiel

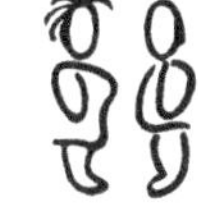

Nachdem einer der Patienten der Buchautoren als Folge eines epileptischen Krampfes bereits einen Unfall verursacht hatte, vermied er das Autofahren. Es gab aber Ausnahmen:
„Vielleicht war es für mich Selbstbestätigung, aber wenigstens hin und wieder sollten die Nachbarn mich am Steuer meines Autos sehen und niemand sollte auf die Idee kommen, mich zu fragen: ‚Warum fährst Du eigentlich nicht?' So fuhr ich im Laufe der Jahre jedes Wochenende einmal die 100 m bis zu unserer Tankstelle und wusch unseren Wagen dort voller Begeisterung. Das klingt vielleicht lächerlich, aber für mich war es wahnsinnig wichtig. Auf dem kurzen Stück, dachte ich, kann unmöglich etwas passieren. Es war schon auf dem Weg zurück, als dann der Unfall passierte. Nichts, aber auch nicht das Geringste habe ich davon mitbekommen. Ich schlief. Ich träumte von irgendetwas und hörte weit entfernte Geräusche. Auf einmal war es, als wenn ich Stimmen hören würde – irgendwelche Stimmen. So langsam meinte ich, immer mehr zu verstehen und machte meine Augen auf. Im selben Moment ahnte ich, dass etwas Fürchterliches passiert war: Ich lag nicht in meinem Bett, ich lag mitten auf dem Bürgersteig. Jetzt war das passiert, wovor ich immer Angst gehabt hatte. In einer Kurve war ich mit meinem Wagen, ohne

etwas davon zu merken, geradeaus weitergefahren. Ich trudelte mit geringer Geschwindigkeit auf die Gegenfahrbahn, fuhr auf den Bürgersteig und prallte mit der Frontseite gegen den Schaufenstersockel eines Ladens. Durch den Aufprall war der Sockel vollständig eingedrückt worden und die Schaufensterscheibe war zersplittert. Obwohl ich höchstens 40 km/h gefahren war, drückte es meinen Wagen bis zur Vorderachse in das Schaufenster, bis er endlich stehen blieb.

C Symptome

Epilepsieformen Beim epileptischen Anfall breitet sich eine elektrische Erregung plötzlich aus. Ein Krampf dauert Sekunden bis Minuten. Rund 0,5 % der Menschheit leidet darunter, allerdings häufig in so leichter Form, dass nur ein Viertel davon einen Facharzt aufsucht. Manche Formen treten auch nur nachts auf und bleiben besonders lange unentdeckt. Grundsätzlich ist jedes Gehirn krampffähig, etwa infolge eines elektrischen Stromstoßes, bei Fieber, Schlafmangel oder Unterzuckerung. Auch im Rahmen eines Drogenentzugs können Krampfanfälle auftreten.

Man unterscheidet die *idiopathischen Epilepsien* (keine Erkrankung nachweisbar) von den symptomatischen (durch Verletzung, Tumor, Schlaganfall, Stoffwechselstörung usw.). Darüber hinaus trennt man zwischen fokalen (*Petit Mal,* auf einen Ort beschränkten) und generalisierten Anfällen (*Grand Mal*).

Petit Mal Bei den fokalen Anfällen (*Petit Mal*, kleine Anfälle) bleibt das Bewusstsein meist erhalten; man unterscheidet mehrere Formen. Der *Blitz-Nick-Salaam-Anfall* äußert sich durch eine plötzliche Bewegung des Oberkörpers nach vorne und Hochreißen der Arme. Im *myoklonischen Anfall* stürzt der Epileptiker grundlos zu Boden. Bei der *Pyknolepsie* starrt der Betroffene für einige Sekunden ins Leere und reagiert nicht mehr. Der *Impulsiv-Petit-Mal* zeigt sich als salvenartiges Zucken eines Armes. Bei den *Jackson-Anfällen* breitet sich das Zucken von einer Körperregion auf benachbarte Bereiche einer Körperhälfte aus. Im *psychomotorischen Anfall* führt der bewusstseinsgetrübte Patient unsinnige Handlungen aus, räumt Objekte hin und her, grunzt oder brummt dabei oder macht schmatzende Kaubewegungen. An das Anfallsgeschehen können sich die Patienten meist nicht erinnern.

Grand Mal Der generalisierte Anfall (Grand Mal) wird in der Regel durch eine Aura eingeleitet, d. h. der Betroffene hört für Sekundenbruchteile ein seltsames Geräusch, spürt einen schwer zu beschreibenden Geruch oder Geschmack oder hat eine ungewöhnliche somatosensorische Empfindung. Im *tonischen Stadium* stürzt er zu Boden, Arme und Beine sind steif ausgestreckt und überdehnt, die Atmung setzt aus, die Augen sind meist offen, aber verdreht. Nach wenigen Sekunden setzt die *klonische Phase* ein, für mehrere Minuten treten Zuckungen aller Gliedmaßen auf. Der anschließende *Terminalschlaf* kann Minuten bis Stunden dauern. An den Anfall kann der Patient sich nicht erinnern, fühlt sich aber zerschlagen und müde.

D Neuropsychobiologie

Entstehungsmodell

Nervenzellen können eingehende Impulse erheblich verstärken. Ein Anfall entwickelt sich meist in einem geschädigten Hirnbereich (epileptischer Fokus). Durch ungenügende neuronale Hemmung, vergleichbar mit dem Resonanzkreischen zwischen Mikrophon und Lautsprecher, schaukelt sich eine Aktivierung so hoch, bis schließlich eine ungebremste Erregungswelle durch einen Teil des Gehirns läuft. Das bekannteste Modell stammt von Fenwick und Brown (1989); sie trennen die *G1-Neuronen* (innerhalb des epileptischen Fokus, anomales Erregungsmuster) von *G2-Neuronen* (angrenzend, teilgeschädigt). Während eines Anfalls breitet sich das pathologische Entladungsmuster der G1-Neuronen auf die G2-Neuronen aus. Wird es nun durch gesunde Hirnteile gehemmt, so bleibt es beim umgrenzten, fokalen Anfall. Breitet sich die Erregung auch auf gesunde Bereiche aus, kommt es zum generalisierten Anfall. Im Ruhezustand kann die anomale Erregung oft noch gehemmt werden, bei hohem Aktivierungsniveau (Stress) breitet diese sich leicht aus.

Epilepsien werden häufig von Anomalien der weißen Hirnsubstanz begleitet. Hatton et al. (2020) publizierten eine Studie an 1069 gesunden Kontrollpersonen und 1249 Epilepsie-Patienten: Temporallappenepilepsie mit Hippocampussklerose (n = 599), Temporallappenepilepsie mit normaler MRT (n = 275), genetisch generalisierte Epilepsie (n = 182) und nicht-läsionale extratemporale Epilepsie (n = 193). Über alle Epilepsien hinweg wurde in den meisten Faserbahnen eine geringere fraktionierte Anisotropie beobachtet, insbesondere im Corpus Callosum, Zingulum und der Capsula externa. Patienten mit generalisierten Epilepsien wiesen eine ausgeprägte Reduktion der fraktionalen Anisotropie in Corpus callosum, Corona radiata und externer Kapsel sowie eine erhöhte mittlere Diffusivität der vorderen Corona radiata auf. Ein früheres Anfallsalter und eine längere Krankheitsdauer waren bei Patienten mit Hippocampus-Sklerose mit einem größeren Ausmaß an Diffusionsanomalien verbunden.

E Diagnostik

EEG Die Diagnostik geschieht über das *Elektroenzephalogramm (EEG)*; hierbei zeigen sich epilepsietypische Potentiale, z. B. *Spike-Wave-Komplexe*. Neben dem Ruhe-EEG werden auch Langzeit-EEGs und Provokationen (z. B. Hyperventilation, Flickerlicht, Schlafentzug) durchgeführt. Wenn ein neurochirurgischer Eingriff geplant ist, kommen auch spezielle EEGs, z. B. mit Sphenoidal-Elektroden und intrakraniellen Ableitungen (subdurale oder Foramen-ovale-Elektroden) zum Einsatz.

F Therapie

Antiepileptika Wesentlichste Säule der Therapie ist die Gabe von *Antikonvulsiva* (*Antiepileptika*). Zunächst muss hoch dosiert werden, um zuverlässig weitere Anfälle zu unterdrücken; allerdings verringern die meisten Medikamente den Wachheitszustand und bei zu hohem Blutspiegel kann es zu toxischen Nebenwirkungen kommen. Sobald Anfallsfreiheit erreicht wurde, kann das Medikament dann reduziert werden, bis man einen guten Kompromiss findet, bei dem keine Anfälle mehr auftreten, die geistige Leistungsfähigkeit aber ausreichend ist. Nach dreijähriger Anfallsfreiheit sollte versuchsweise ein vorsichtiger Abbau der Medikamente erfolgen.

Operation Leider helfen Medikamente bei rund 30 % der Betroffenen nicht; hier kann man eine operative Behandlung erwägen. Dazu wird der epileptische Fokus gesucht. Häufigstes Ursprungsgebiet ist der Temporallappen, von dem dann bis zu zwei Drittel entfernt werden. Risiken (z. B. Gedächtnis-, Hör- oder Sprachschwierigkeiten) sind in Relation zum Therapieerfolg genau abzuwägen, da durch die Operationsnarbe auch später noch Anfälle entstehen können.

Entspannung Während man früher davon ausging, dass ein Anfall spontan auftritt und willentlich gar nicht kontrolliert werden kann, hat sich inzwischen herausgestellt, dass es Möglichkeiten gibt, das Geschehen zu beeinflussen. Zum Anfall kommt es durch eine Aufaddierung ungünstiger Faktoren (Stress, Angst, Anspannung, negative Emotionen und Schlafmangel); erfolgversprechend sind daher Methoden der Stressbewältigung. Seit Anfang der 1980er Jahre wurde die Wirksamkeit von *Entspan-*

nungsverfahren nachgewiesen. In einer Studie verminderte sich die Anfallsfrequenz nach zwei Monaten um 21 %, nach vier Monaten um 41 % und nach sechs Monaten um 54 %. In einer anderen Studie vermittelte man den Probanden nicht nur die Entspannungstechnik, sondern sie erlernten auch das Erkennen warnender Körpersignale in Risikosituationen. Die Experimentalgruppe zeigte eine Reduktion der Anfallshäufigkeit um 66 % und unterschied sich damit signifikant von Placebo- und Wartegruppen. Nähere Angaben lassen sich dem Überblicksartikel von Gothe et al. (2002) entnehmen.

Countermeasures

Die Methode der *Countermeasures* geht davon aus, dass jede starke Aktivität eines Hirnbereiches andere Teile hemmt. Also müssten gezielte Aktivitäten einem Anfall entgegenwirken; hierzu gehören beispielsweise lautes Schreien, Fokussierung auf körperliche Aktivität oder die Konzentration auf Dinge, die man zuletzt gesehen oder gesagt hat. Betts et al. (1995a, b) entwickelten mit der *Aromatherapie* eine interessante Chimäre beider Techniken. Ein Duftöl wurde (teilweise unter Hypnose) mit Entspannung gepaart, bis eine Konditionierung sichergestellt war. Später wurde das Öl in Erregungssituationen verwendet. Der Geruch des Öls bzw. später nur noch der Gedanke daran wurde als Countermeasure benutzt.

Biofeedback

Durch *EEG-Biofeedback* soll der Betroffene den Zusammenhang zwischen psychischer Ruhe bzw. Erregung, körperlichen Veränderungen und seinem eigenen EEG begreifen. Ziel ist, auch ohne komplizierte Apparatur die anfallsauslösenden EEG-Muster schon im Vorfeld zu spüren und dann etwas dagegen zu unternehmen. Das Andrews-Reiter-Epilepsie-Programm umfasst die Zusammenstellung von Biofeedback und Entspannungstraining. Andrews et al. (2000) wiesen an 44 Patienten nach, dass 79 % eine zufriedenstellende Anfallskontrolle erreichen konnten. 68 % lernten spezifische emotionale Zustände zu identifizieren, welche die Auslösung von Anfällen triggern.

Desensibilisierung

Bei fotosensibler Epilepsie wird der Anfall durch flackerndes Licht ausgelöst. Mit der Methode der systematischen Desensibilisierung wurden Patienten zunächst in einem sehr hellen Raum mit Stroboskoplicht konfrontiert. Im Verlauf der Behandlung wurde die Umgebungshelligkeit dann immer weiter herabgesetzt, sodass der Betroffene sich daran gewöhnte, bis dadurch keine Anfälle mehr ausgelöst wurden.

Hormone

Bei manchen Frauen steht die Häufigkeit der Anfälle in Relation zum Stand des Menstruationszyklus. Die Ergebnisse der bisherigen Studien mit Progesteron zur Behandlung der Anfallshäufigkeit sind vielversprechend, gelten aber nur für Patientinnen mit prämenstruellen Anfallsexazerbationen (Harden/Pennell 2013).

Hilfsmittel Epicare-Free ist ein kleines Gerät, das wie eine Armbanduhr am Handgelenk getragen wird. Es registriert insbesondere generalisierte epileptische Anfälle und sendet dann ein Signal an die Angehörigen. Dies erlaubt dem Epileptiker größere Selbständigkeit durch Verminderung ständiger Überwachung.

4.15 Schmerz

A Einleitung

Schmerzwahrnehmung Schmerzwahrnehmung erscheint unveränderbar; es gibt aber psychische Einflussgrößen. Konzentration auf einen Schmerz verstärkt das Gefühl; Verletzungen, die man sich unmerklich bei handwerklicher Arbeit zugezogen hat, spürt man dagegen oft erst später. Je bedrohlicher ein Schmerz erlebt wird, umso mehr tut er subjektiv weh. Masochisten empfinden bestimmte Schmerzreize dagegen sogar als lustvoll. Schmerzwahrnehmung ist also durch psychische Faktoren formbar.

B Fallbeispiel

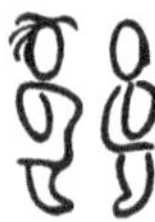

Einer Internet-Homepage entnahm ich folgende Selbstbeschreibung eines Schmerzpatienten:

„Ich bin 37 Jahre, männlich, seit genau 20 Jahren unterschenkelamputiert. Seit der Amputation leide ich an sehr starken Phantomschmerzen. [...] Da ich die ersten 3 Jahre ständig mit Entzündungen des Stumpfes und mit offenen Stellen zu kämpfen hatte, konnte ich zwischen normalen Stumpfschmerzen und Phantomschmerzen nicht unterscheiden. Es tat einfach nur höllisch weh. In dieser Zeit setzte ich Alkohol, Medikamente und illegale Substanzen wie Heroin und Speed ein. Zwar hatte ich stundenweise Ruhe, aber mit dem Aufwachen waren die Schmerzzustände wieder da. So rieten mir einige Ärzte zur Nachamputation, was ich in meiner Verzweiflung auch machen ließ. Dies brachte zwar etwas Linderung, aber die Schmerzen erreichten auf einer Skala von 1–10 immer noch die 8. Der Phantomschmerz stellt sich ohne Vorwarnung ein. Er tritt häufig mehrmals die Stunde für einige Sekunden auf. Ich fühle, dass ein Messer in meine Wade gerammt und mit Gewalt nach oben und unten geschnitten wird. Das Gefühl, als ob meine Zehennägel herausgerissen werden oder dass mein Knöchel mitsamt dem Fuß langsam zerquetscht wird. Alle anderen Gedanken, auch bei mehrstündiger Schmerzfreiheit, werden überschattet, sodass ein normaler Tagesablauf nicht mehr möglich ist. Ich bin nervös, unkonzentriert, kann mir nichts merken, bin sehr gereizt, und ich habe sogar Suizidgedanken." (Arbeitskreis Cannabis als Medizin, http://archiv.hanflobby.de, 29.12.2021)

C Symptome

Wahrnehmungsebenen

Aufgrund unterschiedlicher Typen von Schmerzrezeptoren lässt sich ein heller, stechender, gut lokalisierbarer *Primärschmerz* von einem dumpfen, ausgebreiteten *Sekundärschmerz* unterscheiden. Ersterer führt via Reflexbogen zur Fluchtreaktion, der zweite, erzwingt Schonhaltung. Außerdem unterscheidet man den *Oberflächenschmerz* (Haut), *Tiefenschmerz* (z. B. *Kopfschmerzen)* und den *Eingeweideschmerz.* Das *Drei-Ebenen-Konzept* des Schmerzes umfasst:

1. Die subjektiv-psychologische Ebene (sprachliche Äußerungen bei Schmerz);
2. die motorische Verhaltensebene (Schonhaltung, Gesichtsausdruck) und
3. die physiologisch-biologische Ebene (z. B. Entzündung, Muskelverspannung etc.).

Schmerzgedächtnis

Langanhaltender Schmerz führt zur Ausbildung eines *Schmerzgedächtnisses* für das betroffene Organ; der Patient wird immer anfälliger. Schmerz sollte daher medikamentös so unterdrückt werden, dass sich eine solche dominante neuronale Verbindung gar nicht erst bilden kann. *Phantomschmerzen* entstehen nach Amputation; da das dazugehörige Hirnareal weiterhin vorhanden ist, spürt man das gar nicht mehr existierende Körperteil aber dennoch.

D Neuropsychobiologie

Gate-Control-Theorie

Die Schmerzempfindung geht von Nozizeptoren aus und verläuft über Rückenmark, Thalamus und limbisches System bis zum Kortex. Die *Gate-Control-Theorie* von Melzack und Wall (1965) unterscheidet diesbezüglich spezifische Schmerzerfahrung:

1. Die sensorisch-diskriminative Komponente vermittelt Beginn, Ende, Ort und Intensität des Schmerzreizes.
2. Zur vegetativen (autonomen) Komponente gehören z. B. Erweiterung der Hautgefäße, Blutdruckanstieg (oder Abfall unter Schock), Herzfrequenzerhöhung, Veränderung der Atmung, Schweißausbruch, beim viszeralen Schmerz auch Übelkeit und Erbrechen.
3. Die motorische Komponente umfasst reflexives Zurückziehen bzw. Fluchtreaktionen, Schonhaltung (Verkrümmung) und Schaukelbewegungen zur Schmerzeindämmung.
4. Die affektiv-motivationale Komponente bewertet nach emotionalen Kriterien, z.B. ermüdend, krankmachend, ängstlich.
5. Die kognitiv-evaluative Komponente beurteilt nach kognitiven Maßstäben und vergleicht mit früheren Erfahrungen. Aufgrund dessen wird eine Handlung angestrebt, z. B. ein Pflaster aufgeklebt, eine Schmerztablette eingenommen oder der Arzt aufgesucht.

Überempfindlichkeit

Langanhaltende Stimulierung führt zur Vergrößerung und Dominanz zugehöriger Hirnbereiche, dies gilt auch für Schmerz. Bei chronischer Pein kommt es zur *Hypersensitivierung*; die Betroffenen zeigen eine Schmerzüberempfindlichkeit (*Hyperalgesie*) und nehmen sogar leichte Berührungen als unangenehm wahr (*Allodynie*); z. B. haben Menschen mit chronischen Rückenschmerzen ein sehr viel größeres Hirnareal für die kortikale Repräsentation dieses Körperteils als Gesunde. Im Gehirn bildet sich eine erhöhte Anzahl von dendritischen Synapsen, die zu einer synaptischen Verstärkung als Reaktion auf häufige Stimulation führt. Neben der Vergrößerung zu synaptischen „Bäumen“ bilden sich größere dendritische Dornen, die dauerhafter sind als kleine (Borsook et al. 2018).

Astrozyten sind entscheidend für die Aufrechterhaltung der Homöostase des ZNS. Es gibt Hinweise, dass eine Reihe von neurologischen und neuropsychiatrischen Erkrankungen, einschließlich chronischer Schmerzen, aus einer Astrozyten-Gliopathie resultieren können. Astrozyten regulieren die nozizeptive synaptische Übertragung über Interaktionen zwischen Neuronen und Gliazellen, sowie über die Beteiligung spinaler und supraspinaler Astrozyten und sind damit auch an der Aufrechterhaltung neuropathischer Schmerzen beteiligt (Ji et al. 2019).

Phantomschmerz

Phantomschmerz entsteht besonders oft, wenn vorher eine chronische Erkrankung des amputierten Körperteils vorhanden war (Raucherbein), kaum dagegen bei abrupter Amputation (Unfall). In diesen Fällen ähnelt der Phantomschmerz dem vorher gespürten chronischen Schmerz. Bei den vielen Patienten dehnen sich benachbarte Funktionen in das Areal hinein aus, das vorher das amputierte Glied versorgt hatte. Ramachandran (2002) stellte z. B. fest, dass Berührungen im Gesicht bei den Betroffenen modalitätsspezifische Phantomempfindungen am amputierten Arm auslösen konnten.

E Diagnostik

Fragebögen

Zur Erfragung von Schmerzen kommen z. B. in Betracht: Hamburger Schmerz-Adjektiv-Liste (Hoppe 1991), Kieler Schmerz-Inventar (Hasenbring 1994), Schmerzempfindungs-Skala (Geissner 1996), der Fragebogen zur Erfassung der Schmerzverarbeitung (Geissner 2001) oder der Freiburger Fragebogen (Maurischat et al. 2006). Von Franz, Seemann und Wildgrube (o. J.) gibt es eine hervorragende Reihe mehrerer Videofilme zur Exploration von Schmerzpatienten.

F Therapie

Pharmakotherapie

Moderne *Schmerztherapie* fordert, den Patienten medikamentös weitgehend schmerzfrei zu halten, damit sich kein Schmerzgedächtnis ausbildet.

Psychotherapie

Psychotherapeutisch kann man dem Betroffenen beibringen, sein Denken nicht auf die Wahrnehmung dieser unangenehmen Gefühle zu fokussieren. Hierbei muss auch auf sekundären *Krankheitsgewinn* geachtet werden, d. h. Zuwendung durch nahe Bezugspersonen für das Zeigen von Schmerz.

Bei Phantomschmerz kann die erlernte Vergrößerung des Schmerzareals wieder rückgängig gemacht werden, wenn man eine gegenteilige *Reorganisation* durchführt. Beispielsweise lernten Patienten es, eine elektrische Prothese zu benutzen. In diesem Fall erfüllen die kortikalen Neurone wieder eine sinnvolle Aufgabe. Auch Biofeedback (EMG, EEG) kann zur Besserung führen. Kropp et al. (2002) wiesen dies z. B. für Migräne nach.

Für Phantomschmerz listet Morales-Quezada (2017) einige nichtinvasive Methoden auf. Zum Beispiel kann die Hirnstimulation ein alternativer Behandlungsweg sein. Studien vergleichen die transkranielle Gleichstromstimulation (tDCS) und die repetitive transkranielle Magnetstimulation (rTMS). Basierend auf synaptischen Mechanismen wie Langzeitpotenzierungs- und Langzeitdepressionsphänomenen können sie die maladaptive Plastizität verändern und gleichzeitig eine angemessene sensorische Informationsverarbeitung in einem umfassenden Rehabilitationsprogramm fördern.

4.16 Zusammenfassung

Neben Schlaganfall und SHT kommen neuropsychologische Defizite bei vielen anderen Störungen vor. In der Regel folgt die Wahrscheinlichkeit des Entstehens dem Multikausalitätsprinzip, d.h. unterschiedliche Ursachen addieren oder potenzieren sich (z.B. genetische Disposition, prä-/peri- oder postnatale Schäden, Sozialisationseinflüsse, Toxine usw.). Häufiger als globale geistige Behinderungen sind Teilleistungsstörungen in einem abgrenzbaren Bereich (z.B. Legasthenie, Dyskalkulie). Hierzu gehören auch minimale cerebrale Dysfunktion (MCD) und Aufmerksamkeitsdefizit-/Hyperaktivitätsstörung (ADHS). Sonderformen sind Autismus und Savants (Inselbegabungen); bei beiden vermutet man als Ursache einen Defekt in einem frühen Stadium der Embryonalentwicklung. Im Alter auftretende geistige Behinderung wird als Demenz bezeichnet; größte Häufigkeit haben Multi-Infarkt- und Alzheimer-Demenz, die durch den Untergang großer Neuronen-Populationen mit zunehmender Hirnatrophie entstehen. Eine Vielzahl von Therapieansätzen ermöglicht Betroffenen heute möglichst lange eine selbständige Lebensführung. Bei der Schizophrenie hat sich die neurobiologische Ursache immer mehr herauskristallisiert, die in genetischer Disposition, Entgleisung des Dopaminstoffwechsels, verbunden mit Hirnveränderungen liegt. Wahn kommt als Schizophrenie-Symptom, aber auch eigenständig vor. Grundlage dürfte eine Noradrenalinüberaktivität sein, durch die eine Stimmung des Unheimlichen entsteht. Auch für affektive Störungen (Depression und Manie) hat sich mit der Monoamid-Theorie die neurobiologische Verursachung zeigen lassen. Vermutlich erzeugt ein Serotoninmangel emotionale Labilität und der Noradrenalinspiegel gibt die Richtung der Stimmungsveränderung vor. Allerdings verursachen auch Hormonveränderungen Depressionen. Phobien und andere Angststörungen hängen eng mit dem limbischen System zusammen, hierbei haben Amygdala, orbitofrontaler Kortex und Zingulum eine Schlüsselstellung. Das Vorhandensein eines präattentiven Warnsystems erklärt unbewusste Ängste. Untersuchungen an Patienten mit posttraumatischer Belastungsstörung haben gezeigt, dass Dauerangst zu einer Zerstörung von Gewebe im Hippocampus führt. Bei Zwangsstörungen fand man Auffälligkeiten im Nucleus caudatus und im Zingulum sowie Veränderungen des Serotoninsystems. Aus neuropsychologischer Sicht leiden Menschen mit Zwangserkrankungen hinsichtlich ihrer Kontrollhandlungen oft unter Gedächtnisstörungen. Dissoziative Störungen wie die multiple Persönlichkeit, die dissoziative Fugue oder die dissoziative Amnesie sind gleichfalls mit Gedächtnisstörungen gepaart, die aber

Teile des eigenen Lebens umfassen, während Kurz- oder Arbeitsgedächtnis unbeeinträchtigt sind. Auch für Persönlichkeitsstörungen gibt es hirnorganische Grundlagen; die schizotypische Persönlichkeitsstörung ist möglicherweise eine kleine Schizophrenie, antisoziale Charaktere leiden offenbar unter einer Dysfunktion des Frontallappens. Homosexualität und Störungen der Geschlechtsidentität beruhen aus heutiger Sicht auf sexueller Prägung des Gehirns in einem pränatalen Stadium. Süchte entstehen auf der Basis, dass das eigene Belohnungssystem auch durch externe Drogen beeinflusst werden kann. Alkohol und Beruhigungsmittel greifen am GABA-Rezeptor an, Opiate an körpereigenen Endorphinrezeptoren, Kokain wirkt u. a. auf das Noradrenalinsystem, Halluzinogene führen zu einer Überstimulierung der Monoamine, Nikotin wirkt auf Acetylcholinrezeptoren, Cannabis auf Endocannabinoidrezeptoren. Bei Epilepsie kommt es zum elektrischen Kurzschluss im Gehirn; man unterscheidet Petit Mal- von Grand Mal-Anfällen. Neben operativen und medikamentösen Therapien gibt es heute eine Fülle neuropsychologischer Behandlungsansätze. Auch chronische Schmerzerkrankungen haben eine hirnorganische Basis; oft bildet sich ein Schmerzgedächtnis heraus. Besondere Wichtigkeit zur Erforschung plastischer Hirnprozesse haben Phantomschmerzen nach Amputation.

4.17 Fragen zum vierten Kapitel

Überprüfen Sie Ihr Wissen!

61. Was bedeutet die Abkürzung ADHS?

62. Was ist das wesentliche Problem bei der Erfassung der Effektivität einer Therapie von Kindern mit Entwicklungsverzögerungen?

63. Was versteht man unter einer Inselbegabung?

64. Nennen Sie die sieben Phasen der Demenz nach Reisberg.

65. Welche Veränderungen im Gehirn zeigen Patienten mit Alzheimer-Demenz?

66. Welche Behandlungsansätze für Demenz kennen Sie?

67. Was unterscheidet die Typ-I- und Typ-II-Schizophrenie?

68. Welche neurobiologischen Befunde zur Verursachung einer Schizophrenie gibt es?

69. Welche Arten und Formen einer Depression kennen Sie?

70. Welche neurobiologischen Ursachen haben affektive Störungen?

71. Wie entsteht Angst im Gehirn? Welche Hirnteile sind dabei involviert?

72. In welchem Hirnareal führen Angst bzw. Dauerstress zu einer Schädigung?

73. Welche neuropsychologischen Defizite zeigen Menschen mit Zwangsstörungen?

74. Zu welcher Gruppe von Störungen gehört das mnestische Blockadesyndrom?

75. Welche Parallelen gibt es zwischen Schizophrenie und schizotypischer Persönlichkeitsstörung?

76. Wie wird die Entstehung von Homosexualität und Störungen der Geschlechtsidentität auf neurobiologischer Basis erklärt?

77. Nennen Sie einige Drogen und erklären Sie, auf welche Rezeptorarten diese im Gehirn wirken.

78. Bei welchen Süchten kommt es zu neuropsychologischen Defiziten?

79. Welche Drogen fördern die Entstehung eines amotivationalen Syndroms?

80. Nennen Sie einige psychotherapeutische Verfahren bei Epilepsie.

81. Was besagt die Gate-Control-Theorie?

5 Angrenzende Bereiche

Die Neuropsychologie ist keine alleinstehende Wissenschaft, sie interagiert mit anderen Fachrichtungen wie z. B. der Endokrinologie oder der Immunologie. Hiermit beschäftigt sich das folgende Kapitel.

5.1 Psychoendokrinologie

Hormone als Botenstoffe

Auch *Hormone* sind Botenstoffe; sie brauchen mehr Zeit als neuronale Verbindungen, um eine Information weiterzuleiten; die Wirkung ist dafür dauerhafter. Nach heutiger Kenntnis modulieren Hormone die Empfangsbereitschaft des Zielgewebes. Die bedarfsgerechte Steuerung der Hormone erfolgt durch die Hypophyse, die wiederum direkt von übergeordneten Gehirnteilen (Hypothalamus und limbischem System) reguliert wird. Der *Hypophysenvorderlappen* (HVL; auch Adenophyse) produziert: adrenokortikotropes Hormon (ACTH), Schilddrüsen-stimulierendes Hormon (TSH), Follikel-stimulierendes Hormon (FSH), luteinisierendes Hormon (LH), somatotropes Hormon bzw. Wachstumshormon (STH bzw. GH), beta-Endorphin, alpha-Melanozyten-stimulierendes Hormon (alpha MSH) und Prolaktin. Die Freisetzung wird von den Neurohormonen des Hypothalamus gesteuert, die in einem speziellen Gefäßnetz transportiert werden. Der *Hypophysenhinterlappen* (HHL; auch Neurophyse) ist für zwei Peptidhormone verantwortlich: das antidiuretische Hormon (ADH oder Adiuretin) und das Oxytocin. Daneben gibt es im Körper mehrere Zentren, die Hormone sezernieren, z. B. Schilddrüse, Thymus, Nebennieren, Eierstöcke oder Hoden.

Störungen des Hormonsystems

Abgesehen von *Pubertätskrisen* und dem allgemein bekannten Gefühl des *Liebeskummers*, können Veränderungen des Hormonsystems an diversen psychischen Entgleisungen beteiligt sein. So kommt es infolge einer *Hyperthyreose* (Schilddrüsenüberfunktion) zur Steigerung des Stoffwechsels mit ständiger Übererregung; typisch sind unvorhersehbare Stimmungsschwankungen.

Sexualhormone

Vor allem zwischen Sexualhormonen und psychischen Zuständen gibt es enge Wechselwirkungen. Bekannt ist die *Wochenbettdepression* als Folge der Hormonveränderungen nach der Geburt. Auch für die Involutions- oder *Wechseljahresdepression* sind Verschiebungen der

Balance der Sexualhormone verantwortlich. Ein hoher *Testosteronspiegel* erhöht die Bereitschaft zur Aggression, was anthropologisch mit den Rangkämpfen von in Rudeln oder Sippen lebenden Tieren zusammenhängt. Bei vielen Tierarten erhält nur das stärkste Männchen die Chance zur Paarung mit den Weibchen. Jugendliche ohne Partnerin sind oft im Durchschnitt auch heute noch aggressiver als Männer in fester Beziehung. In Tierversuchen produzierten diejenigen Männchen, welche die höchste Position erreicht hatten, auch das meiste Testosteron, was sie wiederum noch angriffslustiger machte.

erlernte Hilfslosigkeit

Über das Konzept der *erlernten Hilflosigkeit* (geprägt durch den Psychologen Martin Seligman) wird u. a. Depression erklärt. Auch diese Theorie wurde in Tierversuchen entwickelt: Welpen, die gelernt hatten, dass sie einer Strafe nicht entkommen können, unternahmen später auch dann keine Fluchtversuche, wenn es eine Möglichkeit dazu gab. Auch hierbei spielen Hormone eine Rolle. Durch den Stress während der Phasen der Hilflosigkeit wird über das *ACTH* (adrenokortikotropes Hormon) z. B. Kortisol beeinflusst. Durch ein Dopaminungleichgewicht kommt es außerdem zum kognitiven Leistungsabfall; das Gehirn fährt sich in einer Selbstschutzreaktion quasi für einen bestimmten Zeitraum herunter, bis die aversive Situation vorübergegangen ist. Bestimmte Situationen lassen sich nur so ertragen, werden aber zur Basis für depressive Verhaltensweisen.

Kortisol

Kortisol, ein typisches Stresshormon, reduziert u. a. Immunfunktionen. Menschen, die häufig Gefühle der Hilflosigkeit erleben, werden dadurch anfälliger für Krankheiten. Über das Kortisol kann Dauerstress zur Schädigung des Hippocampus und des präfrontalen Kortex führen; vor allem das Arbeitsgedächtnis kann darunter leiden und der Abruf von Informationen gelingt nicht mehr. Andererseits kann ein moderater Kortisolausstoß während des Lernprozesses auch förderlich sein und die Konsolidierung, vor allem emotionaler Inhalte, kurzfristig verbessern.

Hippocampus und Gedächtnis

Auch *Gedächtnisprobleme* im Alter lassen sich hiermit erklären; bei dementen älteren Menschen findet man oft erhöhte Konzentrationen von Kortisol. In einem Tierversuch ließen sich solche Gedächtnisdefekte verhindern, nachdem man die Nebennieren entfernt hatte, welche die Glukokortikoide bilden. Bei alten Menschen entsteht hier ein negativer Kreislauf: Das Stresshormon ACTH fördert die Ausschüttung der Glukokortikoide, die das Immunsystem blockieren und in hoher und chronischer Ausschüttung Neurone im Hippocampus zerstören. Der Hippocampus wiederum hemmt normalerweise das ACTH. Durch die Schädigung des Hippocampus fällt nun diese Hemmung weg, der Glukokortikoidspiegel steigt und der Hippocampus wird immer mehr zerstört.

5.2 Psychoneuroimmunologie

Immunsystem

Da Antigene (wie z.B. Bakterien, Viren, Parasiten oder Pilze) im menschlichen Körper massiven Schaden anrichten können, wehrt der Körper sich mit einem Abwehrsystem dagegen. Eingedrungene Keime werden an der individuellen Ausprägung ihres *Haupthistokompatibilitätskomplexes* (*major histocompatibility complex,* MHC) unterschieden. Man differenziert zwischen dem zellulären (Fresszellen, z.B. Makrophagen oder Phagozyten) und dem humoralen Immunsystem (Antikörper, z.B. Immunglobulin A, Immunglobulin D, Immunglobulin E, usw.). Das Komplementsystem wird nach einem *Antigen-Antikörper-Kontakt* aktiviert; es hat zytotoxische Eigenschaften und lockt Fresszellen an. Leukozyten gehören zu den wesentlichsten Bestandteilen der Immunabwehr; sie werden unterteilt in Granulozyten (Mastzellen), Lymphozyten (T-, B-Lymphozyten) und Monozyten (z.B. Makrophagen, Phagozyten). Man unterscheidet mehrere Arten von T-Lymphozyten: Die *Effektorzellen* (TC = cytotoxische T-Lymphozyten) schädigen eingedrungene Bakterien, die *Regulatorzellen* dagegen regen entweder B-Lymphozyten an, Antikörper zu produzieren (TH = Helferzellen) oder hindern B-Lymphozyten an der Antikörperproduktion (TS = Suppressorzellen). Killerzellen (z.B. Monozyten, Eosinophile Granulozyten) zerstören eingedrungene Keime; bestimmte natürliche Killerzellen können auch Veränderungen von körpereigenen Zellen feststellen, z.B. wenn dort ein Virus eingedrungen ist, z.T. sind sie auch fähig, Krebszellen von gesunden Zellen zu unterscheiden.

Interne Kommunikation

Auch die nicht-ortsgebundenen Zellen des Immunsystems müssen untereinander kommunizieren können; dies geschieht u.a. mit den *Interferonen* (z.B. Alpha-, Beta-, Gamma-Interferon), die eine aktivierende Wirkung auf das Immunsystem haben. *T-Helferzellen* geben *Interleukine* ab (z.B. IL-1, IL-2); sie steuern die Massenvermehrung von Immunzellen. Das Immunsystem wird außerdem durch Nerven- und endokrines System beeinflusst; seinerseits wirkt es auf andere Organe. Zum Beispiel nimmt bei Stress die Produktion von Steroiden (Kortisol) zu, die das *Immunsystem* dämpfen. Auch Testosteron, Progesteron, Thyroxin und Östrogen haben Wirkung auf das Immunsystem. Zu hoher Testosteronspiegel z.B. wirkt abwehrschwächend, was erklären könnte, dass Tiere in unterster Ranghierarchie, die keine Gelegenheit zum Sexualverkehr haben, ein schwächeres Immunsystem besitzen.

Immun-/ Neuropeptide

Das Immunsystem produziert eigene Botenstoffe (*Immunpeptide*). Aber auch *Neuropeptide* (z.B. aus dem limbischen System) haben Wirkung auf die körpereigene Abwehr, was erklärt, warum man z.B.

im Zustand der Depression leichter krank wird. Neuropeptide und Immunpeptide sind weitgehend chemisch ähnlich. So reagieren z. B. Makrophagen auf bestimmte Neuropeptide ebenso wie auf Immunpeptide und umgekehrt lassen sich Nervenzellen des ZNS durch Immunpeptide beeinflussen. Zum Beispiel wird Beta-Endorphin nicht nur im limbischen System, sondern auch in Lymphozyten gefunden, was erklären könnte, warum glückliche Menschen meist eine bessere Immunantwort zeigen. Ein anderes Neuropeptid, die Substanz P, dient im ZNS zur Weiterleitung von Schmerzreizen; im Immunsystem regt es die Produktion von Interleukin-1 an. Interleukine wiederum regen das Immunsystem an, sie dienen aber auch der Stimulation des Nervenwachstumsfaktors (NGF). Man spricht hier von Kommunikationsnetzwerken im Körper, deren Interaktionen bei weitem noch nicht verstanden werden.

Kommunikation mit ZNS

Wie interagieren ZNS und vegetatives Nervensystem mit den frei beweglichen Immunzellen? Im *Thymus*, in der *Milz* und in *Lymphknoten* enden freie Nervenfasern, die überwiegend cholinerge und adrenerge Botenstoffe benutzen. T-Lymphozyten haben entsprechende Rezeptoren, sie docken dort an und verweilen eine Zeit lang, bis sie sich fortbewegen. Cholinerge und alpha-adrenerge Stoffe steigern die Aktivität der T-Lymphozyten, beta-adrenerge Stoffe vermindern die Aktivität. Das *limbische System* zeigt eine hohe Dichte an Rezeptoren für Neuro- und Immunpeptide; da dieser Bereich des Gehirns als primärer Sitz der Gefühle gilt, liegt es nahe, dass emotionale Zustände auch Auswirkungen auf unser Immunsystem haben.

Konditionierbarkeit

Das Immunsystem muss zwangsläufig extrem lernfähig sein, da Antigene sich ständig verändern. Es lässt sich sogar klassisch konditionieren.

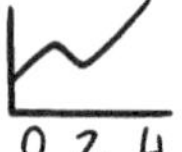

Nach Rasur einer Hautstelle injizierte Dolin (1972) Meerschweinchen Antigene, was eine Immunantwort auslöste. Später stellten Wissenschaftler eine Aktivierung des Immunsystems bereits durch das Ankratzen der Hautstelle alleine fest. Ader et al. (1975, 1991) injizierte Ratten Cyclophosphamid, das immunsuppressive Wirkung hat; zur Konditionierung wurde gleichzeitig süß schmeckende Saccharinlösung gegeben. Nach mehrmaliger Paarung löste dann auch die Saccharinlösung alleine eine immunsuppressive Wirkung aus. Auch eine Immunaktivierung lässt sich lernen. Kirschbaum et al. (1992) konditionierten Studenten auf den Geschmack von Brausebonbons, indem diese mit der immunstimulierenden Wirkung einer geringen Adrenalindosis gepaart wurden. Später löste der Geschmack alleine einen Anstieg der Immunbereitschaft aus. Hiramoto (1993) paarte

bei Mäusen Polyinosin-Polycytidyl-Säure, die über Interferone die Aktivität der natürlichen Killerzellen stimuliert, mit Kampfer, bis der Geruch alleine die Erhöhung der Immunreaktion veranlasste.

Autoimmunkrankheiten

Lassen sich auch Autoimmunkrankheiten wie *Neurodermitis, Heuschnupfen, Asthma, Rheuma oder Colitis* konditionieren?

Ader und Cohen (1975) konditionierten hierzu Mäuse mit einer genetisch bedingten Autoimmunkrankheit auf Cyclophosphamid und Saccharin (s. o.). Später führte Saccharin alleine zu einem verzögerten Ausbruch der Erkrankung und zu einer Verlängerung der Überlebenszeit. Klosterhalfen und Klosterhalfen (1983) führten dasselbe mit rheumatoider Arthritis durch und stellten nach der Konditionierung eine Reduktion der Entzündung durch Saccharin alleine fest. Andere Forscher fanden nach Implantation eines Tumors oder Erzeugung eines chemisch-induzierten Krebsgeschwürs ein schnelleres Tumorwachstum bei Mäusen nach immunsuppressiver Konditionierung. Die Arbeitsgruppe um Manfred Schedlowski untersuchte die Kontaktallergie vom verzögerten Typ. Nach Konditionierung auf Saccharin kam es zur Verringerung der Hautschwellung im Vergleich zur Kontrollgruppe.

Auch wenn diese Techniken noch nicht ausgereift sind, haben sie schon jetzt eine hohe klinische Relevanz. Es ist zu erwarten, dass es durch Konditionierung langfristig zur Reduzierung des Medikamentenkonsums bei Maximierung therapeutischer Effekte kommen kann.

Ein guter Überblick findet sich in dem Übersichtsartikel von Hadamitzky et al. (2013).

Soziale Hierarchie

Dass auch soziale Unterschiede einen Einfluss auf das Immunsystem haben, zeigte Sapolsky (2005) durch Feldbeobachtung von Pavianen in freier Natur. Das ranghöchste Tier (*Alpha-Tier*) hatte in der Regel auch das beste Immunsystem, das rangniederste Tier dagegen das schwächste. Allerdings bedingt sich beides: Ein gesundes Tier kann eher zum Alpha-Tier aufsteigen als eines, das ständig unter Krankheiten leidet. So bedingen Gesundheit, Krankheit und soziale Stellung sich gegenseitig.

Wichtige Schaltstellen zwischen Gehirn und Immunsystem sind der paraventrikuläre Kern des Hypothalamus – hier geschieht insbesondere die Steuerung des Kortikotropin-Releasing-Hormons –, der Hypophysenvorderlappen, der unter anderem die Kortisolausschüttung steuert, und der Locus coeruleus, eine Steuerzentrale für das Noradrenalinsystem, das auch autonome Abläufe beeinflusst.

Stress, Immunsystem und Gedächtnis

Der Zusammenhang zwischen Stress und Immunsuppression wurde in einer Vielzahl von Arbeiten belegt. Sogar die gedankliche Beschäftigung mit belastenden Lebensereignissen hat Auswirkungen: Eine Gruppe von Probanden sollte negative Lebensereignisse aufschreiben, während die andere über unbedeutsame Dinge schrieb. Die Antikörperproduktion war in der Belastungsgruppe erheblich reduziert, nicht aber in der zweiten Gruppe.

Selbstheilungskräfte

Heute gibt es eine Vielzahl von *Entspannungsmeditationen*, die behaupten, *Selbstheilungskräfte* zu aktivieren (z. B. von R. Dahlke). Mitunter wird sogar der Anspruch erhoben, bei schweren Allergien oder Krebs zu helfen. Ist das Scharlatanerie oder gibt es wissenschaftliche Belege? Eine Vielzahl von Studien spricht dafür, dass man damit tatsächlich das Immunsystem beeinflussen kann. Beispielsweise sollten Kinder in einer Studie lernen, die Konzentration eines Immunglobulins ansteigen zu lassen; hierzu erhielten sie ein Tonband mit einer Selbsthypnose. In der Tat zeigten sich rund eine halbe Stunde nach Beginn signifikant höhere Konzentrationen von Immunglobulin A in ihrem Speichel.

5.3 Neuro-Psychotherapie

Psychische Probleme entstehen überwiegend aufgrund emotionaler Entgleisungen, die wiederum eng verwoben mit kognitiven Gedankengängen und daraus resultierenden Verhaltensweisen sind. Im vierten Kapitel dieses Buches wurde beispielhaft gezeigt, dass jede psychosoziale Störung auch ein neuronales Korrelat hat. Die Frage ist nun, ob und in welchem Ausmaß eine Therapie überhaupt in der Lage ist, diese neuroanatomischen Grundlagen nachträglich wieder zu verändern?

Psychotherapie Ebenen

Psychotherapie wirkt auf verschiedenen Ebenen. Vordringlich muss die therapeutische Beziehung *Gefühle der Sicherheit* vermitteln, damit der Patient das Risiko eingeht, alte dysfunktionale Handlungsweisen abzulegen und neue auszuprobieren. Derartige Veränderungen erzeugen zunächst Unsicherheit, längerfristig aber Stolz und Freude. Hierdurch wird die Motivation zu weiteren Veränderungen gefördert, wenn der Patient sie als eigene Leistung bewertet. Welche Hirnstrukturen sind es, die hier eine Funktion besitzen?

Gefühle

1. Wesentlich für alle Emotionen ist vorrangig das *limbische System*, das hier eine Schlüsselstellung hat und alle anderen Bereiche beeinflusst. Jede Psychotherapie muss daher Gefühle berücksichtigen und diese in die richtige Richtung kanalisieren.

Vorerfahrungen

2. Ausschlaggebend für fehlerhafte Attribution des eigenen Verhaltens sind im Gedächtnis gespeicherte *Vorerfahrungen*. Verlernen unangepasster Denk- oder Verhaltensweisen und Neulernen angepasster Handlungen hat auch die Veränderung neuronaler Schaltkreise im Gedächtnis zur Folge.

Kognitive Bewertung

3. Im Vorderhirn erfolgt die *Bewertung des Verhaltens*. Die Motivation, sich zu verändern, beruht oft auf rationalen Gedankengängen. Damit können wir unsere Gefühle zwar kaum direkt steuern; es gelingt aber eine langfristige Beeinflussung durch Akzentuierung der Aufmerksamkeit auf bestimmte Aspekte.

Ein erfahrener Psychotherapeut arbeitet immer in diesem Triangel zwischen Frontallappen, limbischem System und Gedächtnis. Schiepek (2004) weist mehreren neuronalen Schleifen eine grundlegende Bedeutung zu. Das ventrale und das laterale tegmentale *Vorderhirn-Mittelhirn-System* (relevant sind hier v. a. der anteriore präfrontale Kortex und der anteriore Hippocampus sowie die Amygdala) entspricht seiner Ansicht nach der bipolaren Struktur zwischen Annäherungs- und Vermeidungstendenzen. Das orbitofrontale *kortiko-limbische System* ist besonders wichtig, da es vielfältige Verbindungen zum autonomen Nervensystem hat, insbesondere zur *Sympathikus-Parasympathikus-Balance*, und damit auch für körperliche Begleitsymptome verantwortlich zeichnet.

Retikuläres System

Das *retikuläre System* steht in enger Interaktion mit der kortiko-limbischen Feedbackschleife. Neben der Wirkung auf das autonome Nervensystem ist hier auch eine Beeinflussung der Hormone anzunehmen. Ein mittleres Erregungsniveau des *retikulären Systems* (Arousal) ist z. B. mit lustvollen Gefühlen gepaart; ein niedriges Arousal dagegen mit niedergedrückter, dysphorischer Stimmung; ein zu hohes mit Angst.

Sozialkontakte

Warum legt man als Psychotherapeut seinen Patienten immer wieder ans Herz, unbedingt *soziale Kontakte* aufzubauen bzw. existierende zu pflegen? Bei positiven Sozialkontakten taucht ein als angenehm empfundener Arousalgrad auf, der nachhaltige Effekte auf limbisches System und Amygdala hat.

Verlernen fehlerhafter Denkweisen

Ein wesentlicher Vorteil des Gehirns ist die Fähigkeit zur Anpassung an neue Erfordernisse. Menschen sind in der Lage, fehlerhafte Denkweisen zu verlernen und richtige Strategien aufzubauen. Abhängig davon, welche Handlungsalternative dominant ist (etwa beleidigter Rückzug bei Frustration) sind im Gehirn unterschiedliche neuronale Aktivitätsmuster aktiv, die uns im Krisenfall schnell und komplikationslos zur falschen Lösung greifen lassen. Allerdings ist es schwierig, eine dominante Denkweise wieder abzulegen. Diese gut verankerte synaptische Verschaltung war vermutlich früher durchaus funktional. So kann ein Glas Rotwein am Abend in gemütlicher Atmosphäre durchaus eine Beruhigung herbeiführen. Leider hat der Betreffende übersehen, dass die Flasche Wodka, die er nun täglich leert, nicht zur Optimierung seines Arbeitsverhaltens führt. Solche dysfunktionalen Einstellungen sind im Gedächtnis gespeichert.

Umlernen Neulernen

Umlernen ist schwieriger als Neulernen, denn neben der Neuverschaltung muss es parallel auch zur Rückbildung kommen. Letzteres beruht auf Verringerung der Empfindlichkeit von Synapsen und Rückbildung von Dendriten. Gerade bei dominantem Verhalten ist das schwierig; da aber Vergessen ebenso zur Plastizität unseres Gehirns gehört wie Neulernen, kann der Mensch sich durchaus ändern.

5.4 Gehirn und Kriminalität

Strafdelikte nach Hirntumor

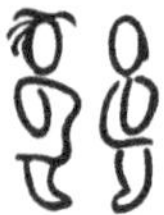

Vor einigen Jahren untersuchte einer der Autoren einen jungen Mann, der eine unglaublich umfassende Strafakte mit fast einhundert Delikten vorwies. Zum Untersuchungstermin wurde er von seiner Bewährungshelferin gebracht; er erschien mit diversen Verletzungen, da er kurz vorher versucht hatte, ein Fahrrad mit defektem Lenker zu stehlen, dabei aber gestürzt war. Trotz ausreichender Intelligenz, guter Konzentrationsfähigkeit und hervorragenden Gedächtnisfunktionen hatte er absolut gar kein Verständnis für die Unterscheidung zwischen Recht und Unrecht. Sich Dinge „auszuborgen", die ihm nicht gehörten, erschien ihm völlig in Ordnung. Bei einfachen Geschichten konnte er nicht zwischen „Böse" und „Gut" unterscheiden. Ursache war ein Frontalhirntumor, der ihm in der Kindheit herausgenommen worden war. Bis dahin war er völlig normal; direkt nach der Ausheilung begann er kriminell zu werden, den Sinn für moralisch-ethisches Verhalten hatte er völlig verloren. Seine Eltern waren verzweifelt und baten um dauerhafte Unterbringung des Jungen, da er auch sie ständig beklaute.

Verbrecherphysiologie

Schon 1876 entwickelte *Cesare Lombroso* eine Physiologie des geborenen Verbrechers: Ohrenform, Fingerlänge, fliehende Stirn und Schädelvolumen ließen auf eine Anlage für kriminelles Verhalten schließen. Ernst Kraepelin ging 1920 von genetisch bedingten Faktoren psychischer Krankheiten aus, wonach Geisteskranke auch als Gefahr für die Öffentlichkeit gesehen wurden. In den 1960er Jahren wurde die Hypothese geäußert, ein zusätzliches Y-Geschlechtschromosom verdamme Männer zu kriminellem Verhalten. Diesen Ansätzen und Hypothesen mangelt es an empirischer Evidenz und sie sind demnach nicht zutreffend.

Neuerdings behaupten die Neurowissenschaftler: „Nicht der Mensch mordet, sondern sein Gehirn." Die Annahme, dass unser freier Wille nur eine Illusion ist, wurde bereits früher in diesem Buch dargestellt. Ein Mensch begeht einen Mord, weil sein Gehirn in diesem Moment nur so entscheiden kann. Unser Verhalten hängt gerade in Extremsituationen nicht von bewussten Kognitionen, sondern vom limbischen System ab.

Der Fall Ulrike Meinhoff

Interessant in diesem Zusammenhang sind Daten des Neuroanatomen Pfeiffer und des Psychiaters Bogarts, die das Gehirn der RAF-Terroristin *Ulrike Meinhof* untersuchten. Das Gehirn zeigte einen Folgeschaden durch Operation eines Gehirntumors (Kavernom) im Jahre 1962, als sie 27 Jahre alt war, der aller Wahrscheinlichkeit nach für eine Persönlichkeitsveränderung verantwortlich war. Klaus Rainer Röhl, der damalige Ehemann, hatte schon 1970 darauf hingewiesen, dass sie sich in der Folge der Operation stark verändert hatte, sie sei gefühllos und sexuell „wie abgeschnitten" gewesen (Frankfurter Allgemeine, FAZ. NET vom 8.11.2002).

Nur 6% der amerikanischen Bevölkerung sind für rund 70% aller *Gewaltverbrechen* verantwortlich. Es liegt nahe, dass sie über spezifische Persönlichkeitseigenschaften verfügen, die eine Prädisposition für Gewaltverbrechen darstellen. Die antisoziale Persönlichkeitsstörung ist ein solcher Faktor. Aktuelle neurobiologische Modelle der Psychopathie sehen die Ursachen hierfür in neuronalen Dysfunktionen, z.B. limbischen, paralimbischen und prä- sowie orbitofrontalen Arealen.

Serienkiller

Besonders intensiv wurden die Gehirne von *Serienmördern* untersucht; man hoffte hier Aufschluss über anatomische Besonderheiten zu finden. Daten der Universität Liverpool belegen aber zunächst einmal psychosoziale Faktoren. Serienkiller waren in ihrer Kindheit oft selbst Opfer: 63% wurden sexuell oder körperlich missbraucht, immerhin 45% trugen dadurch schwere Kopf- oder andere Verletzungen davon. Raine et al. (2000) nehmen an, dass Gewaltverbrecher unter einem Hirndefizit leiden. Sie stellten fest, dass ihre Großhirnrinde deutlich schwächer arbeitete als die der Vergleichsgruppe. Zunehmend setzt sich die Sichtweise durch, dass Serienkiller durch eine Kombination mehrerer Faktoren entstehen: *Missbrauch* in der Kindheit erzeugt

Hass, neurologische und psychiatrische Störungen beeinträchtigen die Fähigkeit des Gehirns, diese Aggressivität zu zügeln. Alkohol- oder Drogenmissbrauch, die an 70% der Gewalttaten beteiligt sind, enthemmen zusätzlich. Pincus (2002) untersuchte 150 Mörder; 94 hatten in ihrer Kindheit schweren *Missbrauch* erfahren; bei den Insassen von Todeszellen waren es sogar 13 von 14. Immerhin 12 Betroffene litten unter einem mnestischen *Blockadesyndrom* für die schlimmsten Teile des Missbrauchs; woran sie sich erinnerten, das untertrieben sie systematisch. Nach Ansicht von Pincus wird die Entwicklung des Gehirns durch die Misshandlung dauerhaft gestört. Wenn weitere Faktoren wie psychische Probleme, Alkohol, Drogen oder Unfälle mit neurologischen Schäden hinzukommen, dann existieren Bedingungen, die zu gewalttätigen, antisozialen Handlungen führen können. Bei der Mehrzahl der Mörder fand Pincus Anzeichen von neurologischer Abnormität, besonders in den Stirnlappen.

Gewaltverbrechen und Transmitter

Diskutiert wird, ob eine niedrige *MAO-Aktivität* einen kausalen Faktor darstellen könnte. In einer der einflussreichsten Längsschnittstudien in der Psychologie konnten Caspi et al. (2002) am King's College in London und der Universität von Wisconsin zeigen, dass 442 Männer, von denen 154 sowohl in ihrer Kindheit misshandelt worden waren als auch einen niedrigeren MAO-Spiegel aufwiesen, im Vergleich zu Kontrollgruppen deutlich mehr antisoziale Verhaltensweisen zeigten und Straftaten verübt hatten.

Der biologische Forschungsansatz der *Kriminalpsychologie* birgt gesellschaftlichen Sprengstoff und weckt die Diskussion ethischer Implikationen: Wenn ein Mensch aufgrund neuroanatomischer Besonderheiten seines Gehirns eine hohe Wahrscheinlichkeit hat, kriminell zu werden, kann er dafür überhaupt bestraft werden? Dafür sind die Validitäts-, aber auch Verlässlichkeitsmängel bei Weitem allerdings noch viel zu groß.

5.5 Parapsychologie

Traumdeutung
Gestern hab' ich geträumt, mein Mädchen am Fenster zu sehen;
Doch was sah ich des Tages? Blumen der Lieblichen nur.
Heute nun war mir im Traum, als säh' ich am Fenster die Blumen;
Darum schau' ich gewiss heute die Liebliche selbst.
(Ludwig Uhland, 1808)

Die Parapsychologie beschäftigt sich mit dem empirischen Nachweis von Phänomenen wie dem Gedankenlesen (Telepathie) und dem Hellsehen (Präkognition). Eine Fülle *parapsychologischer Phänomene* wartet schon seit dem 18. Jahrhundert auf ihre rationale Erklärung. In jüngster Zeit können neuropsychologische Erkenntnisse einige dieser Mysterien lösen und man sollte an dieser Stelle bekräftigen, dass die bisher vorgelegten „Nachweise" parapsychologischer Phänomene unseren wissenschaftlichen Kriterien nicht standhalten.

Telepathie
Hellsehen

Das Voraussagen der Zukunft ist keine große Kunst; unser Gehirn macht das ständig, nur achten wir gar nicht darauf.

Antizipieren

Bei Sätzen, die ein Gesprächspartner äußert, ist die Aufmerksamkeit des Zuhörers am Satzende beträchtlich geringer als am Satzanfang. Das liegt daran, dass wir antizipieren, wie der Satz enden wird. Bei den meisten Sätzen könnte man den Schluss getrost weglassen, weil man sowieso schon ahnt wie …

Wir können also im Gespräch ein wenig in die Zukunft schauen. Kennt man einen Menschen, z. B. seinen Chef, schon lange und gut, weiß man oft ohnehin vorher schon, wie er antworten wird, und lässt die Frage nach einer Gehaltserhöhung gleich sein.

Hellsehen

Noch auffälliger ist das Phänomen des *Hellsehens* zukünftiger Ereignisse bei vielen Sportarten. Einen Ball würden wir niemals erwischen, wenn unser visuelles System ihn nur beobachten könnte. Das Gehirn berechnet hier aufgrund von Erfahrungswerten die Flugbahn, und wir können vorausberechnen, wo er sein wird, wenn er bei uns angekommen ist.

Eine Berührung, z. B. an der Hand, benötigt eine gewisse Zeit bis sie im Gehirn angekommen und dort verarbeitet worden ist. Wir erleben Berührung und Wahrnehmung aber als gleichzeitig. Libet (1985) geht davon aus, dass das Gehirn dazu neigt, Ereignisse um einige hundert Millisekunden rückzudatieren, damit dieser Eindruck von Gleichzeitigkeit entsteht.

Erfahrung

Die Zukunft vorhersagen können wir aber nicht nur im Sekundenbereich. Wer für eine Klausur fleißig gelernt hat, wird sie vermutlich bestehen. Wer nicht aktiv einen Partner sucht, sondern nur auf das Schicksal wartet, wird mit hoher Wahrscheinlichkeit auch den kommenden Valentinstag alleine verbringen. Mit unserem Verhalten steuern wir also unsere individuelle Zukunft, die dann gar nicht mehr so überraschend verläuft. Für einen Blick in die Zukunft, der meist mit erstaunlicher Genauigkeit stimmt, benutzen wir persönlich keine Glaskugel, sondern den elektronischen oder schlichten Taschenkalender, in dem alle unsere Termine verzeichnet sind. Durch diese Planung gelingt es uns recht gut, weiszusagen, wo wir uns am Mittwochnachmittag der übernächsten Woche um 13:15 Uhr aufhalten werden. Nur Krankheiten, Katastrophen und Verspätungen der Deutschen Bahn AG können die Richtigkeit dieser Weissagungen gefährden.

Wahr gewordene Träume

Jeder kennt das Phänomen, dass wir schon einmal an etwas gedacht oder von etwas geträumt haben, was später wirklich eingetreten ist. Unser Geist entwickelt Tausende von Gedanken täglich, viele davon entstehen aufgrund kurzfristiger Assoziationen oder auf der Basis von Spontanentladungen. Die meisten sind unwichtig; sie werden schnell wieder vergessen. Die riesige Menge von solchen Gedanken, Vorstellungen, Phantasien oder Träumen macht es aber verständlich, dass schon allein aus statistischen Gründen gelegentlich einmal eine wirklich zutrifft. Insofern der Gedanke oder Traum zu diesem Zeitpunkt noch nicht aus dem Gedächtnis gelöscht wurde, bekommt die Erinnerung daran besondere Wichtigkeit. Die 100.000 anderen Vorstellungen, die allesamt nicht zutrafen, fallen dagegen dem Vergessen anheim. Dem zutreffenden Phantasiebild wird dagegen rückblickend eine große Bedeutung zugemessen, da die Vision sich ja bewahrheitet hat. Typische Folge ist nun, dass der Betreffende künftig geradezu Ausschau nach solchen hellseherischen Erlebnissen hält. Je häufiger wir uns in solche Traumvisionen hineinversetzen, umso größer ist wiederum die Wahrscheinlichkeit, dass wir dort etwas sehen, was später eintritt.

Synchronizität

C. J. Jung berichtete einmal ein sehr schönes Beispiel der überzufälligen Gleichzeitigkeit (Synchronizität):

> *„Am 1. April 1949 habe ich mir am Vormittag eine Inschrift notiert, in welcher es sich um eine Figur handelt, die oben Mensch und unten Fisch ist. Beim Mittagessen gab es Fisch. Jemand erwähnte den Brauch des Aprilfisches. Am Nachmittag zeigte mir eine Patientin, die ich seit Monaten nicht mehr gesehen hatte, einige eindrucksvolle Fischbilder. Am Abend zeigte mir jemand eine Stickerei, die Meerungeheuer und Fische darstellte. Früh am nächsten Morgen sah ich eine frühere Patientin, die mir nach 10 Jahren zum ersten Mal wieder begegnete. Sie hatte in der Nacht vorher von einem großen Fisch geträumt. Als ich einige Monate später diese Serie in einer größeren Arbeit verwendete und eben die Niederschrift beendet hatte, begab ich mich vors Haus an den See an eine Stelle, wo ich am selben Morgen schon mehrere Male gewesen war. Diesmal lag nun ein fußlanger Fisch auf der Seemauer. Da niemand dort gewesen sein konnte, weiß ich nicht, wie der Fisch dorthin gelangt ist." (zit. nach Franz 1983, Seite 94 f.)*

Auch in der Erklärung dieses Phänomens schnappt die statistische Falle zu: Wenn wir uns gedanklich auf ein spezielles Thema fokussieren, dann ist die Wahrscheinlichkeit hoch, dass uns genau dieser Lebensbereich häufiger auffällt. Oft liegen Dinge auch geradezu in der Luft. Wenn ich nachmittags darüber nachdenke, dass ich von einer bestimmten Person lange Zeit keine E-Mail mehr erhalten habe und dann, genau am selben Abend, ist ein digitaler Brief da, dann muss das kein übernatürliches Phänomen sein. Man denkt ständig solche Dinge und vergisst sie dann wieder, wenn sie keine weitere Bedeutung haben.

Déjà-vu

Sie sind das allererste Mal in ihrem Leben in New York, stehen im Eingang des Empire-State-Buildings und haben plötzlich das felsenfeste Gefühl: Hier war ich schon einmal. Déjà-vu (frz.: schon gesehen), Déjà-entendu (schon gehört) oder Déjà-vécu (schon erlebt) äußern sich in der Emotion, eine völlig neue Situation schon einmal exakt so erlebt zu haben. Das Gegenteil, das Fühlen von Fremdheit in einer vertrauten Umgebung, heißt Jamais-vu (nie gesehen). Alle diese Phänomene treten beim gesunden Menschen nur selten spontan, eher bei Erschöpfung, Übermüdung oder im Zusammenhang mit Drogen auf. Noch häufiger kommen sie als Begleiterscheinungen von Neurosen, Psychosen oder Temporallappen-Epilepsie vor. In seinem Buch „Drachen, Doppelgänger und Dämonen. Über Menschen mit Halluzinationen" gelingt es Sacks die unendlichen Möglichkeiten, mit denen unser Gehirn uns austrickst, auf ganz betörende Weise darzustellen.

Das Gehirn vergleicht aktuelle Erlebnisse ständig mit Gedächtnisspeichern und bewertet sie nach dem Bekanntheitsgrad. Beim Déjà-vu vermutet man, dass eine teilweise Übereinstimmung nach dem Pars-pro-toto-Prinzip ergänzt wird. Der Moment enthält nur einen winzigen Aspekt, z. B. einen bekannten Geruch, dessen Wiedererkennen auf die Gesamtsituation übertragen wird.

Schläfenlappen

Hirnanatomisch ließ sich das verantwortliche Areal bereits lokalisieren. Patienten mit Schläfenlappen-Epilepsie erleben das Phänomen oft während ihrer Aura; manche Patienten mit temporalen Läsionen leiden ständig darunter. Auch durch elektrische Stimulation des äußeren Temporallappens (Schläfenlappen) konnte man Déjà-vu-Erlebnisse auslösen. Verantwortlich dürften Hippocampus und parahippocampaler Kortex sein; insbesondere letzterer erzeugt das Gefühl der Vertrautheit von Erinnerungen.

Doppelgänger

Sich selbst von außen als andere Person zu erblicken, wird als böses Omen gewertet. Möglicherweise zu Recht: Wer sich selbst sieht, leidet eventuell unter einer neurologischen Erkrankung, die man als *Heautoskopie* (*Doppelgängersyndrom*, Spiegelhalluzination) bezeichnet. Es handelt sich um die Wahrnehmung des eigenen Körpers als eine zweite identische Person. Mitunter hat die Person auch das Gefühl, den eigenen Körper verlassen zu haben und sich selbst von außen zu beobachten.

Körperschema-Fehlberechnung

Wissenschaftliches Licht in das Dunkel dieses Rätsels brachte ein Forschungsergebnis einer Gruppe um den Schweizer Wissenschaftler Blanke (2004). Dieser hatte bei einer Patientin mit epileptischen Anfällen eine elektrische Stimulation im Bereich des *Gyrus angularis* im Parietallappen vorgenommen; daraufhin hatte die Patientin von erheblichen Veränderungen ihres Körperschemas berichtet und schließlich von dem Gefühl, sie würde außerhalb ihres Körpers schweben. Das Gehirn muss ständig unsere *Position im Raum* berechnen. Um agieren zu können, müssen wir wissen, wo sich unsere Arme, Beine oder unser Kopf befinden. Verrechnet werden hierzu taktile Informationen, visuelle Eindrücke und insbesondere Daten aus dem Gleichgewichtsorgan im Innenohr. Nach Ansicht von Blanke kann diese komplizierte Berechnung durch unterschiedliche Störungen durcheinanderkommen. Das Gehirn berechnet dann eine falsche Position, die mit der wahren Lage des Körpers nicht übereinstimmt, und der Betroffene hat das Gefühl, seinen Körper verlassen zu haben. Leider erklärt das Modell nicht, warum die Betreffenden sich regelrecht von außen sehen können.

Levitation

Levitation ist die Bezeichnung für ein geisterhaftes Schweben; in einigen älteren Parapsychologie-Büchern findet man Abbildungen, in denen Menschen kraft ihres geistigen Willens vom Boden abheben konnten. Die *Transzendentale Meditation* bot in den 1970er Jahren Kurse an, um durch tiefe Versenkung das Schweben zu lernen. Bewiesen wurde dies niemals. Das subjektive Empfinden zu schweben taucht aber gelegentlich bei fieberhaften Erkrankungen auf und ist eine typische Nebenwirkung bei Benzodiazepinen. Man kann daher davon ausgehen, dass die starke Beeinflussung des GABA-Systems etwas damit zu tun hat. Auch Schäden des Gleichgewichtsorgans am Innenohr können nicht nur zu Schwindelgefühlen führen, sondern auch dazu, dass Levitationsphänomene auftreten. Wahrscheinlich hat auch der Gyrus angularis am Scheitellappen etwas damit zu tun. Eine Patientin eines der Autoren war beim Einkaufen im Supermarkt auf dem frisch gewischten Fußboden ausgerutscht und mit dem Kopf auf die Ecke einer Holzpalette aufgeschlagen. Sie litt seitdem unter Depersonalisationserlebnissen; vor allem beim Busfahren hatte sie den Eindruck, ihre Schädeldecke würde abheben, gelegentlich litt sie unter dem Gefühl, ihr Kopf würde ihrem Körper vorausschweben.

Todesnähe-Erfahrungen

Was geschieht, wenn wir sterben? Moody (2001) beschrieb schon in den 1970er Jahren eine typische Abfolge. Offenbar verlässt unsere Seele ihren bisherigen Körper, passiert einen dunklen Tunnel, schwebt dann über dem Geschehen und blickt heiter gelassen hinunter, wie medizinisches Personal verzweifelte Versuche der Reanimation unternimmt. Die Berichte solcher *Near-Death-Studies* geben Hoffnung, dass es doch noch irgendetwas gibt, was über das Fleischliche des Gehirns hinausgeht. Leider haben sich auch die Neurowissenschaften längst dieser Materie angenommen und begonnen, den Mythos systematisch zu analysieren. Ein erstes Forschungsergebnis zeigt, dass psychedelische Drogen und auch *Ketamin* Erfahrungen hervorrufen können, bei denen der Betroffene das Gefühl hat, er würde sich außerhalb seines eigenen Körpers befinden. Das neurologische Phänomen der Heautoskopie wurde ja bereits oben beschrieben. Das Gefühl, den eigenen Körper zu verlassen, scheint also nicht an den Sterbeprozess gebunden zu sein. Nerven sterben nicht gleichschnell ab. Insbesondere das sehr schnell reagierende NMDA-System fällt nach kurzfristiger Hypererregung möglicherweise sehr früh aus, während andere Hirnteile deutlich robuster auf den Sauerstoffmangel reagieren, der während des Sterbens auftritt. Dies erklärt, warum manche Systeme gar nicht mehr funktionieren, während andere noch lange Zeit arbeiten.

Diashow des Sterbens

Im weiteren Sterbeverlauf soll nach den Daten von Moody (2001) das gesamte Leben des Sterbenden wie in einer rasend schnellen Diashow an ihm vorbeilaufen und ihm so einen Rückblick ermöglichen. Neurobiologisch dürfte es sich hier um einen Zusammenbruch von hemmenden neuronalen Schaltkreisen handeln, die normalerweise unser Bewusstsein davor schützen, von Erinnerungen überrollt zu werden. Viele sehen im todesnahen Zustand ein weißes Licht, das als Gottesfigur gedeutet wird. Dies könnte möglicherweise ein positives Skotom sein; eine Spontanentladung der Zellen im primären visuellen Kortex. Insgesamt vermutet man hier, dass das Gehirn beim Sterben im Sinn einer *Katastrophenreaktion* übermäßig viele Transmitter freisetzt, die dann eine Art psychedelischen Rauschzustand auslösen. Hierbei werden offenbar auch große Mengen an Endorphinen freigesetzt, was die heitere Gelassenheit erklärt und die Tatsache, dass die meisten Toten mit einem Lächeln im Gesicht sterben. Vielleicht ein natürlicher Schutz vor der letzten grausamen Einsicht, dass nun alles vorüber ist. Man stirbt also offenbar nicht unter furchtbaren Schmerzen, sondern im Rausch eigener Glücksbotenstoffe.

Die Mystik bleibt

Dennoch bleibt an den Erlebnissen, die Patienten aus ihren Todesnähe-Erfahrungen berichten, etwas Mystisches haften. Trotz der Vielzahl der neurowissenschaftlichen Erkenntnisse, die wir über die Funktionsweise unseres Gehirns gewonnen haben, verstehen wir bei weitem nicht alles. Das Gehirn besitzt eine so große Anzahl von Möglichkeiten individueller Verschaltungen, dass wir einen Menschen niemals nur aufgrund seiner Anatomie und Physiologie verstehen werden. Und vielleicht ist das auch gut so.

Um ein Resumé dieses Buches zu wagen, muss man zu dem Schluss kommen, dass der menschliche Verstand auch weiterhin noch faszinierende Geheimnisse birgt. Die Tatsache, dass wir es bis heute nicht geschafft haben, die Funktionsweise wirklich zu verstehen, untermauert unserer Ansicht nach vielleicht aber auch, dass der Mensch am Ende gar nicht intelligent genug ist, um das Gehirn selbst erfunden zu haben.

5.6 Zusammenfassung

Neuropsychologische Befunde sind eng mit einigen Nachbardisziplinen verzahnt. Die Psychoendokrinologie beschäftigt sich mit der Wirkung von Hormonen auf psychische Prozesse. Psychische Störungen wie z. B. die Depressionen können durch Hormonveränderungen (mit-) verursacht werden. Bekanntestes Anwendungsfeld sind Stressforschung und hormonelle Steuerung des Bindungs- und Sexualverhaltens. Auch Gedächtnisstörungen im Alter entstehen unter hormoneller Wirkung. Die Psychoneuroimmunologie beschäftigt sich mit psychosozialen Einflüssen auf unsere Gesundheit. Insbesondere die Reduzierung von Immunfunktionen durch Stress ist gut dokumentiert. Aktuelle Forschungen deckten auf, dass zentrales und autonomes Nervensystem mit dem Immunsystem kommunizieren und dass Gefühle via Immun- bzw. Neuropeptide Einflüsse auf unsere Gesundheit haben und umgekehrt. Die Konditionierbarkeit der Immunantwort hat weitreichende Konsequenzen für allergische Erkrankungen. Neuro-Psychotherapie erklärt die Wirksamkeit psychologischer Behandlungen auf neuronaler Basis. Hier wirken Schaltkreise aus limbischem System, Gedächtnisstrukturen und frontalem Kortex zusammen. Erfolgreiche Psychotherapie verlangt ein Umlernen und die Ausbildung neuer dominanter Denk- und Handlungsweisen. Neurowissenschaften bieten auch Erklärungsansätze für parapsychologische Phänomene. Hellsehen ist kein mystischer Vorgang, sondern unser Gehirn antizipiert ständig, was gleich geschehen wird. Phänomene wie Déjà-vu, Levitation oder Heautoskopie lassen sich im Rahmen neurologischer

Störungen erklären. Sogar Todesnähe-Erfahrungen haben eine neurobiologische Basis in Form einer Katastrophenreaktion.

5.7 Fragen zum fünften Kapitel

Überprüfen Sie Ihr Wissen!

82. Nennen Sie die wichtigsten Hormone.

83. Nennen Sie einige Störungen, die durch Hormone entstehen.

84. Was weiß man über den Zusammenhang von Stress und Schäden der Gedächtnisstrukturen?

85. Nennen Sie wesentliche Bestandteile des Immunsystems.

86. Was ist die Aufgabe von Immunpeptiden?

87. Was wissen Sie über Experimente zur Konditionierung des Immunsystems?

88. Welchen Einfluss hat die soziale Stellung auf das Immunsystem?

89. Welche drei Bereiche sollte eine gute Psychotherapie berücksichtigen?

90. Wie wird eine Denk- und Verhaltensänderung durch Psychotherapie auf neuronaler Ebene erklärt?

91. Nennen Sie einige parapsychologische Phänomene, die heute neurowissenschaftlich erklärt werden können.

92. Wissen Sie das Gedicht von Wilhelm Busch noch?

6 Anhang

6.1 Ausbildung zum Neuropsychologen

Basiswissen Medizin

Neben einem Master in Psychologie sollte jeder, der sich für dieses Arbeitsgebiet interessiert, auch Interesse an medizinischen Sachverhalten mitbringen und ein Basiswissen aus dem Gebiet der Neurologie und der Hirnanatomie besitzen. Die ständige enge Zusammenarbeit mit Ärzten erfordert, dass man deren Vokabular versteht. Inzwischen gibt es an einigen Universitäten die Möglichkeit, sich bereits während des Studiums auf Neuropsychologie zu spezialisieren.

Charakterliche Eignung

Eine weitere wichtige Voraussetzung ist die charakterliche Eignung. Dass der Bewerber fähig sein muss, in einem interdisziplinären Team zu arbeiten, sollte selbstverständlich sein. Aber auch die Konfrontation mit unfallverletzten Kindern oder mit älteren Schlaganfall-Patienten erträgt nicht jeder. Ein Praktikum an einer Rehabilitationsklinik kann einem interessierten Studenten sicherlich helfen, hier Erfahrungen zu sammeln und eigene Reaktionen zu prüfen.

Curriculum

Die Gesellschaft für Neuropsychologie (GNP) verabschiedete 1994 ein Curriculum für eine postgraduierte Weiterbildung in Klinischer Neuropsychologie. 1998 wurde diese Ausbildungsordnung in ein von Psychologen (BDP, DGPs und GNP) und Neurologen (DGN) gemeinsam getragenes Papier umgesetzt (Gemeinsame Kommission Klinische Neuropsychologie 1998; unveröffentlichtes internes Paper). Die berufsbegleitende Weiterbildung erfolgt in einem Trägerschaftsmodell, welches eine Kooperation von Universitätseinrichtungen und neuropsychologischen Praxiseinrichtungen vorsieht. Die Ausbildung beinhaltet eine mehrjährige klinisch-neuropsychologische Tätigkeit in einer anerkannten Weiterbildungseinrichtung, davon mindestens ein Jahr in der stationären neurologischen Krankenversorgung oder Rehabilitation. Der zeitliche Umfang ist auf momentan 1.000 Stunden festgesetzt, wobei 300 Stunden an theoretischer Fortbildung in bestimmten Ausbildungsfächern nachgewiesen werden müssen; diese sind in Wochenendseminaren zu erwerben. Auf Antrag kann in der Regel ein Teil von Ausbildungsstunden aus dem Studium anerkannt werden, wenn dort Neuropsychologie angeboten wurde. Eine zusätzliche psychotherapeutische Ausbildung ist in jedem Fall empfehlenswert, jedoch mit einem erheblichen zusätzlichen zeitlichen und finanziellen Aufwand verbunden. Hierbei ist nach einer von uns durchgeführten Bedarfsanalyse die Kombination Neuropsychologie/Verhaltenstherapie am häufigsten (Kasten et al. 1997c).

6.2 Hirnatlas

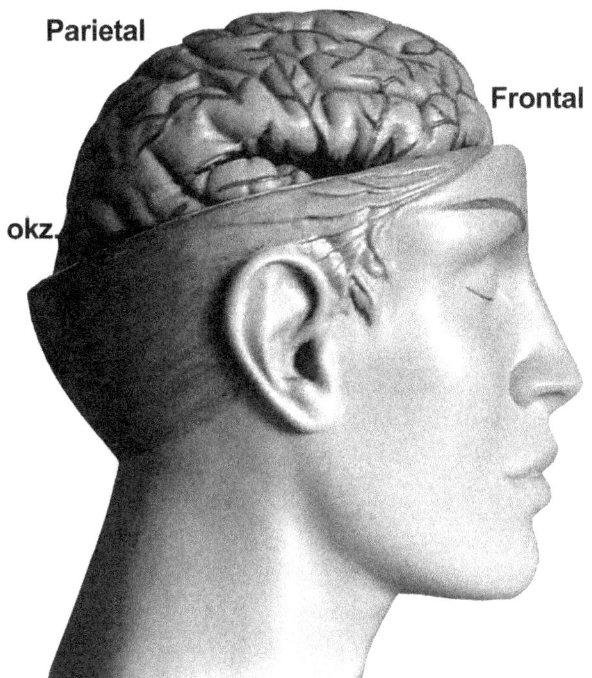

Abb. 6.1: Lage des Gehirns im Schädel, mit Frontal-, Patietal- und Okziptallappen (Modell: Erler-Zimmer, Foto: E. Kasten).

Verzeichnis

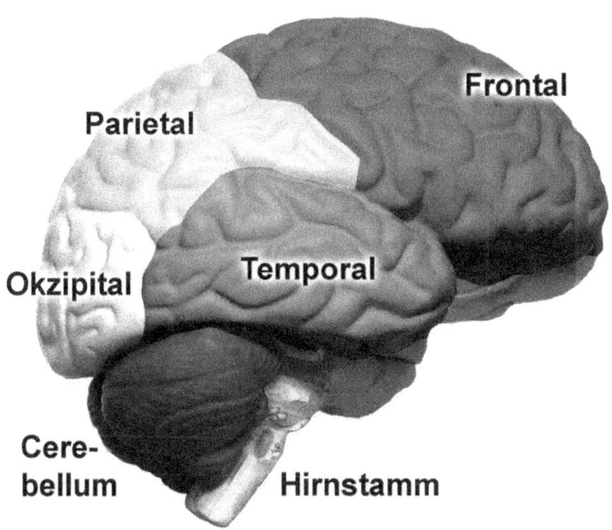

Abb. 6.2: Aufbau des Großhirns (Modell: Erler-Zimmer, Foto: E. Kasten).

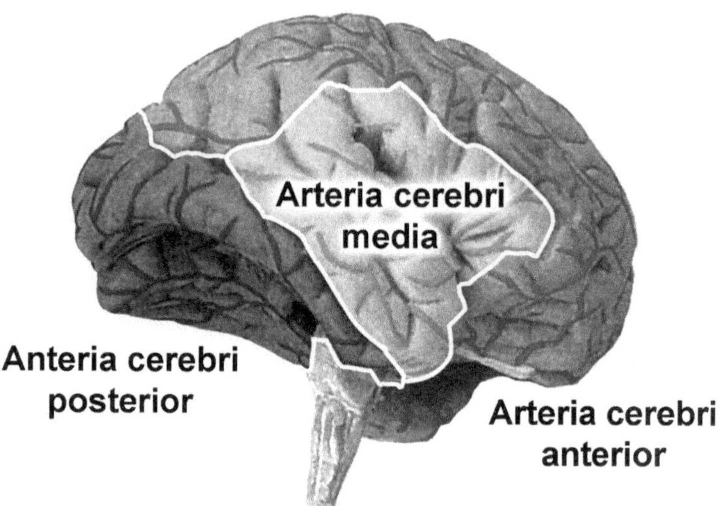

Abb. 6.3: Die Blutversorgung des Gehirns geschieht von der Arteria carotis am Hals, die sich im Gehirn in die vordere (Arteria cerebri anterior) und mittlere Hirnarterie (Arteria cerebri media) aufspaltet. Der Okziptallappen wird von der Arteria vertebralis versorgt, die am Rückenmark als Arteria basiliaris in den Schädel eintritt und dann zur Arteria cerebri posterior wird (Modell: Erler-Zimmer, Foto: E. Kasten).

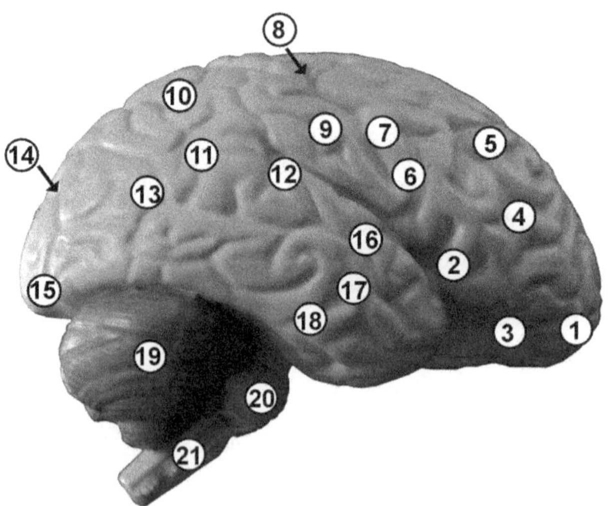

Abb. 6.4: Der äußere Teil einer Hirnhemisphäre. (Modell: Erler-Zimmer, Foto: E. Kasten)

1 = Lobus frontalis
2 = Gyrus frontalis inferior
3 = Pars orbitalis
4 = Gyrus frontalis media
5 = Gyrus frontalis superior
6 = Sulcus praecentralis
7 = Gyrus praecentralis
8 = Sulcus centralis
9 = Gyrus postcentralis
10 = Lobus parietalis superior
11 = Lobus parietalis inferior
12 = Gyrus supramarginalis
13 = Gyrus angularis
14 = Sulcus parieto-occipitalis
15 = Lobus occipitalis
16 = Gyrus temporalis superior
17 = Gyrus temporalis media
18 = Gyrus temporalis inferior
19 = Cerebellum
20 = Pons
21 = Medulla oblongata

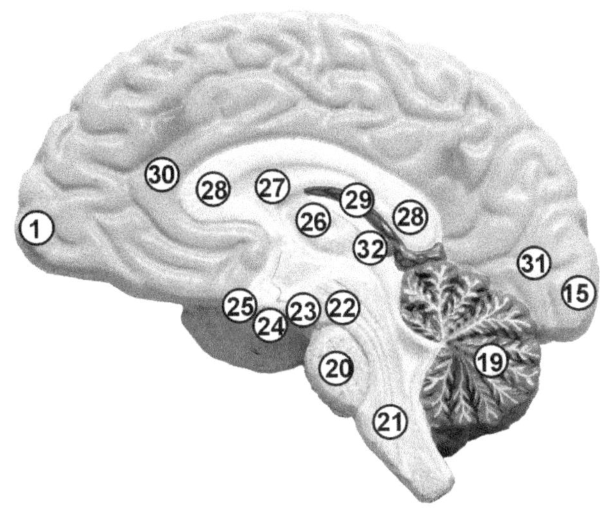

Abb. 6.5: Der innere Teil einer Hirnhälfte (Modell: Erler-Zimmer, Foto: E. Kasten).

1 = Lobus frontalis
15 = Lobus occipitalis
19 = Cerebellum
20 = Pons
21 = Medulla oblongata
22 = Pedunculus
23 = Corpus mamillare
24 = Hypophyse
25 = Chiasma opticum
26 = Thalamus
27 = Fornix
28 = Corpus Callosum
29 = Plexus choroideus
30 = Gyrus cinguli
31 = Sulcus calcarinus
32 = Epiphyse

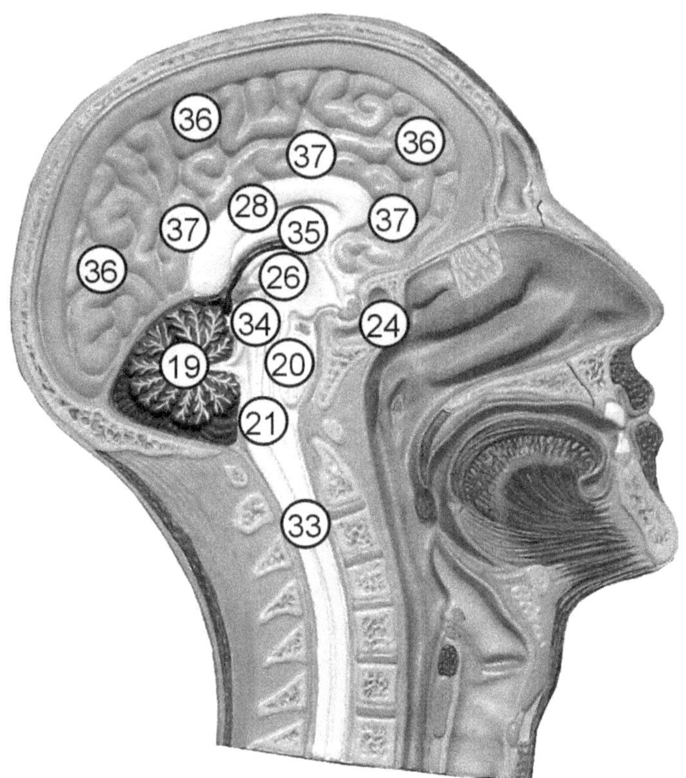

Abb. 6.6: Querschnitt durch den Kopf mit den einzelnen Hirnteilen (Modell: Erler-Zimmer, Foto: E. Kasten).

19 = Cerebellum
20 = Pons
21 = Medulla oblongata
24 = Hypophyse
26 = Thalamus
28 = Corpus callosum
33 = Rückenmark
34 = Mesencephalon
35 = Diencephalon
36 = Telencephalon
37 = Limbisches System

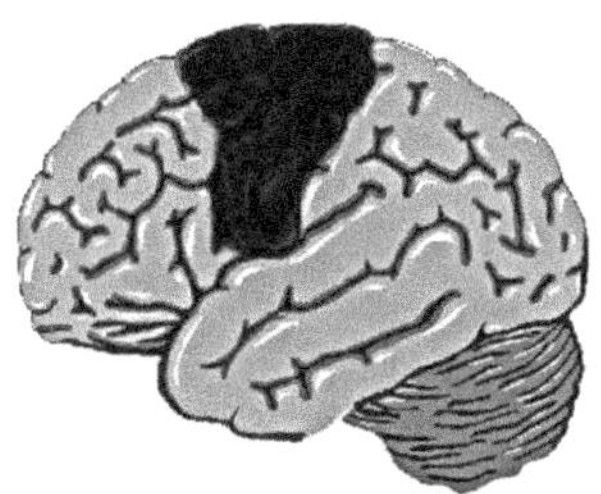

Motorischer und prämotorischer Cortex

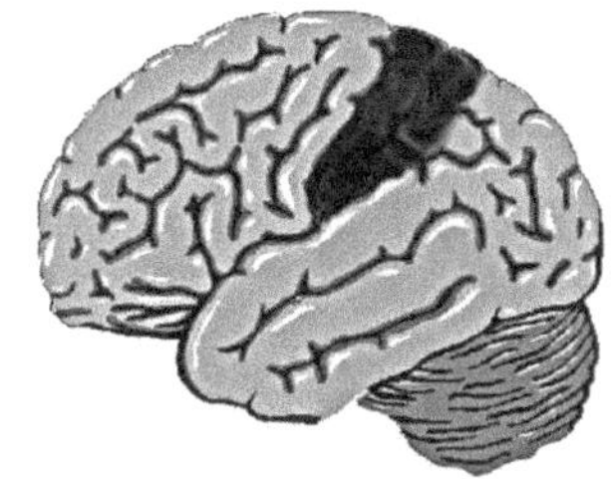

Somatosensorischer Cortex

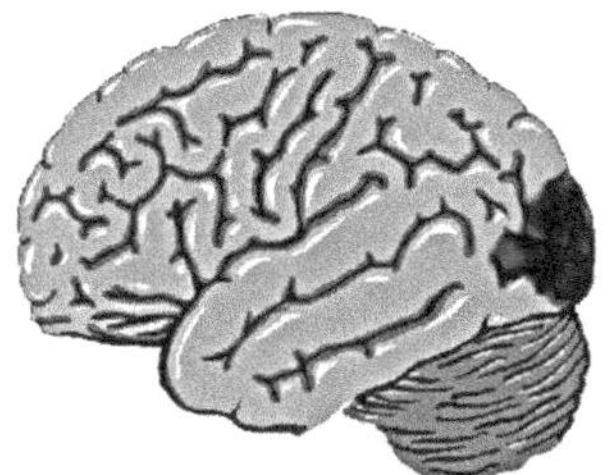

Visueller Cortex

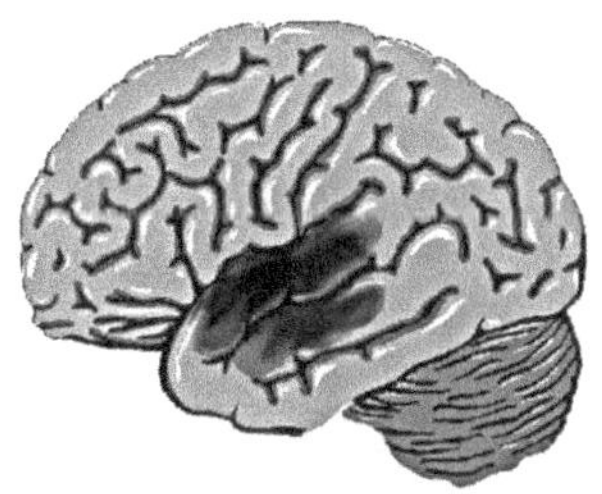

Auditorischer Cortex

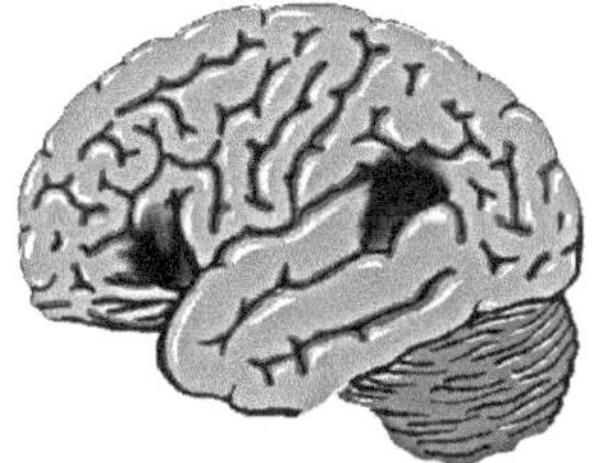

Sprachzentren (Broca, Wernicke)

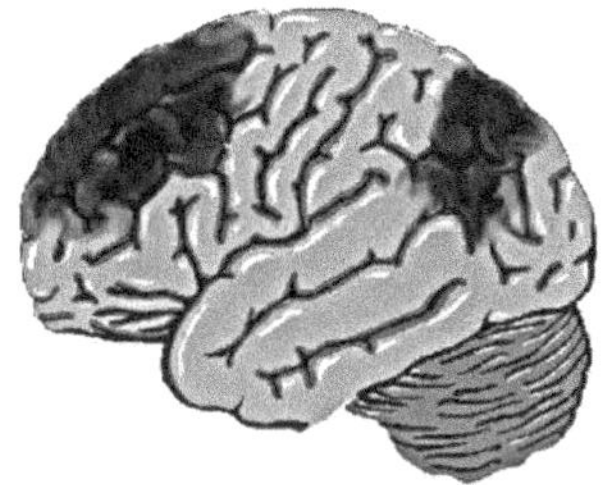

Assoziations-cortex

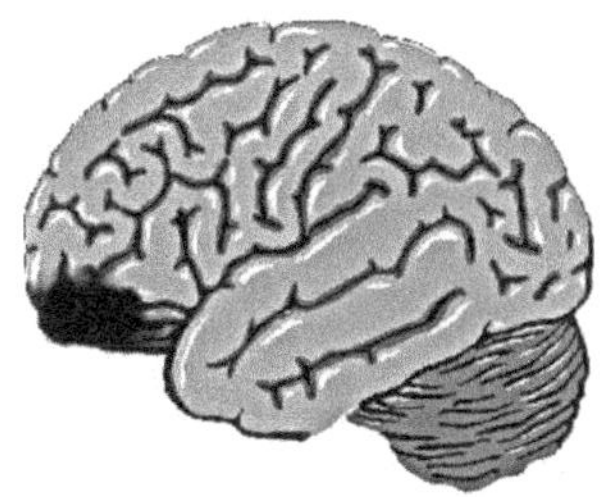

Orbitaler Cortex (Persönlichkeit)

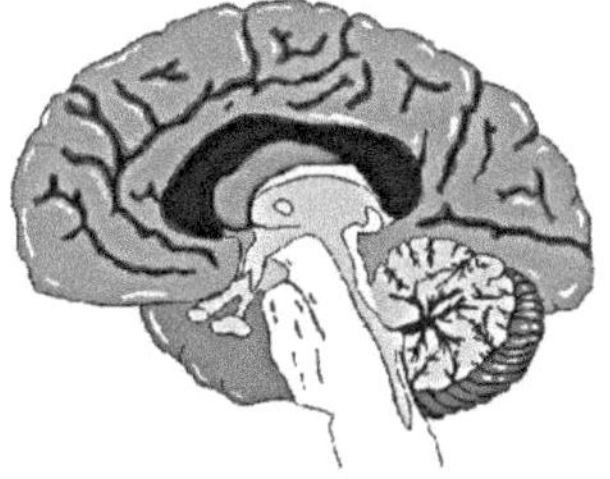

Corpus callosum (Balken)

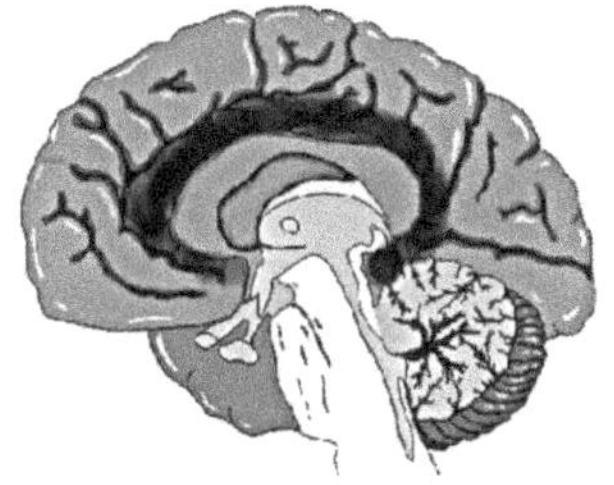

Limbisches System

Abb. 6.7: Die anatomische Lage der wesentlichsten Felder des Gehirns, getrennt nach ihren Funktionsbereichen (Abb. aus CorelDraw Clipart; Modifikation: E. Kasten).

6.3 Glossar

6.3.1 Medizinisch-anatomische Richtungsangaben

afferent: sensorische Faserverbindung in Richtung ZNS.
anterior: vorne gelegen.
bilateral: auf beiden Seiten.
caudal: „schwanzwärts"; zum Steißende hin (bei Menschen meist unten).
distal: von einem Referenzpunkt entfernt.
dorsal: rückseitig; zum Rücken liegend.
efferent: motorische Faserverbindung zur Steuerung des Körpers.
frontal: vorne gelegen (bzw. auf den Frontallappen bezogen).
heteronym: unterschiedlich.
homonym: auf beiden Seiten gleich.
inferior: unten, unterhalb.
ipsilateral: auf derselben Körperseite.
kontralateral: auf der anderen Körperseite.
lateral: seitlich.
medial: zur Mitte hin.
okzipital: nach hinten gelegen (bzw. zum Okzipitallappen).
parietal: seitlich (bzw. auf den Parietallappen bezogen).
posterior: hinten gelegen.
proximal: in der Nähe eines Referenzpunktes
sagital: in Pfeilrichtung.
spinal: im Rückenmark.
subkortikal: unterhalb der Großhirnrinde liegend.
superior: oben, oberhalb.
temporal: außen (bzw. auf den Temporallappen bezogen).
unilateral: auf einer Seite.
ventral: bauchwärts oder: zum Bauch gehörig.

6.3.2 Fachtermini

Absence: kleiner epileptischer Anfall.
Achromatopsie: kortikale Farbenblindheit.
Agnosie: Unfähigkeit, sensorische Reize richtig zu interpretieren.
Agrafie: Verlust der Schreibfähigkeit.
AHB: Anschlussheilbehandlung.
Akalkulie: Unfähigkeit zu rechnen.
Alexie: Unfähigkeit zu lesen.

Allästhesie: Empfindung einer Wahrnehmung an einem anderen Ort als dem tatsächlichen.
Alzheimer-Demenz: degenerative Gehirnkrankheit mit progressivem Gedächtnisverlust.
Amblyopie: Beeinträchtigung des Sehvermögens.
Amnesie: Gedächtnisverlust.
Amusie: Verlust musikalischer Fähigkeiten.
Amygdala: Teil des limbischen Systems im Temporallappen, Gedächtnisbildung, Konditionierung von Angst.
Aneurysma: Wandausbuchtung einer Arterie.
Angiografie: Darstellung von Blutgefäßen.
Angiom: Missbildung von Blutgefäßen.
Anopie: Sehverlust, Blindheit.
Anosmie: fehlender Geruchssinn.
Anosodiaphorie: Gleichgültigkeit gegenüber Krankheit.
Anosognosie: Unfähigkeit, die eigene Krankheit adäquat wahrzunehmen.
Anoxie/Hypoxie: Sauerstoffmangel im Gehirn.
Aphagie: Unfähigkeit zu essen oder zu kauen.
Aphasie: Sprachstörung.
Apoplex (Schlaganfall, Hirninfarkt): Hirnschädigung durch Verschluss einer Hirnarterie.
Apraxie: Unfähigkeit, praktische Alltagshandlungen durchzuführen.
Arachnoidea: die mittlere der drei Hirnhäute.
Arteriosklerose: Verhärtung der Hirnarterien.
Asomatognosie: Verlust des Wissens um einen eigenen Körperteil.
Assoziationskortex: Teile des Gehirns, mit denen man denkt.
Astereognosie: Unfähigkeit, bekannte Objekte durch Berührung zu erkennen.
Astrozyt: Stützgewebe zwischen Nervenzellen.
Asymbolie: Unfähigkeit, Zeichen zu erkennen oder zu benutzen.
Ataxie: fehlende Muskelkoordination.
Athetose: unwillkürliche, langsam drehende Bewegungen.
auditorisch: akustisch.
Autoimmunkrankheit: Immunreaktion gegen den eigenen Körper.
Axon: fadenförmiger Fortsatz des Neurons, der die Erregung weiterleitet.
Basalganglien: Eine Gruppe großer Kerne im Vorderhirn (Nucleus caudatus, Putamen, Globus pallidus und Corpus striatum), wichtig für die motorische Koordination.

Bildgebende Verfahren: Computertomografie, Kernspintomografie, Positronenemissionstomografie.
Blut-Hirn-Schranke: Barriere, die durch Wandzellen der Hirnkapillaren gebildet wird.
Broca-Aphasie: Sprachstörung mit Problemen der Wortfindung.
Brodmann-Areale: Eine von Korbinian Brodmann auf der Basis unterschiedlicher Arten von Nervenzellen entwickelte Landkarte des Kortex.
Cerebellum (Kleinhirn): Struktur des Hinterhirns, wichtig für die motorische Koordination.
Cerebraler Kortex: graue Substanz auf der Oberfläche der Hirnhemisphären.
Cerebrospinalflüssigkeit: Flüssigkeit in den Ventrikeln des Gehirns und um das Rückenmark.
Chiasma opticum: Sehbahnkreuzung.
Chorea Huntington: Erbkrankheit mit windenden Tanzbewegungen und progressiver Demenz.
Colliculus: Kern im Mittelhirn, Reaktionen auf auditorische und visuelle Reize.
Computertomografie (CT): Röntgenverfahren, bei dem die Dichte von Hirngewebe kartografisch dargestellt wird.
Corpus callosum: Verbindung der beiden Hirnhemisphären.
Creutzfeldt-Jakob-Krankheit: senile Demenz mit kortikaler Atrophie, vermutl. durch ein Virus.
Deafferentierung: Durchtrennung von Axonen.
Degeneration: Verkümmerung, hier meist von Nerven nach Deafferentierung.
Dendriten: Fortsätze am empfangenden Teil des Neurons.
Diencephalon: Zwischenhirn (Hypothalamus, Thalamus, Epithalamus).
Diplopie: Doppeltsehen.
Disinhibition: Aufhebung einer Hemmung.
Diskonnektion: Durchtrennung von Fasern, die zwei Gehirnareale miteinander verbinden.
Diffusions-Tensor-Imaging (DTI): bildgebendes Verfahren, welches die verschiedenen Diffusionsraten von Wasser nutzt, um den Verlauf von Fasern darzustellen.
Durchgangssyndrom (hirnorganisches Psychosyndrom): vorübergehende psych. Störung nach Hirnschädigung.
Dysarthrie: Schwierigkeiten beim Aussprechen von Worten.
Dyskalkulie: Rechenschwäche.
Dyskinesie: Bewegungsstörung.

Dyslexie: Leseschwierigkeit.
Dysphasie: Sprachstörung.
Dystonie: Anomalie des Muskeltonus.
Echolalie: sinnloses Wiederholen von Wörtern, Sätzen, Geräuschen.
Elektrokrampftherapie (Heilkrampfbehandlung): kontrollierte elektrische Schocks zur Psychotherapie (z. B. Depression).
Embolie: Verstopfung eines Blutgefäßes durch ein Blutgerinsel.
Enzephalitis: Entzündung des ZNS.
Epilepsie: Krampfanfall im ZNS.
Epithalamus: Kerne des Thalamus, Epiphyse (Zirbeldrüse) und Stria medullaris.
Evoziertes Potential (EP bzw. auch EKP=Ereigniskorreliertes Potential): EEG-Ableitung als Reaktion auf akustische, visuelle oder taktile Reize.
Farbagnosie: Unfähigkeit, bestimmte Farben mit Objekten zu assoziieren.
Fissur: Spalt des Neokortex.
Fissura lateralis (Sylvische Furche): Spalt, der Temporal- und Parietallappen trennt.
Fissura longitudinalis cerebri: Spalt, der die beiden Hemisphären trennt.
Funktionelle Magnetresonanztomografie (fMRT): bildgebendes Verfahren, welches Hirnaktivitäten in Ruhe und im aktiven, angeregten Zustand vergleicht und sichtbar macht.
Frontallappen: Neokortex, der sich vor dem Sulcus centralis befindet.
Gedächtnis, deklaratives: Gedächtnis für allgemeines Wissen.
Gedächtnis, episodisches: Gedächtnis für Lebensereignisse.
Gedächtnis, prospektives: Gedächtnis für in der Zukunft liegende Termine.
Gedächtnis, prozedurales: Gedächtnis für Bewegungsabläufe (z. B. Autofahren, Schwimmen).
Gehirnabszess: Eiteransammlung im Gehirn.
Gerstmann-Syndrom: Fingeragnosie, rechts-links-Verwechslung, Akalkulie und Agrafie durch Läsionen des linken Parietallappens.
Glia: Stützgewebe.
Gliedmaßenapraxie (kinetische Apraxie): Unfähigkeit, auf Aufforderung hin Willkürbewegungen vorzumachen.
Grand Mal: großer epileptischer Krampf mit Zuckungen am ganzen Körper.
Graue Substanz: Schicht der Zellkörper der Neuronen im Kortex (Ggs.: weiße Substanz = Axone).

Gyrus: Gehirnwindung.
Gyrus angularis: Hirnwindung im Parietallappen (Brodmann-Areal Nr. 39).
Halluzinationen: Wahrnehmungen ohne externen Reiz.
Hämatom: Blutansammlung im Gewebe (Bluterguss).
Hemianopsie (Hemianopie): Sehstörung, die nur eine Raumhälfte umfasst (Teilblindheit).
Hemiparese: halbseitige Muskelschwäche.
Hemiplegie: halbseitige Lähmung.
Hemisphärektomie: Entfernung einer Hirnhälfte.
Hinterhirn: Hirnbereich um Cerebellum und Pons herum.
Hippocampus: Hirnteil im antero-medialen Temporallappen, Gedächtnisbildung.
Hirnorganisches Psychosyndrom (HOPS, Durchgangssyndrom): vorübergehende psych. Störung nach einer Hirnschädigung.
Hirnstamm: Mittelhirn und Hinterhirn mit Steuerung lebenswichtiger Funktionen.
Histologie: Untersuchung von Gewebe unter dem Mikroskop.
Hydrocephalus: Vergrößerung des Kopfumfanges durch Flüssigkeitsansammlung.
Hyperkinesie (Hyperaktivität): Vermehrter Bewegungsdrang.
Hypophyse: Hirnanhangdrüse zur Hormonsteuerung.
Hypothalamus: Ansammlung von Kernen unter dem Thalamus (Aufgaben u. a.: Steuerung von Bewegung, Emotionen, Essen, Hormonsystem, sexuelle Erregung, Schlafen, Körpertemperatur).
Infarkt (Apoplex, Schlaganfall): Hirnschädigung durch Verschluss einer Hirnarterie (auch als Herzinfarkt).
Inhibition: Hemmung.
Interneuron: zwischengeschaltete Neurone, die hauptsächlich der Weiterleitung dienen.
Ionotrop: schnell wirkender Rezeptortyp, der an einen Inonenkanal gekoppelt ist.
Ischämie: Blutmangel.
Katecholamine: Neurotransmitter (Adrenalin, Noradrenalin und Dopamin).
Kernspintomografie: Bildgebendes Verfahren; mittels PC werden Änderungen der magnetischen Resonanz von Hirnteilen dargestellt.
Kognitionen: Denkvorgänge.
Kommissur: Faserbündel, das korrespondierende Areale beider Hälften verbindet.

Korsakow-Syndrom: Hirnschädigung mit typischen Gedächtnisstörungen und Konfabulation.
Kortex: Großhirnrinde.
Langzeitpotenzierung (LTP, für engl. long term potentiation): dauerhafte Veränderung der Verknüpfung von zwei (oder mehr) Nervenzellen.
Läsion: Schädigung.
Lateralisierung: Spezialisierung einer Hirnhälfte auf spezifische Aufgaben.
Limbisches System: Strukturen (u. a. Amygdala, Hippocampus und zingulärer Kortex) unterhalb des Neokortex und oberhalb des Corpus callosum; Bedeutung für Emotionen und Instinkte.
Lobotomie: Entfernung oder Diskonnektion (Unterbrechung) eines Hirnlappens.
Medulla oblongata (verlängertes Mark): Teil des Hinterhirns, der zum Rückenmark führt.
Meningen: Hirnhäute (Dura mater, Arachnoidea, Pia mater).
Magnetresonanztomografie (MRT): bildgebendes Verfahren, welches dreidimensionale Bilder in hoher Qualität von Organen und Strukturen im Körper liefert.
Meningitis: Hirnhautentzündung.
Mesencephalon (Mittelhirn): mittlerer Hirnteil, umfasst u. a. Tectum und Tegmentum.
Monoamine: Neurotransmitter (z. B. Noradrenalin, Serotonin und Dopamin).
Metabotrop: Rezeptoren, die sich in der postsynaptischen Membran befinden und erst über eine intrazelluläre Signalkette Ionenkanäle öffnen.
Motoneuron: Neuron zur Muskelsteuerung.
Multiple Sklerose (MS): Krankheit infolge schubweiser Demyelinisierung des Zentralen Nervensystems mit Seh-, Sprach- und Bewegungsstörungen.
Myelin: isolierende Hülle um Axone.
Narkolepsie: unkontrollierbare kurze Schlafepisoden.
Neglekt: halbseitige Vernachlässigung.
Nekrose: Zelltod.
Neokortex: jüngster (oberer) Teil des Kortex, der Denken ermöglicht.
Nervenwachstumsfaktor (NGF, für engl. nerve growth factor): Protein, das das Axonwachstum in eine bestimmte Richtung leitet.
Neuroendokrines System: Interaktion des Nervensystems mit dem Hormonsystem.

Neuroleptika: Antipsychotika; Medikamente z. B. gegen Schizophrenie; sie blockieren Dopaminrezeptoren.
Neuron: Nervenzelle.
Neurotransmitter: Botenstoffe.
Nucleus: Zellkern, anatomisch meist als kernförmige Gruppe von speziellen Nervenzellen.
Nucleus accumbens: neuronale Zellanhäufung, Teil des mesolimbischen Belohnungssystems.
Nucleus caudatus (Schweifkern): neuronale Zellanhäufung in den Basalganglien.
Nucleus ruber (roter Kern): Zellanhäufung im anterioren Teil des Tegmentum, motorische Projektionen.
Nystagmus: Augenzittern; ständiges, unwillkürliches Wegwandern der Pupillen.
Okzipitallappen: Hinterhauptlappen mit Sehkortex.
Oligodendrocyten: Stützgewebe, Myelinscheide von Nervenzellen.
Orbitofrontaler Kortex: Hirnteil über den Augen, Sitz der Persönlichkeit.
Parkinsonismus: Bewegungsstörung mit Muskelsteifheit, Zittern und Reduzierung der Willkürmotorik durch Dopaminmangel.
Peripheres Nervensystem: Nerven außerhalb von Rückenmark und Gehirn.
Perseveration: ständige Wiederholung desselben Gesprächsthemas.
PET: Positronenemissionstomografie.
Petit Mal: kleiner epileptischer Krampfanfall.
Plastizität: Anpassungsfähigkeit; hier meist Fähigkeit des Gehirns, sich an unterschiedliche Bedingungen und Schäden anzupassen.
Pons: Teil des Hinterhirns in Höhe des Kleinhirns, mit Fasern, die zum Cerebellum und Rückenmark führen.
Positronenemissionstomografie (PET): bildgebendes Verfahren, bei dem radioaktive Glukose verabreicht wird; hierdurch können aktive Hirnteile erkannt werden.
Postsynaptisch: am signalempfangenden (nachgeschalteten) Neuron.
Präfrontaler Kortex: hinter der Stirn liegender Kortex (Assoziationskortex des Frontallappens).
Präsynaptisch: am signalübermittelnden (vorgeschalteten) Neuron.
Prosopagnosie: Unfähigkeit, Gesichter zu erkennen.
Psychochirurgie: Neurochirurgie zur operativen Behandlung psychischer Störungen.

Psychose: erhebliche psychische Störung mit Realitätsverkennung, Ich-Störung, Wahnvorstellungen und Halluzinationen (z. B. Schizophrenie).
Pyramidenzellen: Neurone, deren Zellkörper einer Pyramide ähneln, typisch z. B. für das motorische System (Pyramidenbahnen).
Regeneration: Erholung von Neuronen nach einer Schädigung.
Retikulum: Gebiet im unteren Teil des Hirnstamms (Rückenmark bis zum Thalamus), Aktivierung auf- und absteigender Bahnen.
Rezeptives Feld: kleinste sensorische Wahrnehmungseinheit.
Rhinencephalon: Riechhirn.
Rhombencephalon (Rautenhirn): posteriorer Hirnteil mit Metencephalon und Myelencephalon.
Rolandfurche (Sulcus centralis, Fissura Rolandi): Fissur, die Frontal- und Parietallappen trennt.
Ruhepotential: im Ruhezustand hat das Neuron eine elektrische Spannung zwischen -55 und -100 mV.
Schädel-Hirn-Trauma (SHT): Gehirnverletzung durch einen Unfall.
Schmerzasymbolie: Unfähigkeit, Schmerzen richtig zu interpretieren.
SHT: Schädel-Hirn-Trauma.
Soma: Körper, hier meist als Zellkörper eines Neurons.
Somatosensorisch: Körperempfindungen (Berührung, Druck, Temperatur, Schmerz).
SPECT (single photon emission computed tomography): bildgebendes Verfahren mit radioaktiv markierten Substanzen (etwa Glukose) zur Darstellung aktiver Hirnteile.
Split-Brain-Patient: Person mit Durchtrennung des Corpus callosum.
Substantia nigra (schwarze Substanz): Nucleus des Mittelhirns mit dopaminergen Neuronen; wichtig für die Bewegungssteuerung.
Sulcus: Spalt zwischen den Hirnwindungen.
Sulcus centralis (Fissura Rolandi): Rolandfurche, die Frontal- und Parietallappen trennt.
Synapse: Kontaktstelle zwischen zwei Nervenzellen.
Tectopulvinäres System: archaischer Teil des visuellen Systems (Colliculus superior, posteriorer Thalamus).
Tectum: Mittelhirngebiet mit oberen und unteren Hügelpaaren (Colliculi), wichtig für automatische Reaktionen auf visuelle und auditorische Reize.
Tegmentum: Mittelhirngebiet mit sensorischen und motorischen Fasersystemen.
Telencephalon: Endhirn (vorwiegend Neokortex).
Temporallappen: Schläfenlappen.

Thalamus: Teil des Diencephalons.
Thrombose: Verstopfung eines Blutgefäßes durch ein Blutgerinnsel.
Tractus: Bündel von Axonen (Nervenfasern).
Transiente Ischämie (transitorische ischämische Attacke, TIA): vorübergehende mangelhafte Blutversorgung eines Gehirnareals.
Ventrikel: Hohlräume im Gehirn.
Vesikel: Bläschen im synaptischen Endköpfchen, die Neurotransmitter enthalten.
Vestibulärsystem: Gleichgewichtssteuerung.
Visuell: Verarbeitung des Sehens.
Weiße Substanz: Hirnschichten, in denen myelinisierte Axone verlaufen (Ggs.: graue Substanz = Soma der Neuronen).
Wernicke-Aphasie: Unfähigkeit, bei flüssiger Sprachproduktion sinnvolle Sprache zu formulieren.

6.4 Literatur

Abdallah CG, Averill LA, Akiki TJ, Raza M, Averill CL, Gomaa H, Adikey A & Krystal JH (2019) The Neurobiology and Pharmacotherapy of Posttraumatic Stress Disorder. Annu Rev Pharmacol Toxicol. 6;59:171–189.

Abels D (1974) Konzentrations-Verlaufs-Test. Göttingen: Hogrefe.

Ader R & Cohen N (1975) Behaviorally Conditioned Immunesuspension. Psychosomatic Medicine. 37: 333–340.

Ader R, Felten DL & Cohen N (1991) Psychoneuroimmunology. New York: Academic Press.

Ahern E & Semkovska M (2017) Cognitive Functioning in the First-Episode of Major Depressive Disorder: A Systematic Review and Meta-Analysis. Neuropsychology. 31(1): 52–72.

Alderman N & Ward A (1991) Behavior Treatment of the Dysexecutive Syndrome: Reduction of Repetitive Speech Using Response Cost and Cognitive Overlearning. Neuropsychological Rehabilitation. 1(1): 65–80.

Amthauer R, Brocke B, Liepmann D & Beauducel A (2007) Intelligenz Struktur Test 2000-R. Göttingen: Hogrefe.

Andrews DJ, Reiter JM, Schonfeld W, Kastl A & Denning P (2000) A Neurobehavioural Treatment for Unilateral Complex Partial Seizure Disorders: A Comparison of Right- Left-Hemisphere Patients. Seizure. 9: 189–197.

Arolt V & Suslow T (2001) Computergestütztes Aufmerksamkeitstraining in der kognitiven Rehabilitation schizophrener Patienten. Eine kritische Übersicht. Nervenheilkunde. 20: 85–89.

Atkinson RC & Shiffrin RM (1968) Human Memory: A Proposed System and its Control Processes. In Spence KW & Spence JT (Eds.): The Psychology of Learning and Motivation. New York: Academic Press.

Baczkowski BM, Zutphen Lv, Siep N, Jacob G, Domes G, Maier S, et al (2017) Deficient Amygdala–Prefrontal Intrinsic Connectivity after Effortful Emotion Regulation in Borderline Personality Disorder. Eur Arch Psychiatry Clin Neurosci. 267(6): 551–565.

Baddeley A (1994) Working Memory: The Interface Between Memory and Cognition. In Schacter DL & Tulving E (Eds.): Memory Systems. 1994. Cambridge: Bradford, 351–369.

Baller G, Brand M, Kalbe E & Kessler J (2006) Inventar zur Gedächtnisdiagnostik. Göttingen: Hogrefe.

Balser H, Ringsdorf O & Traxler A (1986) Berufsbezogener Rechentest (BRT). Göttingen: Hogrefe.

Barth K & Gomm B (2014) Gruppentest zur Früherkennung von Lese- und Rechtschreibschwierigkeiten. München: Ernst Reinhardt.

Basar-Eroglu C, Hoff E, Strüber D & Stadler MA (2005) Multistabile Phänomene in der Neurokognitionsforschung. In: G Schiepek: Neurobiologie der Psychotherapie. Stuttgart: Schattauer; 349–364.

Bauer J (1994) Die Alzheimer-Krankheit. Neurobiologie, Psychosomatik, Diagnostik und Therapie. Stuttgart: Schattauer.

Bäumler G (1974) Lern- und Gedächtnistest LGT-3. Göttingen: Hogrefe.

Bäumler G (1985) Farbe-Wort-Interferenztest. Göttingen: Hogrefe.

Beck AT (1964) Thinking and depression: 2. Theory and therapy. In: Archives of General Psychiatry. 10: 561–571

Beck AT & Freeman A (1993) Kognitive Therapie der Persönlichkeitsstörungen. München: Beltz – Psychologie Verlags Union.

Beck AT, Steer RA & Brown GK (2009) BDI-II – Beck Depressions-Inventar II. Göttingen: Hogrefe.

Becker ME & Vakil E (1993) Behavioural Psychotherapy of the Frontal-Lobe-Injured Patient in an Outpatient Setting. Brain Injury. 7/6: 515–523.

Becker P (1989) TPF – Trierer Persönlichkeitsfragebogen. Göttingen: Hogrefe.

Becker P (1997) Interaktions-Angst-Fragebogen (IAF). Göttingen: Hogrefe

Beckmann D, Brähler E & Richter HE (1989) GT – Gießen-Test. Göttingen: Hogrefe.

Beesdo-Baum K, Zaudig M & Wittchen H-U (2019) Strukturiertes Klinisches Interview für DSM-5® – Persönlichkeitsstörungen. Deutsche Bearbeitung des Structured Clinical Interview for DSM-5® – Personality Disorders von Michael B. First, Janet B.W. Williams, Lorna Smith Benjamin, Robert L. Spitzer. Göttingen: Hogrefe.

Benton AL & Spreen O (2009) Der Benton Test. 8., überarbeitete und ergänzte Auflage. Bern: Hans Huber.

Berlit P (2020) Klinische Neurologie. Heidelberg: Springer.

Betts T, Fox C & MacCallum R (1995a) Assessment of Countermeasures Used By People to Attempt to Control Their Own Seizures. Epilepsia, 36(3): 130.

Betts T, Fox C & MacCallum R (1995b) An Olfactory Countermeasures Treatment for Epileptic Seizures Using a Conditioned Arousal Response to Specific Aromatherapy Oils. Epilepsia, 36(3): 130–131.

Bierhoff HW, Grau I & Ludwig A (1993) MEIL – Marburger Einstellungsinventar zu Liebesstilen. Göttingen: Hogrefe.

Biglmaier F (1999). Diagnostische Rechtschreibproben mit Worttrainer (DRP). Göttingen: Hogrefe.

Birbaumer N, Ghanayim N, Hinterberger T, Iversen I, Kotchoubey B, Kübler A, Perelmouter J, Taub E, & Flor H (1999) A Spelling Device for the Paralysed. Nature. 398: 297–298.

Birbaumer N, Kübler A, Ghanayim N, Hinterberger T, Perelmouter J, Kaiser J, Iversen I, Kotchoubey B, Neumann N & Flor H (2000) The Thought Translation Device (TTD) for Completely Paralyzed Patients. IEEE Transactions on Rehabilitation Engineering. 8: 190–193.

Birkel P (2007). Weingartener Grundwortschatz Rechtschreib-Test für 4. und 5. Klassen (GRT 4+). 2., neu normierte und vollständig überarbeitete Auflage. Göttingen: Hogrefe.

Birkel P (2007). Weingartener Grundwortschatz Rechtschreib-Tests. 2., neu normierte und vollständig überarbeitete Auflage. Göttingen: Hogrefe.

Bisiach E & Vallar G (1988) Hemineglect in Humans. In: Boller F & Grafman J (Eds.): Handbook of Neuropsychology. 1: 185–222.

Blaettner U, Scherg M & von Cramon D (1989) Diagnosis of Unilateral Telencephalic Hearing Disorders. Evaluation of a Simple Psychoacoustic Pattern Discrimination Test. Brain. 112: 177–195.

Blanke O, Ortigue S, Landis T & Seeck M (2004) Stimulating Illusory Own-Body Perceptions. Nature. 419: 269–270.

Bleich S, Havemann-Reinecke U & Kornhuber J (2002) Fagerström-Test für Nikotinabhängigkeit. Göttingen: Hogrefe.

Bleuler E (1911) Dementia praecox oder die Gruppe der Schizophrenien. In: G Aschaffenburg: Handbuch der Psychiatrie. Leipzig and Vienna. 1911–1928.

Blomert L, Kean ML, Koster C & Schokker J (1994) Amsterdam-Nijmegen Everyday Language Test: Construction, Reliability and Validity. Aphasiology. 8: 381–407.

Bochmann E & Wachsmann J (2000) Entwicklung eines Alltagssimulationstests zur Messung kognitiver Fähigkeiten – Ergebnisse einer Pilotstudie. Zeitschrift für Medizinische Psychologie. 3: 101–111.

Bochmann E (2002): Evaluation in der Neuropsychologie. In E Kasten G Schmid & R Eder: Effektive neuropsychologische Behandlungsmethoden. Bonn: Deutscher Psychologen Verlag, 12–41.

Bodenburg S, Kawski S & Popp B (2000) Neuropsychologische Prädiktoren für den Krankheitsverlauf nach Schlaganfall, Gültigkeit diagnostischer Urteilsbildung und Häufigkeit neuropsychologischer Störungen. In HE Blum & R Haas (Eds.): Determinanten der Schlaganfallrehabilitation. Stuttgart: Thieme, 45–71.

Boeker H, Kleiser M, Lehmann D, Jaenke L, Bogerts B & Northoff G (2006) Executive Dysfunction, Self, and Ego Pathology in Schizophrenia: An Exploratory Study of Neuropsychology and Personality. Comparative Psychiatry 47(1): 7–19.

Bogerts B (1999) The Neuropathology of Schizophrenic Diseases: Historical Aspects and Present Knowledge. European Archive Psychiatry Clinal Neuroscience. 249(4): 2–13.

Bölte S & Poustka F (2006) Fragebogen zur Sozialen Kommunikation - Autismus-Screening. Deutsche Fassung des Social Communication Questionnaire (SCQ). Göttingen: Hogrefe.

Bölte S & Poustka F (2007) Skala zur Erfassung sozialer Reaktivität - Dimensionale Autismus-Diagnostik. Deutsche Fassung der Social Responsiveness Scale (SRS). Göttingen: Hogrefe.

Bölte S, Poustka F, Rühl D & Schmötzer G (2006) Diagnostisches Interview für Autismus – Revidiert. Deutsche Fassung des Autism Diagnostic Interview. Göttingen: Hogrefe.

Borsook D, Youssef AM, Simins L, Elman I & Eccleston C (2018) When Pain Gets Stuck: The Evolution of Pain Chronification and Treatment Resistance. Pain. 159(12): 2421–2436.

Bouchard MF, Bellinger DC, Wright RO & Weisskopf MG (2010) Attention-Deficit/Hyperactivity Disorder and Urinary Metabolites of Organophosphate Pesticides. Pediatrics. 125(6): e1270–7.

Bouman L (1934) Senile Plaques. Brain. 57(2): 128–142

Bourgeois MS (1990) Enhancing Conversation Skills in Patients with Alzheimer's Disease Using a Prosthetic Memory Aid. Journal of Applied Behavior Analysis. 23: 29–42.

Bourgeois MS (1992) Evaluating Memory Wallets in Conversations with Persons with Dementia. Journal of Speech and Hearing Research. 35: 1344– 1357.

Brandt T & Welfringer A (2016) Neglektbehandlung – neue Therapieansätze. Der Nervenarzt 87(10) doi: 10.1007/s00115-016-0203-0

Bremm MH & Kühn R (1992) Rechentest 9+ (RT 9+). Göttingen: Hogrefe.

Bremner JD, Elzinga B, Schmahl C & Vermetten E (2011) Structural and Functional Plasticity of The Human Brain in Posttraumatic Stress Disorder. Prog Brain Res. 2008; 167: 171–186.

Brickenkamp R (2002) d2 – Aufmerksamkeits-Belastungs-Test. Göttingen: Hogrefe.

Briner HR & Simmen D (1998) Screeningtest of Olfaction with Smell Diskettes. Proceedings of: E. R.S. & I. S.I. A.N. Meeting 98, Vienna, Austria, Monduzzi Editore, 289–293.

Brodmann K (1909) Vergleichende Lokalisationslehre der Grosshirnrinde in ihren Prinzipien dargestellt auf Grund des Zellenbaues. Leipzig: J. A. Barth.

Broks P (2006) Ich denke, also bin ich tot. Reisen in die Welt des Wahnsinns. München: Piper.

Brötz D (2015) Übungen in der Neurorehabilitation. Stuttgart: Thieme.

Brust P (2020) Radiolabelles Molecules for Brain Imaging with PET and SPECT. MDPI AG.

Buchner H (2014) Praxisbuch Evozierte Potentiale: Grundlagen, Befundung, Beurteilung und differenzialdiagnostische Abgrenzung. Stuttgart: Thieme.

Bulheller S, Ibrahimovic N & Häcker HO (2012) Rechtschreibtest – Neue Rechtschreibregelung (RST-NRR). Göttingen: Hogrefe.

Bundesministerium für Arbeit und Soziales (1996) Integration von Menschen mit Behinderung in die Arbeitswelt (IMBA). BMAS (Hrsg.), Referat LP3.

Burke SM, Manzouri AH & Savic I (2017) Structural Connections in the Brain in Relation to Gender Identity and Sexual Orientation. Scientific Reports.7: 17954.

Butsch C & Fischer H (1966) Der Seashore Test für musikalische Begabung. Bern: Hans Huber.

Camp CJ & Stevens AB (1990) Spaced-Retrieval: A Memory Intervention for Dementia of the Alzheimer's Type (DAT). Clinical Gerontologist. 10: 658–661.

Camp CJ, Foss JW, O'Hanlon AM & Stevens AB (1996) Memory Interventions for Persons with Dementia. Applied Cognitive Psychology. 10: 193–210.

Caspi A, McClay J, Moffitt TE, Mill J, Martin J, Craig IW, Taylor A, Poulton R (2002) Role of genotype in the cycle of violence in maltreated children. Science. 297(5582):851-4. doi: 10.1126/science.1072290. PMID: 12161658

Cattell RB & Weiß RH (1977) Grundintelligenztest. Göttingen: Hogrefe.

Christensen A-L, Pinner EM, Moller-Pedersen P, Teasdale TW & Trexler LE (1992) Psychosocial Outcome Following Individualized Neuropsychological Rehabilitation of Brain Damage. Acta Scandinavica Neurologica. 85: 32–38.

Christiansen H, Hirsch O, Abdel-Hambid M & Kis B (2014). Conners Skalen zu Aufmerksamkeit und Verhalten für Erwachsene. Deutschsprachige Adaptation der Conners' Adult ADHD Rating Scales (CAARS™). Göttingen: Hogrefe.

Cochrane Database (2020) Psychosocial Interventions for Conversion and Dissociative Disorders in Adults Syst Rev. 2020(7): CD005331.

Code C, Wallesch C-W, Joanette Y & Roch R (1996) Classic Cases in Neuropsychology. Hove, East Sussex: Psychology Press Publishers.

Coebergh JAF, Lauw RF, Bots R, Sommer IEC & Blom JD (2015) Musical Hallucinations: Review of Treatment Effects. Frontiers Psychology. 6: 814. Doi: 10.3389/fpsyg.2015.00814.

Coltheart M (2010) The Neuropsychology of Delusions. Ann N Y Acad Sci. 1191: 16–26.

Coltheart M, Cox R, Sowman P, Morgan H, Barnier A, Langdon R, Connaughton E, Teichmann L, Williams N & Polito V (2018) Belief, Delusion, Hypnosis, and the Right Dorsolateral Prefrontal Cortex: A Transcranial Magnetic Stimulation Study. Cortex. 101: 234–248.

Consbruch K V., Stangier U & Heidenreich T (2016) SOZAS - Skalen zur Sozialen Angststörung, Soziale-Phobie-Inventar (SPIN), Soziale-Interaktions-Angst-Skala (SIAS), Soziale-Phobie-Skala (SPS), Liebowitz-Soziale-Angst-Skala (LSAS). Göttingen: Hogrefe.

Cooper K, Russell A, Mandy W & Butler C (2020) The Phenomenology of Gender Dysphoria in Adults: A Systematic Review and Meta-Synthesis. Clin Psychol Rev. 80: 101875.

Cramon D V. & Zihl J (1988) Neuropsychologische Rehabilitation. Berlin: Springer.

Cramon D V (1988) Planen und Handeln. In: D. V. Cramon & J. Zihl: Neuropsychologische Rehabilitation. Berlin: Springer.

Cygan H, Okuniewska K, Jednorog K, Marchewka A, Wypych M & Nowicka A (2018) Face processing in a case of high functioning autism with developmental prosopagnosia. Acta Neurobiol Exp., 78(2): 114–131.

Damasio AR (1994) Descarte's Error. Emotion, Reason and the Human Brain. New York: Putnam's.

Damasio AR (1998) Emotion in the Perspective of an Integrated Nervous System. Brain Research Review. 26: 83–86.

Darius S, Rößler T, Schenk D & Böckelmann I (2010) Beurteilung der Kontrastempfindlichkeit: Ein Methodenvergleich. Praktische Arbeitsmedizin. 21: 38–31.

Davies PM (2018) Hemiplegie. Heidelberg: Springer.

Dement W & Kleitman N (1957): Cyclic Variations in EEG During Sleep and Their Relation to Eye Movements, Body Motility, and Dreaming. EEG and Clinical Neurophysiology. 9: 673–690.

Dick M (1994) Gesichtsfeld-Training (GFT), Computerprogramm mit Manual. Moedling: Schuhfried.

Dierbach O (1993) Sozialtherapie mit Alzheimer-Kranken, Weinheim: Beltz.

Dilling H, Mombour W & Schmidt MH (1992) Internationale Klassifikation psychischer Störungen ICD-10. Bern: Hans Huber.

Dolin AO & Dolina CA (1972) Pathology of Higher Nervous Functions. Moskau: Vysshaya Shkol.

Downing & Ponsford (2018) Sexuality in Individuals with Traumatic Brain Injury and Their Partners. Neuropsychological Rehabilitation. 28(6): 1028–1037.

Düker H, Lienert GA, Lukesch H & Mayrhofer S (2001) Konzentrations-Leistungs-Test – Revidierte Fassung. Göttingen: Hogrefe.

Dunst CJ, Snyder SW & Mankinen M (1989) Efficacy of Early Intervention. In: Wang M, Reynolds M, Walber H (Eds.) Handbook of Special Education. Vol. 3. Oxford: Pergamon Press, 259–294.

Dusik LA, Menard MR, Cooke C, Fairburn SM & Beach GN (1993) Concurrent Validity of the ERGOS Work Simulator Versus Conventional Functional Capacity Evaluation Techniques in a Workers' Compensation Population. Journal of Occupational Management. 35(8): 759–767.

Eames P & Wood R (1985) Rehabilitation after Severe Brain Injury: A Follow-Up Study of a Behaviour Modification Appoach. Journal of Neurology, Neurosurgery and Psychiatry. 48: 613–619.

Ebbinghaus H (1880) Über das Gedächtnis. Nachdruck 1983. Passau: Passavia-Universitätsverlag.

Eder R (2000): Hörstörungen. In: E Kasten: Einmaleins der psychischen Störungen im Alter. Echterdingen: Fachverlag für Altenarbeit. 8/6.1 ff.

Eder R (2002): Die Behandlung zentraler Hörstörungen. In: E Kasten, G Schmid & R Eder: Effektive neuropsychologische Behandlungsmethoden. Bonn: Deutscher Psychologen Verlag.

Ehling T, Nijenhuis ERS & Krikke AP (2007). Volume of Discrete Brain Structures in Complex Dissociative Disorders: Preliminary Findings. Prog Brain Res. 167:307–310.

Eisenegger C, Naef M, Snozzi R, Heinrichs M, Fehr E. (2010) Prejudice and Truth about the Effect of Testosterone on Human Bargaining Behaviour. Nature 463: 356–359.

Engel R, Hathaway SR & McKinley JC (2019) Minnesota Multiphasic Personality Inventory®-2 (MMPI-2) Göttingen: Hogrefe.

Fahrenberg J, Hampel R & Selg H (2010) FPI R Freiburger Persönlichkeitsinventar Göttingen: Hogrefe.

Fahrenberg J, Myrtek M, Schumacher J & Brähler E (2000) Fragebogen zur Lebenszufriedenheit. Göttingen: Hogrefe.

Famitafreshi H & Karimian M (2018) Overview of the Recent Advances in Pathophysiology and Treatment for Autism. CNS & Neurol Disord Drug Targets. 17(8): 590–594.

Farnsworth D (1943) The Farnsworth-Munsell 100 Hue and Dichotomous Test for Colour Vision. Journal of the Optical Society of America. 33: 568–578.

Fast K, Fujiwara & Markowitsch HJ (2007) Famous Faces Test. Göttingen: Hogrefe.

Fehringer B, Habermann N, Becker N & Deegener G (2016) Multiphasic Sex Inventory. 2., vollständig überarbeitete und neu normierte Auflage Göttingen: Hogrefe.

Feldmann-Schmidt B (2002): Beratung der Angehörigen hirngeschädigter Patienten. In: E Kasten, G Schmid & R Eder: Effektive neuropsychologische Behandlungsmethoden. Deutscher. Psychologen Verlag, 325–339.

Fels M & Geissner E (1997) Neglect-Test. Göttingen: Hogrefe.

Fendrich R, Wessinger CM & Gazzaniga MS (1992) Residual Vision in a Scotoma: Implications for Blindsight. Science. 258: 1489–1491.

Fenwick PBC & Brown SW (1989) Evoked and Psychogenic Seizures: I. Precipitation, Acta Neurologica Scandinavica. 80: 541–547.

Fernandez Castelao C., Kolbeck S & Ruhl U (2017) SASKO-J - Fragebogen zu sozialer Angst und sozialen Kompetenzdefiziten – Version für Jugendliche. Göttingen: Hogrefe.

Ferrer-Perez C, Reguilón MD, Minarro J & Rodriguez-Arias M (2021) Oxytocin Signaling as a Target to Block Social Defeat-Induced Increases in Drug Abuse Reward. Int J Mol Sci. 22(5): 2372.

Feuerlein W, Küfner H, Haf C-M, Ringer C & Antons K (1989) Kurzfragebogen für Alkoholgefährdete. Göttingen: Hogrefe.

Feuerlein W, Küfner H, Ringer C & Antons-Volmerg K (1999) Münchner Alkoholismus-Test. Göttingen: Hogrefe.

Fiebach C (2002) Effektivität neuropsychologischer Therapie bei Demenz. In: E Kasten G Schmid & R Eder: Effektive neuropsychologische Behandlungsmethoden. Bonn: Deutscher Psychologen Verlag (2002), 295–324.

Finger S (1994) Origins of Neuroscience – A History of Explorations Into Brain Function. New York & Oxford: Oxford University Press.

Fippinger F (1991, 1992) Allgemeiner Schulleistungstest. Göttingen: Hogrefe.

Fischer G & Riedesser P (2020) Lehrbuch der Psychotraumatologie. München: Ernst Reinhardt.

Folstein MF, Folstein SE, McHugh PR, Kessler J, Denzler P & Markowitsch HJ (1990) Mini-Mental-Status-Test. Göttingen: Hogrefe.

Forsting M & Jansen O (2014) MRT des Zentralnervensystems. Stuttgart: Thieme.

Franke U (2019) Arbeitsbuch Aphasie: Materialien für Sprachheiltherapie. Urban & Fischer.

Franz C, Seemann H & Wildgrube K (ohne Jahr): Zur Psychologie des Schmerzes. Göttingen: Hogrefe.

Franz ML v. (1983) Ein Beitrag zur Diskussion der Synchronizitätshypothese C. G. Jungs. In: Eberhard Bauer & Walter von Lucadou: Spektrum der Parapsychologie. Freiburg: Aurum, 94–104.

Fraser EE, Downing MG & Ponsford JL (2020) Understanding the Multidimensional Nature of Sexuality after Brain Damage. Archives Physical Med Rehabilitation. 101(12): 2080–2086.

Friedl-Francesconi H & Binder H (1996) Kognitives Funktionstraining in der neurologischen Rehabilitation von Schädel-Hirntraumen. Zeitschrift für Experimentelle Psychologie. 43/1: 1–21.

Fritz-Stratmann A, Ricken G, Schuck K-D & Preuß U (2007) Hannover-Wechsler Intelligenztest für das Vorschulalter III. Göttingen: Hogrefe.

Funke W, Funke J, Klein M & Scheller R (1987) Trierer Alkoholismusinventar. Göttingen: Hogrefe.

Fürst B & Trailovic T (2018) Roboterunterstützte Therapie bei Menschen mit einer Hemiparese. Züricher Hochschule für Angewandte Wissenschaften, Dept. Gesundheit, Institut Ergotherapie.

Gainotti G (1993) Emotional and Psychosocial Problems after Brain Injury. Neuropsychological Rehabilitation. 3: 259–277.

Gallagher P (2021) Neuropsychology of Bipolar Disorder. Curr Top Behav Neurosci. 48:239–253.

Gatterer G (2008) Alters-Konzentrationstest. 2. überarbeitete und neu normierte Auflage. Göttingen: Hogrefe.

Gauggel S & Kerkhoff G (1996) Fallbuch der Klinischen Neuropsychologie. Praxis der Neurorehabilitation. Göttingen: Hogrefe.

Geissner E & Schulte A (1996) Die Schmerzempfindungs-Skala. Göttingen: Hogrefe.

Geissner E (2001) Fragebogen zur Erfassung der Schmerzverarbeitung (FESV). Göttingen: Hogrefe.

Gellerstedt N (1933) Zur Kenntnis der Hirnveränderungen bei der normalen Altersinvolution. Uppsala: Almquist and Wiksells Boktryckeri-A-B.

Ginsburg AP (1984) A New Contrast Sensitivity Vision Test Chart. American Journal of Optometry and Physiological Optics. 61(6): 403–407.

Goletz H, Adam J & Döpfner M (2020) Diagnostikum für Zwangsstörungen im Kindes- und Jugendalter. Göttingen: Hogrefe.

Gollin ES (1960) Developmental Studies of Visual Recognition of Incomplete Objects. Perceptual and Motor Skills. 11: 289–298.

Golmirzaei J, Mahboobi H, Yazdanparast M, Mushtaq G, Kamal MA & Hamzei E (2016) Psychopharmacology of Attention-Deficit Hyperactivity Disorder: Effects and Side Effects. Curr Pharm Des. 22(5):590–4.

Goméz-de-Regil L, Estrella-Camillo DF & Vega-Cauich J (2019) Psychological Intervention in Traumatic Brain Injury Patients. Bahavioural Neurology. doi: 10.1155/2019/6937832.

Gomez Dias C & Benton R (2013) The Joy of Sex Pheromones. EMBO Rep. 14(10): 874–883.

Gönner S, Ecker W, Leinhart R & Limbacher K (2016) Multidimensionales Zwangsstörungsinventar. Deutsche Revision des Vancouver Obsessional-Compulsive Inventory. Göttingen: Hogrefe.

Gonser A (1992) Prognose, Langzeitfolgen und berufliche Reintegration nach schwerem Schädelhirntrauma. Nervenarzt. 63: 426–433.

Goodman WK, Storch EA & Sheth SA (2021) Harmonizing the Neurobiology and Treatment of Obsessive-Compulsive Disorder. Am J Psychiatry. 178(1):17–29.

Gordon WA, Ruckdeschel Hibbard M, Egelko S, Diller L, Scotzin Shaver M, Lieberman A & Ragnarsson K (1985) Perceptual Remediation in Patients with Right Brain Damage: A Comprehensive Program. Archives of Physical Medicine and Rehabilitation. 66: 353 359.

Görtelmeyer R (2011) Schlaffragebogen SF-A/R und SF-B/R. Göttingen: Hogrefe.

Görtz-Dorten A, Perri D & Döpfner M (2018) FESKA - Fragebogen zur Erfassung störungsaufrechterhaltender Komponenten sozialer Angst bei Kindern und Jugendlichen. Göttingen: Hogrefe.

Gothe J, Schmidt S & Tausch N (2002) Neuropsychologie in der Epileptologie. In: E Kasten G Schmid & R Eder: Effektive neuropsychologische Behandlungsmethoden. Bonn: Deutscher Psychologen Verlag, 284–294.

Gothe J (2002): Behandlung reaktiver Störungen nach Hirnschädigung. In: E Kasten G Schmid & R Eder: Effektive neuropsychologische Behandlungsmethoden. Bonn: Deutscher Psychologen Verlag, 272–283.

Grissemann H & Baumberger W (2000) Züricher Leseverständnistest für das 4. bis 6. Schuljahr (ZLVT 4–6). Göttingen: Hogrefe.

Gronwall D (1977) PASAT – Paced Auditory Serial Addition Task: A Measure of Recovery from Concussion. Perceptual and Motor Skills. 44: 367–373.

Gruber T (2018) Gedächtnis. Basiswissen Psychologie. 2. Aufl. Berlin: Springer.

Grube-Unglaub S & Funke J (1996) Der SkriptMonitoring-Test als Diagnostikum für den neuropsychologischen Einsatz. In: Funke J & Fritz AM (Hrsg.). Neue Konzepte und Instrumente zur Planungsdiagnsotik. Bonn: Deutscher Psychologen Verlag.

Gruber T, Waschlewski S & Deegener G (2003) Multiphasic Sex Inventory für Jugendliche. Göttingen: Hogrefe.

Grund M, Leonhart R & Naumann CL (2017) Diagnostischer Rechtschreibtest für 4. Klassen/5. Klassen (DRT 4, DRT 5). Göttingen: Hogrefe.

Güntürkün O (1998) So wenig graue Zellen – ein Mythos wird angetastet. http://www.ruhruni-bochum.de/rubin/rbin1_98/rubin2.htm.

Günzburg HC (1977) PAC – Pädagogische Analyse und Curriculum. Stratford-upon-Avon (GB). SEFA-Publications.

Gutberlet I, Miltner WHR (1999) Therapeutic Effects on Differential Electrocortical Processing of Phobic Objects in Spider and Snake Phobics. International Journal Psychophysiology. 33 (1): 180.

Hadamitzky H, Engler H, Schedlowski M (2013) Klassische Konditionierung von Immunfunktionen: Mechanismen und klinische Relevanz Aktuelle Rheumatologie 2013; 38(04): 226–230.

Haffner J, Baro K, Parzer P & Resch F (2005) Heidelberger Rechentest (HRT 1–4). Göttingen: Hogrefe.

Häfner H, Löffler W, Maurer K, Riecher-Rössler A & Stein A (1999) Interview für die retrospektive Erfassung des Erkrankungsbeginns und -verlaufs bei Schizophrenie und anderen Psychosen. Göttingen: Hogrefe.

Hagen C, Malkmus D & Durham P (1979) Levels of Cognitive Functioning. In: Professional Staff Association of Rancho Los Amigos Hospital. Rehabilitation of the Head Injured Adult. California: Downey, 8–11.

Han K-M, DeBerardis D, Fornaro M & Kim Y-K /2019) Differentiating between Bipolar and Unipolar Depression in Functional and Structural MRI Studies. Prog Neuropsychopharmacol Biol Psychiatry. 20;91:20–27.

Hansen H-C, Dohmen C, Els T & Haupt WF (2019) Notfälle mit Bewusstseinsstörungen und Koma: Interdisziplinäre Fallbeispiele und Analysen. Heidelberg: Springer.

Hänsgen KD (2001) Hogrefe Testsystem, Vers.4.0. Göttingen: Hogrefe.

Harden CL & Pennell PB (2013) Neuroendocrine Considerations in the Treatment of Men and Women with Epilepsy. The Lancet Neurology; 12(1): 72–83.

Harlow JM (1848) Passage of an Iron Rod Through The Head. Boston Medical and Surgical Journal. 39: 389–401.

Hasenbring M (1994) Kieler Schmerz-Inventar. Göttingen: Hogrefe.

Hasselhorn M, Marx H & Schneider W (2017). Basiskompetenzen für Lese-Rechtschreibleistungen (BAKO 1 – 4). 2., ergänzte und aktualisierte Auflage. Göttingen: Hogrefe.

Hättig H (2004): Entwicklung und Erprobung eines dichotschen Hörtests zur Erfassung der Sprachdominanz bei epilepsiechirurgischen Kandidaten. Berlin: Dissertation, Charité.

Hatton SN, Huynh KH, Bonilha E, Alhusaini S, Altman A et al. (2020) White Matter Abnormalities Across Different Epilepsy Syndromes in Adults: an ENIGMA-Epilepsy Study. Brain. 143(8): 2454–2473.

Hautzinger M, Bailer M, Hofmeister D & Keller F (2012) Allgemeine Depressionsskala. 2., überarbeitete und neu normierte Auflage. Göttingen: Hogrefe

Hautzinger M, Keller F & Kühner C (2009) Beck-Depressions-Inventar Revision (BDI-II). Göttingen: Hogrefe.

Heilman KM, Watson RT & Valenstein E (1985) Neglect and Related Disorders. In: Heilman KM & Valenstein E (Hrsg.): Clinical Neuropsychology. Oxford: Oxford University Press.

Helmstaedter C, Lendt M & Lux S (2001) Verbaler Lern- und Merkfähigkeitstest. Göttingen: Beltz.

Henze T (2020) Multiple Sklerose: Verstehen – Symptome behandeln - Mit der Krankheit leben. München: Zuckschwerdt.

Herbert J (2013) Cortisol and Depression: Three Questions for Psychiatry. Psychol Med. 43(3):449–69.

Herbert C, Platte P, Wiemer J, Macht M, Blumenthal TD (2014) Supertaster, Super Reactive: Oral Sensitivity for Bitter Taste Modulated Emotional Approach and Avoidance Behavior in the Affective Startle Paradigm. Physiological Behaviour. 135: 198–207.

Herculano-Houzel S (2009). The Human Brain in Numbers: A Linearly Scaled-Up Primate Brain. Frontiers in Human Neuroscience, 3, Article 31.

Hesse S (2005) Motorisches Strategietraining und PNF. Stuttgart: Thieme.

Hesse S, Schulte-Tigges G, Konrad M, Bardeleben A, Werner C (2003) Robot-Assisted Arm Trainer for the Passive and Active Practice of Bilateral Forearm and Wrist Movements in Hemiparetic Subjects. Archives Phys. Medical Rehabilitation. 84: 915–920.

Hesse S, Werner C, Pohl M, Rückriem S, Mehrholz J (2005) Computerized Arm Training Improves the Motor Control of the Severely Affected Arm after Stroke: A Single-Blinded Randomized Trial in Two Centres. Stroke. 36: 1960–1966.

Heubrock D (1992) Der Auditiv-Verbale Lerntest (AVLT) in der klinischen und experimentellen Neuropsychologie. Durchführung, Auswertung, und Forschungsergebnisse. Zeitschrift für Differentielle und Diagnostische Psychologie. 3: 161–174.

Heubrock D & Petermann F (2000) Testbatterie zur Forensischen Neuropsychologie, TBFN. Testmanual. Neuropsychologische Diagnostik bei Simulationsverdacht. Frankfurt: Swets & Zeitlinger.

Heutink J, Indorf DL & Cordes C (2019) The Neuropsychological Rehabilitation of Visual Agnosia and Balint's Syndrome. Neuropsychological Rehabilitation. 10: 1489–1508.

Heyde G (2000) INKA – Inventar komplexer Aufmerksamkeit. Göttingen: Hogrefe.

Hiramoto RN, Hsueh CM, Rogers CF, Demissie S, Hiramoto NS, Soong SJ & Ghanta VK (1993) Conditioning of the Allogenic Cytotoxic Lymphocyte Response. Pharmacology, Biochemistry and Behavior. 44: 275–280.

Hoffmann RM, Rasch T, Schnieder G & Heyden T (1996) FEPS-I und FEPS-II – Fragebogen zur Erfassung allgemeiner und spezifischer Persönlichkeitsmerkmale Schlafgestörter. Göttingen: Hogrefe.

Hold S (2021) ADHS bei Kindern. Independently published.

Hommel M, Peres B, Pollak P, Memin B, Besson G, Gaio J & Perret J (1990) Effects of Passive Tactile and Auditory Stimuli on Left Visual Neglect. Archives of Neurology. 47: 573–576.

Hooper HE (1983) Hooper Visual Organization Test. Göttingen: Hogrefe.

Hoppe F (1991) Hamburger Schmerz-Adjektiv-Liste. Göttingen: Hogrefe.

Horn W (1983) Leistungsprüfsystem (LPS), Handanweisung (2. Aufl.). Göttingen: Hogrefe.

Hu M-L, Zong X-F, Mann J, Zheng J-J, Liao Y-H, Li Z-C, He Y, Chen X-G & Tang J-S (2017) A Review of the Functional and Anatomical Default Mode Network in Schizophrenia. Neurosci Bull 33(1):73–84.

Huber W, Poeck K, Weniger D & Willmes K (1983) Aachener Aphasie-Test. Göttingen: Hogrefe.

Hufschmidt, Rauser & Glocker (2020) Neurologie compact: Für Klinik und Praxis. Stuttgart: Thieme.

Husslein E (1978) Schulangst-Test (SAT). Göttingen: Hogrefe.

Ishihara S (1998) Ishihara's Test for Color Blindness. Hodder Arnold.

Jacobs C & Petermann F (2005) Rechenfertigkeiten- und Zahlenverarbeitungs-Diagnostikum für die 2. bis 6. Klasse (RZD 2–6). Göttingen: Hogrefe.

Jacobson K, Faris A, Olson A, DeBellis M & Wanlass R (2020) Assessing Depression Following Injury or Illness: Preliminary Validation of the Neuropsychology.Org Measures of Anxiety and Depression (NOMAD) Scale. PM&R. 12(6): 581–588.

Janke W, Erdmann G & Kallus W (2008) SVF – Stressverarbeitungsfragebogen. Göttingen: Hogrefe.

Jansen H, Mannhaupt G, Marx H & Skowronek H (2002) Bielefelder Screening zur Früherkennung von Lese-Rechtschreibschwierigkeiten (BISC). Göttingen: Hogrefe.

Jeannerod M (1986) Mechanisms of Visuo-Motor Coordination: A Study in Normal and Brain-Damaged Subjects. Neuropsychologia. 24: 41–78.

Jennett B & Bond M (1975) Assessment of Outcome after Severe Brain Damage. Lancet. 1: 480–484.

Jevtic S, Sengar AS, Salter MW & McLaurin JA (2017) The Role of the Immune System in Alzheimer Disease: Etiology and Treatment. Ageing Res Rev. 40:84–94.

Ji RR, Donelly CR, Nedergaard M. (2019) Astrocytes in Chronic Pain and Itch. Nat Rev Neurosci. 20(11): 667–685.

Joachims S (1990) Krankheitsverarbeitung in der Frühphase schwerer neurologischer Erkrankungen. Psychotherapie u. medizin. Psychologie. 40: 115–122.

Jochheim KA, Koch M, Kronauer D, Mittelstemscheidt E, Schain HM & Weinmann S (1992) Ertomis Assessment Method (EAM). Einführung für Anwender. Siegen: Gesellschaft für berufliche Rehabilitation mbH.

John U, Hapke U & Rumpf H-J (2001) Skala zur Erfassung der Schwere der Alkoholabhängigkeit. Göttingen: Hogrefe.

Jueptner M, Weiller C (1995) Does Measurement of Regional Cerebral Blood Flow Reflect Synaptic Activity? – Implications for PET and fMRI. NeuroImage. 2: 148–156.

Juruena AF, Bocharova M, Agustini B & Young AH (2018) Atypical Depression and Non-Atypical Depression: Is HPA Axis Function a Biomarker? A Systematic Review. J Affect Disord. 233:45–67.

Kalb G, Rabenstein R & Rost DH (1979) Lesen und Verstehen, Diagnose und Training (LUV). Göttingen: Hogrefe.

Kalbe E, Brand M & Kessler J (2002) Zahlenverarbeitungs- und Rechentest (ZRT). Göttingen: Hogrefe.

Kalimo H, Ruchoux MM, Viitanen M & Kalaria RN (2002) CADASIL: A Common Form of Hereditary Arteriopathy Causing Brain Infarcts and Dementia. Brain Pathol. 12(3):371–84.

Kämmerer A, Rosenkranz J, Parzer P & Resch M (2004) Heidelberger Fragebogen zu Schamgefühlen. Göttingen: Hogrefe.

Kandel ER, Schwartz JH & Jessell TM (1995) Neurowissenschaften. Heidelberg: Spektrum.

Kapur N (1997) Injured Brains of Medical Minds. Oxford: Oxford University Press.

Karssemeijer EG, Aaronson JA, Bossers, WJ, Smits T, Olde-Rikkert MGM & Kessels RPC (2017) Positive effects of combined cognitive and physical exercise training on cognitive function in older adults with mild cognitive impairment or dementia: A meta-analysis. Ageing Res Rev. 40:75–83. doi: 10.1016/j.arr.2017.09.003

Kaschel R, Zaiser-Kaschel H & Mayer K (1992) Realitäts-Orientierungs-Training: Literaturüberblick und Implikationen für die neuropsychologische Gedächtnisrehabilitation. Zeitschrift für Gerontopsychologie und -psychiatrie. 5: 223–235.

Kasten E (1993) Ich hatte keinen Willen zum Überleben – Psychische Probleme des Intensivpatienten. Dt. Krankenpflegezeitschrift. 46: 376–380.

Kasten E (1994a, 1997) Perima, Periform, Perifarb, Visure, Formtra, Farbtra, Fixtra, Sehtra, Farbtest, Vergleiche, Gesichter, Bild-BegriffFunktion, Zeitung, Rechenprogramme, Leseprogramm, Rechtschreibung, Ratewort, Wissen, Abschrift, Fragebild. In: Computer helfen heilen – Softwarekatalog. Bonn: Kuratorium ZNS für Unfallverletzte mit Schäden des Zentralen Nervensystems, 2. Auflage: S. 85–130, 3. Auflage: S. 73–116.

Kasten E (1994b) War ich denn eigentlich mal verheiratet? Test und Therapie von Gedächtnisstörungen. Altenpflege. 256–259.

Kasten E & Sabel BA (1995) Visual Field Enlargement after Computer Training in Brain-Damaged Patients with Homonymous Deficits: An Open Pilot Trial Restorative Neurology and Neuroscience. 8: 113–127.

Kasten E, Schulte T & Sabel BA (1997a) Fahrtauglichkeit und Fahrpraxis bei Personen mit erworbenen Gesichtsfeldeinschränkungen. Zeitschrift für Verkehrssicherheit. 43: 116–122.

Kasten E, Strasburger H & Sabel BA (1997b) Programs for Diagnosis and Therapy of Visual Field Deficits in Vision Rehabilitation. Spatial Vision. 10: 499–503.

Kasten E, Eder R, Robra B-P & Sabel BA (1997c) Der Bedarf an ambulanter neuropsychologischer Behandlung. Zeitschrift für Neuropsychologie. 8: 72–85.

Kasten E, Müller-Oehring E, Poggel D & Sabel BA (1998a) Chronische visuelle Halluzinationen und Illusionen nach Hirnschädigung. Fortschritte der Neurologie und Psychiatrie. 66: 49–58.

Kasten E, Wüst S, Behrens-Baumann W & Sabel BA (1998b) Visual Field Enlargement in Hemianopia by Computer-Based Restitution Training – A Randomized, Placebo Controlled Trial. Nature Medicine. 4(9): 1083–1087.

Kasten E & Poggel D (2007) A Mirror in the Mind – A Case of Visual Allaestesia. Neurocase. 12(3): 197–206.

Kasten E, Schmid G & Eder R (2002): Effektive neuropsychologische Behandlungsmethoden. Bonn: Deutscher Psychologen Verlag.

Kasten E (2006) Body Modification – Psychologische und medizinische Aspekte von Piercing, Tatoo, Selbstverletzung und anderen Körperveränderungen. München/ Basel: Ernst Reinhardt.

Kasten E (2008) Die irreale Welt in unserem Kopf – Halluzinationen, Visionen, Träume. München: Ernst Reinhardt.

Kautter H, Storz L & Munz W (2000, 2002) Schultestbatterie zur Erfassung des Lernstandes in Mathematik, Lesen und Schreiben I (SBL I) bzw. SBL II. Göttingen: Hogrefe.

Kawski S & Bodenburg S (2002) Die Behandlung von Störungen des Planens und Handelns. In: E Kasten G Schmid & R Eder: Effektive neuropsychologische Behandlungsmethoden. Bonn: Deutscher Psychologen Verlag. 210–226.

Keenan JP (2005) Das Gesicht im Spiegel. München/Basel: Ernst Reinhardt.

Kellerhals B & Zogg R (2000): Tinnitus-Hilfe. Basel: Karger.

Kerkhoff G & Marquart C (1995a) Quantitative Erfassung visuell-räumlicher Wahrnehmungsleistungen in der Neurorehabilitation. Neurologie & Rehabilitation. 1: 101–106.

Kerkhoff G & Marquardt C (1995b): Neurobiologische Grundlagen visueller Raumwahrnehmungsstörungen nach fokaler Hirnschädigung. In: Kasten E, Kreutz M, Sabel BA.: Neuropsychologie in Forschung und Praxis. Göttingen: Hogrefe.

Kersting M & Althoff K (2004) Rechtschreibungstest (RT). Göttingen: Hogrefe.

Kessler J, Denzler P & Markowitsch HJ (1999) Demenz-Test. Göttingen: Hogrefe.

Kessler J, Schaaf A & Mielke R (1993) Der Fragmentierte Bildertest – Ein Wahrnehmungs- und Gedächtnistest. Göttingen: Hogrefe.

Kgolo T, Graininger SA & Henry JD (2021) Empathy and Schizotypy Following Aquired Brain Damage. Britisch Journal Clinical Psychology. 60(1): 116–128.

Kirschbaum C, Jabaau I, Buske-Kirschbaum A, Henning J, Blom M, Dorst K, Bauch J, DiPauli R, Schmitz G, Ballieux R & Hellhammer D (1992) Conditioning of Drug-

Induced Immunomodulation in Human Volunteers. British Journal of Clinical Psychology. 31: 459–472.

Kishi T, Matsunaga S, Oya K, Nomura I, Ikuta N & Iwata N (2017) Memantine for Alzheimer's Disease: An Updated Systematic Review and Meta-Analysis. J Alzheimers Dis 60(2):401–425.

Kleine B & Rossmanith W (2020) Hormone und Hormonsystem – Lehrbuch der Endokrinologie. Heidelberg: Springer.

Klepsch R, Zaworka W, Hand I, Lünenschloß K & Jauernig G (1993) Hamburger Zwangsinventar – Kurzform. Göttingen: Hogrefe.

Klosterhalfen W & Klosterhalfen S (1983) Pavlovian Conditioning of Immunosuppression Modifies Adjuvant Arthritis in Rats. Behavioral Neuroscience. 97: 663–666.

Köhler T (2005) Biologische Grundlagen psychischer Störungen. Göttingen: Hogrefe.

Kola Sujatha PK, Arun R, Santhoos PV, Jebahar IEO & Kannan A (2011) Network Level Anomaly Detection System Using MST Based Genetic Clustering. In: Wyld DC, Wozniak M, Chaki N, Meghanathan N, Nagamalai D (eds) Advances in Network Security and Applications. CNSA 2011. Communications in Computer and Information Science, vol 196. Springer, Berlin, Heidelberg.

Kolb B, Harker A & Gibb R (2017) Principles of Plasticity in the Developing Brain. Dev Med Child Neurol. 59(12):1218–1223.Kolb B & Whishaw I (1993) Neuropsychologie. Heidelberg: Spektrum der Wissenschaften

Kolbeck S & Maß R (2009) SASKO - Fragebogen zu sozialer Angst und sozialen Kompetenzdefiziten. Göttingen: Hogrefe.

Kölmel HW (1984) Visuelle Halluzinationen im hemianopen Feld. Berlin: Springer

Kong L, Herold CJ, Cheung EFC, Chan RCK & Schröder J (2020) Neurological Soft Signs and Brain Network Abnormalities in Schizophrenia. Schizophr Bull. 46(3):562–571.

König J (2020) 100 Fehler im Umgang mit Menschen mit Demenz. Hannover: Schlütersche.

Koob GF & Moal ML (2008) Neurobiological Mechanisms for Opponent Motivational Processes in Addiction. Philos Trans R Soc Lond B Biol Sci. 363(1507): 3113–3123.

Kormann A & Horn R (2001) Screening für Schul- und Bildungsberatung (SSB). Göttingen: Hogrefe.

Kotchoubey B (2004) Funktionelle Bildgebung: Der königliche Weg? Zeitschrift für Medizinische Psychologie. 4: 185–19.

Kraijer DW & Melcher P (2003) Skala zur Erfassung von Autismusspektrumsstörungen bei Minderbegabten. Göttingen: Hogrefe.

Kraeplin E (1896) Psychiatrie. Leipzig: Barth.

Krampen H (1994) Skalen zur Erfassung von Hoffnungslosigkeit. Göttingen: Hogrefe.

Kreutzer JS, Wehman PH, Harris JA, Burns CT & Young HF (1991) Substance Abuse and Crime Patterns Among Persons with Traumatic Brain Injury Referred for Supported Employment. Brain Injury. 5(2): 177–187.

Kreuzpointner L, Lukesch H & Horn W (2013). LPS-2. Leistungsprüfsystem 2. Göttingen: Hogrefe.

Kröger C & Kosfelder J (2011) Skala zur Erfassung der Impulsivität und emotionalen Dysregulation der Borderline-Persönlichkeitsstörung. Göttingen: Hogrefe.

Krohne HW & Egloff B (2002) Angstbewältigungsinventar (ABI). Göttingen: Hogrefe.

Kropp P, Siniatchkin M & Gerber WD (2002) On the Pathophysiology of Migraine-Links for Empirically Based Treatment with Neurofeedback. Applied Psychophysiological Biofeedback. 27: 203–213.

Kühner C (1997) Fragebogen zur Depressionsdiagnostik nach DSM-IV. Göttingen: Hogrefe.

Kuhn J & Bonnet U (2021) Medizinisches Cannabis und Fahrtauglichkeit. Fortschr Neurol Psychiatr 2021; 89(03): 81–83 DOI: 10.1055/a-1344-7900

Langenscheidt (2019) Mit Bildern sprachen – Kommunikationsbuch. Mit 700 Zeigebildern für Menschen mit Aphasie. Langenscheidt bei Pons.

Langer KG (1992) Psychotherapy with the Neuropsychologically Impaired Adult. American Journal of Psychotherapy: 621–639.

Lashley K (1938) Factors limiting recovery after central nervous lesions. Journal of Nervous and Mental Disease, 88: 733–755.

Lauth GW & Minsel W-R (2014) Kölner ADHS-Test für Erwachsene. Göttingen: Hogrefe.

Laux L, Glanzmann P, Schaffner P & Spielberger CD. (1981) STAI – State-Trait-Angst-Inventar. Göttingen: Hogrefe.

LeDoux J (1998) Das Netz der Gefühle. Wie Emotionen entstehen. München: Carl-Hanser.

Lehrl S & Burkard G (1994) Demenz-Testsystem für Praxen. Göttingen: Hogrefe.

Lehrl S (1999) Basis-System für Demenzmessung. Göttingen: Hogrefe.

Leichsenring F (1997) Borderline-Persönlichkeits-Inventar. Göttingen: Hogrefe.

Leifert G (2002) Neuropsychologie in der Frührehabilitation. In: E Kasten G Schmid & R Eder: Effektive neuropsychologische Behandlungsverfahren. Bonn: Deutscher Psychologen Verlag, 42–66.

Leonhardt H, Tillmann B, Töndury G, Zilles K (1987) Rauber/Kopsch: Anatomie des Menschen, Band III: Nervensystem und Sinnesorgane. Stuttgart: Thieme.

Leplow B & Dierks C (1997) Diagnostik des semantischen Altgedächtnisses mit der endgültigen Lang- und Kurzform des Kieler Altgedächtnistests. Diagnostica. 43: 193–209.

Lezak MD (1995) Neuropsychological Assessment. Oxford: Oxford University Press

Lezak MD (1986) Psychological Implications of Traumatic Brain Damage for the Patient's Family. Rehabilitation Psychology. 31/4: 241–250.

Libet B (1999) Do We Have Free Will? Journal of Consciousness Studies. 6 (8–9): 47–57(11).

Libet B (1985) Unconscious Cerebral Initiative and the Role of Conscious Will in Voluntary Action. The Behavioral and Brain Sciences. VIII: 529–539.

Liebermann DZ & Long ME (2018) Ein Hormon regiert die Welt: Wie Dopamin unser Verhalten steuert. Riva.

Lienert GA & Schuler H (1994) Revidierter Allgemeiner Büroarbeitstest (ABAT-R). Göttingen: Hogrefe.

Linder M & Grissemann H (2000) Zürcher Lesetest (ZLT). Göttingen: Hogrefe.

Lobeck A & Frei M (1987) Schweizer Rechentest 1.–3. Klasse (SR 1–3). Göttingen: Hogrefe.

Lobeck A, Frei M & Blöchlinger R (1990) Schweizer Rechentest 4.–6. Klasse (SR 4–6). Göttingen: Hogrefe.

Löffler A (2000) Was macht man mit einer Zahnbürste? Agnosie und Apraxie. In: E Kasten: Einmaleins der psychischen Störungen im Alter. Echterdingen: Fachverlag für Altenarbeit. 8/10.1: 1–12.

Lovell MR & Starratt C (1992) Cognitive Rehabilitation and Behavior Therapy of Neurpsychiatric Disorders. In: Ydofsky SC. & Hales RE: The American Psychiatric Press Textbook of Neuropsychiatry. Washington, London: American Psychiatric Press.

Lübbers T, Schöttke H,Wiedl KH & Ackermann B (1993) Erfassung von Alltagsaktivitäten mittels ADL-, IADL-Skalen bei Patienten mit unilateralem zerebralem Insult. Osnabrück: Psychologische Forschungsberichte aus dem Fachbereich 8 der Universität Osnabrück. Nr. 91.

Lubitz AF & Niedeggen M (2018) Screeningverfahren für Exekutivfunktionen. Göttingen: Hogrefe.

Lukesch H & Kormann A (2002) Prüfsystem für Schul- und Bildungsberatung für 4. bis 6. Klassen – revidierte Fassung (PSB-R 4–6) von W Horn. Göttingen: Hogrefe.

Lurija A (1992) Der Mann, dessen Welt in Scherben ging. Reinbek: Rowohlt.

Lütgehetmann R & Stäbler M (1992) Visuelle Raumwahrnehmungsstörungen bei hirngeschädigten Patienten: Diagnostik und Therapie. Zeitschrift für Neuropsychologie. 3: 130–142.

Lynch JC & McLaren JW (1989) Deficits of Visual Attention and Saccadic Eye Movements after Lesions of Parietooccipital Kortex in Monkeys. Journal of Neurophysiology. 61 (1): 74–90.

Majer M (2003) Neuropsychologische Störungen bei Depression und deren Bedeutung für den Verlauf der Erkrankung. Hamburg: Verlag Dr. Kovac.

Mann M (2000) Aphasie und Dysarthrie. In: E Kasten: Einmaleins der psychischen Störungen im Alter. Echterdingen: Fachverlag für Altenarbeit. 8/6.2: 1–18.

Markowitsch HJ (1992) Die Neuropsychologie des Gedächtnisses. Göttingen: Hogrefe.

Markowitsch HJ (1999) Functional Neuroimaging Correlates of Functional Amnesia. Memory. 7(5–6): 561–583.

Markowitsch HJ, Kessler J., Weber-Luxenburger G, Van der Ven C, Albers M & Heiss WD (2000) Neuroimaging and Behavioral Correlates of Recovery from Amnestic Block Syndrome and Other Cognitive Deteriorations. Neuropsychiatry Neuropsychol. Behav. Neurology. 13(1): 60–66.

Markowitsch HJ (2003) Psychogenic Amnesia. Neuroimage. 20(1): 132–138.

Marzi CAG, Tassinari S, Agliot L & Lutzenberger (1986) Spatial Summation Across the Vertical Meridian in Hemianopics: A Test of Blindsight. Neuropsychologia. 24: 749–758.

Maß R (2001) Eppendorfer Schizophrenie-Inventar. Göttingen: Hogrefe.

Masters WH & Johnson VE (1980) Die sexuelle Reaktion. Reinbek: Rowohlt.

Mattle H & Fischer U (2021) Kurzlehrbuch Neurologie. Stuttgart: Thieme.

Maurischat C, Härter M & Bengel J (2006) Freiburger Fragebogen – Stadien der Bewältigung chronischer Schmerzen. Göttingen: Hogrefe.

Mayer H (2002) Neuropsychologische Therapie im Kindes- und Jugendalter. In: E Kasten G Schmid & R Eder: Effektive neuropsychologische Behandlungsmethoden. Bonn: Deutscher Psychologen Verlag, 400–422.

Menzel-Begemann A (2009) HOTAP – Handlungsorganisation und Tagesplanung. Göttingen: Hogrefe.

McMilan TM (1997) Neuropsychological Assessment after Extremely Severe Head Injury in a Case of Life or Death. Brain Injury. 11 (7): 483–490.

Meis R (1990) Kettwiger Schuleingangstest (KST). Göttingen: Hogrefe.

Melfsen S, Florin I & Warnke A (2001) Sozialphobie und -Angstinventar für Kinder (SPAIK). Göttingen: Hogrefe.

Melzack R & Wall PD (1965) Pain Mechanisms: A New Theory. Science. 150: 971–979.

Menon V (2011) Large-Scale Brain Networks and Psychopathology: A Unifying Triple Network Model. Trends in Cognitive Science. 10: 483–506.

Merzenich MM, Nelson RJ, Stryker MP, Cynader MS, Schoppmann A & Zook JM (1984) Somatosensory Kortikal Map Changes Following Digit Amputation in Adult Monkeys. Journal of Comparative Neurology. 224: 591–605.

Metzler P, Voshage J & Rösler P (2010) Berliner Amnesie Test. 2., vollständig überarbeitete Auflage mit erweiterten Normen und klinisch validierten Skalen. Göttingen: Hogrefe.

Meyer JE (1955) Die sexuellen Störungen der Hirnverletzten. Archiv für Psychiatrie und Zeitschrift Neurologie 193: 449–469 (1955). doi.org/10.1007/BF00353547.

Miltner WHR, Krieschel S, Hecht H, Trippe RH & Weiß T (2004) Angstmotivierte Aufmerksamkeitsanomalie: Psychobiologische Grundlagen und neuronale Aspekte ihrer therapeutischen Modifikation. In: G Schiepek: Neurobiologie der Psychotherapie. Stuttgart: Schattauer, 378–403.

Mohler CW & Wurtz RH (1977) Role of Striate Kortex and Superior Colliculus in Visual Guidance of Saccadic Eye Movements in Monkeys. Journal of Neurophysiology. 40: 74–94.

Moll K & Landerl K (2010) SLRT-II - Lese- und Rechtschreibtest SLRT-II (Salzburger Lese- und Rechtschreibtest II). Göttingen: Hogrefe.

Moody RA (2001) Leben nach dem Tod. Die Erforschung einer unerklärlichen Erfahrung. Reinbeck: Rowohlt.

Moosbrugger Hm Goldhammer F & Heyden M (2005) Frankfurter Adaptiver Konzentrationsleistungs Test. 2. grundlegend neu bearbeitete und neu normierte 2. Auflage Göttingen: Hogrefe.

Moosbrugger H & Oehlschlägel J (1996) Frankfurter Aufmerksamkeitsinventar. Göttingen: Hogrefe.

Morgenthaler W (1992) Rorschach-Psychodiagnostikum. Göttingen: Hogrefe.

Morales-Quezada L (2017) Noninvasive Brain Stimulation, Maladaptive Plasticity, and Bayesian Analysis in Phantom Limb Pain. Med Acupunct. 29(4): 220–228.

Müller R (1984) Diagnostischer Lesetest zur Frühdiagnose (DLF 1–2). Göttingen: Hogrefe.

Müller R (2003) Diagnostischer Rechtschreibtest für 1./2./3. Klassen (DRT1, DRT2, DRT3). Göttingen: Hogrefe.

Müller-Oehring E, Kasten E, Poggel DA, Schulte T & Sabel BA (2003) Neglect and Hemianopia Superimposed. Journal of Clinical and Experimental Neuropsychology. 25(8): 1154–1168.

Münßinger U & Kerkhoff G (1993) Therapiematerial zur Behandlung visuell-räumlicher und räumlich-konstruktiver Störungen. Dortmund: Borgmann Publishing.

Munte TF, Altenmuller E & Jancke L (2002) The Musician's Brain as a Model of Neuroplasticity. Nat. Reviews Neuroscience. 3(6): 473–8.

Murray HA (1991) Thematischer Apperzeptions Test. Göttingen: Hogrefe.

Myers R (2006) Die Frau, die ihre Zahnbürste verschluckte. München: Deutscher Taschenbuch Verlag.

Nauta WJH & Feirtag M (1990) Neuroanatomie. Heidelberg: Spektrum der Wissenschaft.

Netter FH (2020) Atlas der Anatomie des Menschen. 7. Aufl. Stuttgart: Thieme.

Neumann G, Schaad A-K, Neu J & Kerkhoff G (2015) Sehstörungen nach Hirnschädigung. Göttingen: Hogrefe.

Nieder T (2012) Untersuchungen zur Binarität von Geschlecht im Kontext transsexueller Entwicklungen: Historische, entwicklungspsychologische und neurobiologische Perspektiven. https://ediss.sub.uni-hamburg.de/handle/ediss/5333

o. A. (2006): Straßenverkehrsrecht. München: Beck.

Ocklenburg S & Güntürkün O (2018) The Lateralized Brain: The Neuroscience and Evolution of Hemispheric Asymmetries. Cambridge: Academic Press.

Oeser E (2002) Geschichte der Hirnforschung – Von der Antike bis zur Gegenwart. Darmstadt: Wissenschaftliche Buchgesellschaft + Primus Verlag.

Öhmann A, Flykt A & Lundqvist D (2000) Unconscious Emotion: Evolutionary Perspectives, Psychophysiological Data and Neuropsychological Mechanisms. In: RD Lane & L Nadel (Eds.). Cognitive Neuroscience of Emotion. New York: Oxford University Press, 296–329.

Orgass B, De Renzi E & Vignolo LA (1982) Token-Test. Göttingen: Hogrefe.

Osterrieth PA (1944) Le test de copie d'une figure complexe. Archives de Psychologie, 30, 206–356.

Oswald, WD & Fleischmann, UM (1997). Nürnberger-Alters-Inventar (NAI). Göttingen: Hogrefe.

Oswald, WD (2016) Zahlenverbindungstest, 3. Aufl. Göttingen: Hogrefe.

Paivio A (1971) Imagery and Verbal Processes. New York: Holt, Rinehart & Winston.

Paivio A (1986) Mental Representations. New York: Oxford University Press.

Pantke K-H (1999) Locked-in – Gefangen im eigenen Körper. Berlin: Mabuse.

Pape H-C, Kurtz A & Silbernagl S (2019) Physiologie. Stuttgart: Thieme.

Petermann U & Petermann F (2019) ADHS-Diagnostikum für Kinder und Jugendliche (ADHS-KJ). Göttingen: Hogrefe.

Pauli S (2020) Ergotherapie bei Gesichtsfeldausfällen: Das Praxisbuch zur visuellen Rehabilitation. Stuttgart: Verlag modernes lernen.

Pauls DL, Abramovitch A, Rauch SC & Geller DA (2014) Obsessive-Compulsive Disorder: An Integrative Genetic and Neurobiological Perspective. Nat Rev Neurosci. 15(6):410–24.

Penfield W & Rasmussen T (1950) The Cerebral Kortex of Man. A Clinical Study of Localization of Function. New York: The Macmillan Company.

Petermann F (2012). WAIS-IV. Wechsler Adult Intelligence Scale – Fourth Edition. Deutschsprachige Adaptation der WAIS-IV von D. Wechsler. Göttingen: Hogrefe.

Phillips I (2020) Blindsight Is Qualitatively Degraded Conscious Vision. Psychological Reviews, doi 10.1037/rev0000254.

Pincus JH (2002) Base Instincts: What Makes Killers Kill? W. W. Norton & Company.

Pinto M (2019) Basics Neurologie. Urban & Fischer.

Poggel D (2002) Die Behandlung von Aufmerksamkeitsstörungen. In: E Kasten, G Schmid & R Eder: Effektive neuropsychologische Behandlungsmethoden. Bonn: Deutscher Psychologen Verlag.

Pöppel E (1989) Eine neurophysiologische Definition des Zustands ‚bewußt'. In: Ernst Pöppel (Hrsg.): Gehirn und Bewußtsein. Weinheim: VCH-Verlag.

Pöppel E, Held R & Frost D (1973) Residual Visual Functions After Brain Wounds Involving the Central Visual Pathways in Man. Nature. 243: 295–296.

Poser U, Kohler J, Sedlmeier P & Strätz A (1992) Evaluierung eines neuropsychologischen Funktionstrainings bei Patienten mit kognitiver Verlangsamung nach Schädel-Hirntraumen. Zeitschrift für Neuropsychologie. 1/1: 3–24.

Pössl J & Schellhorn A (2006) Psychologische Interventionen bei hirngeschädigten Patienten mit Interventionen. Zeitschrift für Neuropsychologie. Doi: https://doi.org/10.1024//1016-264X.12.4.214.

Posner MI, Walker JA, Friedrich FJ & Rafal RD (1984) Effects of Parietal Lobe Injury on Covert Orienting of Attention. Journal of Neuroscience. 4: 1863–1874.

Poustka L, Rühl D, Feineis-Matthews S, Poustka F, Hartung M & Bölte S (2015) Diagnostische Beobachtungsskala für Autistische Störungen – 2 Deutschsprachige Fassung der Autism Diagnostic Observation Schedule. Göttingen: Hogrefe.

Prosiegel M & Böttger S (2006) Neuropsychologische Störungen und ihre Rehabilitation. München: Richard Pflaum.

Puente AE, Heller S & Sekely A (2016) Neuropsychological Analysis of an Idiot Savant: A case Study. Appl Neuropsychol Adult. 23(6):459–63.

Quayhagen MP & Quayhagen M (1989) Differential Effects of Family-Based Strategies on Alzheimer's Disease. The Gerontologist. 29: 150–155.

Quayhagen MP, Quayhagen M, Corbeil RR, Roth PA & Rodgers JA (1995) A Dyadic Remediation Program for Care Recipients with Dementia. Nursing Research. 44: 153–159.

Rader MA, Alston J & Ellis DW (1989) Sensory Stimulation of Severely Brain Injured Patients. Brain Injury. 3: 141–147.

Raichle ME, Mintun MA (2006) Brain work and brain imaging. Annual Review of Neuroscience. 29: 449–76. doi: 10.1146/annurev.neuro.29.051605.112819. PMID: 16776593.

Raine AR, Lencz T, Bihrle S, LaCasse L & Colletti P (2000) Reduced Prefrontal Gray Matter Volume and Reduced Autonomic Activity in Antisocial Personality Disorder. Archives General Psychiatry. 57: 119–127.

Rak A (2002) Dic Bchandlung von Gedächtnisstörungen. In: E Kasten, G Schmid & R Eder: Effektive neuropsychologische Behandlungsmethoden. Bonn: Deutscher Psychologen Verlag.

Rako S (2018) The Hormone of Desire: The Truth about Testosterone, Sexuality, and Menopause. Bookbaby.

Ramachandran VS, Altschuler EL, Stone L, AlAboudi M, Schwartz E & Siva N (1999) Can Mirrors Alleviate Visual Hemineglect? Medical Hypothesis. 52: 303–305.

Ramachandran VS (2002) Die blinde Frau, die sehen kann. Reinbeck: Rowohlt.

Ramachandran VS (2005) Eine kurze Reise durch Geist und Gehirn. Reinbek: Rowohlt.

Rammstedt B, Kemper CJ, Klein MC, Neierlein C & Kovaleva A (2014) Big Five Inventory (BFI-10). Zusammenstellung sozialwissenschaftlicher Items und Skalen (ZIS). Https://doi.org/10.6102/zis76.

Rappaport M, Hall KM, Hopkins K, Belleza T & Cope DN (1982) Disability Rating Scale for Severe Head Trauma: Coma to Community. Archives of Phisycal Medicine and Rehabilitation. 63: 118–123.

Rappaport M., Dougherty AM & Kelting DL (1992) Evalutation of Coma and Vegetative States. Archives of Physical and Medical Rehabilitation. 73: 628–634.

Rathenow P & Raatz U (1993) Rechtschreibtest für 1. Klassen (RST 1). Göttingen: Hogrefe.

Rathenow P (1980) Westermann Rechtschreibtest 4/5 (WRT 4/5). Göttingen: Hogrefe.

Rathenow P, Vöge J & Laupenmühlen D (1980) Westermann Rechtschreibtest 6+ (WRT 6+). Göttingen: Hogrefe.

Raven JC (1976) Standard Progressive Matrices. Göttingen: Hogrefe.

Rechlin T & Weis M (1991) Ein computergestütztes Kommunikationssystem für Patienten mit Locked-in-Syndrom. In: Mauritz KH & Hömberg V (Hrsg.) Neurologische Rehabilitation 1. Bern, Göttingen: Huber, 12–14.

Reisberg B, Ferris SH, DeLeon MJ, Crook T (1982) The Global Deterioration Scale for Assessment of Primary Degenerative Dementia. American Journal Psychiatry. 139: 1136–1139.

Reitan RM (1992) Trail-Making-Test. Göttingen: Hogrefe.

Richter V & Guthke J (1996) Leipziger Ereignis- und Belastungsinventar. Göttingen: Hogrefe.

Riddoch G (1917) Dissociation of Visual Perceptions Due to Occipital Injuries, with Especial Reference to Appreciation of Movement. Brain. 40: 15–57.

Riehl F (2013) Fördern durch Pflege bei schweren Hirnschädigungen: Connected Care Concept. Heidelberg: Springer.

Rieder O (1991) Allgemeiner Schulleistungstest für 2. Klassen (AST 2). Göttingen: Hogrefe.

Rieder O (1992) Rechtschreibtest für 6. und 7. Klassen (RST 6–7). Göttingen: Hogrefe.

Riepe J (2002) Neuropsychologische Therapie am Computer. In: E Kasten, G Schmid & R Eder: Effektive neuropsychologische Behandlungsmethoden. Bonn: Deutscher Psychologen Verlag, 374–399.

Rizzolazzi G & Berti A (1990) Neglect as a Neural Presentation Deficit. Revue Neurologique. 146: 626–634.

Robinson FP (1970) Effective Study. New York: Harper.

Robinson JS (1975) Psychologische Auswirkungen der Intensivpflege. Anästhesie. 24: 416–418.

Rohen JW, Yokochi C & Lütjen-Drecoll E (2010) Anatomie des Menschen – Photographischer Atlas der systematischen und topographischen Anatomie. Stuttgart: Schattauer.

Romero B & Eder G (1992) Selbst-Erhaltungstherapie (SET). Konzept einer neuropsychologischen Therapie bei Alzheimer-Kranken. Zeitschrift für Gerontopsychologie und -psychiatrie. 5: 267–282.

Roselli CE (2018) Neurobiology of Gender Identity and Sexual Orientation. J Neuroendocrinol. 30(7): e12562.

Rosenbaum D, Maier MJ, Hudak J, Metzger FG, Wells A, Fallgatter AJ & Ehlis A-C (2018) Neurophysiological Correlates of the Attention Training Technique. Neuroimage Clin.. 19: 1018–2024.

Roseburg B & Fikentscher R (1977) Klinische Olfaktologie und Gustologie. Leipzig: J.A. Barth.

Rösler M, Retz-Junginger P, Retz W & Stieglitz R-D (2008) Homburger ADHS-Skalen für Erwachsene. Untersuchungsverfahren zur syndromalen und kategorialen Diagnostik der Aufmerksamkeitsdefizit-/Hyperaktivitätsstörung (ADHS) im Erwachsenenalter. Göttingen: Hogrefe.

Rost DH & Schermer FJ (2007) Differentielles-Leistungsangst-Inventar (DAI). 2., erweiterte Auflage. Göttingen: Hogrefe.

Roth G (2004) Wie das Gehirn die Seele macht. In: G Schiepek: Neurobiologie der Psychotherapie. Stuttgart: Schattauer, 28–41.

Rumelhart DE & McClelland JL, and the PDP Research Group (1986) Parallel Distributed Processing: Explorations in the Microstructure of Cognition, Volumes 1 and 2. Cambridge, MA: MIT Press.

Rumpf H-J, Hapke U & John U (2001) Lübecker Alkoholabhängigkeits- und -missbrauchs-Screening-Test. Göttingen: Hogrefe.

Rüsseler J, Hasselhorn M, Heuer H & Rösler F (2009) Neuropsychologische Therapie: Grundlagen und Praxis der Behandlung kognitiver Störungen bei neurologischen Erkrankungen. Stuttgart: W. Kohlhammer.

Saban KL, Hogan NS, Hogan TP & Pape T L-B (2015) He Looks Normal, but … Challenges of Family Caregivers of Veteran Diagnosed with Traumatic Brain Injury. Rehabil. Nurs.

Sachse R (2020) Das Persönlichkeits-Störungs-Rating-System. Narzisstische, histrionische, dependente und sozial unsichere Persönlichkeitsstörungen diagnostizieren. Göttingen: Hogrefe.

Sacks O (1987) Der Mann, der seine Frau mit einem Hut verwechselte. Reinbek: Rowohlt.

Sacks O (1989) Der Tag an dem mein Bein fortging. Reinbek: Rowohlt.

Sacks O (1995) An Anthropologist on Mars. New York: Vintage Books.

Sacks O (1997) Awakenings – Zeit des Erwachens. Reinbek: Rowohlt.

Samstag K, Sander A & Schmidt R (1992) Diagnostischer Rechentest für 3. Klassen (DRE 3). Göttingen: Hogrefe.

Samtleben E, Biglmaier F & Ingenkamp K (1971) Lesetest für 2. Klassen (LT 2). Göttingen: Hogrefe.

Sapolsky RM (2005) The Influence of Social Hierarchy on Primate Health. Science. 308(5722): 648–652.

Sappok T, Diefenbacher A, Bergmann T, Bölte S, Gaul I, Heinrich M & Dziobek I (2015) Der Diagnostische Beobachtungsbogen für Autismus-Spektrum-Störung – Revidiert. Ein Screening-Instrument für Erwachsene mit Intelligenzminderung und Autismusverdacht. Göttingen: Hogrefe.

Sar V, Dorahy MJ & Krüger C (2017) Revisiting the Etiological Aspects of Dissociative Identity Disorder: A Biopsychosocial Perspective. Psychol Res Behav Manag. 10: 137–146.

Sar V, Ünal SN & Ozturk E (2007) Frontal and Occipital Perfusion Changes in Dissociative Identity Disorder. Psychiatry Res.156(3):217–223.

Sar V, Ünal SN, Kiziltan E, Kundakçi T & Öztürk E. (2001) HMPAO SPECT Study of Cerebral Perfusion in Dissociative Identity Disorder. J Trauma Dissociation. 2(2):5–2.

Sarlus H & Heneka MT (2017) Microglia in Alzheimer's disease. J Clin Invest. 127(9):3240–3249.

Sato W & Uomo S (2019) The Atypical Social Brain Network in Autism: Advances in Structural and Functional MRI Studies. Curr Opin Neurol. 32(4):617–621.

Schaaf H, Hesse G & Hansen H-C (2019) Schwindel. München: Urban & Fischer.

Schaefer J, Giangrande E, Weinberger DR & Dickinson D (2013) The Global Cognitive Impairment in Schizophrenia: Consistent Over Decades and Around the World. Schizophr Res. 150(1):42–50.

Schellig D (ohne Jahr) Corsi-Block-Tapping-Test (CORSI). Wien: Schuhfried.

Schellig D, Drechsler R, Heinemann D & Sturm W (2009) Handbuch neuropsychologischer Testverfahren – Band 1. Göttingen: Hogrefe.

Schiele MA & Domschke K (2018) Epigenetics at the Crossroads Between Genes, Environment and Resilience in Anxiety Disorders. Genes Brain Behav. 17(3):e12423.

Schiepek G (2004): Neurobiologie der Psychotherapie. Stuttgart: Schattauer.

Schlaegel W, Heck G, Feller G & Martin J (1993) Die FIM-Skala: Ein geeignetes Instrument zur Therapieevaluation in der neurologischen Frührehabilitation. Prävention-Rehabilitation. 5(1): 35–44.

Schlange H, von Boetticher I, Stein B & Taneli S (1977) Göttinger Formreproduktions-Test. Göttingen: Hogrefe.

Schmid G (2002) Behandlung der Aphasien. In: E Kasten, G Schmid & R Eder: Effektive neuropsychologische Behandlungsverfahren. Bonn: Deutscher Psychologen Verlag.

Schmielau F (1989) Restitution visueller Funktionen bei hirnverletzten Patienten: Effizienz lokalisationsspezifischer sensorischer und sensomotorischer Rehabilitationsmaßnahmen. In: P Jacobi (Hrsg.). Psychologie in der Neurologie. Berlin: Springer, 115–126.

Schmielau F (1996) Akustisches Reaktions-Perimeter ARP, Mitteilung der Medizinischen Universität zu Lübeck für die MEDICA Düsseldorf.

Schneewind KA & Graf J (1998) 16-Persönlichkeits-Faktoren-Test, revidierte Fassung. Göttingen: Hogrefe.

Schneider B, Wehmeyer M & Grötzbach H (2014) Apgasie – Wege aus dem Sprachdschungel. Berlin: Springer.

Schneider F & Fink GR (2013) Funktionelle MRT in Psychiatrie und Neurologie. 2. Aufl.: Berlin: Springer.

Schneider W, Blanke I, Faust V & Küspert P (2011). Würzburger Leise Leseprobe – Revision (WLLP-R). Göttingen: Hogrefe.

Sommer IEC, Aleman A, Bouma A, Kahn RS (2004) Do Women Really Have More Bilateral Language Representation Than Men? A Meta-Analysis of Functional Imaging Studies. Brain. 127, 8: 1845–185.

Schönweiss F (2004) Münsteraner Rechtschreibanalyse (MRA). Göttingen: Hogrefe.

Schramm E, Graßhoff U, Hohagen F & Berger M (1991) Strukturiertes Interview für Schlafstörungen nach DSM-III-R. Göttingen: Hogrefe.

Schulte T, Müller-Oehring E, Kasten E & Sabel BA (2001) Verfahren zur selbsteingeschätzten Alkoholtoleranz: Der Magdeburger Alkohol-Toleranz-Test. Zeitschrift für Medizin. Psychologie. 2: 69–77.

Schwartz SM (1995) Adults with Traumatic Brain Injury: Three Case Studies of Cognitive Rehabilitation in the Home Setting. The American Journal of Occupational Therapy. 49/7: 655–667.

Seo D, Ahluwalia A, Potenza MN & Sinha R (2017) Gender Differences in Neural Correlates of Stress-Induced Anxiety. J Neurosci Res. 95(1–2):115–125.

Shapiro F (2001) Eye Movement Desensitization and Reprocessing: Basic Principles, Protocols and Procedures, 2nd Edition. New York: Guilford Press.

Sherin JE & Nemeroff CB (2011) Post-Traumatic Stress Disorder: The Neurobiological Impact of Psychological Trauma. Dialogues Clin Neurosci. 13(3):263–78.

Siegel R (1998) Halluzinationen – Expedition in eine andere Wirklichkeit. Reinbeck: Rowohlt.

Sivak M, Hill CS, Henson DL, Butler BP, Silber SM & Olson PL (1984) Improved Driving Performance Following Perceptual Training in persons with Brain Damage. Archives of Physical Medicine and Rehabilitation. 65: 163–167.

Sjögren M & Andersen C (2006) Frontotemporal Dementia – A Brief Review. Mechanisms of Ageing Dev. 127(2):180–7. Snyder J & Nussbaum PD (2002) Clinical Neuropsychology. Washington: American Psychological Association.

Söder, M. (1998): Die Strukturen der Herkunftsfamilien weiblicher Transsexueller und deren Vergleich mit einer Stichprobe von Frauen kongruenter Geschlechtsidentität. Diplomarbeit; Heinrich-Heine-Universität.

Sohlberg MM, Sprunk H & Metzelaar K (1988) Efficacy of an External Cuing System in an Individual With Severe Frontal Lobe Damage. Cognitive Rehabilitation. 6/4: 36–41.

Speck O (2018) Menschen mit geistiger Behinderung: Ein Lehrbuch zur Erziehung und Bildung. München: Ernst Reinhardt.

Spitzer M (2004) Neuronale Netze und Psychotherapie. In: G Schiepek (Hrsg.): Neurobiologie der Psychotherapie. Stuttgart: Schattauer, 42–56.

Springer SP & Deutsch G (1987) Linkes – rechtes Gehirn: Funktionelle Asymmetrien. Heidelberg: Spektrum Akademischer Verlag.

Squire LR (1987) Memory and Brain. New York: Oxford University Press.

Stanton KM, Pepping M, Brockway JA, Bliss L, Frankel D & Waggener S (1983) Wheelchair Transfer Training for Right Cerebral Dysfunctions: An Interdisciplinary Approach. Archives of Physical Medicine and Rehabilitation. 64: 276–280.

Steil R & Füchsel G (2006) Interviews zu Belastungsstörungen bei Kindern und Jugendlichen. Göttingen: Hogrefe.

Steinbach A & Donis J (2019) Langzeitbetreuung Wachkoma: Eine Herausforderung für Betreuende und Angehörige. Heidelberg: Springer.

Steinbüchel N v. (1987) Therapie der zeitlichen Verarbeitung akustischer Reize bei aphasischen Patienten. München: Universität (Dissertation).

Steinbüchel & Wittmann M (1997) Elementare zeitliche Informationsverarbeitung als Diagnoseinstrument zentralnervöser Störungen. In: Kasten E, Kreutz MR & Sabel BA (Hrsg.): Neuropsychologie in Forschung und Praxis. Göttingen: Hogrefe.

Stender B & Marscher G (1972, 1980) Revisions-Test. Göttingen: Hogrefe.

Stoerig P (1997) Zur Psychoneurobiologie des Blindsehens. In: E Kasten MR Kreutz & BA Sabel (Hrsg.): Neuropsychologie in Forschung und Praxis. Göttingen: Hogrefe, 187–194.

Stoppe G (2006) Demenz. München/Basel: Ernst Reinhardt.

Stryker MP (1989) Cortical Physiology. Is Grandmother An Oscillation? Nature. 338(6213): 297–298.

Stumpf H & Fay E (1983) Schlauchfiguren. Ein Test zur Beurteilung des räumlichen Vorstellungsvermögens. Göttingen: Hogrefe.

Sturm W (1997) Aufmerksamkeit/Aufmerksamkeitsstörungen/Therapie von Aufmerksamkeitsstörungen. In Hartje W & Poeck K (Hrsg.). Klinische Neuropsychologie. Stuttgart: Thieme, 66–69, 283–289 und 349–354.

Sturm W, Willmes K & Horn W (1993) LPS 50+ – Leistungsprüfsystem für 50–90-Jährige. Göttingen: Hogrefe.

Teasdale, G & Jennett B (1974) Assessement of Coma and Impaired Consciousness: A Practical Scale. Lancet. 2: 81–84.

Tewes A & Naumann A (2016) Kinder-Angst-Test III (KAT-III). Göttingen: Hogrefe.

Tewes U, Rossmann P & Schallberger U (2000) Hamburg-Wechsler-Intelligenztest für Kinder III. Göttingen: Hogrefe.

Theunissen G & Lingg A (2017) Psychische Störungen und geistige Behinderungen: Ein Lehrbuch und Kompendium für die Praxis. Freiburg: Lambertus.

Thöne-Otto A, Schellhorn A & Wenz C (2018) Persönlichkeits- und Verhaltensstörungen nach Hirnschädigung. Göttingen: Hogrefe.

Tomaiuolo F, Ptito A, Paus T & Ptito M (1994) Spatial Summation Across the Vertical Meridian After Complete or Partial Hemispherectomy. Society for Neuroscience. Abstract 20(2): 1579.

Tonn JC (2016) Hirntumoren und spinale Tumoren: Empfehlungen zu Diagnostik, Therapie und Nachsorge. München: Zuckschwerdt.

Tropp Erblad I (1988) Katze fängt mit „S" an. Frankfurt/M: Fischer Taschenbuch.

Uniklinikum Dresden (o. J.) Informationen zu Störungsbildern: Traumafolgestörungen. www.uniklinikum-dresden.de/de/das-klinikum/kliniken-polikliniken-institute/pso/patienteninformationen/informationen-zu-stoerungsbildern/traumafolgestoerungen, 20.07.2022

Unverhau S (1994) Strategien der Gedächtnistherapie bei neurologischen Erkrankungen. In M Haupts, HF Durwen, W Gehlen, & HJ Markowitsch (Hrsg.): Neurologie und Gedächtnis. Bern: Hans Huber.

Tucha O & Lange KW (2004) Turm von London. Göttingen: Hogrefe.

Ulmer S & Jansen O (2020) fMRI: Basics and Clinical Applications. Heidelberg: Springer.

Uttenweiler V (1996) Diagnostik zentraler Hörstörungen, auditiver Wahrnehmungs- und Verarbeitungsstörungen. Sprache-Stimme-Gehör. 20: 80–90.

Uvnäs-Moberg K (2016) Oxytocin: The Biological Guide to Motherhood. Praeclarus Press.

Vermetten E, Schmahl C, Lindner S, Loewenstein R & Bremner J. (2006) Hippocampal and Amygdalar Volumes in Dissociative Identity Disorder. Am J Psychiatry. 163(4):630–636.

Wainberg M, Jacobs GR, di Forti M & Tripathy SJ (2021) Cannabis, schizophrenia genetic risk, and psychotic experiences: a cross-sectional study of 109,308 participants from the UK Biobank. Translational Psychiatry, 11, 211. https://doi.org/10.1038/s41398-021-01330-w

Wallesch CW & Förstl H (2017) Demenzen. Stuttgart: Thieme.

Wang Y, Chan RCK & Shum DHK (2018) Schizophrenia and Prospective Memory Impairments: A Review. Clin Neuropsychol. 32(5):836–857.

Warrington EK & James M (1992) VOSP – Testbatterie für visuelle Objekt- und Raumwahrnehmung. Göttingen: Hogrefe.

Watson M & Horn S (1991) The Ten Pound Note Test: Suggestions for Eliciting Improved Responses in the Severely Brain Injured Patient. Brain Injury. 5(4): 421–424.

Wechsler D (2012) WMS-R Wechsler Memory Scale Revised (Manual). San Antonio: The Psychological Corporation.

Weeß H-G, Schürmann M, Binder R & Steinberg R (2007) LISST – Landecker Inventar zur Erfassung von Schlafstörungen. Göttingen: Hogrefe.

Weigl E, Kreindler A (1960) Beiträge zur Auffassung gewisser aphasischer Störungen als Blockierungserscheinungen. Temporäre Deblockierung sprachmotorischer Reaktionen durch Wortlesen bei motorischer Aphasie. Arch. Psychiatr. Nervenkr. 200, 306–323.

Weidlich S, Lamberti G & Hartje W (2001) Diagnosticum für Cerebralschäden. Göttingen: Hogrefe.

Weidlich S, Derouiche A & Hartje W (2011) Diagnosticum für Cerebralschäden DCS-II. Göttingen: Hogrefe.

Weinberg J, Diller L, Gordon WA, Gerstman LJ, Lieberman A, Lakin P, Hodges G & Ezrachi O (1979) Training Sensory Awareness and Spatial Organization in People with Right Brain Damage. Archives of Physical Medicine and Rehabilitation. 60: 491–496.

Weinberg J, Piasetsky E, Diller L & Gordon W (1982) Treating Perceptual Organization Deficits in Nonneglecting Rbd Stroke Patients. Journal of Clinical Neuropsychology. 4: 59–75.

Weintraub K (2011) Autism Counts. Nature. 479: 22–24.

Weiskrantz L (1986) Blindsight: A Case Study and Implications. Oxford: Clarendon Press

Werth R (1998) Hirnwelten – Berichte vom Rande des Bewusstseins. München: C.H. Beck.

Wellach I (2020) Praxisbuch EEG. Grundlagen, Befundung, Beurteilung und differenzialdiagnostische Abgrenzung. Stuttgart: Thieme.

WHO – World Health Organization (1980) International Classification of Functioning and Diseases – A manual of classicifaction relating to the consequences of disease. Genf: WHO.

Wieczerkowski W, Nickel H, Janowski A, Fittkau B & Rauer W & Petermann F (2016) Angstfragebogen für Schüler (AFS). 7., überarbeitete und neu normierte Auflage. Göttingen: Hogrefe.

Wiedmann KD (2002) Probleme und Möglichkeiten der beruflichen Wiedereingliederung. In: E Kasten, G Schmid & R Eder: Effektive neuropsychologische Behandlungsmethoden. Bonn: Deutscher Psychologen Verlag, 351–373.

Wildgrube K (ohne Jahr) Zur Psychologie des Schmerzes – Experimentelle und klinische Schmerzmessung. Göttingen: Hogrefe.

Willis SL & Schaie W (1986) Training the Elderly on the Ability Factors of Spatial Orientation and Inductive Reasoning. Psychology and Aging. 1: 239–247.

Wilson B, Cockburn J & Halligan P (1987) Development of a Behavioural Test of Visuo-Spatial Neglect. Archives of Physiological and Medical Rehabilitation. 68: 98–102.

Wilson B, Cockburn J & Baddeley A (1992) Der Rivermead Behavioral Memory Test. Bury St. Edmunds: TVTC.

Wilson BA, Evans JJ, Emslie H & Malinek V (1997) Evaluation of Neuropage: A New Memory Aid. Journal of Neurology, Neurosurgery, and Psychiatry. 63: 113–115.

Winson R, Wilson BA & Batemann A (2020) Rehabilitation nach Hirnschädigung: Ein Therapiemanual. Göttingen: Hogrefe.

Winterstein H (2013) Schlaf und Traum. Berlin: Springer.

Wolf G (2005) Der Hirngott. Oschersleben: Dr. Ziethen Verlag.

Wolfe, Sahni & Attarian (2018) Sleep Disorders In Traumatic Brain Injury. Neuro-Rehabilitation. 43(3): 257–266.

Wood RI, Winkowski T. & Miller J (1993) Sensory Regulation as a Method to Promote Recovery in Patients with Altered States of Consciousnett, Neuropsychological Rehabilitation. 2: 177–190.

Wüst S, Kasten E & Sabel BA (2005) Visuelles Restitutionstraining nach Schädigung des Nervus opticus. Zeitschrift für Medizinische Psychologie, 13: 131–141.

Yasuno F, Nishikawa T, Nakagawa Y, Ikejiri Y, Tokunaga H, Mizuta I, Shinozaki K, Hashikawa K, Sugita Y, Nishimura T & Takeda M (2000) Functional Anatomical Study of Psychogenic Amnesia. Psychiatry Research. 10; 99(1): 43–57.

Zaudig M, Hiller W, Geiselmann B, Hansert E, Linder G, Mombour W, Reischies FM & Thora C (1996) SIDAM (Strukturiertes Interview für die Demenzdiagnose nach ICD-10 und DSM-III-R. Göttingen: Hogrefe.

Zaworka W, Hand I, Jauernig G & Lünenschloß K (1983) Hamburger Zwangsinventar. Göttingen: Hogrefe.

Zieger A & Hildebrandt H (1997) Neuropsychologische Frührehabilitation. In: Gauggel S & Kerkhoff G (Hrsg.) Fallbuch der klinischen Neuropsychologie. Göttingen: Hogrefe, 267–289.

Zihl J (1988) ELEX – Elektronisches Lese- und Explorationstrainingsgerät. Klinische Monatsblätter für Augenheilkunde, 192: 555–558.

Zimmermann P & Fimm B (1994) Testbatterie zur Aufmerksamkeitsprüfung (TAP). Freiburg: Psytest.

Zimmermann P & Fimm P (1989) Fragebogen erlebter Defizite der Aufmerksamkeit. Arbeitskreis Aufmerksamkeit und Gedächtnis der Gesellschaft für Neuropsychologie.

Sachregister